叢書・ウニベルシタス　887

身体と政治

イギリスにおける病気・死・医者，1650-1900

ロイ・ポーター
目羅公和 訳

法政大学出版局

Roy Porter
BODIES POLITIC
Disease, Death and Doctors in Britain, 1650-1900
First published by Reaktion Books, London, UK in 2001

Japanese translation published by arrangement with
Reaktion Books Ltd through The English Agency (Japan) Ltd.

ふたたび本書を最愛の人ナツに捧げる

目次

「絵のない本や会話のない本がなんの役に立つのかしら」とアリスは思った。

——ルイス・キャロル『不思議の国のアリス』（一八九二年）

これらの書類は単語、音節、文字の不可解な意味を探り当てる術にまことに長けている達人連中のところに届けられる。彼らは、たとえば、室内用便器というのが枢密院という意味であることを、鵞鳥の群れというのが議会、脚の不自由な犬というのが侵入者、ペストというのが常備軍、コンドルというのが聖職者、痛風というのが司祭長、絞首台というのが国務大臣、溲瓶というのが高官の委員会、篩というのが宮廷の貴婦人、箒というのが革命、鼠取りというのが勤め口、底の抜けた穴というのが国庫、流し台というのがC——t、鈴のついた帽子というのが寵臣、折れた矢というのが裁判所、空の大樽というのが将軍、膿の出る腫れ物というのが役人という意味であることを解読できるのである。

——ジョナサン・スウィフト『ガリヴァー旅行記』（一七二六年）

たいていの人びとは時間と健康を無駄に費やす。ありきたりの事物を編纂する人がいるかと思えば、すでに何万遍と言われてきたことを繰り返す人もおり、まったく無益な研究に忙殺される人もいる。この人は最高にくだらない作文に精を出し、あの人はなんとも退屈な作品を書いている——そして、自分の身に害をなしていることも、その作品が大衆に益することがほとんどないことも、誰ひとりとして思わないでいる。

——S・—A・—A・—D・ティッソ『文芸家の健康について』（一七六八年）

謝辞

この二、三か月間、ジャネット・ブラウン、クリス・ロレンス、フィオウナ・マクドナルド、クレア・スパーク、クリスティーン・スティーヴンスン、ジェイン・ウォルシュ、アンドルー・ウィアなどの友人や同僚が本書の草稿を読み、鋭い意見や率直な批判を述べてくれた。深く感謝している。アンドレア・マイアー＝ルートヴィシーは、ウェルカム図書館の「図像コレクション」が擁する無尽蔵ともいうべき資料を漁って、絵さがしを手伝ってくれた。ミシェル・ストウクスは、数か月にもわたる時間を惜しむことなく割いて、本書の側面的研究を手伝ってくれた。特に第十章は、その多くが彼女の仕事に基づいている。また、わたしがここにきて遅ればせながら注意を向けてきた問題にはるか以前に取り組んだ人びとの、とりわけジョン・ブルワー、サンダー・ギルマン、ルートミラー・ジョーダノウヴァ、ロナルド・ポールスン、ジョージ・ルソー、バーバラ・スタフォード、ピーター・ワグナーの先行研究からも多くの事柄を学んできた。

本書は、その大部分を、ロンドンのウェルカム医学史研究所で過ごした幸せな時期に執筆した（その研究所は、昨年、発展的解消をした）。研究所の職員たちには多大なる支援をしていただいたのだが、とりわけわたしの秘書を務めてくれた女性たち（初代のフリーダ・ハウザー、その次のレベッカ・ベイカー）や研究助手をしてくれた女性たち（キャロライン・オウヴァリーとシャロン・メッセンジャー、そして最終段階ではジェイン・ヘンダースン）には、ここに記して感謝申し上げる。果てしなくつづくと思われた書き直し原稿はシェイラ・ローラーが倦むことなく着実に清書してくれた。コンピューターに不案内なわたしが立ち往生するたびに助けにきてくれたジェッド・ローラーにもお礼申し上げる。優秀な編集担当者であったヘレン・ケンプにも、索引を担当してくれたジェイン・ヘンダースンにも、感謝している。

はしがき

本書は数年前にふと閃いた専門家としての悟りから生まれた。長年にわたり歴史家として仕事をしてきたわたしが、それまでイメージというものを真剣に調べてみたことがなかったということに、あるいは視覚的資料に取り組んだことがなかったということに、はたと気づいたのである。

それは衝撃的な目覚めであった。しかし、遅ればせながらこの盲点を自覚したことに驚くことはない。というのも、わたしたち歴史家はいつもグーテンベルクの子どもで、ことばの網にからめとられているからである。書かれた資料を夢中になって読み、論拠を言語的証拠物件で裏づけ、結論を散文にして伝え──そして自説が正しいことを認めてもらおうとする。紙の上に(あるいは明日になればウェブサイトに)書かれたものがわたしたちの原資料であり商売道具であるという事実は、その大部分が常識になっている。それが、記録された過去についての基本的真実を反映するものだからである。歴史に残るようなことをするということは、歴史に名を残すということであった。ペンは実際には必ずしも剣より強いわけではなかったかもしれないが――それは物を書く人間の誇大妄想というものである――ごく普通には強者の片腕とも言えるものであった。たいていの学者が研究するエリートたちは筆記者や碑文によって、台帳や手紙によって、そして究極的には挽歌や死亡記事やオベリスクによって、文献資料で後世に伝えられてきた。初めにことばありき、である。そして、この〔新約聖書「ヨハネによる福音書」の〕書き出し以来、実にさまざまな面でわたしたちの世界は「書物の人びと」によって、そして彼らが標榜する「書くことは力なり」という哲学によって、支配されたロゴス中心主義の世界でありつづけ、現在に至っているのである。

実際のところ、この俗物的とも言える文化は「単に」視覚的であるにすぎないものを軽視してきた。外見は人を欺く、とわたしたちは言う。美人というのは顔の皮一枚のことにすぎないのであり、目に訴えるだけで、心に訴えることがない。そして絵というものは洞窟の壁にかすかに浮かぶ、真実の幻影ないしは模倣にすぎない、人を幻惑する影に他ならないものなのではないだろうかという疑問が浮かぶ。後代になるとプラトンのイデア論によって、またユダヤ教とカルヴァン主義が掲げる偶像破壊主義によって、「外見」と「見せかけ」に対する不信の念は大いなる権威を帯びるようになり、偶像崇拝への憎悪が著しくなった。[1] ことばの優越性が声高に叫ばれ、ことばがいよいよ優位を占めるようになったのである。精神が身体にまさる、理性が感覚にまさる、書物が体にまさるとされ、そうなればなったで、こうしたもろもろの価値判断が一般に受け入れられている真理とか社会階層を、とりわけ絵に描かれた女性たちより読み書きできる男たち（「男根的ペン」）の優位性を、強める（あるいは弱める）ことになってきたのである。[2] こんにちでも本を読むことはテレビを見ることより、あるいは（〔英語では「絵を見に行く」という言い方をするので〕印象的な言い回しであるが）映画を見に行くことより「優れている」と一般に考えられているし、学界は（本書のような？）挿絵で飾られた通俗的な「卓上用大型豪華本」をいまだに鼻先であしらっている。これが、安易な説法では解決がつかない、複雑な問題であることは明らかである。[3] しかしながら、こうした偏見に感化された歴史家は（わたしを含めて）いまだに奇妙な、そして意図的でさえある近視眼に罹っている――それは、絵がやたらと高価であることを心配する出版社の会計係に支持される類の近視眼である。こうした偏見こそ、この「絵で読む歴史」シリーズが克服しようともくろむ企てのひとつに他ならない。

この自己啓示を得てわたしは、「わたしが描いてきた」歴史のなかでこれまで顧みないでいた一隅を、遅まきながら掘り下げてみようという気になった。この二〇年というものわたしはイギリスの「長い十八世紀」の医学の世界――患者と開業医、医療の実践、病体と健康体についての教育――を調べ上げてきていたのだが、そうした調査の範囲をテキスト〔字句〕に限定していた。それが、イメージ〔絵画〕を調べたらどういうことが明らかになるであろうか、と今更ながら思ったわけである。すでに認められている事柄の例証となり補強となるのであろうか。それとも別の「読み」あるいは矛盾する「読み」を促すことになるのであろうか。もし個々の絵がそれぞれ別個の事柄を語っているのであれば、いま入手できる絵という絵は総体としていかなる事柄を語ることになるのであろうか。すでに失われてしまったあの世界で医療は、そして医療に関連した身体療法は、どのように描かれていたのであろうか、また、どのように行なわれていたのであろうか。

こうした疑問によって設定される問題は、難問であるだけに、ことさら適切であるように思えた。あの長い十八世紀には、文化にも技術にも関係するさまざまな理由から、あらゆる種類の絵が怒濤のごとき勢いで制作された――小説や呼び売り本の挿絵もあれば、製版された地勢図もあり、売春にまつわる版画も、製図も、諷刺文も、解剖図表集も、名刺もあり、果てはウィリアム・ブレイクにひどく軽蔑されたあの遍在的趣味とも言うべき似顔絵まであった[4]――そして、これらのすべてには、版画も話しことばや書きことばと同じように啓蒙の光を広める役に立つという、現代性を擁護する人びとのあいだの高邁な希望が付随していた。イギリスの画家たちは、オランダの画家たちとはちがって、十八世紀になって初めて医学的題材にこぞって取り組みはじめたのである[5]。

しかしわたしは、調査がさして進まないうちに、絵画の資料を他の資料からすっかり切り離して扱おうと愚かにも考えていたことに気がついて愕然とした――これでは以前の近視眼の、ただ順序を逆にしただけの、馬鹿げた繰り返しである。視覚的なものと言語的なものは、わたしの以前の基礎研究で明々白々になったように、文化というひとつのコインの裏表なのだ。たとえばジョージ王朝の諷刺版画にはことばが溢れており、その一方でわたしが精査していた医療風景の絵の多くは詩歌、演劇、小説を説明するものだったのである（挿絵1）。[6]

絵画というものは、通常は（字を読むことができない人びとに言いたいことを伝えるために）書くこととは関係なく作られる、というものではない。そうではなく、洗練された絵画であれば、あらゆるレベルで、ことばとイメージが共に存在し相互に作用しているというのが特徴になっている。その結びつきはときには暗黙の結びつきということもあった。たとえば大がかりな歴史絵巻には一般にくだくだしい解説文がなく、英雄的人物や神話的人物を特定の色調で描くだけである。だが、美術にたずさわる人びとはみずからの絵や彫刻に題名、題辞、形容句、文学からの引用句をつけるのが慣行になっていたのであり、それゆえ彼らの作品は文化的言及に覆われていることになる。そして言語的なものと視覚的なものとの組み合わせは街頭で売られていた俗謡の印刷物、挿絵入りの小説や聖書、商売広告、葬儀に際して故人を偲ぶ賛辞など、枚挙にいとまがないほど日常的に行なわれていたのである。[7]

こうしてわたしの計画はすぐさま想像上の画廊から転じて、言語的なものと視覚的なものとを融合するメディアのなかで身体と医学が表象される、その生産と意味についての一群の疑問へと形を変えた。また、視覚的証拠を調べることの眼目は文化の表象に関するわたしたちの理解を豊かにすることでなければならないということが――他の学者たちにははるか昔に明らかになっていたことではあるが――わたしにもす

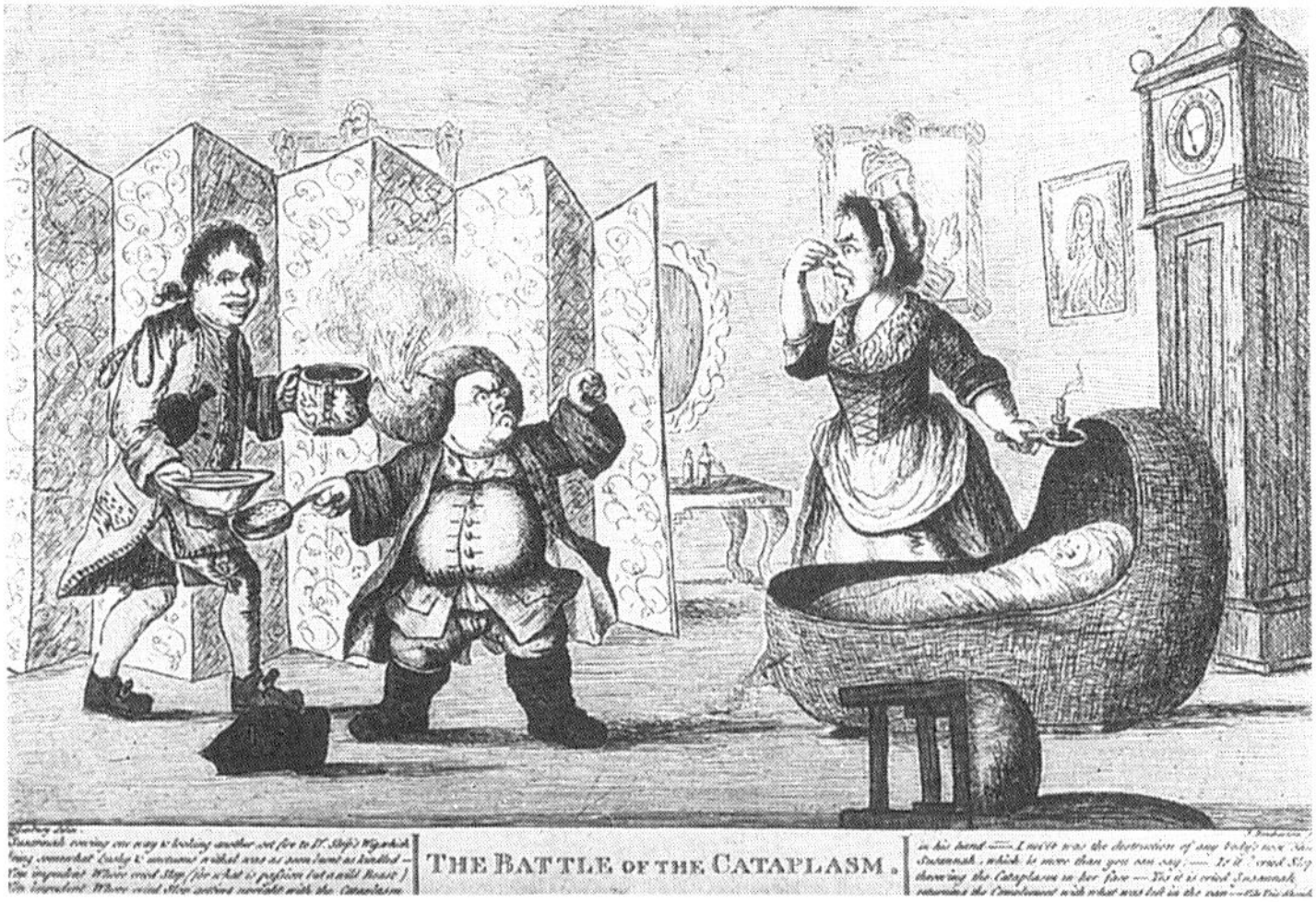

1　ジェイムズ・ブレザートン「湿罨法の闘い」(1773 年)
ヘンリー・ウィリアム・バンベリーに倣ったエッチング

表題はこうつづく．「スザンナは，一方で口やかましく喧嘩し他方に目をやりながら，スロップ医師の鬘に火をつけた．その鬘は，幾分もじゃもじゃしており油を含んでもいたため，火がつくやいなや燃えだした――生意気な売女めとスロップは叫んだ（激情とは野獣に他ならないからである）生意気な売女めとスロップは巴布を片手にもち背筋を伸ばして叫んだ――「おあいにくさま」とスザンナは言った，わたしはどなたの鼻を破壊したこともありません――ほう，そうかねと叫びながらスロップは巴布を彼女の顔めがけて投げつけた――ええ，そうですともとスザンナは仕返しに鍋に残っていたものを投げ返した」（ロレンス・スターン『トリストラム・シャンディーの生活と意見』[ロンドン，1761 年]）．トリストラムの不手際な誕生をめぐる混乱のなかで召使いのスザンナが産科医スロップの鬘に火をつける．医者は巴布（あるいは湿布）を彼女の顔めがけて投げつける．このエッチングは小説とほぼ同時期のものである．この版画ではこの出来事が，事実上，劇中の一場に変えられている．

っかり明らかになった。ただしそれは、家族団欒の図であろうと、彫像であろうと、外科手術手引き書の版画であろうと、視覚的資料というものが隠された過去を覗き見るための特権的窓を開くことになるであろうと期待してのことではない[8]。以下に分析する視覚的証拠物件は（堆積する時間のなかで偶然にも保存されていて、昨日の隠れた真実へ直接近づく道となるような）未編集の閉回路テレビジョン録画テープに近いものであるとはとても言えないのである。ここに提供する医者の絵や患者の寓話はわたしたちが失ってしまった世界のポラロイド写真ではなく、彼らはどちらかといえば風景画のなかの人物たちであり、文化というステージの上を気取って歩く人物たちである、ということを強調しておく。とりとめのない慣習や美への期待が、倫理的修辞や漫画の約束ごとに支配されて、具体的な形となり内容となっている。それに解釈学を適用していかなければならない。事実というものは、言語的なものであれ視覚的なものであれ、すべて人工物である。実際のところ以下に述べることは——表象されたものは現実であるということが受け入れられているとして——現実的なものの研究なのである。[9]

また、本書が美術史の著作であると主張するつもりはないことを明らかにしておかなければならない。美術そのものの実践という観点から見てのイメージの解釈という問題は、わたしよりもっと熟練している人びとに、もっと優れた審美眼に恵まれている人びとに委ねておく。視覚的資料におけるわたしの興味は、それを広範な文化のなかで関連づけていくことにある。

最後に、本書がわたしの以前の著作をどのように踏まえたものであるかについて述べておきたい。これまでの著作のうちで四作は（そのうちの二作はドロシー・ポーターとの共著）近代初期のイングランドにおける病気の（また狂気の）人びとと治療者との関係を、書簡や日記や日誌や自伝などに記録された態度や行動を引き出して、詳細に調べたものであった。[10]それらとは対照的に本書では、視覚的なものにしろ言語的なものにしろ、典型的なイメージ——一般の消費用に、メディアの構築概念用に、大衆の識別用に作られた規範的な患者や開業医——が中核的主題になっている。正規ではない医療についても本書で応分の扱いをしたつもりではあるが、この話題についてはもっと広範に検討した拙著があるので（旧著の挿絵入り第二版でタイトルを『似非医者——イングランドの医療におけるペテン医といかさま医』に改めた）[11]、そちらを参照していただきたい。

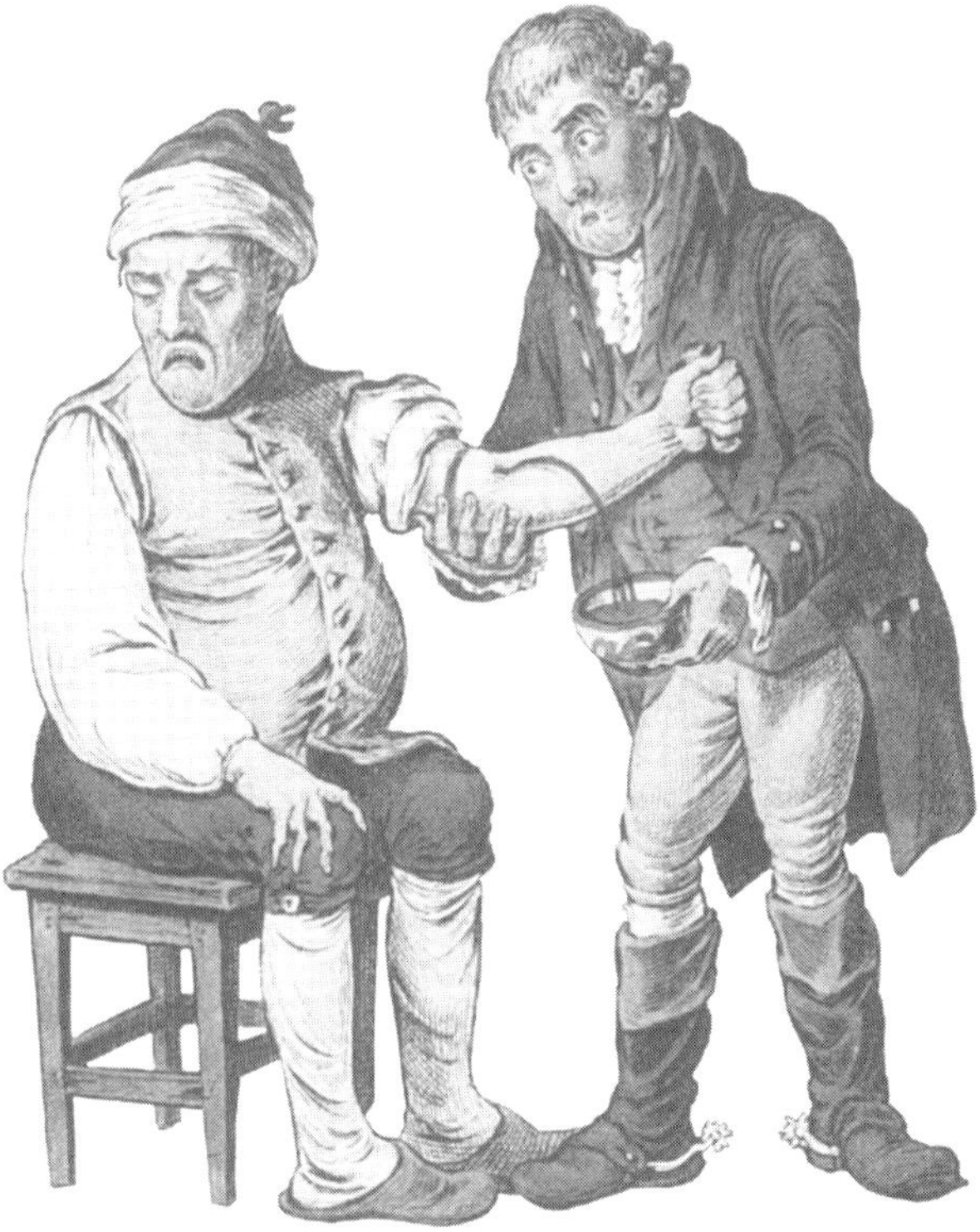

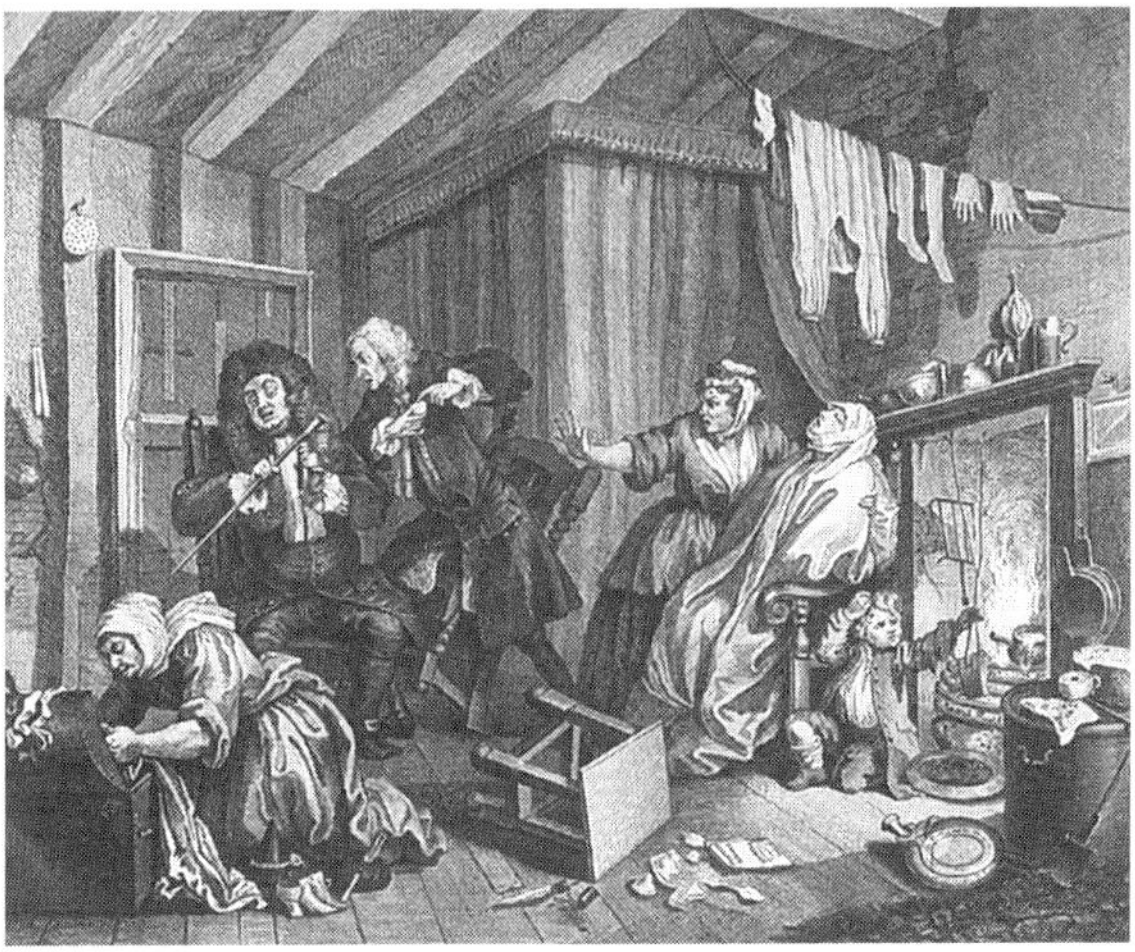

2　ウィリアム・ホガース「娼婦の変遷」第5図（1732年）　彫刻エッチング
暖炉の横で，「汗かき毛布」に包まれて，モル・ハッカバウトが死にそうになっているときに（リチャード・ロックとジーン・ミソービンであると確認される）ふたりの医者が言い争っている．床の上には一般に普及したさまざまな性病治療薬がちらばっている．梅毒治療として「唾液分泌療法」が施され，その一環として水銀が用いられたため歯がぐらぐらになった時代で，モルの歯の数本がロック医師という名前が書かれた紙片の上にのっている．ひとりの女がモルの介助をしているかたわら，別の女が早くも埋葬用の衣装を探しはじめている．ロックはホガースの「フィンチリーへの行進」および「一日の四時間帯――朝」でも言及されている．

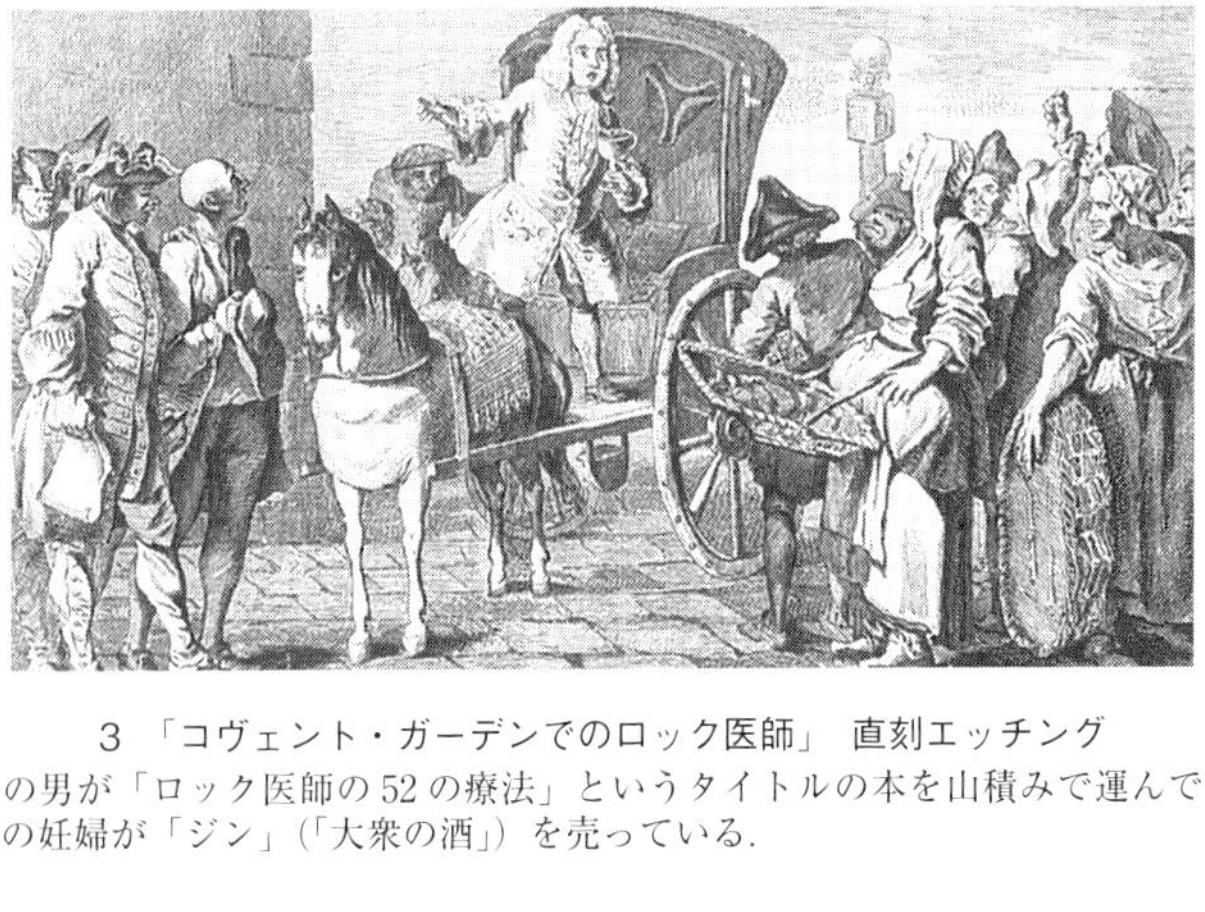

3 「コヴェント・ガーデンでのロック医師」 直刻エッチング
ひとりの男が「ロック医師の52の療法」というタイトルの本を山積みで運んでおり，ひとりの妊婦が「ジン」（「大衆の酒」）を売っている．

第一章　序――全貌の輪郭

美術史家が注意を喚起してきたことであるが、十八世紀の画家は構図のなかに暗号や暗示を埋め込むのが好きであった[1]。たとえばウィリアム・ホガースの「娼婦の変遷」シリーズの第5図を見てみれば、そこにはふたりの傲慢な医師が登場するのだが、彼らは鬘を被り、留め金をつけた靴を履き、袖口にレースのついたシャツを身につけ、杖をもつ華美な姿で、角突き合わせて言い争っている。そのかたわらでは梅毒を病む主人公モル・ハッカバウトが（その口論のさなかにも）毛布に包まれて死に瀕している（挿絵2）。この馬鹿医者どもは誰なのであろう。これについては、とりわけ胸を膨らませて杖の先で薬瓶を叩いている男については、活発に議論されてきた。この男は当代きっての優雅な似非医者たるジョシュア・（「スポット〔顔痣〕」）・ウォードなのであろうか[2]。それとも、たいていの人びとが想定するように、リチャード・ロック医師なのであろうか。そう思う根拠のひとつは絵の右側、痰壺の横にある石炭入れの上に「ロック医師」と書かれた紙があり、そこにモルの歯がいくつかのっていることである。この歯はおそらく（喧伝された）ロックの水銀による梅毒療法の副作用として抜け落ちたものであろう。横倒しにされたテーブルの横には別の広告ビラがあり、そこに書いてある「実用新案鎮痛ネックレス」というのは、乳歯がはえてくるころの幼児用として一般に普及していた「おまじない医療品」であるが、あの「他人には言えない病気」にも効力があるとされていたものである[3]。そして暖炉のまわりには碗やら薬瓶やら浣腸袋やらがある。

「偉大なる抗梅毒特効丸薬」とも吹聴された「比類なき舐め薬」(「唯一の梅毒解毒剤」)で有名になったロック(一六九〇年生まれ)はいっぱしの著名人で、その姿はしばしば印刷物にあらわれた(挿絵3)。「この短躯ではあるが偉大なる男は太っていて、よたよた歩く」とゴウルドスミスは描写した。

彼は、通常、自分のチラシ広告の上部に、肘掛け椅子に座った姿で描かれている。親指ともう一本の指で小瓶をもち、腐った歯やら鉗子やら丸薬やら小荷物やら薬壺やらに囲まれている。約束をさせたら彼の右にでる者はいない。なにしろ「あなたの病気がどんなに進行したものであろうとも、不安になることはありません、安心しなさい、わたしが治してさしあげます」などと言うのだから。

版画家や随筆家がロックその他ひと握りの高姿勢な似非医者に言及することで笑いをとろうとしていたのは確かである。似非医者のほうも、そうやって言及されることで、自分の名前を広める手段にしていた[4]。

短気を起こして椅子から立ち上がり自分の丸薬の効能を立証しようとしている男は、一般に、かの有名なジーン・ミソービン医師であると確認されている。彼はまたホガースの『当世風結婚』第3図でずんぐりした、O脚の、歯のない老人「モンル・ド・ラ・ピルール」の身なりで登場している、と思われている(挿絵4)。このシリーズ画でおよそ主人公らしからぬ主人公になっている(梅毒病みの貴族)スクウォンダーフィールド侯爵が訪問している家は、コヴェント・ガーデンのセント・マーティンズ・レイン九六番地にあるミソービンの住居であると考えられている。その部屋を、ここではホガースが、医者の備品一式

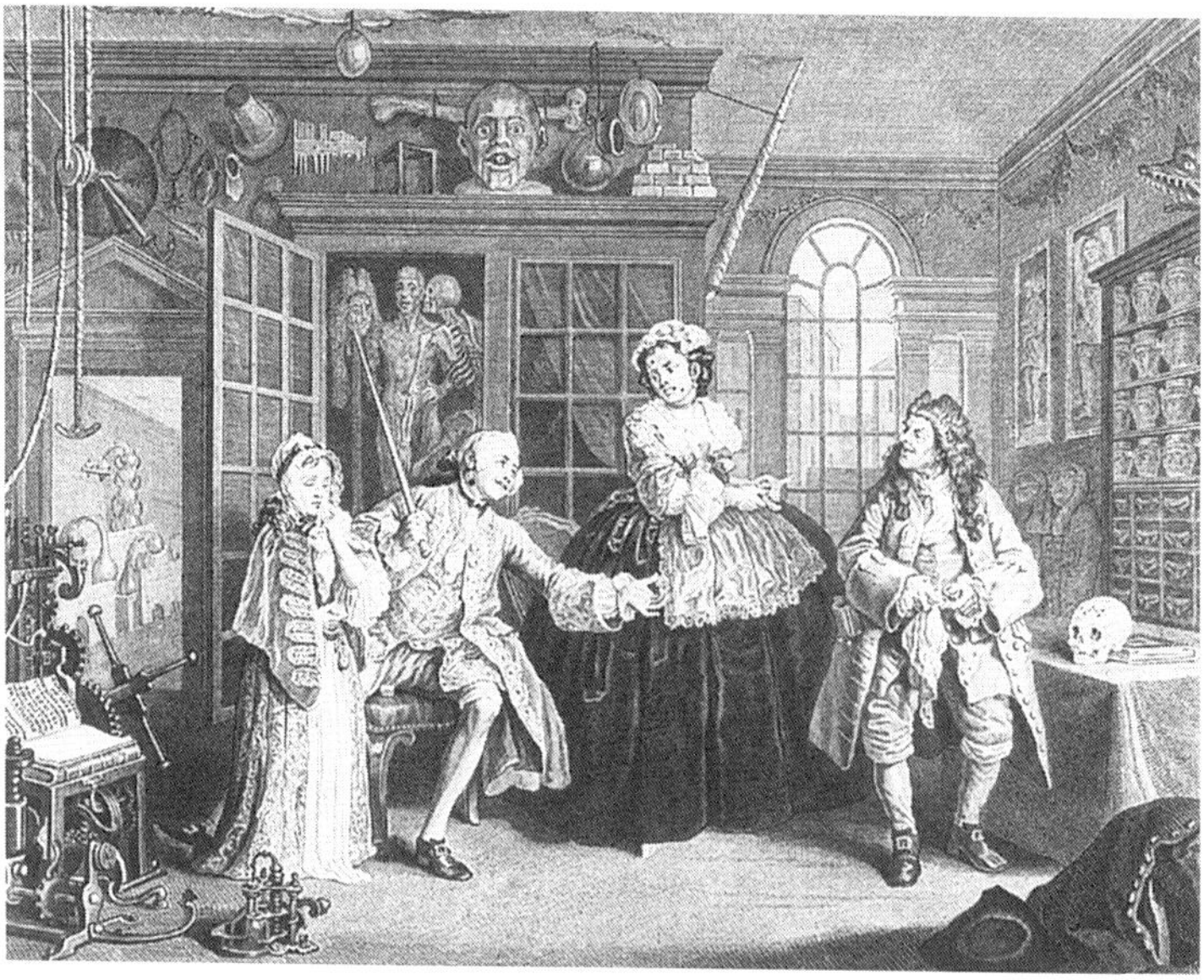

4　ウィリアム・ホガース『当世風結婚』第３図（1745年）　アクアチント　彩色
似非医者ジーン・ミソービン（「挿絵2」参照）の「博物館」のなかでスクウォンダーフィールド侯爵が若い娘に（おそらく梅毒の特許治療法が入っているのであろう）薬箱を差しだしている．機械装置類のなかには脱臼矯正器具がある．庇には薬剤師の（因習的な）鰐が潜んでいる．

で飾っている。解剖標本あり、エジプトのミイラあり、一角の牙あり、理髪師の髭剃り用水盤あり、異様なる器具一対あり、小便採取用のフラスコあり、脳水腫児の頭骨あり、壊れた梳き機あり、槍と楯と乱切刀あり、その他もろもろの、いかにも医者であることを、そして社会的身分があることをけばけばしくひけらかしている、それらしい物品ありという具合に[5]。

もし右の確認が正しいものであるとすれば、ホガースは医者気取りというものに茶目っ気たっぷりの当てこすりをしていることになる。この室内にはたしかに似非医者の気配がある。しかし奇怪なほどに自惚れたミソービンは――ヘンリー・フィールディングが『トム・ジョウンズ』のなかで「彼に対する適切な指示は『なにはともあれミソービン医師のところへ行け』というのが口癖であった」と言っているように――実は「正規」の医者で、フランスの大学を卒業し、一七一九年には王立ロンドン医師会の開業有資格者であることを認められていた。[6] ホガースは、いつものことながら外見と内実をないまぜにして、これみよがしの正規医者こそが真のいかさま師であるとわたしたちに推断させようとしているのだ。彼が言語と視覚にこめた洒落は、このように、多くの考察を喚起する。

版画には本のタイトルやら、モットーやら、説明文やら、その他あれこれの記事がしばしば配置されていて、ひと目見れば画家のメッセージが読み取れるようになっているのではあるが、実は目で見て分かる洒落を潜ませたり、矛盾することを対置してみたり、二重の意味をこめたりすることによって、疑いの種を蒔いている。[7] たとえばジョージ・クルークシャンクの「青い悪魔たち――‼」（挿絵33）を見てみよう。ひとりの窮乏した紳士が寝巻と帽子とスリッパを身につけて、縦長の請求書以外には何もない火格子のそばに座っている。この男をさまざまな悪魔が包囲して悩ませている。差し押さえ執行吏が令状を渡そうとしている。絞首刑執行人が男の首に輪縄を掛けようとしている。悪魔が親切そうに首切り用の剃刀を差しだしている。男の足元には小さな教会区典礼部役員が三人の身ごもった女たちに付き添っており、骸骨のような医者に先導されて葬儀屋が、不吉にも柩を運びながら、走り寄ってきている。壁に掛かっているのは難破船の絵、火事の絵、（拷問の物語から取られた）主人公が口やかましい意地悪婆に責められている絵である。椅子のそばには『倦怠』という本が一冊あり、そして棚の上には『人生の悲惨』と『家庭の医学』という二冊の本がのっている。

この絵にはさまざまな徴候が詰め込まれているから、じっと見つめて診断したくなる。どうしてこの紳士は絞首刑執行人や差し押さえ執行吏などといった災難の先触れを背負い込まされているのであろう。それと、三冊の本はどう理解すればよいのであろう。そのうちの二冊には自明と思われるタイトルがついている。『倦怠』というのはマライア・エッジワース作の小説である。ジェイムズ・ベレスフォード著の『人生の悲惨』というのは、サミュエル・センシティヴ氏とティモシー・テスティー氏との会話を通して、人生の艱難辛苦について愚痴をこぼしながら、人間の愚行を滑稽に描いた年代記である。

しかし、三冊目はどうであろう。内科医ウィリアム・バカンは、合理的健康のための声明とするつもりで、一七六九年に『家庭の医学』を出版した。バカンは、自身がエディンバラで教育を受けた正規の医者であったにもかかわらず、医者という職業が門戸を狭めていることと内情を世間に知られないように神秘化していることを公然と非難し、医学を万人に「開放する」ことを切望して、大胆にも医療の万人平等主義を擁護して民主的知識と人間の権利に貢献した。あまりにも長いあいだ医療は内科医の秘密結社によって独占され歪曲されてきた。健康というものは患者が、特権医師団の取り決めによる多剤投与などという極度にこみいった手続きを放棄して、自助、素朴な治療、質素な食事、衛生、節制のほうを選びさえすれば、誰の手にも届くところにある、と彼は主張したのである。

『家庭の医学』は大変に人気を博し、九〇年ものあいだ絶版にならなかった。スコットランドではどこの小農場でもバカンの書と聖書の二冊を所蔵していると言われた(8)。それゆえ憂鬱に取りつかれた不遇な人は、原則として、『家庭の医学』を安心のもと、健康のお守り札であると見なすべきであった。しかしながらクルークシャンクはその正反対の意味をそれとなく折り込んでいる。実は、なまじ医学書などを読むから、この男は今にも喉を切り裂こうとする陰鬱な心気症患者になってしまうのかもしれないのである。もっと言うなら、医学書を読むことが直ちに病気であることの証明になりうる、と医学書そのものが警告していたのだ(9)。もしそうであるなら、この絵を見て心配になる人が、「青い悪魔たち――‼」のような版画を凝視することも危険なことではないだろうか、と考え込んでしまうのももっともなことである。訓戒というものはあなたにとってよくないものなのであろうか。わたしたちは健康のための警告について警告を受けるべきなのであろうか。（あなたはもう警告を受けてしまったのだが！）

版画のなかにしばしば書物をそれとなく埋め込んでおくのは、絵の意味を把握させてはくつがえさせ、また把握させてはくつがえさせ……を際限なく繰り返していく滑稽な効果を生むためであるとするなら、その逆もまた起こることがある。人気俳優で興行主も兼ねていたサミュエル・フットは一七六八年に『二本の杖をつく悪魔』というタイトルの笑劇を上演した[10]。このモリエール風の劇が標的にしたのは、ジョージ王朝の舞台にはお馴染みの、医者と法律家の愚にもつかない尊大な態度であった。劇はある出来事で最高潮に達する。その出来事とは（いまでは想像することもむずかしいのだが）ロンドンの芝居通が腹を抱えて笑ったことが明らかなエピソードである。すなわち、一七六七年に王立ロンドン医師会の（一般）開業有資格者たちが、この威厳ある医師会のなかで（中心勢力たる）[11]理事連中によって権力が独占されていることに抗議した、そのときの街頭デモのことである（挿絵34）。フットの劇のなかの一場面で、一群の法律家と開業医が一枚の紙を凝視している。

スクイブ　……こんな版画が！　印刷されたばかりだぞ。触ってみろよ。乾いてもいない。絞ればインクが落ちてきそうだ。

ジュレプ　それで、何が描いてあるのか、教えてくれないか。

スクイブ　何が描いてあるかだと。この日和見主義者め。こいつはおれたちの知り合いの足元をすくうことになる代物だぜ。おい、ジュレプ、こいつは痛いところを突いてくると思わないか。

ジュレプ　なんのことやら、さっぱり分かりませんな。
スクイブ　分からないだと。分かりきったことじゃないか。お前にも関係あるんだ、この間抜けめ。分からないってのか。タイトルを読んでみろ、この野郎。しかし眼鏡なしじゃ読めないだろう。おれが読んでやる。「公儀の似非医者――瀕死のブリタニア」とある。どうだ、分かったか。
ジュレプ　よく分かった。
スクイブ　見ろよ、藁のベッドの上に女が寝そべっているだろう。これがブリタニアだってことはベッドの頭のほうにある楯と槍で察しがつくってもんだ。
アポゼム　一目瞭然だ、半ペニー硬貨の裏側みたいに。
スクイブ　うまいことを言うな、アポゼム。お前には識別力がある。この女の病気は無気力症だ。どれだけ重症かは、頭に手を当てている様子から分かろうってもんだ。
ジュレプ　うん、分かる、分かる。
スクイブ　だったら、女の左手の上にのっている奴を見てみろ。
ジュレプ　どれだい。
スクイブ　女の口に水薬をあてがっている奴に決まってるだろ。
ジュレプ　薬瓶をもってる奴かい。
スクイブ　そう、薬瓶をもってる奴だ。こいつはな……［小声で］女にアヘンチンキを飲ませてもっとグッスリ眠らせようとしてるのさ。
ジュレプ　アヘンチンキだって。適切に投与すれば効果抜群の薬だ。顎が動かなくなったときに使われたことが一度あったのを憶えている……

スクイブ　お前の顎のことなんかどうでもいい。口出しするな。お前の口が固まっちまえばいい。この野郎、何を言おうとしてたか忘れちまったじゃねえか……アポゼム、どこまで言ったっけ。
アポゼム　グッスリ眠らせるってところ。
スクイブ　そうだった。グッスリ眠らせるところだった。それでな、そこのやせ細った奴らと一緒にいる薄っぺらの野郎が見えるだろ。手に藁をもってる野郎だ。
アポゼム　一目瞭然だ。
スクイブ　こいつはな……［小声で］おれの言うことを信じろよ。
ジュレプ　はいはい。
スクイブ　藁で鼻をくすぐってブリタニアの目を覚まそうとしているんだ。女はハッとして、急な動きで……［ハッとした動きでジュレップを殴り］おっと、すまねえ……急な動きで野郎の手からアヘンチンキの瓶を叩き落としてしまう。それでいいか、よく聞け、ブリタニアは死から救われるってわけよ。
ジュレプ　はいはい。
スクイブ　お前って奴は。この当てこすりを鵜呑みにするのか。さぞ苦い味だろ。
ジュレプ　よく分かったとは言いかねますが……それっていうのは……つまり、その……
スクイブ　分からねえだと。するってえとおれは大事な時間を大馬鹿野郎に無駄に費やした馬鹿野郎ってわけか。赤獅子広場で新しいパンフレットを読むチャンスもなくしちまいそうだ。六時にはサージャント・インにいて日雇い印刷工ふたりのために保釈保証人の資格があることを証明しなきゃならんというのに。

アポゼム　でも、スクイブ先生、医師会のこと、つまり、ご同胞のことをお忘れになったようで。

スクイブ　あいつらのくだらねえ言い争いなどに構ってる暇はない。国事だよ、アポゼムさん、国事のほうがずっと大事だ。(12)

フットの記述にぴったり符合する「公儀の似非医者——瀕死のブリタニア」というタイトルの版画を探してみたが、いまのところ見つかっていない。(13) しかしながら、ここに言及されている類の場面なら、似たようなことが多くの人びとによって描かれた。イギリスを象徴する女性ブリタニアが元気をなくし、病み、似非医者（「政治家」と読み替えること）に放置されたり毒を盛られたりするのだが、おそらく最後には英雄的な人物によって救われることになるという筋立てである。一八〇四年のギルレイ版画「死に神と医者に挟まれたブリタニア」（挿絵36）はそうした方向に即したもので、国が医者（すなわち政治家）による治療（というか、虐待）を受けている様子を描いている。(14) ギルレイは、ヘンリー・アディントンが不名誉な退陣をしたことに大喜びして、この前首相が施した似非特効薬（「調停案」）のために病弱なブリタニアが死に瀕することになったと示唆した——死は、その当時に侵略を画策していた大敵ナポレオンに擬人化されている。イギリスの政体はかつて主治医であった小ピットが復帰しなければ救われないのであり、小ピットは、（自身が医者の息子であった）アディントンを議会から蹴りだす姿、またチャールズ・ジェイムズ・フォックスの肥満体を踏みつける姿で描かれている。ピットは「憲政回復薬」の瓶を角灯のように振り回し、そのポケットからは『健康回復術』という本（これも版画のなかのテキスト）が突き出ている。地面には「ホイッグ丸薬」（実際は骰子、というのもフォックスは名だたる博徒で、ホイッグ党は博打であったから）が捨てられていて、フォックスが上にあげた手には、似非医薬品とともに、「共和政軟膏」が握られている。[15]

フットの喜劇の山場は、そしてそれが誘発する疑問は、わたしの議論の幕開けとなる。「公儀の似非医者」という版画を口にするだけでジョージ王朝の芝居通の耳をそばだたせ、ニュース、ゴシップ、噂に耳を傾けさせるのに十分であった。[16] ひとつの常套的ではあるが代表的な趣向がフットによって別の趣向のなかにユーモラスに刻み込まれている。ただしそれは、この場合、原型的な「劇中劇」ではなく「劇中版画」になっている。笑いの対象はウェールズ人のお喋り法律家スクイブと薬剤師ジュレプおよびアポゼムが判読しにくい版画をめぐって言い争っているところ――それはロックとミソービンらしきふたりが、まさしく目の前で患者が死のうとしているというのに、自分たちの診断や治療法をめぐって、諺にもなるような言い争いをしているのと同じである。こうした版画や同様の文化的産物の意味を探るのが本書の課題であるから、最後に笑われるのが著者――そしてその読者――ということになるのは当然であろう。わたしたちは全員がスクイブでありジュレプなのであろうか。〔名前ヲ変エレバ〕アナタニツイテノ物語ガ語ラレル〔ホラティウス『諷刺詩』〕のである。

この版画の意味をめぐる言い争いが専門職についている人間の愚鈍さをあからさまにするものであることは言うまでもない。もし彼らが版画ごときを判読できないのであれば、病気を診断できると自信をもって言える医者などひとりもいないことになるであろう。言い争っているこの近視眼的で独善的な連中が国家の秘密に関与する賢人政治家であることを鼻にかけているというのは、そして自分たちが版画を解読することが善良なる国民であることの証であると誇っているというのは、なんとも馬鹿げたことである。フットの笑劇でからかわれている医者たちは（以降の各章で見ていくように）当時の版画や小説で際限なく揶揄された人びとの劇場版なのである。

クルークシャンクの漫画、フットの笑劇、その他多くの同類の資料に取り組みながら、本書は王政復興以降のイングランドにおいて身体と医療の諸問題がどのように描写されていたかについての疑問を提起していく。いかなる象徴的意味を医療は帯びていたのか。そして身体と治療行為はいかにして交互に政治と政体という広い世界への比喩的解説を提供したのか。衛生面と社会面で大きな発展があるなかで、こうした事柄は重要な問題になろうとしていたのである。

近世初期には（投げ矢のように飛んでくる）病気を無視していられる人はいなかった。人は誰もが死の影に脅かされながら生きていた――実際、多くの人間がすでに幼少のうちに斃れてしまっていたのだから、生きていることだけでも生き残った者の特権なのであった。王政復興とともにそれまで三〇〇年間で最悪の疫病が発生し、ロンドンでは一六六五―六年だけでも八人にひとりが死んだ。その脅威はたまたま過ぎ去ったが、しかし天然痘その他の熱病の恐ろしい流行によってその後も毎年数万人が死ぬという事態がつづき、また佝僂病とかジフテリアといったいわゆる「新しい病気」が悪化の一途を辿っていた[17]。産婦は産褥熱で死に、幼児は一〇人にひとりが赤痢で死に、子ども全体では五歳にならないうちに死んでしまう者が五分の二に達した[18]。十代の若者は天然痘に斃れ、老人は痛風、リューマチ、呼吸器疾患に苦しんだ。港町や産業都市が興隆すると新しい「不潔病」が生まれ、都会ではあの「白死病」と呼ばれた結核が恐ろしい殺し屋になった[19]。とりわけ、ジョージ王朝時代は「英国病」と命名された神経症、ヒステリー症、精神病で悪名を馳せ、この島国はヨーロッパの狂気および自殺の「震源地」と評されるようになった[20]。「胸がむかつく―むかつく―むかつく……アーむかつく―むかつく―ゲロッ」とギャリックが弟ジョージに言ったのは一七六七年であった。ロレンス・スターンの『トリストラム・シャンディー』には「むかつく！

むかつく！　むかつく！　むかつく！」という、その文学的反響がある。当然であろう[21]。

そのうえ、医療にはこうした脅威を防ぐだけの力が十分にはないと思われていた——治療の術は（楯は楯でも）紙の楯にすぎないと思われていたのである（挿絵35）。ヒポクラテスとガレノスの遺産に頼っていた「医学」は、そして数世紀にわたる経験に依拠していた「医学」は、臨床に強いことを誇りとし、また健康は食餌制限と運動によって保つという考え方を重視していた。その治療の本義は体内の毒物を——下剤によって、発汗によって、嘔吐によって、理髪外科医が行なう瀉血の儀式によって——除去することにあった。それによって体内の「バランス」を回復し体質を強化することを目的にしていたのである。多種多様な薬物が用いられた。ハーブ類の「薬草」もあれば、アンチモンや水銀その他の有毒成分を加えた化学性・鉱物性・金属性の調合剤もあった。そのなかには有効な緩和剤もあったし、また多くの薬剤が、下剤や嘔吐剤など予言どおりの劇的効果をもたらすという意味で、「効いた」のである。しかし抗生物質のように、感染の原因となる（当時はまだまったく知られていなかった）微生物を消滅させることによって、「効き目」をあらわすというものはほとんどなかった。総じて人命を救うための医療は古代以来ほとんど進歩していなかったのである。それは外科手術も同じであった。外科医は、広く認められているように、傷に包帯を巻く、ねぶとをランセットで切開する、脱腸帯を取り付ける、虫歯を抜く、また（右に述べたように）瀉血するなど、有用な外面的処置を施した。しかしながら、治るのはごく単純な切り傷とか骨折だけで、あとは敗血症や壊疽になることが経験から分かっていた。それゆえ手術は範囲が限られていたのだが、それでも合併症を起こすことがしばしばあり、そうなれば必ず苦痛を伴い、ときには致命的となることもあったのである。

こうした状況にあっては医業が複雑な感情を誘発したのも不思議ではない。清教徒革命の内戦時（一六四二―六〇年）には、（一五一八年に設立認可を受けた）ロンドンの王立医師会を牛耳っている堕落した上層部によって治療が歪められてきている、と急進主義者は考えていた。この医師会の少数独裁者たちは、会員数を制限し首都での開業を規制することによって、より新しい治療法を、よりよい治療法を、あるいはより安い治療法を阻止している、と批判したのである。そうした治療法のなかにはアヴィケンナの著作を教本にして因習を打破する啓蒙主義者のスイス人パラケルススが唱導した治療法も含まれていた。医者は「世界一の詐欺師」である、と宗教煽動家ロドウィック・マグルトンは不平を述べた[22]。同様の批判はその後も長いあいだつづいた。

イングランドの医療が安閑としていられたわけがなかったことは間違いない。とびきり優秀な医者は外国（主にフランスやイタリアであるが、のちになるとオランダ共和国）で教育・訓練を受けていた。そのためオックスフォードとケンブリッジの短所は強まった。首都から一歩外に出れば、大学で訓育を受けた医者は十八世紀以前にはいなかった。いるにしても例外であった。ほとんどの開業医はその技術を年季奉公によって身につけたのであり、それゆえ解剖や科学の訓育を正式には受けていなかったのだ[23]。

とりわけ人びとは医者のすることがたいして役に立たないと批判した。ギリシアの格言を後生大事に猿まねして悦に入っている医者は批判の恰好の的になった。そしてチューダー朝時代に「イングランドの汗」で多数の死亡者がでたことも、断続的に腺ペストが襲ってきて一六六五年に最高潮に達したことも、十八世紀には熱病が果てしなく突発したことも、医療の技術を高めることにはつながらなかった。たとえば疫病がはやると医師会の会員たちが首都から逃げだしたことも、あるいはチャールズ二世の典医たちが王の病気を不手際な処置で取り返しのつかないものにしてしまい、そのため彼が国王として「まずいときに死んでしまう」ことを典医たちに詫びるはめに陥ったことも、医療改善の契機にはならなかった。要す

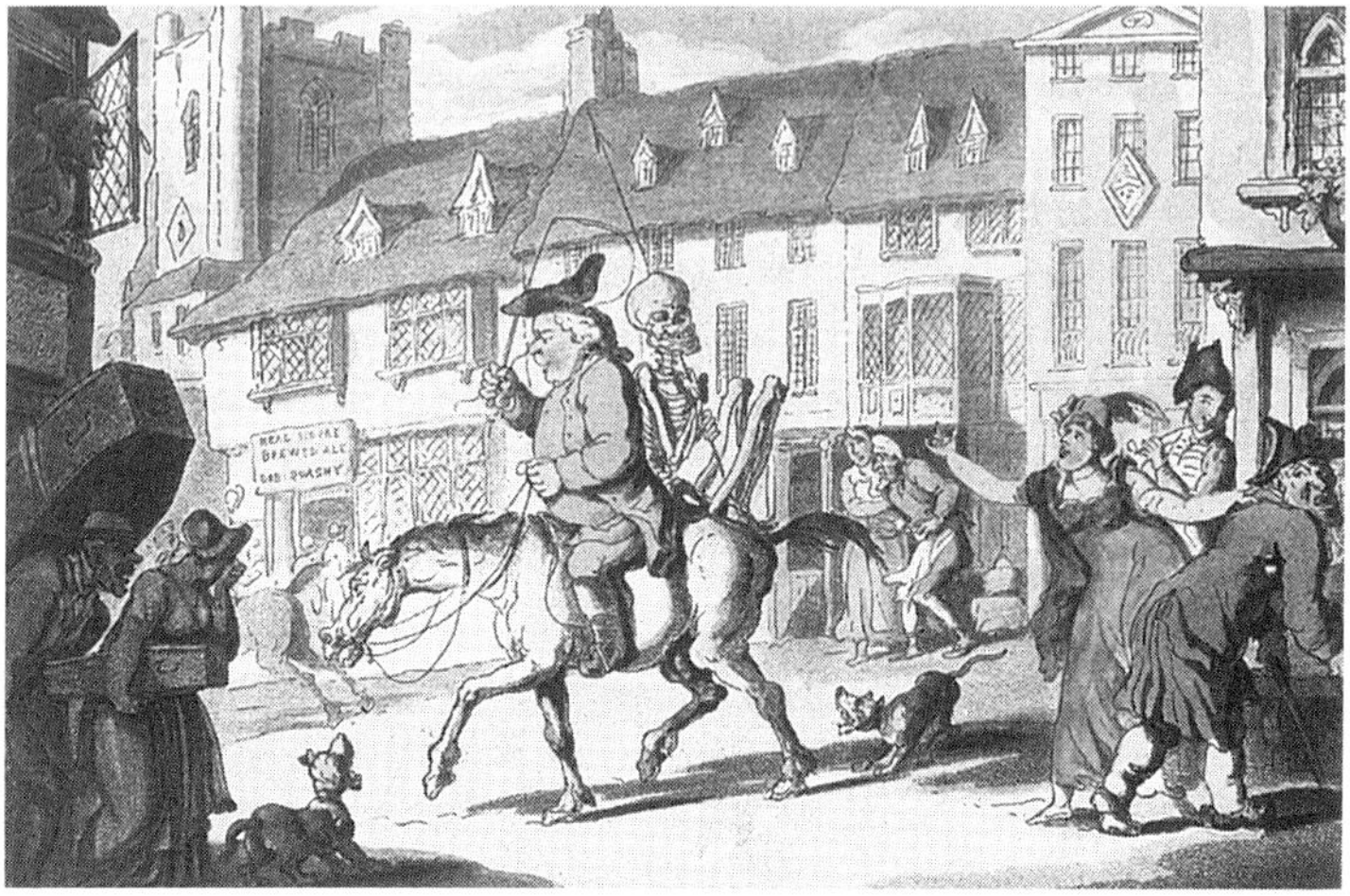

5　トマス・ロウランドスン『イングランドの死の舞踏』図版 23（1816 年）
アクアチント　彩色

1814 年 4 月から 1816 年 3 月まで月刊で発行されたこの連作版画にはウィリアム・クームによって書かれた韻文がついていた．そこには，中世の図像学の伝統に即して，人生の盛りに現存する死が描かれている．この版画では葬儀屋と似非医者との不届きな結託が「医者が治療を打ち切ろうとする胸糞悪い労苦，／『処方する薬は棺桶』」という説明文によって示唆されている．老人開業医ノストラムが老いぼれ馬に乗り，その背後に死に神が跨がっているところを，葬儀屋が窓から顔をだして見ている．馬上のふたりが葬儀屋の家のドアに達したところで「死に神が嚔をした――するとノストラムは息絶えた」．葬儀屋はよき友を失ったことを嘆いた．彼は，妻に叱られると，「愚か者め……／そこに，地面にのびている老ノストラムは／わしのまたとない親友だったのだ．／この善良な男は仰向けに横たわっている，／そして商売は，いまや，ひどく不振になるだろう．／医者が世間の人びとを生かしておいたら／葬儀屋が繁盛するわけがない．／他にも仕事があるとお前は言う――いかにもそのとおりだ――／お前のためにすぐにも仕事をしたいところだ．／だが――お前がなんと言おうと――わしらには悲しむ理由がある，／というのも似非医者は，死んでしまえば，もう殺すことがないからだ」．『イングランドの死の舞踏』については第四章でさらに論じる．

るに、病気は猛威をふるい、そして医業は敵と寝床を共にする二重スパイと見なされていたのである（挿絵5）。

しかし、仮に病人は治療を受けても治らない、医療は頼りにならない、ということであったとすれば、少なくとも人びとは医療が奇跡を起こすとは真剣には思っていなかった。こうした理由からも医療は、現にその当時、ただ技術の熟練や科学の飛躍的進歩や治癒率の観点からだけで見られてはいなかったのであり、また歴史家にそう判断されてはならないのである。そうではなく医療は、もっと広い視野で、文献と教養の、勧告と格言の、「病気の役割」と「健康の役割」の宝庫として、芝居がかった側面や見世物的な側面や魔術的でさえある側面をもつがゆえに尊敬されるべき——あるいは罵倒されるべき——独自性や教訓や実践の集大成として、おそらく文化人類学や作劇術や典礼学や超自然学や美学の用語でもっともよく解釈されうる手続きとして、その姿をあらわしていたのであり、公衆は（支持派であれ懐疑派であれ）そのように受けとめていたのである。[24]

医療は、このように儀式化してみると、より広い世界観のなかで理解できるものであった。そもそも人生そのものが、結局のところ、もったいぶった虚飾と見せかけで飾りたてられたこの世の舞台で演じられるものではなかっただろうか。神聖なる「世界という劇場」のなかで芝居小屋は、人間が生まれてから死ぬまでの七つの時期をとおして人生の活人画となるようにあらゆる役割、登場人物、化粧、修辞、所作を配して、人生のドラマを組織化し説明するためのさまざまなカテゴリーを提供した。全世界は舞台であり、役者には台詞、仮面、小道具、〔演技をはじめる〕きっかけ、登場、退場が割り当てられていた。[25] このように考える習慣はシェイクスピアにとどまるわけではない。哲学者トマス・ホッブズは次のように論評した。

パーソン〔人物〕という言葉はもとはラテン語〔ペルソナ〕で人の「見せかけ」あるいは本来の状態を偽装する「外見」を意味する。そして、特に顔を偽る仮面ないし覆面を意味することがある……それゆえ「パーソン」というのは、舞台の上でも日常会話でも、「行為する者〔役者〕」と同じなのである。そして「パーソネイト〔なりすます〕」というのは自分ないし他人を演じる、あるいは表現する

ということなのである。(26)

ジョウゼフ・アディスンは一七一一年に、意味深長なタイトルをもつ日刊紙『スペクテイター〔見物人〕』のなかで、「わたしたちは……ひとりひとりに役が割り当てられている劇場のなかにいるようなものである。ひとりの人間に課されている大きな義務は、その人の役を完璧に演じることである」(27)と公言した。ウィリアム・ホガースは、このような見解を視覚芸術の表現方法に翻訳して、「わたしの絵はわたしの舞台であった、そしてそこに描いた男や女は、なんらかの行為や表情によって無言劇を見せる、わたしの役者であった」(28)と回想した。

こうして世間が芝居に熱を上げた時代には、議会もまた雄弁術や演技力というものを涵養した。また巷間には大衆に受けのよい政治スローガンや自由の木、マグナ・カルタ、政見発表台、正義の剣、絞首刑用の輪縄、ロビン・フッド、キング・ラッド、セント・ジョージとドラゴン、その他のヒーローや悪役など喚情的小道具がふんだんにあって、賑々しい大衆劇場の観を呈し、街頭政治の場になっていた。(29)

現実の制度も虚構の世界もおしなべてこうした状況にあったのだから、医療もまた狭い意味で役に立つもの(「万病のための丸薬」)として見なされることなく、芸当や上演として推賞されたり非難されたりしたのも不思議ではない。そこは医者が芸人(あるいは詐欺師)となる癒しの(あるいは残酷の)劇場であり、そこでは修辞的弁舌と儀式的作法が不可欠の要件になっていた。医療という見せ物の場では様式、所作、臨床での思慮ある作法といったものが重要であった――そして、それで病気が治ってしまうことさえあった。自信をもつことが(あるいは自信があるふりをすることが?)いちばん大事なことであった。そして銀の舌〔雄弁〕には薬として(あるいは幻覚剤として)作用する魔術的効力が宿っていた。「医者のことばが患者の生命にどれほどの影響力をもつものか、患者の想像力をどれだけ左右するものか、ことばではとても表現できない」とジョルジオ・バーリーヴィは驚嘆した。このイタリアの医者は、その時代の風潮に合わせて、信頼感を生みだす想像力の魔法を強調した。「というのも、舌を自在に操る医者は、そして説得術の達人である医者は、ことばの力だけで、その治療に効力をもたらし、患者の信頼感と希望を高めてしまうため、ときには難病を愚にもつかない治療で抑えてしまうことがあるからだ」[30]。昔の医療はいつもプラシーボ効果に依存していた、とジョン・ヘイガースは『身体の変調の原因および治療薬としての想像力について』（一八〇〇年）のなかで主張した。そして暗示の力は、果てしない憤激を呼び起こすことがあったにしても、よきにつけあしきにつけ近代初期の人びとに効力を保持しつづけていたのである[31]。

医療は外傷や〔梅毒の初期病変である〕硬性下疳を治癒するだけでなく、病んだ心（もっと言えば魂の病）をも治癒するのが――そして家族の、社会構造の、政体の損傷を治療するのが――使命であるとされていた。こうした医術の遂行と儀式の挙行との類同関係は、アポロを技芸の神でもあり治療の神でもあるとすることと結びつき、見せ物や芝居や示威行動に参与することそれ自体が精神的カタルシスとなり病気治療になるという考えによって増強された。患者は「ときには役者そのものである」とロバート・バートンは述べた[32]。似非医者、舞台役者、大道芸人が市場で肩をすり合わせ、芝居がかった立ち居振る舞いで見物人の注意を惹こうと躍起になっていたという事実は、彼らが気晴らしと気散じの種となる共通の機能をもっていたことの裏づけになる（挿絵37）。もっと上の階級でも多才な人びとはしばしば、アポロのように、医者と芸術家と演技者を兼ねていた。王立美術院では解剖学者が美術を学ぶ学生の先生となり、多くの詩人や劇作家や文学者が長い十八世紀に医術を学んでいた――なかにはそれを実践する者さえいた。もっとも有名な人だけでもジョン・ロック、ジョン・アーバスノット、リチャード・ブラックモア、バーナード・ド・マンデヴィル、サミュエル・ガース、マーク・エイケンサイド、オリヴァー・ゴウルドスミス、ジョージ・クラブ、エラズムス・ダーウィンの名前が挙がる(33)。

医薬と笑劇にかけては、
彼に匹敵する者がない、
彼の笑劇は医薬であり、
彼の医薬は笑劇である。

薬草医であり博物学者であり劇作家であった「サー」・ジョン・ヒルはこんな風に軽い調子のジングルで貶められた(34)。換言すれば、彼の劇に耐えることは諺にもある苦い薬を服用することだというのである。

医療は「病気を治癒する」というので称賛されたかもしれないが、また大袈裟な台詞とかローマカトリック聖職者の誘惑的戯言とか「宮廷の華麗」という虚飾などにも似た実体のないペテンであるとして批判に晒されもした(35)。称賛されるにしろ非難されるにしろ医療の公的存在はそれが、演芸であれ芸当であれ空念仏であれ手品であれ迷信的呪文であれ、演劇の一様式であるという認識としっかりと結びついていた(36)。

このように誇張的言辞であり演技であるとされた医療を、あるいはその低俗な似非医者的形態において祝祭的であり笑劇的であるとされた医療を、本書ではこれから科学なり技術なりの狭い枠を超えた技能（あるいは「技芸」）として探究していく。それは訓戒と教訓の集大成、精神的治療と心理的治療の手段、諷刺のランセット、道徳的考察のための媒体、社会的バルサム〔香膏〕ないし焼灼剤なのであった。「苦い薬を飲む〔嫌なことを忍んでやる〕」というような諺にもある言い回しで確かめられているように、それは不純物を除去し体内を浄化する――あるいは毒にもなる――「苦い丸薬」なのであった[37]。そして身体はまた、投射と転移によって、道徳的分別の化身としての衣をまとうことにもなったのである。美と調和と健康と善は、病気と邪悪と醜悪がそうであるように、根本的に同質のものであったのだ[38]。

かくして医療は生と死に向かって話しかける、そして狭義の技術や機能といった規準をはるかに超えた様式や慣用句で上演される――「痛みには痛みを」と呼ばれたかもしれない――擬似宗教的な道徳劇であった。それはまた医者と牧師と王侯が矛を交える領土争いの場でもあった。誰が（生死にかかわらず）身体を統治する権限を有するか。誰が苦痛を緩和する権利と責任を有するか。ハノーヴァー家がイギリスの王位を継承（一七一四年）するまでは、君主政体が治療に独自の関与をしていた。「るいれき（すなわち腺病）に触れる」ことはスチュアート王朝が掲げた自慢の特権であり、若き日のサミュエル・ジョンスンは一七一二年にアン女王に「触れられた」最後の人びとのうちのひとりであった[39]。権威筋は競って他者の身体に対する権利を――官吏は兵役や刑罰執行の点で、教会は洗礼や埋葬や発掘（また時折の悪魔祓い）に関して――要求した。父親や親方や夫が父権という原則を振り回したことは言うまでもない。

医療ははっきりとした「効き目」をあらわさず頼りにならないという事実は、その適切な方法や開業医をめぐっての論争を呼び起こした。そうした論争の活気と活力を生んだのは王政復興後の印刷革命であった。それによってパンフレット、詩歌、演劇、日記、雑誌、新聞、美文学、そしてついには小説が猛吹雪の観を呈したのである。十七世紀初めのイングランドでは一〇年につき約六〇〇〇タイトルの書籍が出版された。これが一七一〇年代までにほぼ二万一〇〇〇に跳ね上がり、一七九〇年代までに五万六〇〇〇を超えるようになった。世の中は次第に紙の世界となり、そのなかで人びとの生活が印刷されたことばで書かれるようになっていったのである。[40]

昔ながらのジャンルが隆盛した。一般に普及した「ハウツー」本や年鑑には家庭の医薬とか家庭の医学といった題目がいくらでもあり、『家庭用薬』とか『自分の病気は自分で治す』とか『かかりつけの医者』などと銘うたれていた。非専門家によってあらわされたもの――たとえばジョン・ウェズリーの『古来の薬』(一七四九年)――が多数あったにしても、医者によって執筆されたものが相当な割合を占めていた。そのなかで、もっとも影響力が大きかったのは先に触れたバカンの『家庭の医学』であった。[41] 読者に家庭芝居がかった治療のまねごとを教えるこうした書物は、疫病がはびこる時代に生きることから生まれてくるさまざまな不安を抑えるためのものであると称していた――もっとも、既述したように、不安を煽ったのではあるが。

新しいジャンルもあらわれてきた。新聞は一七〇〇年にはまだニュースであった。一七一三年の年間総売上部数はおよそ二五〇万部というところであった。それがロンドンだけでも日刊紙一三紙と週三回発行新聞一〇紙が発刊されていた一八〇一年までには一六〇〇万部に跳ね上がっていた――ホガースの版画には人びとが新聞を読んでいる姿が実に頻繁にとらえられている(挿絵6)。「新聞は安価であるため至る所で読まれ、多種多様であるためいかなる人の好みにも合う」とサミュエル・ジョンスンは熱狂した。[42]

当時の新聞は、いまと同じように、何が重要であるか(「ニュース」であるか)を規定し、事件や意見を反映し、思考習慣を形成し、ニュースを発生させた。「夫たるものは、その妻にいかなるものであれ掛けで貸したり売ったりしないように、と世間に警告するであろう、似非医者はあらゆる病気を治してみせると宣伝するであろう……そして、こういう新聞を読むことによってあなたはこの大都市のなかで口にされたあらゆる噂話や行なわれた出来事の一切合切について知るのである」とセザール・ド・ソシュールは

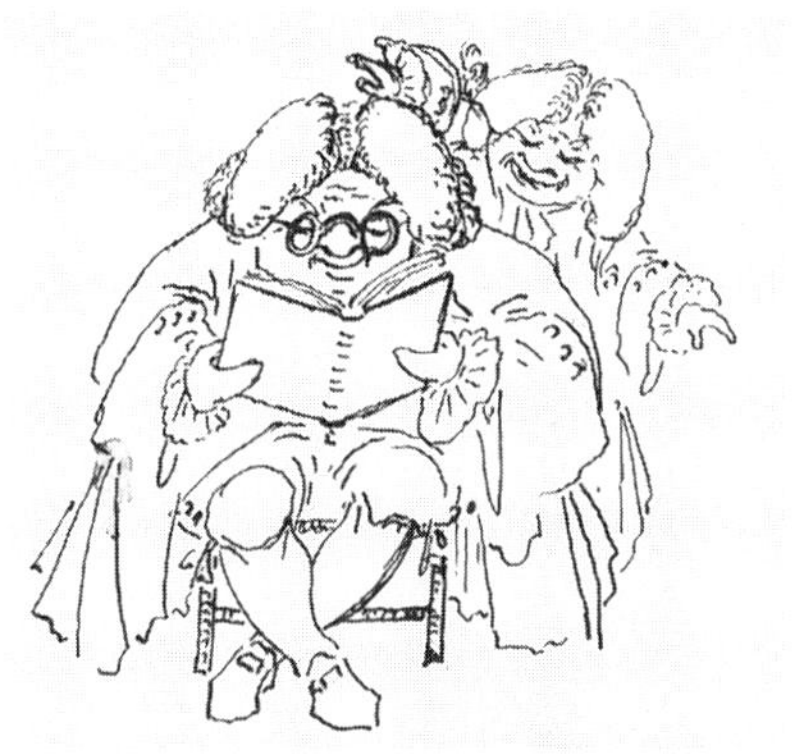

6　太った男が読書している姿を描いたペンとインク書きの戯画
この時代に読書が流行した様子が本を読んでいる人びとをとらえた線画や版画で示されている．この男の満ち足りて夢中になっているところに注目．

一七二五年に書いた[43]。あのスイスからの訪問者が書き留めたように新聞には、少なくとも、特許薬の広告がぎっしりと掲載されていたのであり、それらは、容赦なく繰り返すことによってであるにしても、麻薬にも似た魅惑的な力を行使したのである。

雑誌もそれに遅れをとることはなかった。ダニエル・デフォーの『レヴュー』は一七〇四年にはじめられた。リチャード・スティールは『タトラー』を一七〇九年に創刊した。一七一一年三月一日に第一号が出た『スペクテイター』は六〇〇号を超えるまで続いた。何百という雑誌が続々と発行された。そのなかで特に『ジェントルマンズ・マガジン』に掲載された医療関連記事は広範で、精力的で、一級品であった。病気と医者、衛生と身体管理、医薬品広告は――真面目なものもあれば不真面目なものもあったが――どれもがこの矢つぎばやに出版される娯楽的な、そして内容が向上していく読み物のなかで重要な役目を果たした[44]。

こうした短命な出版物は一国の印刷文化を醸成する役に立った。首都の知識人が生みだし、国の至る所で読み書きできる人びとが消費したその文化は、国民に日々の話題となる雑談、逸話、娯楽、教訓の種を与えたのである。それが人びとに訴えかける魅力をもつようになるためには、文化としてありきたりになる虚構の人物群を創

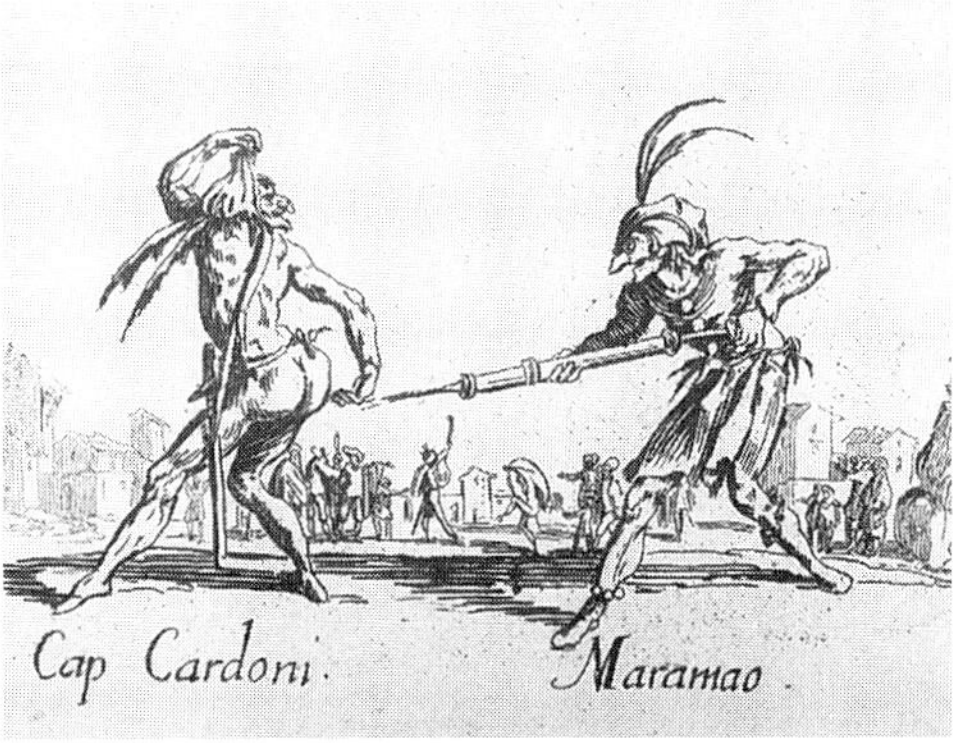

7 「キャプテン・カルドーニとマラマオ」ジャック・カローに倣ったエッチング
この17世紀の版画が実際どこまで街頭演劇コメディア・デラルテを再現しているのかはなんとも言えない．しかしながら，医療と演劇が合成されていることは明白すぎるほど明白である．浣腸が肛門めがけて液体を噴出させているところは男色の乱暴な性的ユーモアと結びつけられている．

作することが必須の要件であった——めぼしいところではスペクテイター氏を初めとするクラブの面々、ジョン・ブルとその相棒である（フランス人でこけおどしの、ニンニクを食べる、裸足の農夫）ジャン・メグル、その他の不作法で外国人嫌いの定型的人物たちがそれにあたる。こうした配役のなかで端役を演じたのは死を取り引きする医者、心気症患者、物知り顔するお節介な俗人、専門職人を罵る人、また（バカンのところで見てきたように）悲嘆にくれる病弱者などの人物たちであった。そうした人物のなかには系譜を古代に、コメディア・デラルテに、ベン・ジョンスンに、モリエールに、さかのぼる者もいた[45]（挿絵7）。

定型的人物、道徳的教訓、警句、掛け合い、常套語句、「［テレビの］連続喜劇」風の場面などに馴染みであることは、部内者として受け入れられることを熱望する一般読者が、また（印刷によって作りだされ支えられた）洗練された有資格者の連盟に参与していると自称する者たちが、進んで選び取る「所属の文化」のなかでは重要なことであった[46]。何を読んでいるかでその人が分かるというナルシスト的なスペクテイター文化のなかでは、日々の閑談のきっかけや、特別に大切にしている物や嫌いな物や、加入するのにふさわしいサークルなどに関する情報をメディアから得るのが粋なこととされ、罹災者や患者や医者の役割は出版物のなかのルポルタージュ〔報告記事〕によって定められるようになっていった。

ジョージ王朝の世紀のあいだに、自己を考え直し新たなアイデンティティーを試してみる媒体として、虚構の物語が出現した[47]。小説はまさにそういう——新しい——ものであった。そしてその「人道主義的な語り」には病的な役柄を描く機会が存分にあった[48]。ベストセラーになったヘンリー・マケンジーのお涙ちょうだい小説『感情の男』(一七七一年)は不運、病気、苦しみ、涙を誘う死の過酷な年代記であり、人情に切々と訴える常套句が延々と述べられていくのであった[49]。

読者が登場人物や筋に夢中になって我を忘れてしまうであろう、低俗小説によってじわりじわりと広められていく病的な幻想の罠にはまって遂には虚構と現実の見さかいがつかなくなってしまうようになるであろう、という懸念が表明された。もし無知な人間の空っぽの頭がこうした空想で一杯になってしまったら——病気は家庭で治すとか健康は自分で増進するといった有益な勧めではなく——心気症やヒステリー症が印刷革命の落とし子になるのではなかろうか。ブリストルの急進的な医者トマス・ベドウズは、一般に普及している散文のなかで「小説は疑いなくもっとも有害な種類のものである……頭のなかで架空の世界に住まう人びとが現実の世界に渡るのを不能にしてしまう、というほとんどすべての思慮分別ある人びとの意見に私は心底から同意する」と言って小説を非難した[50]。虚構作品は病的な夢を培った。「ありきたりの恋愛物語は、正当にも、忌まわしいものと見なされている。心と体を同時に弛緩させてしまうのだ」——これは、即ち、十代の若者を自慰に走らせるという暗示的表現である[51]。

こうした動向に呼応して、画像制作も大きな発展をみせた。この分野ではイギリスは、一七〇〇年には、フランス、イタリア、オランダに大きく遅れをとっていた。しかしながら、一八〇〇年までには、あらゆる種類の主題について印刷物の生産が飛躍的な伸びを示し、世界の先頭に立っていたのである。たとえばイングランドの国王夫妻、名だたる女優、競争馬、豪壮な邸宅、都会の風景、(『トリストラム・シャンディー』のなかでアンクル・トービーが称賛したような) 戦闘計画、歴史や神話の場面、とりわけ偉大な芸術作品の複製などがあった(52)。

特に、十八世紀には政治漫画が隆盛した。歪曲して諷刺するという手法は大昔から滑稽感を生む目的のために使われていたのだが、その手法を使って誰と分かるように人物を描くことが一般化したのはルネサンス以降のことであり、諷刺画(53)を専門とする画家の作品がようやくイギリスに伝わってきたのは一七四〇年代になってのことであった。グランド・ツアーで大陸に渡り、粋な貴族的気晴らしとしての仲間うちのジョークに親しんだアマチュア画家が持ち帰ったのだ。しかしながらイングランド独自の伝統が確立されたのは主としてウィリアム・ホガースの尽力によるものであった。道徳を題材にした彼の痛烈な諷刺がこの手法を、好事家の娯楽から、剃刀の刃のように鋭い諷刺に変容させたのである。

諷刺画が扱う範囲は拡大して社会事象をも標的にするようになり、そして政治解説が人物戯画と融合した。初期には平均して週に三ないし四の政治ネタ印刷物が発刊されていたのだが、動乱の時代——ウォルポールの物品税危機、七年戦争、ウィルクスの煽動、アメリカ独立戦争、その後のフランス革命——になると生産と販売が大量に伸びた。一方では大部数を売る作品も少数ながらあった——悪意ある横目のジョン・ウィルクスを描いたホガースの版画は二、三週間で四〇〇〇部を捌いた。しかし技術にも市場にも限界があったため、いつもながら印刷物は不足気味であり、発行部数は低いところで頭打ちであった。また

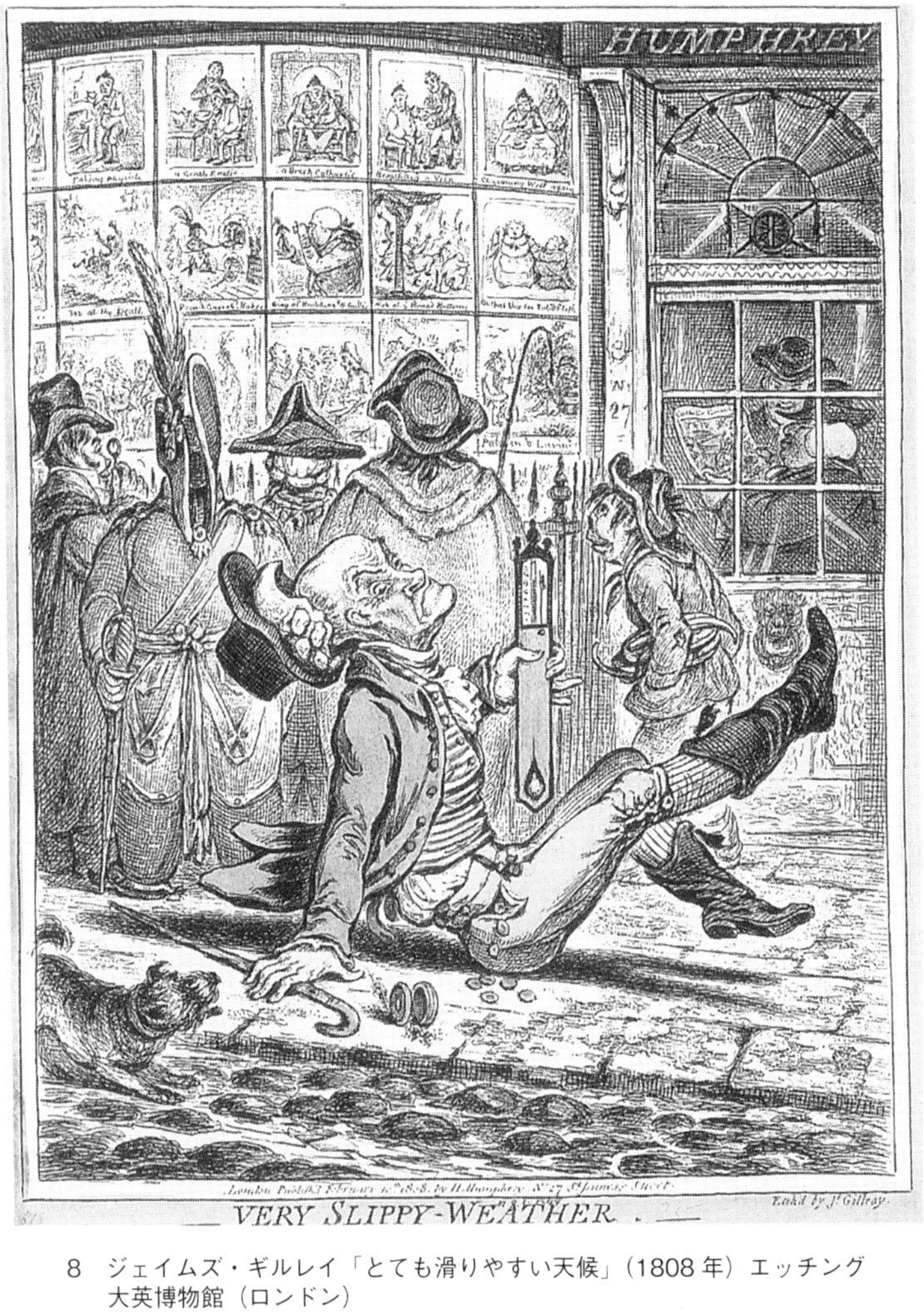

8　ジェイムズ・ギルレイ「とても滑りやすい天候」（1808 年）エッチング
大英博物館（ロンドン）

このギルレイ版画は彼の雇い主であるハンフリー夫人のセント・ジェイムズストリートにある版画店をあらわしている．窓に展示されているのは劣悪な医療を受ける患者たちを描いたギルレイの連作版画である．版画を買うことのない多くの人びとは（たとえばドアの前にいる田舎者のように）版画店の窓でそれを見る機会をもったことであろう．

価格も安いものではなかった。十八世紀の白黒版画の値段は新聞の三倍であり、色刷り版画となると劇場の切符に匹敵した。気楽に買って面白がってポイと捨てられるような代物ではなく、折にふれて大枚を投じて購入し居間の壁に掛けて飾っておくような物だったのである（挿絵8）。[54]

マシュー・ダーリーとメアリー・ダーリーの夫妻、ジョージ・ウッドワード、ロバート・ダイトンその他の彫版師や出版人が先駆者となり、トマス・ロウランドスン、ジェイムズ・ギルレイ、ジョージ・クルークシャンクなどの天才に道を拓いて、イギリスの戯画は「黄金時代」を迎えた。しかしながらヴィクトリア女王が即位してからはイギリスの諷刺芸術は牙を削ぎ落とすようになり、戯画は洗練されて当たり障りのないユーモア画に変化していった。その代表的なものが一八四一年に創刊された『パンチ』であり、『ヴァニティー・フェア』（一八六八年）である。[55]

本書では、人間の境遇を定めた伝統的なキリスト教的大衆文化の医療的側面を、神聖な舞台の上で演じられる因習的な行為や事件の総覧という観点から、提示し分析していく。神と悪魔、堕罪、聖地への巡礼、その他の精神的な放浪冒険の旅もあれば、誕生と死、生きる術と死んでいく術、罪と贖罪、死と再生もある。こうした神聖なドラマのなかで医療それ自体はいつも幾分か脇役を務めていた。

しかしながら、さまざまな変化が起こりつつあった。十七世紀の「新しい科学」が、そしてやがては啓蒙運動が、宗教的な芝居からもっと世俗的な実践や自然主義的な意味への転換をもたらしたのである。それは、メアリー・ダグラスが記したように、「西洋の医学がその歴史をつうじて徐々に精神的な事柄から離れてきた」[56]趨勢の一部なのであった。一六二一年に『憂鬱の解剖』のなかでロバート・バートンが、サタンがみずから直接病気を携えて罪深い人間のところにやってきた、と考えていたことは疑いない。[57]しかしながら十八世紀末までにはそうした説明は、エリート層のあいだでは、もはや筋道が通らなくなっていた。医師エラズムス・ダーウィンが月理学協会の友人ジェイムズ・ワットの注意を「悪魔と全聖職者とのあいだでつづけられている果てしない戦い」に惹いたとき、それはまったくの軽い冗談、ふざけたブラックユーモアなのであった。

折角お宅での聖職者の集まりに招待してもらったのに参加できなくて申し訳なかった。実は、是非とも君に理解してもらわなければならないのだが、例の悪魔がつかみどころのない悪戯をわたしに仕掛けてきて、パジェット卿の九人のうるわしいお子さまがたを擬似肺炎を伴う麻疹に罹らせてしまったのだ。それで訪問できなくなってしまった。あれはどう見ても悪魔の仕業にちがいないと思う。まさか神がいたいけなお子さまがたを咳込ませて愉しもうと考えるはずがないのだから。この偏在的悪事が普遍的善に貢献するものかどうか、ひとつ君の学術的協会に諮ってみてもらえないだろうか。(58)

キリスト教の弁神論では、悪の存在は神の属性と矛盾しない、とされていた。こうした古いキリスト教の(人間に対する神の処し方を弁護する)弁神論は噴飯ものの取るに足りない御託である、と理神論者ダーウィンが思っていたことは明らかだ。人間のさまざまな力によせるあらたなる信頼は、そして人間は向上するという夢想は、たとえ進歩への期待がいつも決まって独自のさまざまな問題を生じるにしても、人間の本性と社会の展望についての解釈を陰鬱なものから輝かしいものへと転換させようとしていたのである。

啓蒙運動の時代には、聖書の神話が後退するとともに、上流階級の流儀が受け入れられるようにもなっていった。そのため、そこに付随する恥とか重んじられた礼儀正しさとか「閉ざされた身体」とかの敷居が高くなった。あらたに礼儀作法が強調されるようになると、それが次には、福音主義や〔上品ぶることと因習の墨守を特徴とする〕ヴィクトリア朝風と結びついた、身体管理の規準をさらに厳格なものにする方向を指し示すことになった(59)。あらたなる規律や禁制が身体を支配することになった――そして、そうした規律や禁制を破ることがさらに爆発的な破壊力となりえたのである。

以前は魂の救済が強調されていた。それが、現世の幸福が強調されるように変わった。それとともに医療が舞台の中央に移動し、医療にたずさわる人間と健康にまつわる諸問題が脚光を浴びて一般大衆の注目を集め、それで人びとが明らかに好悪ないまぜの複雑な感情を抱くようになったにしろ、新聞や雑誌の紙面を大きく占めるようになった。多作で知られたロウランドスンが制作した諷刺版画一三〇〇点のうち相当の割合――五〇前後――が大まかに医療問題と呼んでもよいものを直接扱っていた(60)。

活字や版画の製作者が読者に対して特定の意図をもっていたかどうか、学者のあいだで論争がある。本書では、これから先で、据え置かれてきた曖昧な意味、せめぎ合う視点〔患者と医者、男と女、エリートと庶民〕、表象の多価性などに強い光を当てていく。新古典主義隆盛期の人びとの気質に好まれた諷刺や皮肉の「音域」は記号というものを絶え間なく不安定化した。それゆえ固定した目的をもたないことが、単一の確認できる意図をもたないことが、視覚的表象の本質であると言えよう(61)。絵画のほうがことばより大きな声を発するかどうかはともあれ、絵画が〔フロイトの言う〕剝き出しの無意識の、あるいは潜在意識の、意味を伝達する力を有していることは確かである(62)。そしてポストモダニズムの批評は、作者の心を読むとか腹を読むとかいうような安易な方法――絵画が表現していることを過度に単純化した概念――を正当にも嘲笑してきたのである。

最後に、以下に述べる事柄について旅行案内風に略述しておく。このあとのふたつの章は「体について考える」ことに対する示差的でありながら相補的でもあるふたつの態度を探究していく「舞台設定」になる。[63]第二章はキリスト教の観念の根底にある堕落した身体に焦点を当て、身体の堕落のさまざまな形態変化や含意を綿密に調べていく。第三章は、その対照として、古典古代およびルネサンス期の思想家たちによって重んじられた、そして次には啓蒙運動の哲学によって生理機能を与えられた、調和のとれた健康的な身体に向き合う。美と醜、病気と健康、よい身体とわるい身体というような雛形作りは、階級や民族や性についての先入観を含むことになり、数多の驚くべきパラドックスを引き起こすことになる。たとえば身体の価値を低下させると奇形の身体に破壊的エネルギーを賦与することになるかもしれず、その一方では理想化された身体が、高い威信を保ちながらも、特有の病理を宿しているところが示される。[64]

第四章は苦しみと病気のなかの——そして医療制度のもとにある——身体のさまざまな表象に向き合う。痛みは、大部分が、ことばでは言いあらわせないものと見なされていたとすると、疾患はどのようにして目に見えるようにされたのであろうか。そして、疾患を目に見えるようにしたらその脅威を和らげることになったのであろうか、それともいよいよ強めることになったのであろうか。さまざまな療法の描写を調べていくとさらなる謎を露出させることになる。治療は往々にして疾患よりも苦しいものとして描かれていたのである。そのことは、医業に対する態度について、あるいは恐怖を制し痛みに処する心理について、わたしたちに何を語るのであろうか。

第五章は医者そのものに向かう。完全無欠な身体と損なわれた身体の（すでに探究された）正式に承認された描写を反映していたのが、よい治療者とわるい治療者の公然たる表象であった。ヴィクトリア朝時代以前は、高貴なる医者の肖像が版画や画布に描かれることがあれば、それは本質的に自己制作によるもの（とりわけ注文して描かせた肖像ないしは書物のタイトルページ）であり、その一方、部外者が描いた医者の肖像は圧倒的に否定的なものが多く、「ひとりの医者は別の医者のための仕事を作る」という人口に膾炙した諺に言いあらわされている不信の念を裏書きするものになっている。ジョージ王朝時代の小説では開業医は「スロップ〔どじを踏む〕医師」とか「スメルファンガス〔黴臭い〕医師」という名前で物笑いの種にされた。そして多くの病人は、エリザベス・モンタギューが「薬剤師の分銅の重みのある薬を飲み込んで、それでももっと我慢強くなり騙されにくくなる以外にどんな効き目があるものやら、わたしには分からない(65)」と諦めの溜め息をついたとき、アーメンと叫んだことであろう。次第に医者に頼るようになっていった時代がどうして、それにもかかわらず、医者をかくも否定的に描いたのであろう。また、そのようなイメージの生産に医者自身が馴れ合っていたように思えるのはどうしてなのであろう。

第六章は、医者と対を成すものとしての患者に、ホガース流の「滑稽な歴史」といえそうな歴史の英雄あるいは被害者あるいは嘲笑の的としての患者に、目を向ける。同情をこめて描かれるにせよ、愚かで不機嫌な心気症患者としてからかわれるにせよ、「現代の道徳的主題」としての病人は、みずからの困窮や希望や心配を論じて、患者が抱えるジレンマを表出した道徳的物語のなかにあらたに加えられることになったのである。しかし、そのように患者を描いた作品と出会うことは、それ自体が治療に役立ったのであろうか、それとも逆効果になったのであろうか。

第七章は医業の範囲を広げてその周辺を、そして周辺を超えたところまでを見ていく。医業の内部で変化が生じていた時代に、身分階層の伝統的表象はどこまで攻撃されていたのだろうか。いかなる新しい職業がそれに取って代わろうとしていたのであろうか。そして似非医者はどうだったのだろうか——正規の資格をもつ医者が惨敗を喫した、あるいは彼らの羨望の的であった、医療世界の企業家ともいえる似非医者は、止まることのない誹謗中傷に晒されながらも自画像の大量生産に人もうらやむ支配力をふるっていたのだが。似非医者は、肖像画がまきちらされた時代に、医者のきたるべき手本と見なされるべきなのであろうか。

次の第八章では、医者と患者を一括して、両者が衝突していた状況と医業の危機とを論じていく(66)。それらは、やがて「医療倫理」が系統化されたときに片づくことになる状況であり危機であった。ここでは、すでに論じた事柄にさかのぼって言及しながら、臨床や財務や性を取り巻く状況のなかで、そして究極的には生と死という問題において、医者の略奪行為によって危険に晒された患者の身体がどのように表象されたかを強調する。医療倫理の規範の系統化は、その問題の真の解決策であったのか、それともあらたなる様態のイメージ操作にすぎない美辞麗句を付け加えただけだったのだろうか。

身体と医療を一対にしたことから派生するさらに広範な象徴的問題が第九章の核心になる。ここでは病気と治療の表現方法の政治領域への転移（そして政治領域での価値の再評価）を精査していく。この時代に医療がかくも雄弁なる象徴的価値の担い手になったのはどうしてなのか。そして、もし政治家が社会の医者という役を割り当てられたのであれば、そのことは、国家の健康にとって、いかなる種類の含意をもったのであろうか(67)。

最後の第十章ではヴィクトリア朝時代を覗いて、患者と医者の描写における連続性と変化を、前時代の慣習や価値規準に照らして調べていく。新しい表現技術（特に写真）は多大なる影響を及ぼしたのだろうか(68)。それとも、ヴィクトリア朝はジョージ王朝や摂政時代の価値規準を受け継いでいたのだから、さまざまな革新は文化的規範の推移によるものだったのだろうか。イメージの変更は、医業の慣習や将来展望のなかでの新しい具体的情勢に位置づけられるものなのであろうか。こうした問題が抱えるもっと広範な含意については「あとがき」でさらに検討している。

本書は身体の理解、健康の追求、医療の実践を伝達する文化についての本であることをはっきりさせておきたい。字句に埋め込まれた物語や教訓と並んで、視覚イメージは重要な要素を成している。痛みに耐えかねる状況のなかで、恥辱にまみれた状況のなかで、いのちが脅かされかねない状況のなかで、どういうことが考えられなければならないか、言われなければならないか、行なわれなければならないかということについて、版画と小説は共に道標を与えた。言語および絵画によるそのようなイメージを、このあとの各章で、さまざまな表象の総体という広範な文脈のなかで探究していく。

第二章　グロテスクで奇怪な体

よく考えるために……身体を離脱した……ピュタゴラス派の人びとがわたしは大好きだ。身体のなかに閉じ込められているうちは誰だってまともに考えることがない。

ロレンス・スターン『トリストラム・シャンディー』(1)

身体はただ骨がつまった袋というだけのものではない。豊かな表現の媒体なのである。わたしたちは身体をとおして感じたり経験したりする。身体は自己と社会との境界や交差点を取り決め、人に名前をつけたり人生の舵取りをしたり人生に意味を与えたりするのに必要な雛形や〔山の額〔断崖〕、国の頭〔支配者〕、脚注などの〕譬喩を供給する。言語は、とりわけ本来の新鮮味が薄れきってしまった譬喩は、わたしたちが身体をとおして世界を、また世界をとおして身体を考察し、身体をとおして世界に、また世界をとおして身体にかかわりあうことを絶え間なく必要としていることを、証明している。振り返って考えてみるまでもなく、わたしたちは固体、液体、文体、政体などといったことばを口にしているのである(2)。

小宇宙と大宇宙とが人間を中心にして対応していると言いだしたプラトン以降の哲学者たちは、人体と社会体と宇宙体とのあいだの類似点を精密につきとめ、その作業をとおして人間という小世界は宇宙の縮図である（「人間は万物の尺度」）とされた。[3] さらに、キリスト教は信者の神秘的な共同体をあらわす「聖体」という概念を提供した。[4] プロテスタントの聖像破壊主義と「新しい哲学」は、そのような相関関係はことばの上だけのことにすぎないとして、そのような空想上の画像の有効性を否定したのではあるが、しかし、そうした厳格な形而上学的禁止令は一般に普及した美的感覚への共鳴を強めるだけであり、詩人の〔空は泣き水仙は微笑み、というような〕〔無生物に感情移入する〕感傷的謬見に特権を与えるだけであっただろう。いまでもそうした記号やら連想やらを賦与されたままでいる肉体は、かくのごとく、雄弁そのものであるが、それはまた記号がせめぎ合う場でもあり、そしてわたしたちの文化はわたしたちの抱合された自己というものに対してなんとも曖昧な態度を――もっと言うなら主として否定的な態度を――体現化しつづけてきたのである。

身体の各部位は、定められた秩序の化身として、さまざまな判断を下す。高いと低い、痩せていると太っている、前と後、まっすぐと曲がっている、内と外、右と左、男らしいと女らしい、頭部と尾部、その他おびただしい数にのぼる（「電荷を帯びた」）局所解剖学的指示物は、そのすべてが――「陛下」とか、その手足となって仕える「手先」や「足軽」のように――社会的、倫理的、性的、政治的な差異を具体化する。身体性は社会文化的現状を絶え間なく登録し、その効力を認め、あるいは弱めて、権力と威信の階層を支える（あるいは転覆する）のである。社会体は、止まることのない署名者として、烙印を捺したり選別したり、社会的行為者の出鼻を挫くあらゆる活動――中傷誹謗、過小評価、上品化、非難、抑圧、有罪宣告など――に自筆で署名する。

身体作用はたいていがひそかに進む。わたしたちが気づかないだけで、それは遍在しているのだ。しかし、わたしたちの文化は恥と節度の名のもとに身体を組織的に閉塞させ沈黙させることを伝統的にしてきた文化であることを強調しておかなければならない[5]。ローマ帝国の歴史の著者であるエドワード・ギボンは、彼が子ども時代に経験した病気のことを自伝のなかに記した一方で、読者に向かって「自分の病気のあらゆる症状を、そして薬の一服ごとの神経や腸への作用を、赤裸々にさらけだすモンテーニュの率直さのまねは」しないと断言した[6]。このように表明するギボンは、いつもながら、注目を集める策略として敢えて逆を演じているのであり、それによって卑しむべき身体性の避けがたい曖昧性を包み込んでしまうのである。隠すことは露顕させることであり、恥じることのなかには誇りが潜んでいるものなのである。これから立ち向かうことにしている身体とはこの不名誉な、恥とされた身体のことである。

キリスト教の主要な物語は卑しい身体の悲劇を語っている。そして使徒パウロ、新プラトン主義、清教徒などの考えのなかの主潮流は、さらにデカルトの二元論によって理論化されて、身体を魂と精神、理性と意識に劣るものであり、それらに対する脅威であると見なしてきた[7]。キリスト教神学は肉体を堕落したものと断言する。いやらしい、うすぎたない、下賤な、手に負えない——要するに、ハムレットの完全な語呂合わせなら、中身が詰まりすぎていて外側が汚れすぎている、となるところだ。それが避けがたい結論であった。肉体の衝動（とりわけリビドー）に対して精神的懲罰を差し向けようとする解放論者フロイトの試みがそのような中傷や否認を言い換え補強する結果になったことは十分に論証できるところである。最近のボディービルや美容整形や食事制限の背後にあるナルシシズムには同様の効果があり、皮肉にも不満を永続化させるのである。

大まかに言って初期のキリスト教は、神の仕事をほめたたえる一方で、神学的にはテルトゥリアヌス、ラクタンティウス、聖アウグスティヌスその他、初期の教父たちの著作のなかで、また実際的には隠者や殉教者たちによってたたえられ演じられた苦行によって、身体の名誉毀損を仕掛けた。(8) そのようなキリスト教の禁欲主義は、精神を身体の上に位置づけるストア哲学やそれに類似するギリシア＝ローマのさまざまな哲学を、また、東方の宗教（極端な場合には、肉体を邪悪および悪魔と同一視したマニ教）を、それらと論争しながらも、利用することになったのである。(9)

卑しい、肉欲に燃える肉体に信を置いてはいけない、と教会は教えた（挿絵9）。原罪と、その結果としての楽園からの追放をとおしてアダムとイヴは、神の命に背いた報いの罰として、子孫に病気と死をもたらした。「創世記」（三：一六）は女に「お前は、苦しんで子を産む」〔日本聖書協会「新共同訳」〕と通告し、その一方で堕落した男は額に汗して働くことを運命づけられた。堕罪について熟慮したジョン・ミルトンは、醜悪と病気がいかにして肉欲の報いであるかを説明した。

「神の姿形がふたりのもとを去ったのは」とミカエルは答えた、
「ふたりが、下劣にも、抑えきれない欲求に屈したときのこと、
そして、ふたりが服従していた神の姿形を取ったときのこと、
主としてイヴの罪に帰せられる、愚かしい不徳の行為である、
それゆえ、ふたりが受けた罰はかくも絶望的で屈辱的なもの、
神の姿形を損なうのではなく、みずからの姿形を損なうこと、
あるいは、神の似姿であるその姿形をみずから醜くすること、
その一方では、ふたりは清純なる自然の健全な規則を歪めて、
忌まわしき病気を導き……」(10)

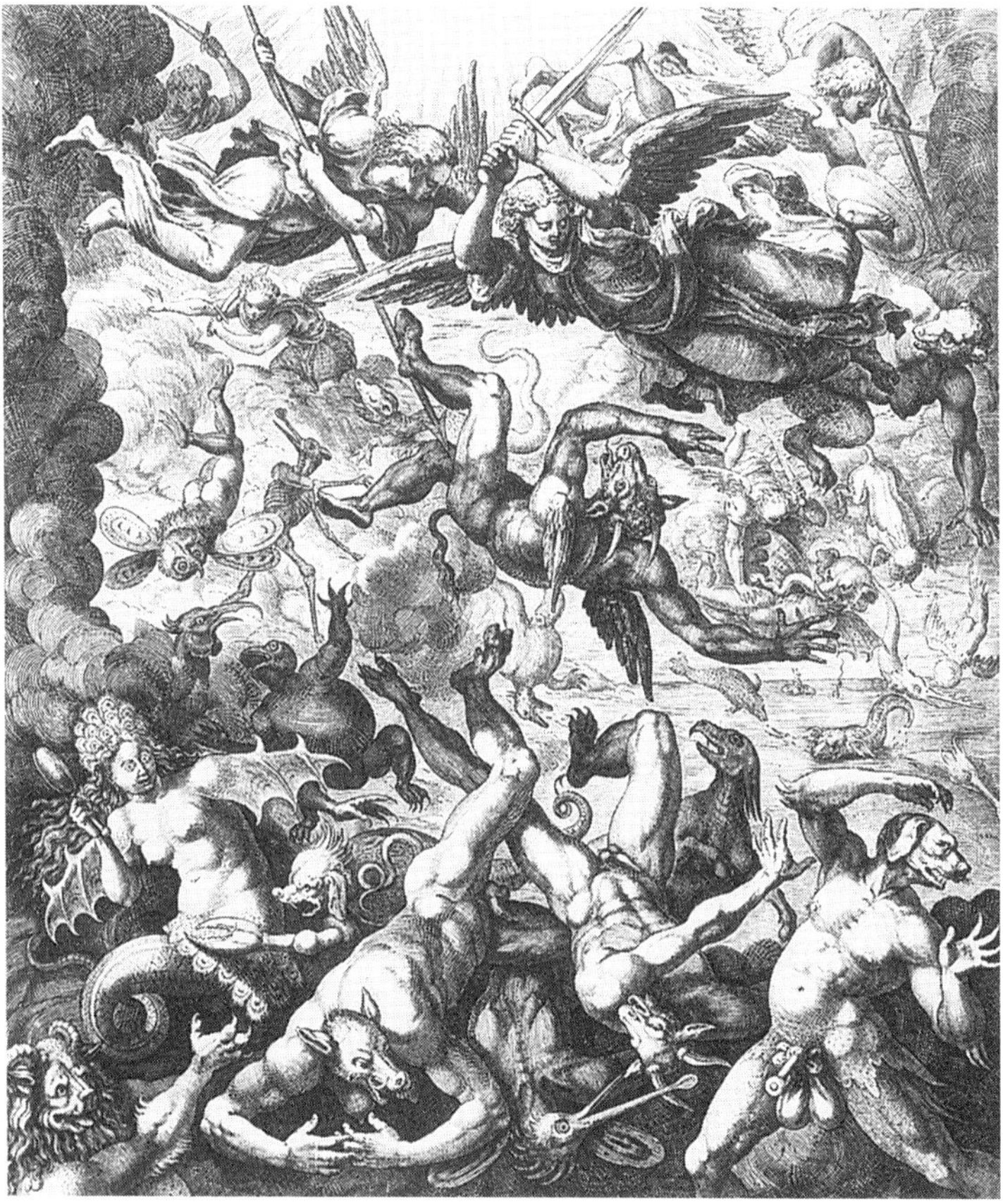

9　ラルフ・サデラー　マルタン・ド・フォスに倣った直刻版画（1583 年）
「黙示録」のなかで語られている天界からの天使の追放を描いたもの．天使たちの肉体が文字どおり獣性化されてきた．羽根のない翼をもつ女が鏡から目を逸らせている「虚栄心」の月並みな表現にも注目．（頭が犬になっている人びとについてはこの章の後半で扱う．）

堕落した人間は根源的に価値がないものであるとすれば、苦しみは固有のもの、人間がみずからに課した難儀なのであった。もし神が人間を害悪で苦しめたのであれば、神の唯一の息子が卑劣な罪人どもを救うためにみずから十字架に磔にされたというのは――そして魂の医者であるキリストが苦い薬の調剤師であるというのは――なんという暗示であることか[11]。初期のキリスト教徒たちは殉教した。のちの世の惨めな罪人たちもみずからの十字架を背負うべきではないのだろうか。

信心深い人びとは、スチュアート朝初期の「勤勉な説教師」ロバート・ボウルトンが「それを見る者すべてにとって恐怖であり、非常に忌まわしくもおぞましい光景である[12]」と判じた卑しい身体を、じっと見つめることを求められた。罪深い肉体は軽蔑に値したのである。イチジクの葉で裸を隠していることが象徴的であるように、身体というのは恥ずかしいものであるから、否定や屈辱という制度をとおした相応の矯正――たとえば断食――を必要とした。身体への自惚れは叩きつぶされなければならなかった。ピューリタンは、その性向からして、肉体を自慢する空虚な喜びを痛烈に批判した。したがって、フィリップ・スタブズの『悪弊の解剖』(一五八五年)は身体を色欲に走らせる俗人に対する、官能的快楽に屈する者は必ずや当然の報いを受けるであろうという、持続的叱責であった。ダンスは「身体の健康によい運動である」と断じる人もいるが「本当はその逆であって、身体を過度に使いすぎたため間もなく衰弱し不具になってしまい、死ぬまで治らなかった人がいるのをわたしは知っている」と彼は記した。恥知らずな輩は「飛んだり跳ねたりして脚を骨折した[13]」と、このカルヴァン主義者はほくそ笑んだのである。

セントポール大聖堂の主任司祭であったジョン・ダンは、わが身にベッドの敷布を〔屍衣のように〕巻きつけて死ぬ練習をするほど死に取りつかれていた。そのダンは身体のことを「毒の箱」と呼んだ。彼は、一六二三年に重い病気に罹ったとき、『思いがけぬ折に際しての祈り』を書いた。「人間の悲惨な状態」に

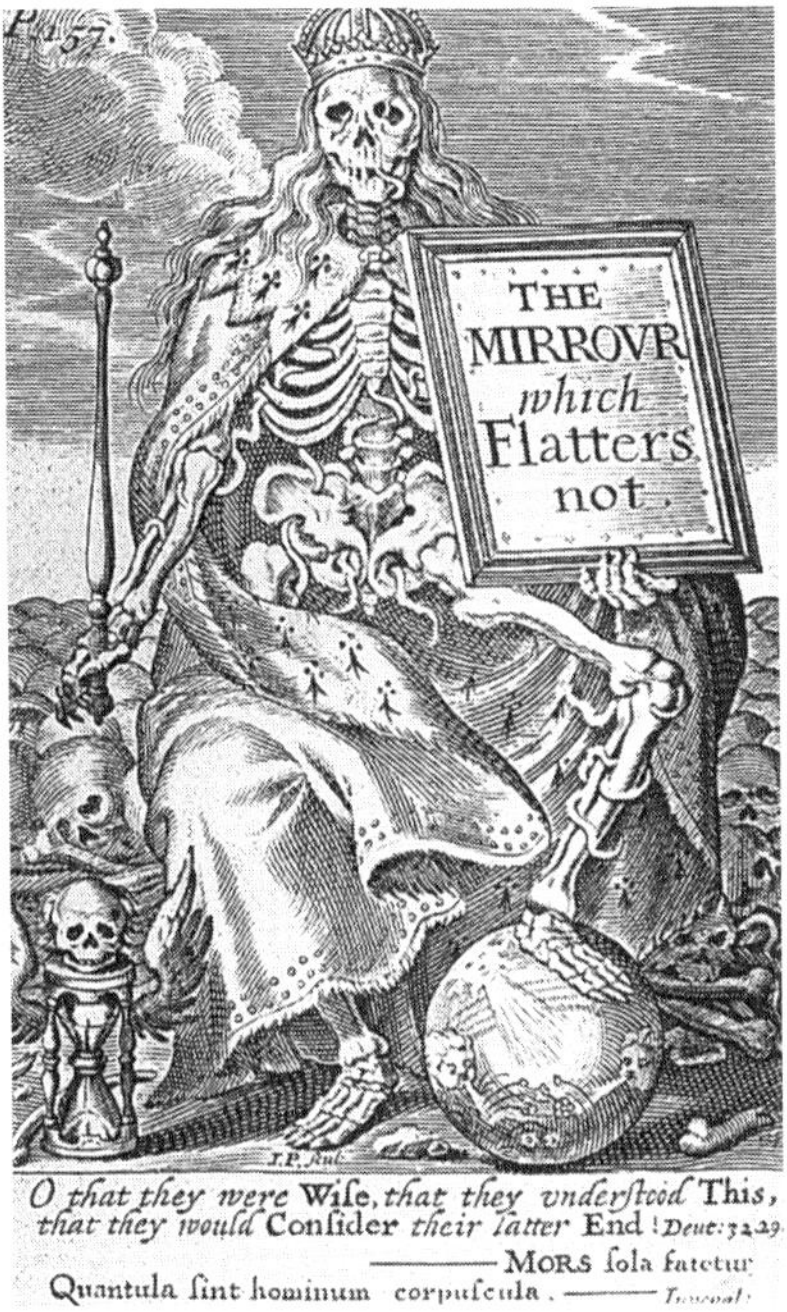
THE MIRROVR which Flatters not.
O that they were Wise, that they vnderstood This, that they would Consider their latter End! Deut: 32.29.
——MORS sola fatetur
Quantula sint hominum corpuscula.

10　ジョン・ペイン　ジャン・ピュジェ・ドラセール『おもねることのない鏡』（ロンドン，1639年）の口絵版画

説明文には「もし，彼らに知恵があれば，悟ったであろうに．自分の行く末も分かったであろうに」申命記32:29〔日本聖書協会「新共同訳」〕と書かれている．死の道具一式（砂時計，頭骸骨など）のなかで死に神が地球儀に足をのせていることに注目．これはトマス・ロウランドスンの『イングランドの死の舞踏』シリーズのなかで繰り返しでてくるイメージである（これについては第四章で論じる）．この版画には「王というものはおもねられるのを当然のことと思っている」という政治的当てこすりが含まれている．

ついての思いではじまる感想と祈りの書である。「直前まで健康であったわたしがいまは病人……わたしたちは健康を心掛け、食べ物や飲み物や空気や運動について慎重に考える……しかし一瞬にして砲弾がすべてを打ち壊し、すべてを倒壊させ、すべてを粉砕する」[14]。心の思いをいつも裏切ってやまない肉体にいつのまにか疾病が入り込んだ。「その病気がわたしのなかに王国を、帝国を確立してしまった」[15]。

スチュアート朝の主流の神学によると、神が創造した世界は、その皺（山、谷、断崖）や禿（森林伐採）から見て取れるように、年老いて衰弱していると見なされていた。「すべてが粉々に砕けていて、あらゆる調和が失われている」[16]のであり、ムンドゥス・セネースケーンス（老いていく世界）とコルプス・セネースケーンス（老いていく身体）は釣り合っていたのであり、

疫病や災害や飢饉や飢餓や戦争はすべてが、黙示録の預言にあるように、世界の終わりが近いことの合図なのであった。したがって病気は不断のメメント・モリー（死を忘れないようにするための暗示）として役立つべきものであり、そして死は神の祝福によるありがたい解放になるであろう（挿絵10）。

主は、さらに、神意を遂げるために、堕した人間に苦難を与えた。エジプト人に疫病が浴びせられたように、不道徳な人間たちに対する神の怒り、警告として悪疫が神を畏れぬ者たちを打ちのめしたのであった。しかし神意は不可解な働き方をした。敬虔な清教徒であったリチャード・バクスターは、病気になり、その結果、厄介な仕事に巻き込まれないですんだとき、天罰が下ったおかげで本当に助かったのだと神をたたえた。また、同時代でバクスターより年長であったラルフ・ジョセリン師にとっては、蜂に刺された痛みは蜂蜜を塗りつけることによって薄らぐという事実が、因果応報が明らかな苦しみに即効ある治療法を供与する神の慈悲のさらなる証なのであった。このエセックス州の聖職者は、こうした辛辣なことばから、いやが上にも危険きわまる罪の苦痛に対しての警告を受けとめもするのであった[17]。病気は、このようにして、キリスト教徒に我慢、忍耐、神への愛、崇高な敬虔を教える意味を帯びていたのである。「軽蔑」は秩序のなかに組み込まれていた。なぜなら肉体は呪われていたからである。

十八世紀のヨークシャー州で、ひとりの女に陣痛がはじまり、産科医が呼ばれる。召使いのオバダイアがスロップ医師の診察鞄を紐できつく縛っていたため、医者は手術道具を取りだすことができない。そこで医者はナイフを引き抜いて紐（へその緒の前投影）を切ろうとするのだが、代わりに親指を切ってしまう。スロップ医師は「こんなに結び目をかたくしやがって、あの野郎……地獄におちやがれ」と怒りを爆発させる。

あの野郎、食べているときも飲んでいるときも、腹がすいているときも、喉が渇いているときも、断食しているときも、眠っているときも、うたた寝しているときも、歩いているときも、立っているときも、座っているときも、働いているときも、休んでいるときも、小便しているときも、糞しているときも、瀉血しているときも呪われてしまえ。

あの野郎（オバダイア）の体の隅から隅まで呪われてしまえ。

あの野郎の体の内側も外側も呪われてしまえ――頭の毛も呪われてしまえ――脳味噌も、頭のてっぺんも……こめかみも、額も、耳も、眉毛も、頬も、唇も、喉も、肩も、手首も、腕も、手も、指も呪われてしまえ。

口も、胸も、心臓から肝臓から胃袋までも呪われてしまえ……あの野郎のなかに健全なものがひとつもなくなればいい(18)。

この演技が虚構のものであることは言うまでもない――これはロレンス・スターン師の『トリストラム・シャンディー』（一七五九―六七年）のなかの常套的場面なのである。流行作家になったこの聖職者は身体の欲望と欠陥にひどく苦しめられていた。おそらくは結核に罹っているため死ぬ日をだらだらと待ちあぐねていたからであり、おまけに深刻な性的欲求不満を抱えていたからであろう。しかしながら、個人的な事柄は脇に置くとしても、身体が、頭の先から爪先まで呪われて、いかに公認の憎悪の対象になっていたかを右のエピソードは示している。スロップ医師が唱える悪口雑言はまぎれもないものであった――それはアングロサクソン時代にさかのぼるものである――そして、右の端折った抜粋が暗示する以上にずっと野卑なものであったのだ。そして、文字どおり敬虔なる呪詛を身体にかけるという考えが理性の時代までには冗談めいた時代錯誤になっていたとしても、スターンの小説そのものは肉体の脆さや弱さについての持続的説教なのであった。
キリスト教は現世を涙の谷間と措定した。そこでの法則は衰退であった。

美とはむなしくも疑わしい善にすぎない。
輝いているように見えても突然色あせる。
芽ぶいたと思う間もなく枯れてしまう花。
ほどなく壊れてしまう脆弱なガラス細工。
失われ、色あせ、壊れ、間もなく枯れる、
疑わしい善、うわべの輝き、ガラス、花。(19)

あらゆることが空虚であった。「この世はあぶく」とフランシス・ベイコンは挽歌に書いた。

そして人間の一生は
指先よりもみじかい。(20)

「アレクサンドロスは死んだ」と王子ハムレットは思い起こした。
アレクサンドロスは埋葬された。アレクサンドロスは土に還る。土は大地。わたしたちは大地を土壌にする。彼が還元されたその土壌から彼らはどうしてビール腹を生みだすのをやめないのだろう。

尊大なるカエサルは、死んで土になり、
穴を塞いで風の侵入を防ぐであろうに。[21]

十八世紀の非国教徒であった医師リチャード・ケイは「自分が土である」ことを忘れないようにさせてほしいと神に懇願した。神はその願いを叶えてやった。ケイは三五歳にして熱病で死んだのである。[22]身体を卑しいものとする敬虔な修辞は、医学や科学が発見したさまざまなものによって、正当であることが立証されうる。疫病は肉体が虚弱であることを証明したし、梅毒その他の死につながる、外見を醜くする苦痛は情欲と罪と苦しみとのあいだの絆を固く結んだ。[23]とりわけ十七世紀のあの驚異の玩具ともいうべき顕微鏡は、糞を食べて生きている（あの嫌悪感を催す）黴菌やら幼虫やらが大量にうごめく様子を明らかにすることによって、人間は糞袋であるという聖アウグスティヌス主義の人間観が正しいことを証明した。しかし寄生虫はどれもが顕微鏡でしか見えないほど微小というわけではなかった。「ロンドンの王立学士院に宛てる」とジョン・イーヴリンは日記に書いた。

王立学士院でタイスン医師が一匹のサナダムシを取りだした。彼の患者が排便時に放出したもので、長さは二四フィートあった。いくつもの節目があり、その間隔は一インチたらず。これが、よく調べてみると、その数四〇〇に及ぶ口であり胃であったのだ。この口で腸に付着して栄養物や液を吸い取り、人体の健康を損ない、白い乳糜でみずからを満たして（この虫をワインに漬けてみると）それを吐き出すのである。そうでもなければ、これほど異様に長い生き物が、たったひとつの口で、栄養を摂取し、あんなに膨らむなどということはありえないことである。(24)

このサナダムシがそれなりに驚くべきもので、造物主の恵み深さをあらわすものであるとしても、それはまた肉体をむずがゆくさせもしたのである。

身体を理性に従属させたプラトンの説は、そして身体を卑しいものとしたキリスト教の教義は、さまざまな見方を生みだし、それによって薄汚いもの、醜いもの、凶悪なもの、乱暴なもの、卑俗なものを重ね合わせ、合成することになった。痢瘡持ちであったウォルター・シャンディーはその激情をいつも彼の「尻」と呼んで軽んじていた、とその息子は語った。「それは、ぶっきらぼうな表現法というだけではない——それと同時に、わたしたちの下部の性欲と食欲を中傷する方法でもあるのだ(25)」。身体は、このように、その構造においても活動においても、いやらしいもののすべての典型になったのである。

近代初期の文化に蔓延していた下層階級と人体下部と卑しい振る舞いとのあいだの相関関係は、さかのぼる一九四〇年代に、ロシアの批評家ミハイル・バフチンによって鋭く詳述された。「品位を落とすということはまた身体の下層、腹部の活力、生殖器官を気にかけることでもある」と彼はこの人間の「下層社会」を評した。「それは、それゆえ、排便と性交、受胎、妊娠、出産などの行為に関係する(26)」。下品なものを象徴する身体は乱暴で分別のない激情の、淫らで胸くそがわるくなる本能的衝動の、忌まわしい住処なのである(挿絵38)。この嫌悪を催す肉体を識別し、咎め、制御し、処罰することは西洋の哲学と宗教、美術と倫理、法と秩序のなかで最優先の地位を与えられてきている。(27)この章では、このあと、このように原理づけられた徹底的な軽蔑を近代初期がどのように表現したかを、いくつかの例を引いて探究していく。

スティグマ〔不名誉の烙印〕をアーヴィング・ゴフマンは「社会に正式に受け入れるには不適格であるとされた人が置かれた状況」と定義している。往時のギリシア人はこの用語の意味を拡大して、その人が置かれた状況についてわるいことを標示するために身体に付された記号を指すことばにした、と著名な社会学者であるこのアメリカ人は記した。

そうした記号は、身体に刻み込まれるか焼き鏝を当てられるかしてつけられ、その人が奴隷、罪人、あるいは謀反人であることの標示となった――こうして傷つけられた人、しきたりによって汚点をつけられた人は、特に公共の場では、避けられることになった。その後、キリスト教の時代になると、さらにふたつの比喩的意味がこの用語に付け加えられた。ひとつは神の恩寵が人体にあらわれた記号のことで、肌の上に突発的に花のような模様があらわれる。もうひとつはこの宗教的言及への医学的言及で、体の調子がよくないことの身体的徴候を指す(28)。

ゴフマンはわたしたちにスティグマの見方を教えた。それはスティグマを、ギリシア流に、自然に備わっている、本来的に備わっている屈従の標識としてではなく、社会がレッテルを貼りつける行為の産物として見る見方である。そこには、卑しいもの、嫌悪を催させるもの、不名誉なものについての判断を非難に晒されている個人ないし集団に投影し、それによって嫌悪の情を起こさせるものに嫌悪の念を、恐怖の情を起こさせるものに恐怖の念を転化することが含まれている。こういう「毀損された個性」を作りだすなかで、不名誉の烙印を捺す行為は差異を明示し、それを劣等と呼び、その他者性ゆえに身体的に異なっている人々を非難することになる。

心理学者や人類学者はこの悪魔化プロセスを、個人であることと他者であることの境界を定めることによって世界を整然と秩序づける本能的必要のことば——白と黒、内部者と外部者、土着民と外国人、異性愛と同性愛、純粋と汚染など——で表現してきた。こうした二極化のなかで、わたしたちの脆弱な自己同一性の意識は賤民を病理化することで支えられる。そうなると、ひとつのスティグマが別のスティグマを生むようになる。たとえば精神異常という汚点は黒いという、同性愛であるという、あるいは女性であるという汚名によって強められてきたのであり、逆の場合も同じなのであった[29]。

近代初期の数世紀のあいだ、スティグマを負った人々のなかで抜きんでていたのは魔女であった。いかにも明白にスティグマタ・ディアボリ〔悪魔の烙印〕と呼ばれたもの——生まれつきの痣、疣、黒子、その他これらに類する醜いもの——を体につけていたのだ。しばしば「隠し所」(たとえば腋の下とか生殖器)にある、そして最悪の場合には通常の目にはまったく見えないこともあるこうした汚点は聖職者、魔女摘発係、裁判官の老練な凝視によって摘出されなければならなかった。犯罪が告発されるときには、こうした烙印が存在することは、そして烙印が存在すると言われることは、生死にかかわる重大問題なのであった[30]。

比較的最近の魔女狩りで典型的な標的になったのは狂人であるが、彼らにも狂人なりのスティグマがあると見なされた。狂気は狂気なりの顔つきをしている(「狂人は見れば分かる」[31])というのが通俗の知恵であり、こういう一般の了解事項は美術や文学のしきたりによって支援されてきた。諷刺文学や演劇では、狂った人物は獰猛な獣のようで、全裸でいるかボロを身にまとうだけであり、髪の毛はボサボサで麦藁をもつれさせている。さらなる修辞がこうしたイメージを徹底した。寝取られ亭主の額に角が描かれるように、愚人の額からは石が膨らみ出ているように描かれた。この前骨相学的な「愚者の石」はこうして性格上の欠点を肉体そのものに捺しつけたのである。宮廷の道化や演劇の道化の装束にはまだらの服、鈴がついた帽子、風車がついた棍棒状の空気袋（愚者のカーニバルめいた装備）が追加された。

そして、この定型化プロセスのなかで、美術は精神医学の助力を得た。医術は、ギリシア人以降、身体のさまざまな異常ともども狂気を識別できると主張した。というのも身体の外見は、とりわけ顔だちは、医術の体液説のなかで解釈が可能だったからである。この説の全体論的症候学では体液、気質、顔色、内面および外面の特質が、精神と身体が連続体であることの標識であるとされていた。黄胆汁の過剰分泌によって怒りっぽくなっている人は、極端な場合には、熱狂的になった。余剰な黒胆汁（メランコリー）の被害者である憂鬱質の人は浅黒い肌、黒い髪と目、あるいは「陰鬱な表情」で識別された——いつもながら、黒が悪魔化する汚れであることに注目。

こうした体液による識別をさらに補足したのがギリシア人から受け継がれた美術および医術の遺産であった。すなわち顔つきを使って性格を言い当てる術である人相学であり、その延長線上にある（精神）病理学である。その規則は、永続的で構造的なふたつの相があることを教えた。ひとつは頬骨、顎、鼻、額などの大きさと形であり（わたしたちはいまでもハイブラウ〔額が高い＝知識人〕とかロウブラウ〔額が低い＝教養が低い人〕などと言う）、もうひとつはもっと不安定な相、すなわち顔をしかめたり眉をひそめたり微笑んだりする性分（筋肉の緊張と弛緩による形状）である。美術家は感情の起伏——苦悩、喜び、怒り、憤激——を人相学的に研究し、一方で医者は、精神病院の患者を査察しながら、顔の表情に綿密な注意を払ったものであった。十九世紀初め、チャールズ・ベルは、教育を受けて身につけた解剖学の知識

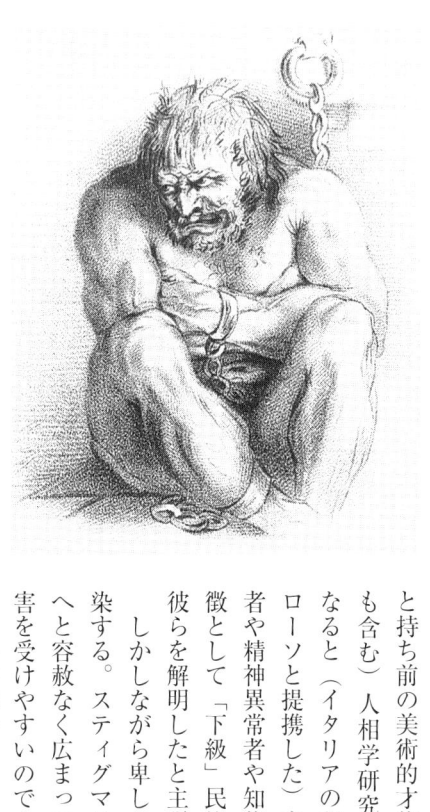

11 「狂気」の図解　出典：サー・チャールズ・ベル『絵画における表情の解剖に関する試論』（ロンドン，1806 年）
一種の動物性に変質したこの狂人は，眉をひそめ筋肉組織を膨張させた姿で，狂気はすべて感情であるという見解の例証になっている．ベルはこの人物の「死のように陰鬱な表情」について書いている．この狂人は恐ろしいが憐憫の対象でもある．

と持ち前の美術的才能を組み合わせて卓抜な（狂人をも含む）人相学研究を行なった（挿絵11）。その後になると（イタリアの犯罪人類学者チェーザレ・ロンブローソと提携した）変質者の人類学的犯罪学が、犯罪者や精神異常者や知能が標準以下の人びとは身体的特徴として「下級」民族の顔に似ていることを見て取り、彼らを解明したと主張した。(32)

しかしながら卑しさはそれが触れるものすべてに感染する。スティグマは見つめられる者から見つめる者へと容赦なく広まっていく。医術そのものが連累の被害を受けやすいのであり、医者は手で触れなければならない身体から出るきたない排泄物——血液、吐瀉物、汗、小便、大便——で汚れるのである。浣腸剤や堕胎剤や毒物を施したり、糞のにおいを嗅いだり、小便の味をみたりする医者は——死刑執行人や葬儀屋や肉屋と比較してみるとよいのだが——患者の接触伝染病菌に晒されながら、患者の身体を低劣化することに手を貸す汚れた共犯者として描かれてきた。(33)「あいつらは浅ましい野獣だ」とサミュエル・テイラー・コウルリッジは断言した。「いつも身体や腸のことを気づかっているものだから、この世には腸と身体しかないと思いこんでいる」[34]。特にこういう烙印の捺されかたをしたのは癲狂医であった。「世界があべこべになった」ジョークはとめどなくあるが、それらは癲狂医のほうが患者より狂っていることをほのめかしている。

身体は魂の署名であるから、あざけりは醜いものをわるいものとして扱い、わるいものを忌まわしいものと見なす[35]。肉体を嫌悪することと肉体の馬鹿らしさを暴露することは悪事を懲らしめ愚行を嘲笑う諷刺家の痛烈な武器であり、そしてグロテスクなものは漫画の慣用表現では堕した人間の挿絵になる[36]。人体の部分や機能のうちでも特に不純であるとか恥辱的であるとか醜悪であるとか判断されるものを徹底的に叩きのめす諷刺は、ホガースが『ガリヴァー旅行記』のひとつのエピソードを念入りに書き上げたときのように、得てして糞尿譚めくことになりがちである。王宮での火事を小便で消したガリヴァーは、そのあと、驚いたことに、この鎮火法に嫌悪感を催したリリパットの住民たちの手にかかって屈辱的な報復を受ける。彼らはガリヴァーの肛門に巨大な浣腸剤を押し込むのだ。「くそくらえ」の評決が下ったことは明白である[37]。

スウィフト自身が肉体を嫌悪していたのはあらゆる点で厭世的なものであり強迫観念めいた本能的なものであった。そして、肉体をどう処理するかについて彼がいろいろ提案している事柄のなかには残忍性が表面化してくる——『貧民児童利用策私案』（一七二九年）で差しだされたアイルランドの人口問題解決策は、家庭で育てられた乳児は絶妙な正餐になるとほのめかすものであった。「煮てもよし、炙ってもよし、焼いてもよし、茹でてもよし。また蒸し焼きにしても煮込みにしても同様であることは疑いない」[38]。『ガリヴァー旅行記』にでてくるヒト科の生き物たちは全員が例外なくグロテスクである——大きすぎる、小さすぎる、あるいは（ヤフーのように）ひどく不潔である。ガリヴァーは、泳いでいるとき、妙齢の女がヤフー族の望ましい一員として言い寄ってくるのに驚愕した。最悪なのは〔ラグナグ国の住民で、不死ではあるが知力と活力がない〕老いぼれたストラルドブラグのような最期が待ち構えているかもしれないことであろう。彼らは、歯も視力も聴力も失って、生ける屍のような状態になりさがっているのである。「これほどに屈辱的な光景は見たことがない。しかも、女のほうが男より恐ろしいのだ」(39)。

この主任司祭のもっとも激しい憎悪は、次の引用が証拠となるように、女に向けられるものであった。キリスト教には平然として女を罪と同一視する教義があるが、それによって公認されていたように、とりわけ忌まわしいもの、人を欺くものとして女の肉体が選びだされた(40)。年波のよる売春婦が、外で夜の仕事を終えて帰り、寝床につく支度をしている様子を想像してみるがよい。

いま女は水晶づくりの目を取りはずし
汚れをきれいに拭きとり、箱にしまう。
ふたつの目の上にたくみにつけられた
ネズミの皮で作られた装着用の眉毛を
そっと剝がし、うっとり見つめてから
芝居の本のページに挟んで皺をのばす。
次に、うつろな口のなかに詰め込んだ
ふくみ綿を、器用な手つきで取りだす。
紐の結び目をほどく。すると歯茎から

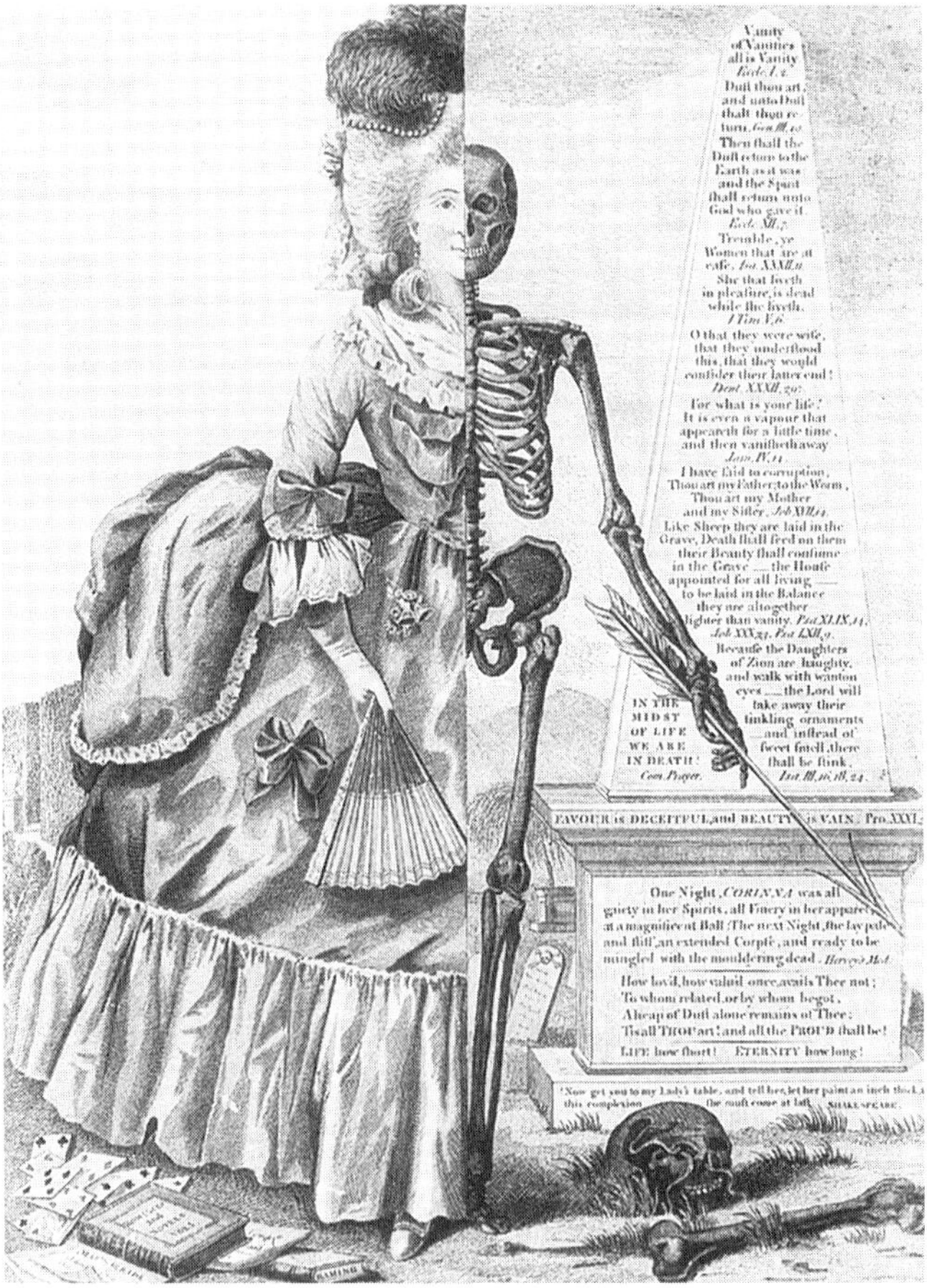

12 「生と死のコントラスト――あるいは女性論」18 世紀の版画

ひとりの女がふたつに分割されている．半分は骸骨で半分は正装の婦人が，虚栄と快楽についての聖書からの引用文が刻まれたオベリスクのかたわらに立っている．もうひとつの引用文はジェイムズ・ハーヴェイ『墓についての瞑想録』からのもので，これは（18 世紀に人気のあった）感傷についての道徳的考察の書であり，そのなかに，ある晩パーティーに出かけて浮かれ騒ぎ翌日には死んでいたコリンナという女の物語がある．この解剖図は，人目を欺く女というものの本質を見抜くものであった．地面の片端にあるのはトランプのカード，仮装舞踏会のポスター，一巻の「物語と小説集」，そして一冊の賭け事についての本である．「女性〔ウーマン〕論」というタイトルにはアレグザンダー・ポウプの「人間〔マン〕論」の反響がある．

総入れ歯がごっそりと抜け落ちてくる。
弛んだ乳房を支えるように工夫された切れ端を引き抜くと乳房が垂れ下がる。
このうるわしい女神は、作業をつづけ、次に鋼鉄で肋張りした胴着の紐を解く。
これは、手伝い婦人の腕前で、太った肉塊を押さえつけ、窪みを埋めていた。
それから手を伸ばし、腰回りを大きく見せる当て物をそそくさと脱ぎ落とす。
そして最後にこわごわと、膿み爛れた傷痕に、潰瘍に、腫れ物に触れてみる。(41)

女性の性的特質が、その下にある腐敗し腐朽した下劣な真相を覆い隠すため、いやが上にも飾りたてられていた。しかしながら、寝床につく直前にはじめられた解体作業がすべてをあらわにしたのである（挿絵12）。

諷刺は、このように、身体に対して冒瀆することばを雨あられと浴びせた——それは身体を中傷誹謗する暴力であった。さらにもうひとつ、身体を攻撃する武器として公認されていたものがあった。法律である。正当な法的訴訟手続きは、裁判による拷問（ヨーロッパ大陸）その他の折檻を、公開の舞台のなかで

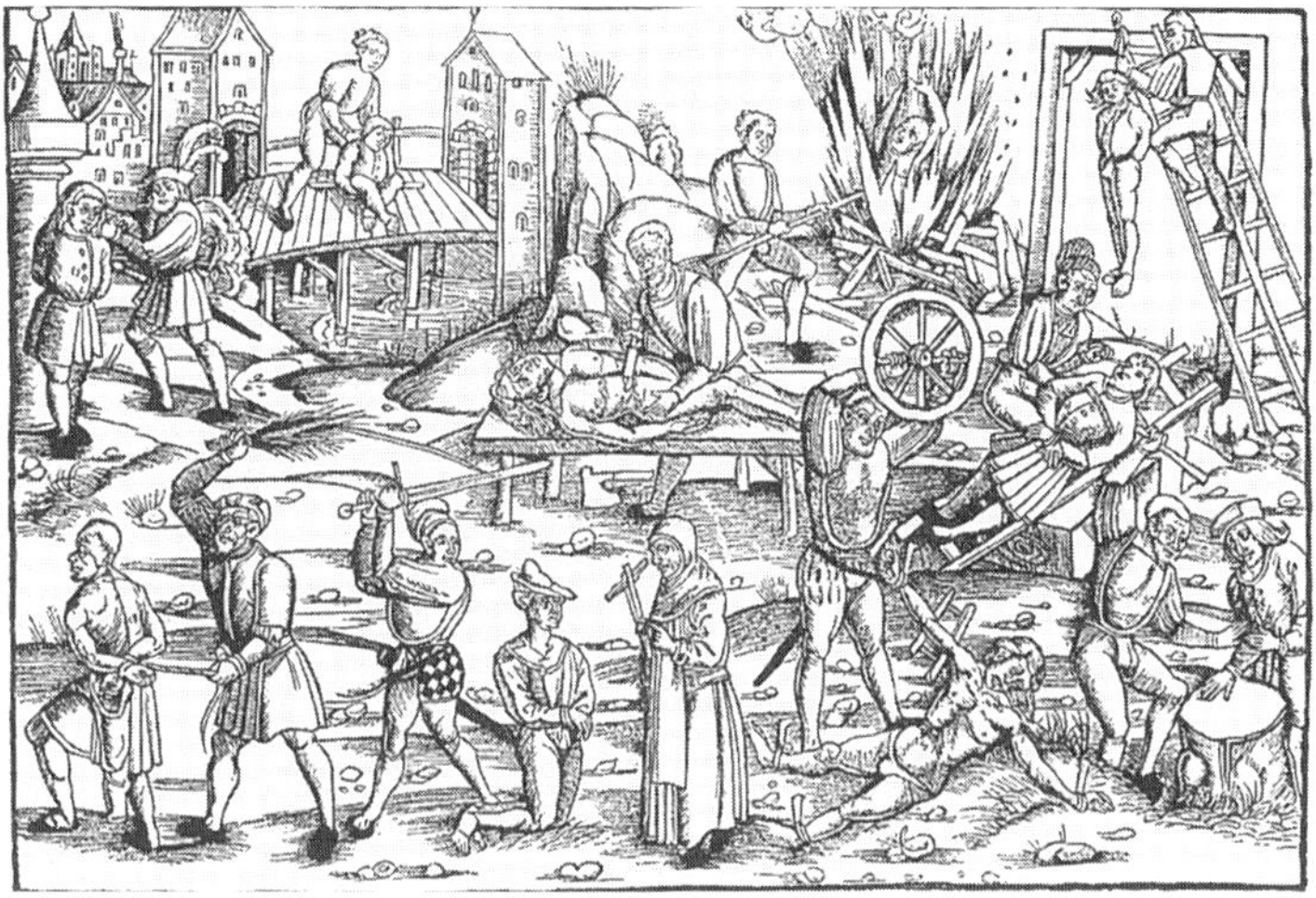

13 「さまざまな刑罰」 出典：ウルリヒ・テングレル『新ライエン法鑑……』（アウグスブルク，1512年）の木版イラスト
この版画は肉体に対する刑罰の多様性を示している．そこには斬首刑，笞打ち刑，溺死刑，四つ裂き刑，火あぶりの刑，絞首刑，両手両耳切り落としの刑，車裂きの刑などがある．

もっとも公式な舞台にのせて、無法の身体に対する一斉懲罰行動を行なった。それは、苦痛のみならず公的恥辱をも加えるためのもので、「目には目を、歯には歯を、手には手を、足には足を」（挿絵13）[42]という、復讐を正当と認めた同害刑法と一致したものであった。重罪犯人への極刑には絞首刑、斬首刑、火刑があった。それより軽い罪科の者には笞打ちの刑や焼き印の刑があり、また晒し者にされて恥をかく〔首枷と手枷の〕晒し台や〔足枷の〕晒し台の刑があった——そして、平民の伝統文化のなかには、公衆の面前で辱める「いやがらせの大騒ぎ」とか、男がペチコートを着せられて身体的辱めを受けたであろうと思われるスキミントン・ライドという刑もあった[43]。こうした刑は道徳的みせしめとして称賛されるのが慣例であった——絞首台は正義の公的勝利を説くための演壇になった——のだが、実際には、首吊りは得てして破

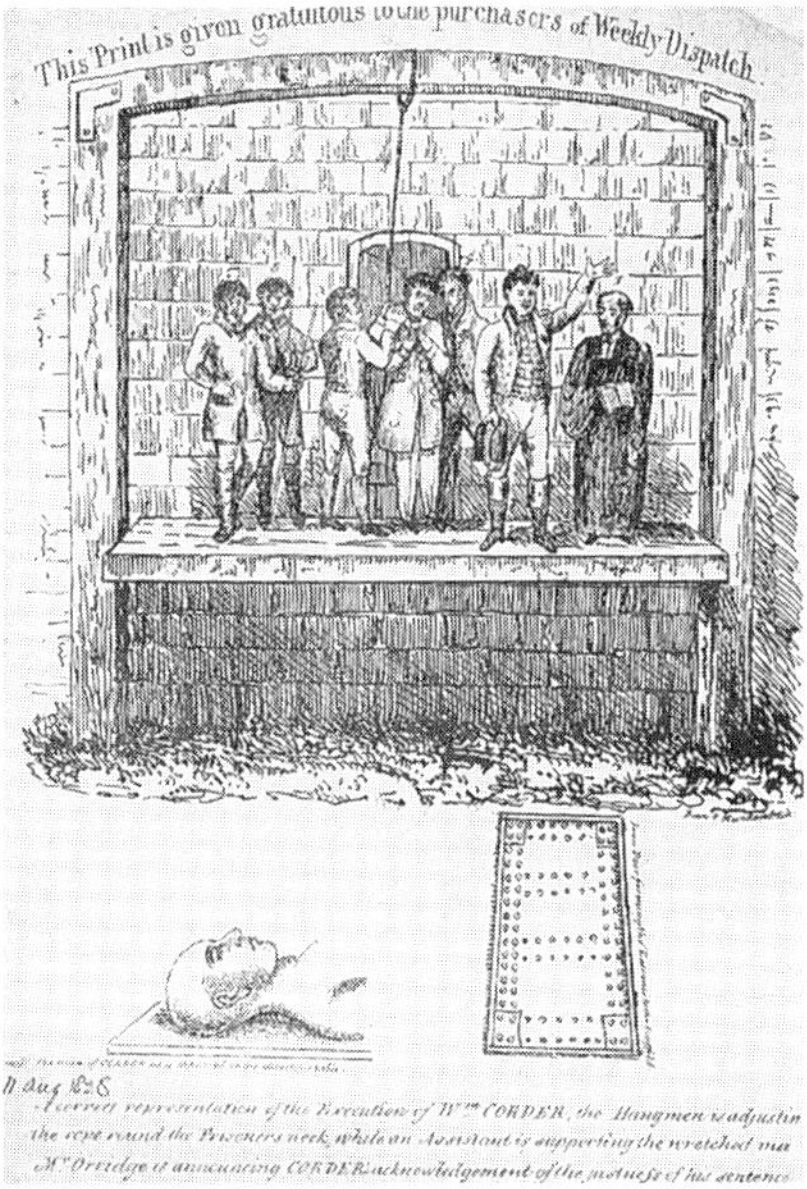
This Print is given gratuitous to the purchasers of Weekly Dispatch
11 Aug 1828
A correct representation of the Execution of Wm CORDER, the Hangmen is adjustin
the rope round the Prisoners neck, while an Assistant is supporting the wretched ma
Mr Orridge is announcing CORDER's acknowledgement of the justness of his sentence

14 「ウィリアム・コーダー……の処刑の正確な描写」1828年8月11日（ビーン＆マンデイ作），『ウィークリー・ディスパッチ』誌購入者に無料で配付されたリトグラフ
この版画にはコーダーの「解剖台に置かれたときの」頭部も描かれている．処刑そのものは次第に公衆の目に晒されないようになっていったが，その画像はメディアでいよいよ広く流布するようになった．コーダーによるマライア・マーテン殺害はヴィクトリア朝で一般に普及したメロドラマの主題になった．

壊行為、不気味な笑劇、残虐な覗き行為めいた恐怖劇に陥りがちであった。

処罰は公衆の目に広く晒されるようにする、犯行そのものよりも残忍なものにする、というのが刑法の原理であった[44]。たとえば王政復興期、チャールズ一世弑逆に関与した者たちのうちの数名は裁判にかけられて死刑の宣告を受け、公衆の面前で首を吊られ、めった斬りにされ、まだ意識があるうちに腸を取りだされ、そのあとで手足と頭が切り落とされ、血にまみれた身体各部が見せ物になるという恐ろしい目に遭った。公共心に富む王党員たちは、生きている者たちに復讐するだけではあきたらず、のちにはオリヴァー・クロムウェル、ヘンリー・アイアトン、ジョン・ブラドショーの死体をウェストミンスター寺院の墓から掘り出し、その死体を編み垣にのせて町中を引きずり回し、最後には、普通の重罪犯人と同じように、タイバーン処刑場で絞首刑に処したのである。

十八世紀半ば以降になると、啓蒙運動の楽観的心性を信奉する刑法改革者たちは、いわゆる「身体に対する容赦の伝道活動」というものを提起した。残酷かつ残忍な処刑を――懲罰の名のもとに行なわれる芝居がかった苦痛と死の制度を――排除して、ときには王権による赦免というメロドラマ的な機械仕掛けの神（「不自然で無理な結末」を、そして『乞食のオペラ』にあるような）ハッピーエンドを求めたのである。タイバーン処刑場での絞首刑は一七八三年に廃止され、公開処刑はヴィクトリア女王の治下で全面的に終止符をうった（挿絵14）。

体罰と死刑は野蛮であるのと同じように無益でもあると非難した（ユニテリアン派の創設者である）ジェレミー・ベンサムその他の急進的哲学者たちは、人道的であると同時に効果的でもあるように工夫された新しい懲戒方式を執拗に勧めた。しかし身体は、仮に公衆の見せ物になる残忍な仕打ちを容赦されたとしても、あらたに合理化された感化院において強制重労働という管理体制のなかで依然として標的になることになり、公衆の視線ではなく権力筋の専門家の視線に晒されることになったのである。ベンサムは、パノプティコン監獄〔中心点から内部全体が見渡せる円形刑務所〕を立案したとき、一日一四時間労働というスケジュールを定めた。そのほとんどは活発な軍楽を伴奏にしての退屈で単調な仕事であった。労役という矯正的懲罰（堕罪の模倣！）は、社会に（とりわけ産業主義に不可欠な工場労働に）ふたたび入っていく前科者には最適の従順と服従を植えつけることになるであろう。伝統的な体罰の光景は、こうして、ユニテリアン派の教義に近い方法に道を譲ったのだ。啓蒙の世俗化が独自の苦行を（もっと言えばマニ教らしきものを）もたらしたように、身体という牢獄が投獄された身体を認可したのである。

裁判による処刑はダブルパンチをくらわせることになりえた。首吊りのあとに（合法化された死後の暴力とも言うべき）解剖が行なわれることがあったからである。重罪犯人の公開の場での解剖は、起源をルネサンス期のイタリアにさかのぼるものであるが、公認の見せ物として演出され、毎年カーニバル〔謝肉祭〕の期間に開催された。カーニバルという乱雑な世界のなかで儀式化された解剖は、死体への暴力という明らかな神聖冒瀆を公認したものであった(45)。

イングランドで解剖が正式に認可されたのは一五六四年であった。王立ロンドン医師会が毎年四体の解剖を行なうことを勅令により許可された年である。解剖教室——この部屋もシアター〔舞台〕という——での人体の切開は、日進月歩する医術にとっては、偏狭なガレノス説の間違いを白日のもとに晒す試演の場となった。解剖学者のメスは、あらたに流行した「解剖という文化活動」のなかで、詩や演劇や信仰や（とりわけ）神罰という儀式をとおして表現される「真実の刃」になった。しかしながら、悪人とはいえ人体を切開するということは暴力をふるうという、また神聖なタブーに違反するという、消しがたい汚点を医学的処置に残すことになり、大衆に解剖に対する強い永続的な不信の念を呼び起こし、反医学的道徳論に油を注ぐことになった(46)。

ホガースの『残酷の四段階』シリーズは解剖教室で最後の幕を開ける（挿絵15）。トム・ネロ（「名は体をあらわす」というように、残酷なローマ皇帝ネロにちなんだ名前で、明らかに「悪役」）が腑分けされている。このシリーズの一枚目の版画で彼は犬を虐待しているところを現行犯で捕まっている。次に彼は不埒にも女中をたらし込み、そのあとで女中を殺した。裁判にかけられ処刑されたあとで彼を待ち受けていたのは、自分の死体が解剖室で見せ物になり、そこで儀式にのっとって腸が取りだされ、それが〔虐待したのとは〕別の犬に貪り食われてしまうという（犬の仇討ちとも言うべき）身の毛もよだつ運命であった。そのあいだに助手役の外科医がネロの片目を解剖用のメスでえぐり出す。彼の頭骨に取り付けられた

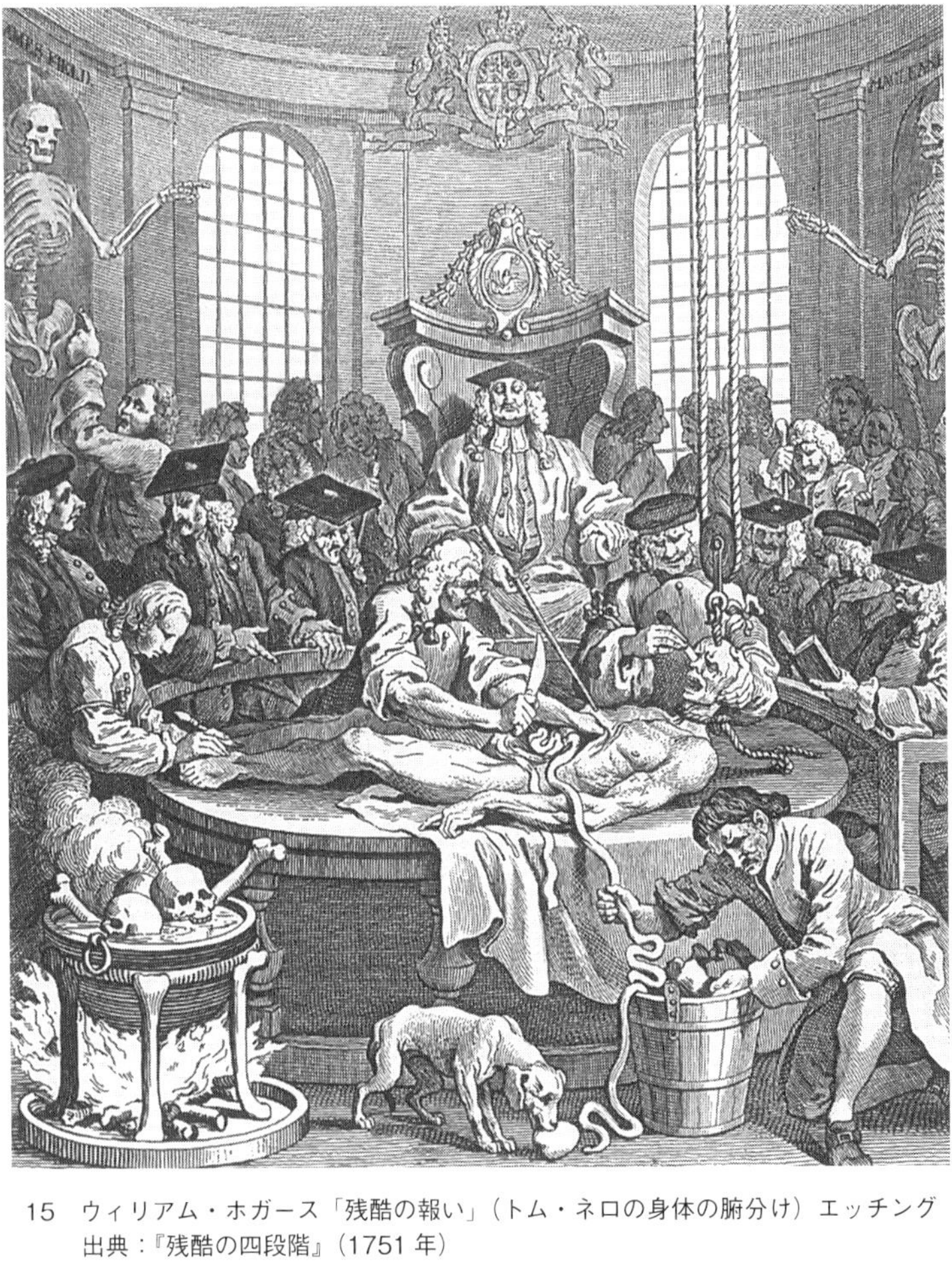

15　ウィリアム・ホガース「残酷の報い」（トム・ネロの身体の腑分け）エッチング
出典：『残酷の四段階』（1751年）

縄と滑車はタイバーン処刑場で絞首刑執行人が罪人の首にかける輪縄をまねたものである。

　この教訓は、ホガースが王室の紋章の下にある主宰者の椅子に（裁判官のように）外科医を据えていることによって、強められている。この外科医はヴェサリウス『人体の組み立てについて』（一五四

16　分娩時の胎位　出典：ウィリアム・ハンター『妊娠した人間の子宮に関する論考』（バーミンガム，1774年）

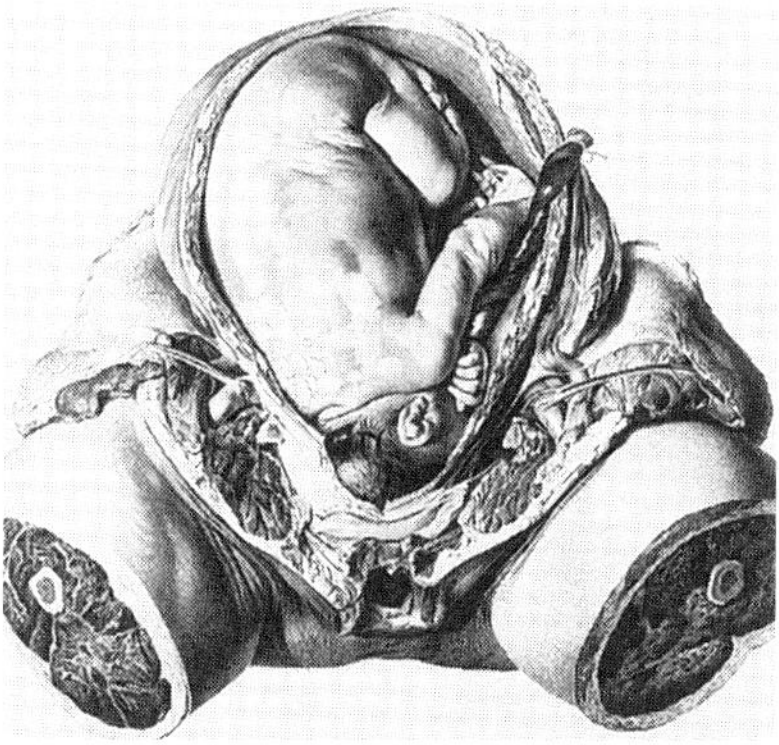

三年）の口絵のなかで異彩を放っている骸骨姿の死に神に代わるものであり、それを彷彿とさせるものである。そうなると、この主宰者は――あるいはホガースは――何に判決を下そうとして座っているのだろうか。重罪犯人にであろうか、それとも解剖という仕事にであろうか。そして殺人を犯した悪党と解剖している医者とのあいだに一体どういう違いがあるのだろうかということを、この道徳に捻りをきかせた絵はわたしたちに考えさせることになる(47)。

解剖はまた、その成果が紙の上に描かれて永続性を与えられたとき、肉体にさらなる屈辱を与えることを強要するものにもなりえた。解剖に熱心であった著名な産科医ウィリアム・ハンターは一七七四年に『妊娠した人間の子宮に関する論考』を刊行した。これは妊娠した女性とその胎児を二つ折り判の版画三四枚に描いた逸品で、いかなる基準に照らしても、医術のメスの技と美術の技との粋をヴェサリウス風に駆使した驚くべき偉業である。肢の全体と切断された状態を併置して描くという面倒な仕事が、女体の当該区域および超リアルな写生法によって、いよいよ注意を惹くものに仕上げられている。たとえば第Ⅵ図（挿絵16）はほぼ出産まぢかに迫った子どもが自然な胎位で子宮のなかにいる姿を表示している。両脚を開いた胴体を真正面からとらえた図は、これを見る者の視線を膣に導く。

膣そのものが、外部生殖器を切り取られることによって、強調されている。この母と胎児の図は、冷淡な筆致で描かれているわけではないが、屍の表示でもある――大腿部が、肉屋の店先に並べられている骨つきの腿肉に不気味にも似ているのだ(48)（もちろん外科医というのは「肉屋」の通り名であった）――そして猥褻な気配を漂わせているのである。

解剖図はどれもが、ホガースの版画のように、嫌悪を催す描かれ方をしていたわけではない。美術家と解剖学者の共同作業であり――両者の対象は、つまるところ、肉体であったのだ――そして（一七六八年に創設された）王立美術院は解剖学の教授がモデル使用の絵画教室で教えていることを誇りにしていたのである。ロウランドスンが天窓つきの屋根裏部屋に設定して描いた「解剖室」（挿絵39）はその任についた初代教授であるウィリアム・ハンターが、群れなす学生たちに、メスで切開してあらわにした死体のさまざまな特徴を説明している様子を示している。ここにはホガース流の道徳教化はないが、解剖の授業風景を描いた絵にはいつも、「硬直体〔死体〕」は死体盗人とか「死体蘇生業者〔死体盗掘人〕」などの盗みのネットワークを通じて不法に入手されたものであるという暗黙の想定がある（第八章参照）。

こうしたものはすべてが、吐き気を催させるとか恐怖でぞっとさせるとか畏怖させるとかいう意味合いがあるにしても、ひとつの教訓に向けられた身体という様相を帯びる。おぞましい肉体は悪逆な行為や卑劣な思考を示すしるしなのであった。ひとつには、奇怪というものが概して「劣等な」人びとや彼らの劣悪な習慣と結びつけられていたということがある。ジョン・ブルワーは、不適切な風習や堕落した習慣を膨大に集めて解説した『アンスロポメタモーフォーシスすなわち人間の変態、あるいは人為的醜態を歴史的に辿る』（一六五三年）のなかで、身体的恐怖全般に（とりわけ人類のおぞましい奇形に）取り組むと

17 「アケファリすなわち無頭種族」のひとりの版画イラスト　出典：ジョン・ブルワー『アンスロポメタモーフォーシスすなわち人間の変態，あるいは人為的醜態を歴史的に辿る』（ロンドン，1653年）
こういう人間は「顔の全部分が胸のところにある」とブルワーは言った．

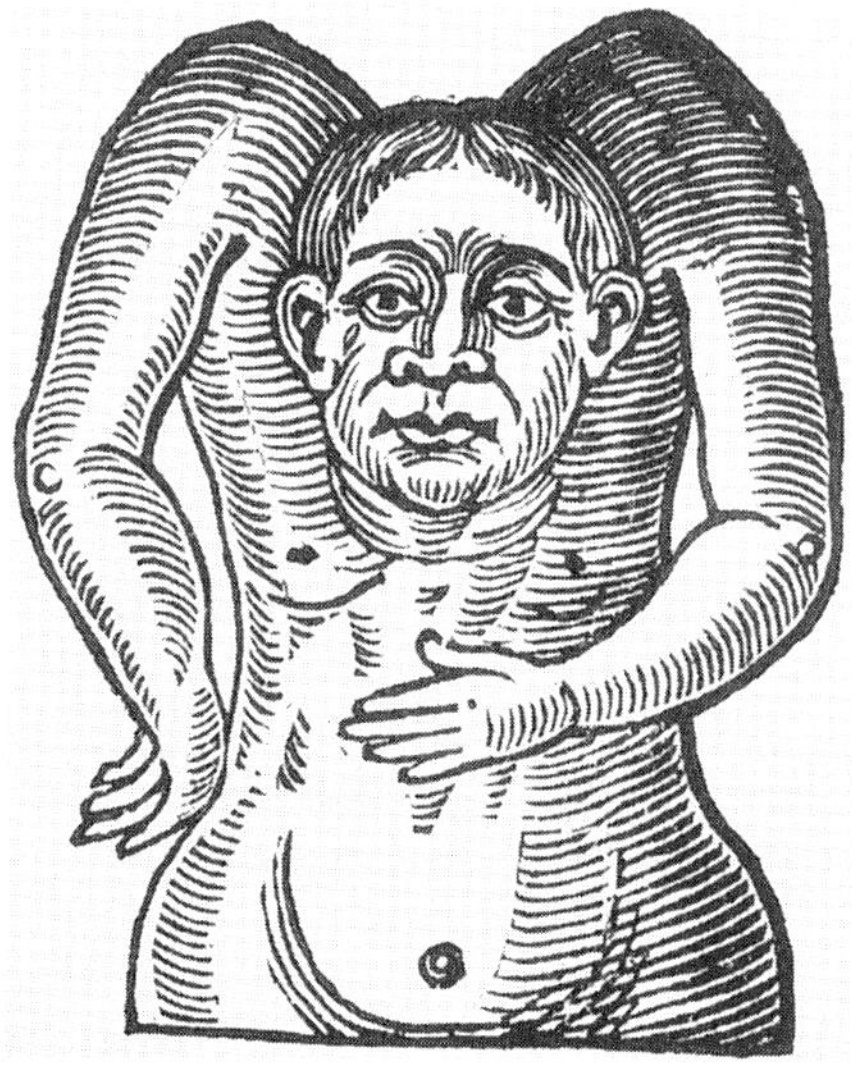

ともに、さらに進めてその解説を提供した（挿絵17）。たとえば「シノプロソピー」すなわち「犬頭人」を彼は、伝説の生き物ではなく、現実の生き物であると主張した。「ヨハンネス・ド・プランカルピオとウィンケンティウス・ブルグンディウスは、そういう犬頭を有していることが最近になって発見された諸国民と血縁関係にある[49]」。そういう犬頭をしているということは、たとえばタタール族にあっては、変態的セックス（すなわち犬のやり方、後背位での性交）によって生じたのである、と彼はほのめかした。同様にして、「他国には類例がまったくないマクロセファリすなわち長頭」へのポントゥスのマクロネス族の嗜好が実現したのは、乳児のやわらかい頭骨への機械的操作を人為的に誘導した結果であり、それはすべてあの暴君とも言うべき流行を追い求めた結果なのである[50]」。これらの、また他にもある、身体を醜くすることへの熱狂はブルワーの激しい非難をかうことになり、そのあと幾世代にもわたって似たような人類学的判定が果てしなく下されて、体毛が多い人、額が低い人、顎が突き

出た黒色人種タイプの人などが精神的劣等や道徳的劣等と結びつけられ、その起源が獣欲的な性行為――たとえば猿との雑婚――にあるとひそかにほのめかされたりした。[51]

あらゆる形態、あらゆる大きさの奇形が見せ物になり、道徳的教訓を教える創造の驚異としてかつぎだされた。視覚とともども思考にも興味をかきたてたのは「シャム双生児」であった。「コーンヒルのミスター・ジョン・プラットのエンジェル館にて」という告示が一七〇八年の夏にあった。

ご覧いただくことになりますふたりの娘、歴史上またとない最大の自然の驚異、互いの背中がくっついたまま生まれ、口から肛門への通路はひとつ……世界の第八番目の不思議とも言えるでありましょうこの娘たちをご覧になるあなたはきっと奇跡を見たと言うことになるのは必定。

ハンガリー出身の「シャム双生児」であるヘレナとジュディスはお尻のところでつながっていた。このふたりの場合、特に人びとの興味を惹いたのは、ひとつの膣を共有していたことで、それが性的快楽と性的特性についてあらゆる種類の疑問をかきたてたのである。ふたりが奇形になった原因は何だったのだろうか。それを母親は、妊娠初期に頭がふたつある犬を見て精神的ショックを受けたせいである、と言った。その犬は変装した悪魔であったのだと言われて信じる人もいたかもしれないが、そこまで騙されやすくはない人びとにとってはこの現象は、母親の途方もなく感受性の強い想像力には子どもに奇形をもたらす性向があるという考えを確証するもの――女性が脆弱な知性の持ち主であることのさらなる証拠――なのであった。[52]

あらゆる型、あらゆる種類の奇形人間〔モンストロシティー〕が、宗教や教訓の美辞麗句でもっともら

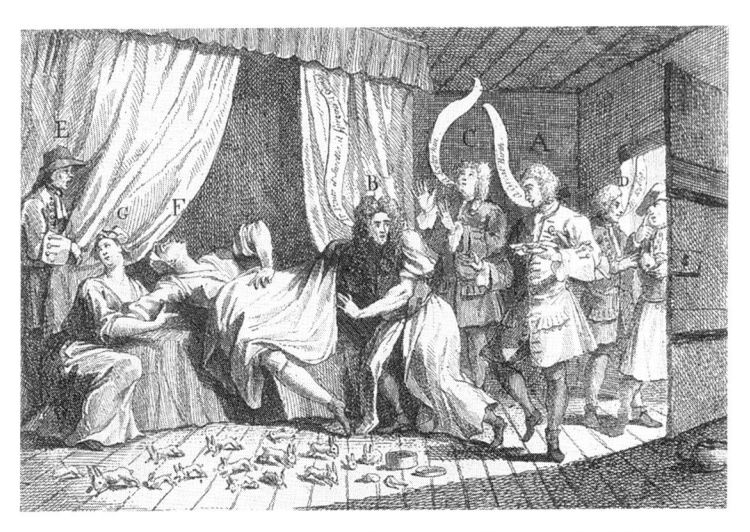

18　ウィリアム・ホガース「クニークラーリイまたはゴドリマンの協議する賢人たち」（1726年）　エッチング

符号の解説は次のとおり．「A：ダンスの師匠または尋常ならざる解剖医，B：ギルドフォードの男性兎産科医，C：驚くヘボ医者，D：万象の深遠を探る神秘哲学者，E：兎獲得人，F：陣痛の女性，G：看護婦または兎手当係」．ラテン語で「兎」あるいは「兎の毛皮」を意味するクニークラーリウス〔単数形〕には明らかに猥褻な意味合いが含まれている．

しく装われることがあったにしろ、縁日や見世物小屋で見せ物になった（ラテン語のモンストルムは「展示されたもの」という意味である）。町の住民は（これぞまさしくガリヴァーのと思われる）手足のない小人、巨人、絶食芸人、両性具有者、石を食べる人などに目を奪われた――とりわけ奇怪であったのは、短期間の見せ物ではあったが、兎を出産するというゴダルミングの農婦メアリー・トフトであった。まず地元の医者が話題にし、次いでロンドンの主要な医者たちが噂にして有名になったトフトは、一七二六年にレスター・スクエアの女郎屋で見せ物になり、必然の結果としてホガースの諷刺の目にとまることになった（挿絵18）[53]。「クニークラーリイ」と題したこの版画は、女をもちあげた医者どもを怪奇女より以上に怪奇な似非医者と呼んだ。

「B」と表示されている産科医サー・リチャード・マニンガムのやたらに長い鬘と前掛けとの滑稽なコントラストは、彼が薬剤師から医者になり最後には勲爵位にまでのぼりつめた彗星のごとき出世を示している。そして、メアリー・トフトを最初に擁護した医者であるセント・アンドレイ（「A」と表示）が小脇にバイオリンを挟んでいるのは、この男がそもそもは（あのどうしようもなく軽薄な職業である）ダンスの師匠であったことを暗に示すホガースの工夫である。そこで、本当に愚かな悪党は誰なのか、という疑問が浮かんでくる。それは、馬鹿ばかしい詐欺を最初にでっち上げたトフト家の家族一同なのであろうか。それとも、こういう騙しの手口が罷り通る風潮を生みだし、兎が本物であると保証し、この一件で（こうした奇形人間が生まれる原因について大衆が活発に議論するのを助長しつづけたこともあって）名声を博した医者たちなのであろうか[54]。

奇形とは感受性が強い女の奇怪な想像力の所産であるという世間の定評に正面から疑問を呈したのは、王立医師会の会員であったジェイムズ・オーガスタス・ブロンデルであった。「兎を産む女」は町中の噂になっていたのだが、その騒ぎの最中に、フランス生まれのこの医者はそのような可能性をきっぱりと否定する論文を提出し、生まれつきの奇形は通常は不手際な分娩の結果なのであると言った。したがって、確固たる「想像力」説は医療の利己主義的な弁解説明であったことになる。怪物は「精神の所産」ではなかった。その原因をつきつめていけば医者にいきつくのであった。

ダニエル・ターナーという外科医は「想像力説」の正当性を擁護したことがあった。そのターナーがブロンデルの説を攻撃した。するとブロンデルは『母親の想像が胎児に及ぼす影響力の検討』（一七二九年）を書いて反撃した。これは「子どもが生まれながらにもつ痣や奇形は母親の常ならぬ空想や想像の悲しむべき影響である、という一般の見解……俗説の間違いを攻撃するために」書かれた。ターナーは彼の

（「俗説」的）見解を『母親の想像が胎児に及ぼす影響力』（一七三〇年）のなかで再述した。こちらは「古代の権威」に頼り、またアンブロワーズ・パレ、ロバート・ボイル、サー・ケネルム・ディグビーを利用して、女性の乱調をきたした想像力に責任があることを認めさせようとするものであった。妊婦が果物──プラム、プルーン、パイナップル──を欲しがるときが特に危険である、とターナーは主張した──しかしメアリー・トフト自身は畑で仕事をしているときに兎に怯えたのであったのだが。ターナーは、骨折りがいもなく、論争相手たちによって痛烈に諷刺された。その最たるものは〔サミュエル・バトラーの〕『ヒューディブラス』ばりの一行八音節からなる諷刺詩『医者になった門番』（一七三一年）であった。ここにも連累のさらなる例があり、グロテスクな肉体という問題を取り上げた医者たちは最後には自分たちがグロテスクなものになってしまったのである。同じように危機に瀕していたのは女性の名誉と女性の作用力であった。近代の婦人科学的思考の時代に、女はみずからのものを何であれ（たとえそれが奇形にすぎないものであろうと）示差的なものにすることができたであろうか。想像力もまた、ブロンデルのように迷信打破主義的（「科学的」）な気質をもつ人びとの攻撃にあって、同様に重大な局面に直面していた。(55)

こうした状況にあって科学者たちのあいだでは、愚鈍な群衆とはちがって、奇形を煽情的に扱うのではなく哲学的な、客観的な目で冷静に見ることが専門職にある人間の誇りとするところになった。「わたしは、ブリュッセルに来てから、ひとりの若いフリースラント〔オランダ北部の州〕の少年を見たことがありますが、五歳くらいのその少年は瞳孔のあたりに生まれつきデウス・メウス〔わたしの神〕ということばが、それもヘブライ語で、彫り込まれている、と彼らはいかにも本当らしく言うのです」と王立学士院に手紙を送った人がいて、この人は地元のローマカトリック教徒の無知蒙昧を蔑むことばをつづけた。「これが、このあたりでは、驚くべき奇跡であると見なされているのです。しかしわたしはそれが、よく調べてみたところ、眼球の虹彩が円形につながっていないだけにすぎないことに気づきました」。しかし、この姿勢は現実のものというよりはうわべだけのものであった。医者や自然哲学者は、大衆が驚異的な物事に興味を抱くことにそそのかされて、結局、興行師の役割をやめはしなかったのである。なにはともあれ奇跡というのは知恵の母ということになるのではないだろうか。コーヒーハウスで御託を並べる者たちは、あらたに流行した見世物屋になったのであった(56)。

コヴェント・ガーデンから三日月状に湾曲してソーホーを抜けるあたり一帯に医者たちの住まいが、解剖学の教室、画家の工房、奇形人間の見世物小屋や展示館などと肩を寄せ合っていた。小人ロバート・パウエルの操り人形小屋がコヴェント・ガーデンのリトルピアザ〔小広場〕にあり、ミセス・サーモンの蠟人形館がフリートストリートに、「エセックスの驚異の長身女」を見せるラマー館がフリートストリートのスリーキングズコートにあった。この女の身長は「七フィート」であったという。「エチオピアの野蛮人」というのもいた。宣伝文句によると「この驚くべき動物はヨーロッパに見られるいかなる人種とも異なる種族で、合理的人類と獣類との中間的存在らしく、人類に驚くほどよく似ていて、イングランドでは前代未聞の最高の珍奇と目されている……はたまた嘘偽りなき森の野人たるオランウータン……たったひとつの胴体に八本の脚と二本の尻尾とふたつの頭をもつ仔牛」が「ウェストミンスターブリッジのサリー河岸にあるニューインの向かい側にて、入場料ひとり一ペンスで」展覧中であった(57)。

こうして賑わうレスター・スクエア——以前にメアリー・トフトが「兎を出産」した、まさにあの場所——に住んでいた外科医でもあり解剖学者でもあるジョン・ハンター(ウィリアム・ハンターの弟)は最大の奇形人間を網にかけた。アイルランドの巨人チャールズ・バーンが、「世界でいちばん背が高い男」——八フィートあったと言われている——として見せ物になって生活費を稼ぐため、一七八二年に二一歳

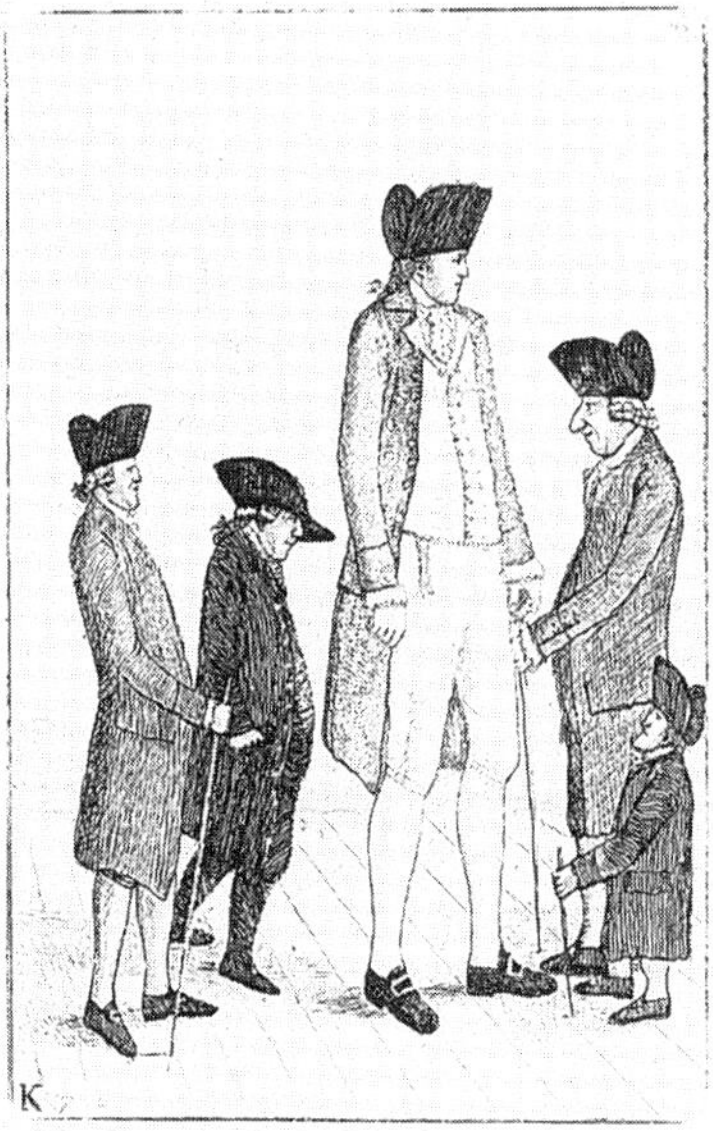

19　ジョン・ケイ「バーン，クランストン，その他（巨人チャールズ・バーン，小人ジョージ・クランストン，その他３人の標準的身長男性）」（1794年）　エッチング
こういう場面や版画を目にした同時代の人びとは『ガリヴァー旅行記』の世界にいるような気になったことであろう．

でロンドンに到着していたのだ（挿絵19）。ハンターは、この大男が将来は彼の私設の解剖病理博物館にとっての掘り出し物になると見込んで、死んだとき骨を譲ってくれないかと前もってバーンに申し出た――このアイルランド人はこの申し出に戦慄し、死んだあとまで見せ物にされてはたまらないと考えて、自分の死体が解剖学者兄弟の手に渡らないようにとの算段から、鉛の柩に入れて海に埋葬してもらう手筈を整えたらしい。

しかしながら外科医ハンターのほうはバーンの骨を手に入れようと決めていた。一七八三年五月、そのハンターに絶好のチャンスがめぐってきた。バーンが、泥酔して知覚麻痺になり、ハンターの家から二〇〇ヤードと離れていないコックスパーストリートで死にかけていたのである。死体の番をしていた「死体監視人」と何らかの取り引きがなされたことは明らかである――五〇〇ポンドが手渡されたと言われた。巨人の死体は（その当時はまだ緑したたる村であった）アールズコートにある外科医の別荘にそそくさと運ばれていった。ハンターは二年のあいだ口を閉ざしていたのだが、やがてサー・ジョウゼフ・バンクスに「ついこのあいだ背の高い男を手に入れたのですが、そのときはこれといった観察をすることができませんでした。次の夏あたりにはお目にかけることができるのではないかと思います」と伝えた。その夏、バーンの骸骨は初公開され、レスター・スクエアで花形陳列品のひとつになり、やがて、ハンター自身が死ぬと、王立ロンドン外科医師会に移管された。そこではバーンの骨がいまでも――ハンターの骨とはちがって――「シチリアの妖精」キャロライン・クラカミなどの奇形人間たちと並んで展示されている(58)。

このシチリアの小人は、評判になった一八二四年、八歳にして高級な店が並ぶボンドストリートで――見るだけなら一シリング、触るならもう一シリングの入場料で――見せ物になった。「シチリアの妖精」と広告された彼女は身長がおよそ二〇インチで、胴回りが〔女性もうらやむ〕一一と四分の一インチであった。全身を美しく着飾った彼女は、ほとんど操り人形館の人形のように、「小さな茶罐の上になんとも優雅に腰掛けていた」と、あるジャーナリストは報じた。

クラカミ嬢は大評判になり、上流社交界の人びとが詰めかけた。その騒ぎは六〇年後のジョウゼフ・メリック（かの「エレファントマン〔象男〕」）――著名な医師（ただし、このときはサー・フレデリック・トリーヴズ）によって「保護」されていた奇形人間――のときの騒ぎに匹敵した。チャールズ・マシューズは喜劇役者であり奇形人間の熱心な愛好者でもあったのだが、その奥方は、この小人が「ひどく嫌悪を催す小さなしなびた生き物である」と語り、「上品な人びとの耳には穢れとなるため申し上げかねる多くの詳細」に遠回しに言及した――これは彼女が触られることを忌み嫌ったことの確かな説明になる。魅惑的であったかどうかはともあれシチリアの小人は、バーナムがトム・サム〔親指トム〕をロンドンに連れてくるより二〇年ほど前に、『タイムズ』紙によって「いままでに首都を訪れたことのある（大衆の人気を博した）小人のなかでもっとも珍奇な小人であることは疑いない」と評された。

ところで、どうして彼女の発育はこれほど阻害されたのであろうか。彼女の母親は（展示館の土産品が明かすところによると）妊娠中にデューク・オブ・ウェリントンの貨物車に乗って旅しているとき「猿との偶発的出来事で怯えて発作を起こした」のであった――換言すれば「母親が受ける印象」が出生時欠陥の原因であるというターナーの古い女嫌いの考え方がふたたび大衆教化のために持ち出されたのである。(59)

神学では不名誉なものとされ道徳的には非難の的となり人目に晒されて穢された肉体は、このように、小突かれ罰せられ利用され、そして科学や医学や一般大衆の詮索好きで好色な視線に晒されてきた。だが、すでに怪物の力との関連でほのめかしたように、「卑しい身体」はそれだけではすまないもっと豊かな物語をもつに至っている。なにはともあれキリスト教そのものが、複雑な用語で、顕現の秘跡を投げかけたのである。

もちろん、すでに述べたように、キリスト教は肉欲を恥とした。「わたしは、自分の内には、つまりわたしの肉には、善が住んでいないことを知っています……死に定められたこの体から、だれがわたしを救ってくれるでしょうか」(60)〔日本聖書協会「新共同訳」〕と聖パウロは言明した。だが、世界のさまざまな宗教のなかでは例外的であるが、キリスト教は神が人間の姿をとって顕現すると考える。神の化身であるキリストは病み衰えた肉体にさまざまな奇跡を行なう（「起き上がれ、床を担いで歩け」）。死者を生き返らせる。化身の姿で苦しんで死ぬ（「主よ、なぜあなたはわたしを見捨てたのか」）。そして十字架にかけられて断末魔の苦しみを経たあとで蘇って使徒たちのもとに戻ってくる。そして、受難に先立って、マグダラのマリアに「わたしに触れるな」と命じはしたが、そのあとでイエスは疑っているトマスに体の傷を指で触らせ、そして、現世での最後の意思表示で、パンを千切って仲間たちと分け合うのである。

聖書は信心深い人びとにユニークな約束をしている。それは、予型論で復活祭というドラマによって予示されているもので、救われた者は次には肉体のなかで生まれ変わり、最後の審判の喇叭が吹き鳴らされるとき墓から蘇って永遠の幸福を享受するというものであり、その幸福は他の宗教が思い描くような生気のない、肉体から離脱した、天上での極楽というものとは根本的に異なる類のものである。そして、少なくとも一般に解釈されているように、この極楽は霊的で──（イスラム教に批判的なキリスト教徒が解説する）イスラム教的来世でのハーレムのような（と想像されることがある）官能的なものではないにしても──感覚的喜びに満ちたものである。それと同時に信心深い人びとは、象徴的な意味合いで保証されているように、（人肉嗜食めいた）聖体の秘跡のなかで神の唯一の息子の体と血を食べたり飲んだりすることになる。(61)

身体は、堕落したものではあるが、このように神曲のなかでは中心的役割を──そして独自の声、自己弁護する機会さえも──与えられていた。アンドルー・マーヴェルが一六五〇年代に書いた「魂と身体の対話」はエヴリマン〔普通の人〕のなかでくりひろげられている絶え間なき内戦を劇的に表現したものであるが、このなかで魂は、正統的なキリスト教的＝プラトン的ことばで、懇願する。

骨づくりのボルトを差し錠にして
足に足枷を、手に手枷を嵌められ
地下牢に閉じ込められたこの魂を

お願いだ、だれか救い出してくれ[62]。

しかしながら、ここで重要なのは、魂の放つ矢が必ずしも図星をついてはいないことである。身体は、魂がいかにして恐ろしい拷問となるあらゆる種類の精神的疾患を肉体にもたらすかについて、不服の申し立てをする。

しかしお前がわたしに教える病気に
薬がまだ一度も到着できないでいる。
それをまず希望という束縛が、次に
恐怖という麻痺と震えが、引き裂く。
愛という疫病が熱をおび、あるいは
憎悪という隠れた潰瘍が食らいつく。

身体は他人の罪をかぶらなければならないことに憤慨する。もし肉体が本当にさまざまな苦痛の吹き溜まりであるなら、そもそもそういう苦痛を負わせた魂こそ非難されるべきではないのか（と身体は主張する）。

わたしを罪に向く体に仕立て上げる
知恵をもつ者は魂のほかにはいない[63]。

身体は、慣用の修辞で形勢を逆転し、マーヴェル自身の共感を反響させるとともに、内戦での君主チャールズ一世に対する民衆の苦闘をたしかに反響させせて、解放を懇請しているのである。

この専制君主的な魂のくびきから
わたしを解放してくれるのはだれ。
魂は槍になってわたしを刺し貫き、
傷を負ったわたしは断崖に向かう……
この悪霊を宿しているため身体は
片時も安らぐことができないのだ。(64)

数回にわたる激しい攻防をくりひろげたあとで論争は名誉ある引き分けに(あるいは手詰まりに)なる――詩人であるとともに下院議員でもあったマーヴェルは政治的日和見主義者であった――そして彼が言わんとする教訓は、波瀾に富む結婚生活におけるがごとく、人間の本性のなかで相対立する両陣営が、常習的に言い争うにしても、相互に依存しあうことが大切であるということだ。

状況が異なれば、肉体の脆弱性そのものが(嫌悪ではなく)同情を呼び起こすことがあるかもしれない。ウォルター・シャンディーは「彼の尻」を軽蔑したのではあるが、『トリストラム・シャンディー』の読者は「ホムンクルス」すなわち小さなトリストラムが、どこもかしこも損なわれ傷つけられた小人でありながらも、「さまざまな権利に守られ取り巻かれた……同じ手によって作られた――同じ自然の流れのなかで産み落とされた――わたしたちと同じ運動の力と機能を授けられた人間(65)」であることを、気の毒だと思うように求められる。この若い主人公――「不幸なトリストラム！　天罰の子ども！　耄碌の子ども！」――は（加害者ではなく）被害者なのである。両親が彼をもうけるとき行為に気を入れなかったために（ドジな）受精・受胎となってしまった、そのために身体がこのような運命に陥ることになった被害者なのである[66]。

苦しむことは堕した人間が置かれた状況であり、堕した人間の運命である、と教会は教えた。わたしたちは皆がわたしたち自身の病院を内蔵している、と医療倫理を説くサー・トマス・ブラウンが、そして後代には外科医であり小説家であったトバイアス・スモレットが、記した。しかしながら聖人の生涯を描いた模範的物語は、伝統的に、苦しむことが罪を贖うことになり苦行が神聖に至る十字架の道であることを示していたのである[67]。この訓戒が、プロテスタント主義であり啓蒙運動によって感化されもしたイギリスでは、医者が語ることばによって補足され、それに取って代わられることになった。衰弱する身体は苦痛から解放されるなかで、あるいは健康を回復するなかで、超越されるということになったのである。そのことは、敬虔な医師であったジョージ・チェイニーが公刊した自伝の（彼「自身の狂った人体」についての）瞑想録を取り上げてみればよく分かる[68]。

一六七三年にアバディーンで生まれ、エディンバラでニュートンの自然科学と機械論的医学を学んだチェイニーは、ひと財産を築くためロンドンに移住した。「大きくて広い背中をもち、大きくて重い金づくりの箱から絶え間なく嗅ぎ煙草をつまみ出しては嗅いでいるスコットランド人」であったチェイニーは、自分のことを知ってもらうために、コーヒー店や居酒屋で自由独立の生活をしている人びとと親しくつきあって飲んだり食べたりした。しかしながら、その結果、彼は「極度に肥満し、息があがり、無気力になり、動くのも大儀に」なり、四〇歳半ばまでに体重が三二ストーン（四四八ポンド）もある巨漢になった[69]。

間欠的な熱病に罹り、それは生き延びたものの、一年間「入り乱れ混乱した」気分でいたあと、「卒中に似ためまいの発作」に襲われた。愉快につきあっていた仲間たちにはもう見捨てられていた彼は、田舎に引きこもってもっと質素な生活をすることにした。そして治療法として苦味チンキ剤、嘔吐剤、鉄分を含む鉱泉水を試してはみたものの、頭痛や抑鬱症はおさまらず、アヘンチンキ(阿片剤)や水銀剤に頼ったため肝臓障害や胆嚢障害を起こしてしまった。

それからというものは「贅沢と果てしない怠惰で大きくなりすぎ化膿した、そこらじゅう壊血病に冒された体」と彼の精神的飢餓とのあいだで生死をかけた苦闘がつづいた。はなはだしい肥満は感覚的にも外見的にも嫌悪を催すものであったが、それだけでなく、誠実なチェイニーには道徳的にも精神的にも恥ずかしいことであった。彼は自分の体をさまざまな欠陥の症状であると、また医学的にも道徳的にも浄化する必要があるものと見なした。[70]

健康が依然として衰えていく一方であるため、彼は一七二五年一二月に「やっとのことで」首都まで旅して、医業にたずさわる友人たちに相談した。友人たちは食事を軽いものですませるようにと勧めた。そこで彼はきっぱりと菜食主義にきりかえた。十七世紀の神秘論者ヤーコプ・ベーメが精神的治療法として推賞した食事法である(動物の肉は人を非精神的にした)。精神と戦った彼の肉体は、ついには爆発的な暴動を起こすに至った。「脚、腿、胴がまるで串焼きにされた豚の肌のように全面的に腫れあがり、かさぶたで覆われ、ひりひりした」——丹毒の発作で苦しむ肉体の醜さが魂の火傷を起こしたのだ。[71] しかしながら、卑しむべき肉体が最後には改良しはじめ、このむくんだ医者は「体力の消耗を終えないうちに、腐敗した肉体の体重一六ないし一八ストーンを」減量したのである。[72] それから一〇年ほどを経て、さらにときどき暴飲暴食したあとで、彼は菜食主義を選んだ。「食を細めれば細めるほど動きが楽になり、気持ちが晴れやかになり、軽やかになる」と彼は述べた――「軽やか」というのは、余剰な脂肪がないというだけでなく、魂の重圧がなくなって楽天的になったという意味でもある(73)。この医者の物語は魂の自伝で馴染みの改宗経験の身体版として読める。その昔のジョン・バニヤンの『天路歴程』や『溢るる恩寵』にあるようなカルヴァン主義者の生涯とは異なり、チェイニーの変容と解放が、宗教の教えから逸脱して悔恨したことに根ざすものであるという側面が潜んでいるにしても、病み衰える身体に根ざすものであることは明らかである。

精神は肉体をとおして語った。そしてチェイニーが彼の患者に与えた医学的診断は信仰と医薬を融合したものであった。「なるほどあなたは医者ではありませんが、キリスト教徒ではありますよね」と彼は患者のひとり（小説家であり出版業者でもあったサミュエル・リチャードスン）を信用して打ち明けた。

聖パウロは身体を抑えていました。わたしたちの救世主はわたしたちに例外なく断食せよ、祈れ、みずからの欲望を抑えろと命じていますが、これには天のお告げは必要ありません。わたしがこの『長寿と健康の養生法に関する試論』の末尾で書いたものをお読みになれば、あるいはコルナロとレッシウスの小論をお読みになりさえすれば、良識あるあなたのことですからすぐにも確信するでありましょう(74)。

キリスト教の伝統とギリシア・ローマの伝統は共に、こればかりでなく他にも数かぎりない方法で、善が肉体の試練から生まれうることを教えた。痛みや苦しみや病気は聖別された禁欲生活の礎となるだけでなく文学や芸術を創造する源泉にもなる、と教えたのである。スウィフトは、やや謎めいた言い方ではあるが、「五感の堕落は精神の創造である」[75]と考えていた。

アリストテレスに由来しルネサンス時代に影響力をふるった伝統的考え方では、天才が心身の憂鬱質的病弊と結びつけられていた。『憂鬱の解剖』（一六二一年）でロバート・バートンは学者が自己に課す苦難をこう描いた。「彼らは〔ラテン語で言えば〕シビ&ムーシス、〔すなわち〕体を動かすことなく、一般の人びとが行なう気晴らしもせず、座ったままで孤独な生活を送る」。そして彼らは思索に耽るのであるが、その習慣は「頭脳を干からびさせ、生来の情熱を失わせる。というのも、精神が頭のなかで瞑想に集中している一方で、胃や肝臓は貧窮状態にあり、そこから飲食物の欠乏によって血が黒くなり生硬になるのである」。頭を活発にすることは、かくして、身体を不活発にすることになったのだ[76]。ロマン主義は、そしてのちには世紀末の時代にアバンギャルド〔前衛派〕が、結核で衰弱することを、酒や麻薬に中毒することを、芸術のために想像力を過度に充電し放電することで狂気あるいは癲癇に襲われることを、身体の名誉とした。健康は、創造力や不滅の名声を得るために払う、小さな犠牲だったのであろう[77]。

グロテスクな肉体には独自の力が、とりわけ衝撃を与える力があった。ややもすれば奇形人間の見世物の場合と同じように、人びとは不気味な死の不可解性と蘇生の可能性に惹かれて処刑の場につめかけたのであり、民間に流布した格言では、絞首刑になった死体には〔触れれば〕病気を治す奇跡的な治癒力があるということになっていた[78]。女性が月経で流す血には、牛乳を酸っぱくしたりバターを臭くしたりするなど、奇妙な力があると思われていた。農婦の身体は——たとえばメアリー・トフトのように——実に不思議であった。老婆が尻を剝き出しにすれば雷雨を撃退した（と民間伝承にある）一方で、処女が陰門を空に向けて晒すなり、ちらっと見せるなりすれば悪天候がすぐに退散するかもしれなかった。前近代の身体には汚名、空中浮揚、恍惚状態での鼻血や幻視、不可思議な乳の分泌や妊娠など、逸脱的潜在能力がこもったさまざまなものが付随していたのである[79]。

全般的に見て、卑賤な身体の（恐ろしくはあるが）途方もないエネルギーに直面したときは、バフチンが「古典的な」身体とその対局にある破壊的な身体とのあいだにもうけたコントラストに立ち返ってみるとよい。ここで「古典的な」身体というのは威厳のある、均整のとれた、高度の文化によって是認される姿のことで、その優越性が冷静さを失うことなく超然としていることにかかっている、そういう身体のことであり、破壊的な身体というのは身分の低い、排除された人びとのマスコットたる「グロテスクな」身体のことである。不均整で、不調和で、膨張していて、威厳がなく、下品（腹を抱えて笑う）や本能的反応や生命力などを特徴とするグロテスクな身体は、暴飲暴食やお祭り騒ぎを追い求めて、こらえきれずに境界やタブーを侵害する。下半身——脚、足、尻、腹、生殖器——に支配されるそれは穢された（とはいえ喜びに満ちた生命力の表現に富む）身体性を体現する。低俗な生活は、文学や美術——古典的なところではラブレーやブリューゲル、後代で目につくところではフィールディング、ホガース、ロウランドスン、ゴヤの版画集『カプリチョン（気まぐれ）』その他もろもろ——に表現されるときは、大食し、暴食し、屁をひり、げっぷをし、吐きもどし、糞をたれ、性交し……の連続で、そこに暴力や妊娠や手足の切断などが差し挟まれる——こうした伝統はいまもドタバタ喜劇やアニメ漫画に受け継がれている[80]。

そうであれば（濃い血、きたないながらも治癒力がある排泄物、臭いにおい、威張りちらす態度を伴う）卑しい身体が、確立された秩序にとっては脅威であるとして、懲らしめる必要があるものとして、広く非難されたのも不思議ではない。大衆文化の刷新と言われてきたもののなかで、酔っぱらって浮かれ騒ぐ身体は、カーニバルや血を見るスポーツや縁日などと結びついて非難の的となり、低俗な振る舞いは、初めは魔女裁判や教会裁判所をとおして、のちにはもっと厳格な性規範や救貧法をとおして、監視され抑圧されるようになった。[81] かつて騒々しく荒れ狂ったものが少しはましになった社会体のなかでこれに類似する自己懲罰をノルベルト・エリアスは「文明化の過程」と呼んだ。[82]

こうした文化的論争は、摂政時代に一五分間の名声を勝ちえた人物、至福千年を信じる女性預言者ジョアナ・サウスコットに収斂する。キリストの再臨を公然と宣言したこのデヴォン生まれの乳搾り女は、当初はイングランド西部で、のちにはロンドンで、熱狂的に信奉する庶民を魅了した。晩年になると、六四歳になったこの処女は神の子を宿した、神の息子「シロ」を産む運命にある、これは至福千年が差し迫っているしるしである、と主張した。彼女は自分が妊娠したことを多数の医者に納得させ――ここでもメアリー・トフトと比較してみるといい――一八一四年に（浮腫で）死んだ。そして死後に行なわれた解剖は彼女が導いた信仰復興を最高潮に高め、忘れられない大きな精神的外傷を人びとに残した。

「医学的検査、あるいは奇跡はやまない」（挿絵41）のなかでロウランドスンはデヴォンシャー州のこの女性預言者が、体の一部を見せる下品な態度で「赤裸々な真実」を剝き出しにして、「もっとも学識ある医者たち」に挑んでいる様子をとらえている。彼女は、身体を晒すと同時に隠しながら、外科医たちを刺激して彼女の性器を物欲しそうな目つきで見させている。「百聞は一見に如かず、もっとも学識ある医者たちよ、赤裸々な真実を見よ」と彼女は挑発し愚弄している。その一方では三人の医者が額を集めて異口同音に「どうもそうであるらしいと思わざるをえない」と言っている。[83] それは（伝説であるにしても）昔からある、正当であると認可された知識に対するグロテスクな身体の復讐、男性に対する女性の復讐、専門職業人に対する無学者の復讐なのである。

第三章　健康で美しい体

一九二九年、J・D・バーナルは水晶球に見入った。そして『世界、肉体、悪魔』のなかで人類の未来が本質的に知的なものになると予測した。このユートピア的な「明日」では、脳が無価値な肉体から外科手術で取りだされてまったく人工的な環境——絶えず循環する液体に浸された合成外殻——のなかに置かれるという。「現在の身体構造の代わりに」と彼は茶目っ気たっぷりに熱弁をふるった。

わたしたちは全体的に大変に堅い素材でできている構造物をもつべきである。それはおそらく金属的なものではなく、新しい繊維状物質でできたものになるだろう。その形はたぶん短い円筒形になるだろう。その円筒のなかに脳が、衝撃を防止するため大変に注意深く支えられて、入っている。脳には神経がつながれ、脳脊髄液の種類の液に浸されていて、その液は一定の温度で脳のまわりを循環している……こうして意識が途絶えることがないようにされた脳は、容器の後部で直接、感覚器官である目や耳とつながっている。(1)

この左傾化した結晶学者〔水晶で未来を予測する学者〕にしてみれば、わたしたちは身体などもたないほうがいいのであろう。彼は身体を「パラサイト〔寄生するもの〕」、正当にもホモ・サピエンスと名づけられた生物の高等な知的機能に取りつけられた排水設備にすぎないもの、と見なしていたのである。

前章で強調したように、ユダヤ教とキリスト教の教えには肉体について矛盾する感情が示されていたのだが、それは（無神論者バーナルの考えとはちがって）固有の意味や価値をもたないつまらない付加物であるとか、投げ捨ててしまったほうがいい邪魔物であるとかいうものではなかった。それどころか、わたしたちが失ってしまったあの神の掟に従順な世界では身体は、単に機械的な容器ないし下僕というのではなく、神のレプリカ〔似姿〕であり――永遠の謎であるにしても――高貴なる作品なのであった。

ユダヤ教やキリスト教にとっては肉体は根源的に、そして永続的に、危機に瀕しているものであり、本来的に堕落していて、策略を弄する悪魔の餌食になるものなのではあるが、実は聖書にはそれに代わるものも与えられていた。アダムとイヴが原罪を犯す前のこと、神は土を捏ねて自分の姿に似せた華麗な姿で人間を造形していたのである。[2] そして（プラトンが『パイドロス』で「われわれは牡蠣殻のごとき身体のなかに閉じ込められている」と述べた考え方と類似しているのだが）魂の土牢として頻繁にけなされはしても、身体は魂を映す鏡であるとか魂が住む館であるという風にも見なされえたのだ。「あなたの体はあなたのなかにいる精霊の、神の分身である精霊の、神殿であることをあなたは知らないのか[3]」と聖パウロは諭した（挿絵20）。イギリス国教会の牧師であり形而上詩人でもあったジョージ・ハーバートは、十七世紀初めに、身体の構造を全体として神による天地創造と調和するものであると想定した。それは、したがって、身体を神の幕屋として見ていたことになる。

人間は全身が左右対称になっていて、

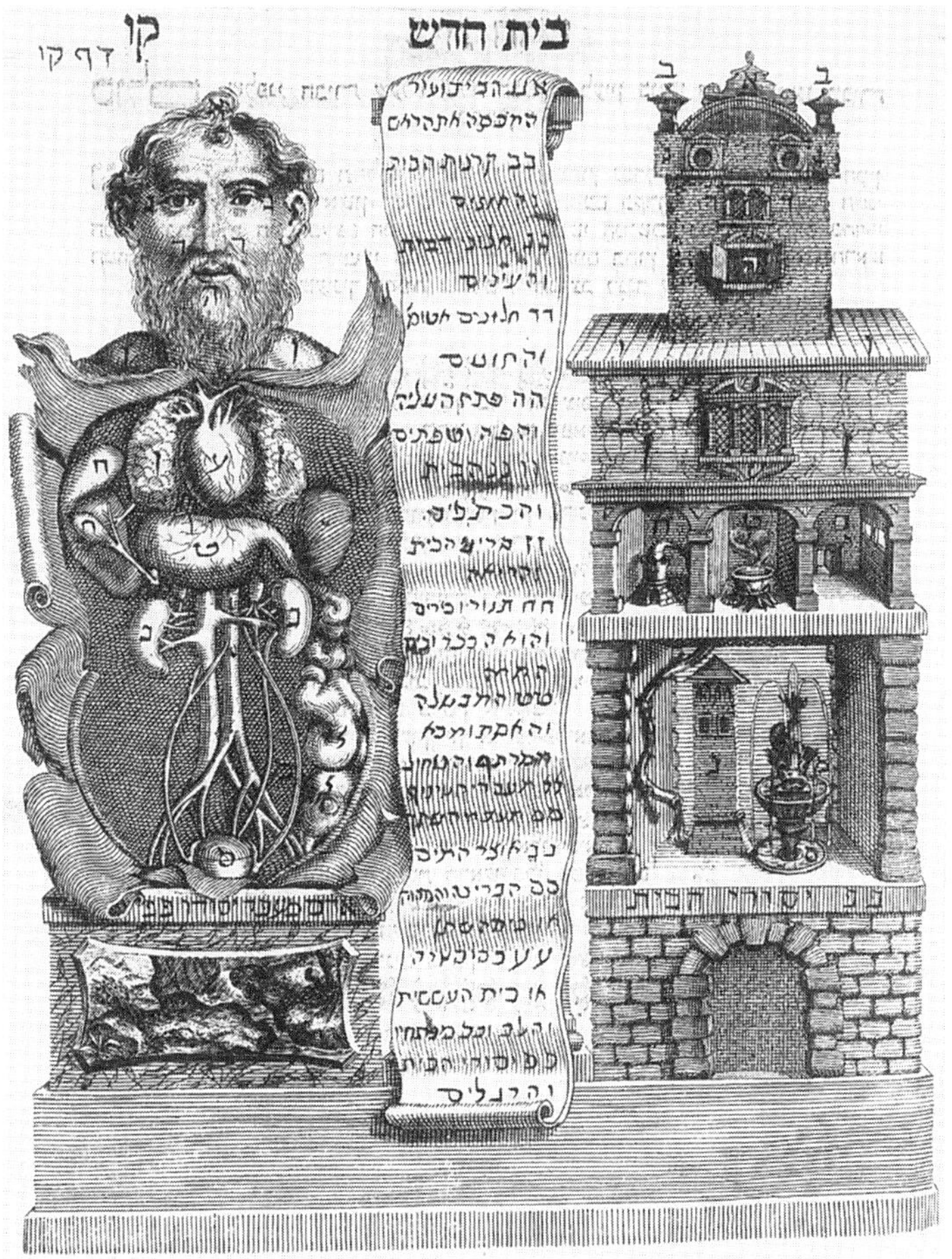

20　トビアス・コーン『マアセ・トビア〔トビアスの作品〕』（ヴェネチア，1708年）にある挿絵

コーン（1652-1729）は（髪を屋根に，屋根の端を耳に，目を窓に，口をドアに，という風に）人体の構造を家ないし神殿の建築構造になぞらえた多くの画家のひとりであった．肺は空気が通り抜ける上階，胃と肝臓と脾臓はパン職人がパンを焼きブドウ酒貯蔵室（脾臓）が設置されている中階になる．腎臓は貯水所であり，下方の腸は便所，足は土台ということになる．ウィリアム・ハーヴィー（1578-1657）は同様に胸郭を「居間」，胃を「厨房」または「作業場」と呼び，「粘液を抜き去り士気を高める炉」というような言い方をした．

手と手、足と足に均整がとれており、
そのうえ全身が世界に対応している。
各部は最遠の部分を兄弟と呼びうる、
たとえば頭は足と、両者は月の形や
潮の満干と親しく睦む仲なのだから(4)。

アダムとイヴの堕罪にもかかわらず人間という動物の原型は神授のままであった。「人間の体はまことに驚くべき熟練した技量と発明の才がなせる機械〔である〕！」と、ハーバートから一世紀近く遅れて、マサチューセッツ州の牧師コットン・マザーは叫んだ。「神よ、わたしを絶妙にして驚嘆すべき体に作りたもうたあなたをわたしはたたえます」。神学者として本当に自然な気持ちでマザーは美と実用が組織的に結合していることを嬉しがったのである。「人間の体には欠けるものひとつなく、余分なものひとつなく、あらゆる事物にとっての存在目的であり、あらゆる事物を使いこなす能力が備わっている……手放してもかまわない部分ひとつなく、他のものに向かってお前など要らないと言えるところもない(5)」。

もし堕しやすい身体でさえもなお神の似姿をあらわしているのであれば、蘇ったあかつきには身体は実際に神の栄光を浴びて輝くのではないだろうか。かの天国ではいかなる姿形をとることになるのか、正確なところは議論の余地が大いにある――わたしたちは天使のようになるのであろうか、もしそうなのであれば天使というのはどういう姿をしているのであろうか。疑問は尽きないが、しかし至福と美に溢れて生まれ変わるというのが世間一般の予感になっている。エリザベス・シンガー・ロウが書いてベストセラーになった『死における友情』は――一七二八年に初登場してから一八一六年までのあいだに実に一五版を重ねたのだが――あの世からの一連の公式発表を提示するものであった。アルタモントという男がアルメリアという妻の死を嘆き悲しみながら死んだ。著者であるロウは天国に昇ったアルタモントに激しい感情をほとばしらせた。

この不慣れな地に最初にわたしを喜んで迎えたやさしい霊は愛らしいアルメリアであった。だが、なんという眩しさであろう！　なんという神々しい美しさであろう！　妻の目には恍惚が、微笑みには言いようのない喜びが溢れる！……妻はまねしようもなく優雅にわたしを天上の馬車に招き入れた。きらめくサファイアでできていて金をちりばめた馬車はおのずからなる動きで車輪が回り天の原を進んでいく。そして明けの明星に至って止まった。そこがわたしたちの定められた住まいである。しかしこの美しい、この匂やかな、このうっとりする愛の国をどのように言いあらわせばいいのだろう！(6)

この世のものではない身体を視覚化しようとすれば、漠然とした寓言法と陳腐な直写主義とのあいだにくっきりとした線を引かなければならなかった。たとえば、最後の審判の喇叭が吹き鳴らされるとき、手足を切断されたり腑分けされたり嗜食されたりした人体の運命はどうなるのであろうか（挿絵21）。また、前章で触れたシャム双生児のような「奇形人間」はどうなるのであろうか。ラザルス・コロレダと、その臍から生じた弟であるジョン・バプティスタは、チャールズ一世の時代に奇形人間の見世物小屋で展示されていた。ふたりの来世での運命はどうなるのかという問題がのちに『アシーニアン・ガゼット』誌に持ち込まれた。グラブストリートの気鋭のジャーナリストであったジョン・ダントンが一六九一年に創刊した、読者のあらゆる疑問に答えるという触れ込みの、時代の先端をいく雑誌であった。「バプティスタに

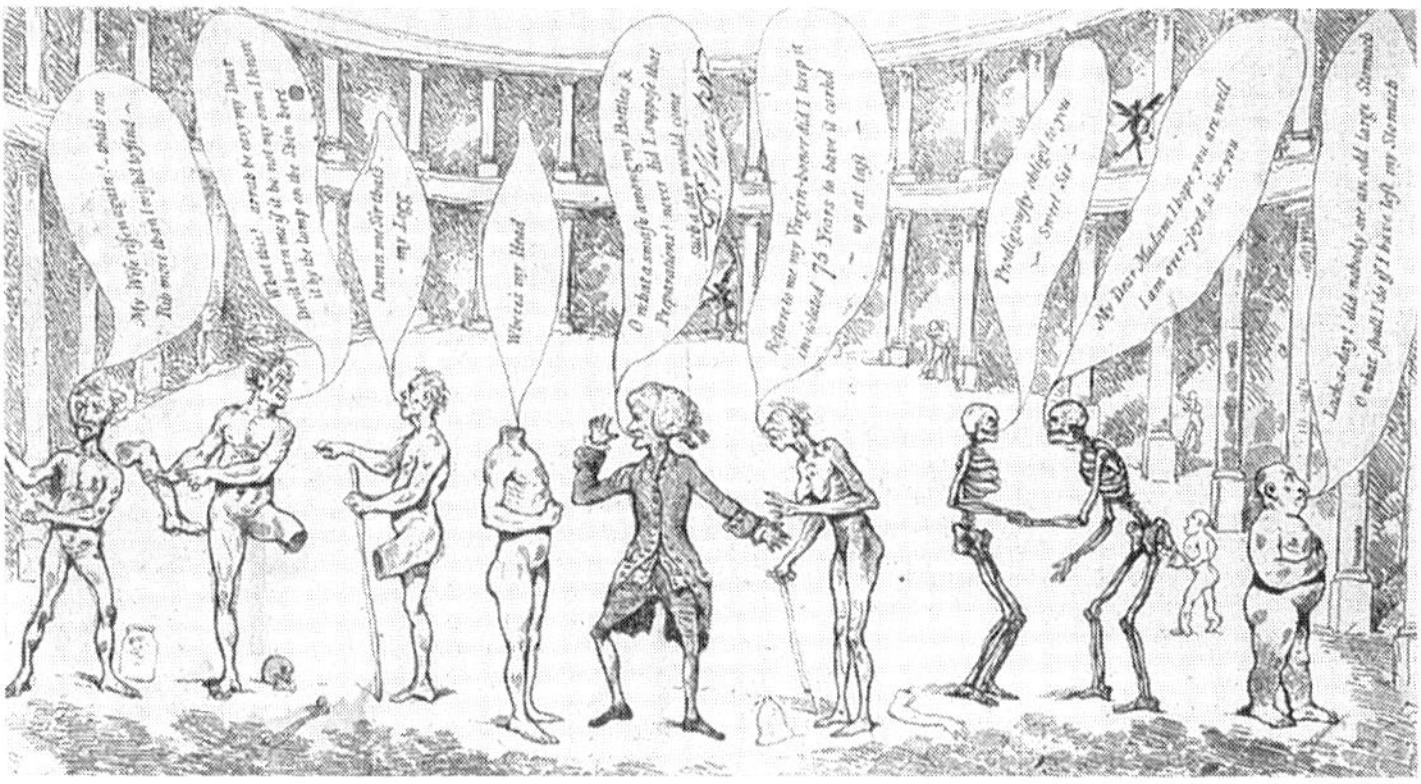

21 「最後の審判の日の蘇り，あるいはウィンドミルストリートにある博物館の内観」（1782 年）版画

ウィリアム・ハンターは当代随一の有名な，あるいは悪名高い，解剖者であった．この漫画は彼の解剖活動が引き起こす「最後の審判の日」の混乱を彷彿とさせる．説明文は〔左から〕こうなっている．「わたしの妻が蘇った！――見つけたいと思っていたより肋骨が１本多いぞ――」「これは何だ！　おや、落ちついてくださいな悪魔さん，もしわたしのものでなかったらわたしを焼き殺してもいい．向こう脛のここに瘤があるでしょう，わたしのものですよ」「失礼ですが，それはわたしの脚ですぞ」「わたしの頭はどこにあるんだ」「わたしの薬瓶や調合薬が粉々に砕けてしまった！　こんな日がくるとは思いもよらなかった［ペンとインクで「医師ハンター」とある］」「75 年間も大切に守ってきた処女の純潔を返してください，ようやく栓してもらうのですから」「あなたには大変お世話になりました」「奥様，お元気ですか，お目にかかれてとても嬉しく存じます」「なんということだ！　誰かどでかい胃を見かけなかったか．わたしは胃をなくしてしまったらどうすればいいのだ」．死者が生き返ったことが，身体各部を保存しておいた瓶が粉々に砕けた理由である．版画の中央で服と鬘を着けて立っているハンターは瓶が砕けたのを嘆いている．そのまわりの人物たちは失った身体部分の返還を求めている．解剖者の右では男性の骸骨と女性の骸骨が親しげに挨拶を交わしている。その右の人物は失った胃を探している。左側では片脚の男ふたりが脚の所有権をめぐって言い争っている．左端の男は妻が生き返りそうな気配に絶望の態である．背後では猫背の人がベルを鳴らして魂たちに生き返るときであることを告げ，その後ろではふたりの人物が抱き合っている．２枚の翼をもつ悪魔たちは，地獄に落ちることになる魂が出てくるのを予期して，二階建ての柱廊を意気揚々と跳ね回っている．世間一般が解剖を不信の目で見ていた理由のひとつには，この種の宗教的恐怖心があったものと思われる．

は合理的魂のかけらもないが、野獣がもつほどの動物性もない」という慎重な回答があった。

最後の審判の日に兄は弟なしに蘇るであろう。復活に際しては奇形人間はひとりもいないからである……しかし、もし彼が合理的魂をもっているのであれば、そのときは最後の審判の日に子どもや愚者や白痴のなかに位置づけられるのであるが、別の体と一緒にはならず、未来の国にふさわしい適切に組織された固有の体、別個の完璧な体となって蘇るであろう。(7)どのような体型であれば神の認可を受けられるのかという不安を抱くのは分からないでもないが、人の心を魅了する赤子イエスのさまざまな肖像画を、聖母マリアを、気高い聖人たちを見れば分かるように、キリスト教は伝統的に神聖が人間の姿をとったときの美を難なくイメージしていた。それは、言うまでもなく、敬虔な画家たちが幾世代にもわたって記録してきたとおりである。

ギリシア・ローマの美学のほうはどうかといえば、こちらはキリスト教とはまったく別個に調和と均整がとれた身体を是認した。精神と社会と宇宙が、天上界と自然界が、一致すると考えていた証拠である。(8)古代から——オリンピック競技は少なくとも紀元前七七六年にさかのぼる——運動競技に対するイオニア人の情熱は運動、水泳、マッサージ、体操、食餌などの分野での指導者を生んだ（挿絵22）。ギリシア人が理想とした男らしさには体型を最高の状態に保つことが必要条件であった——しなやかで健康な運動競技の強者への称賛は古代の神話や絵画や造形美術の隅々にまではっきりとあらわれている。ダンス、体操、格闘技、そしてコーチについて練習すること——女は公式の場から除外されていたから、主として男だけの練習——は強健な男、勇敢な男には必須のものであると見なされていた。

ホメロスが賛美したような強者は、次第に、美を大切にする市民——ポリス〔古代ギリシアの都市国家〕のなかで、訓練された身体のなかで精神を培うという目標に邁進する市民——の理想へと変容していった。アテネの彫刻や絵画は、裸体の優美や幾何比を誇示し手足を自在に操る人間の姿に喜びを見いだし

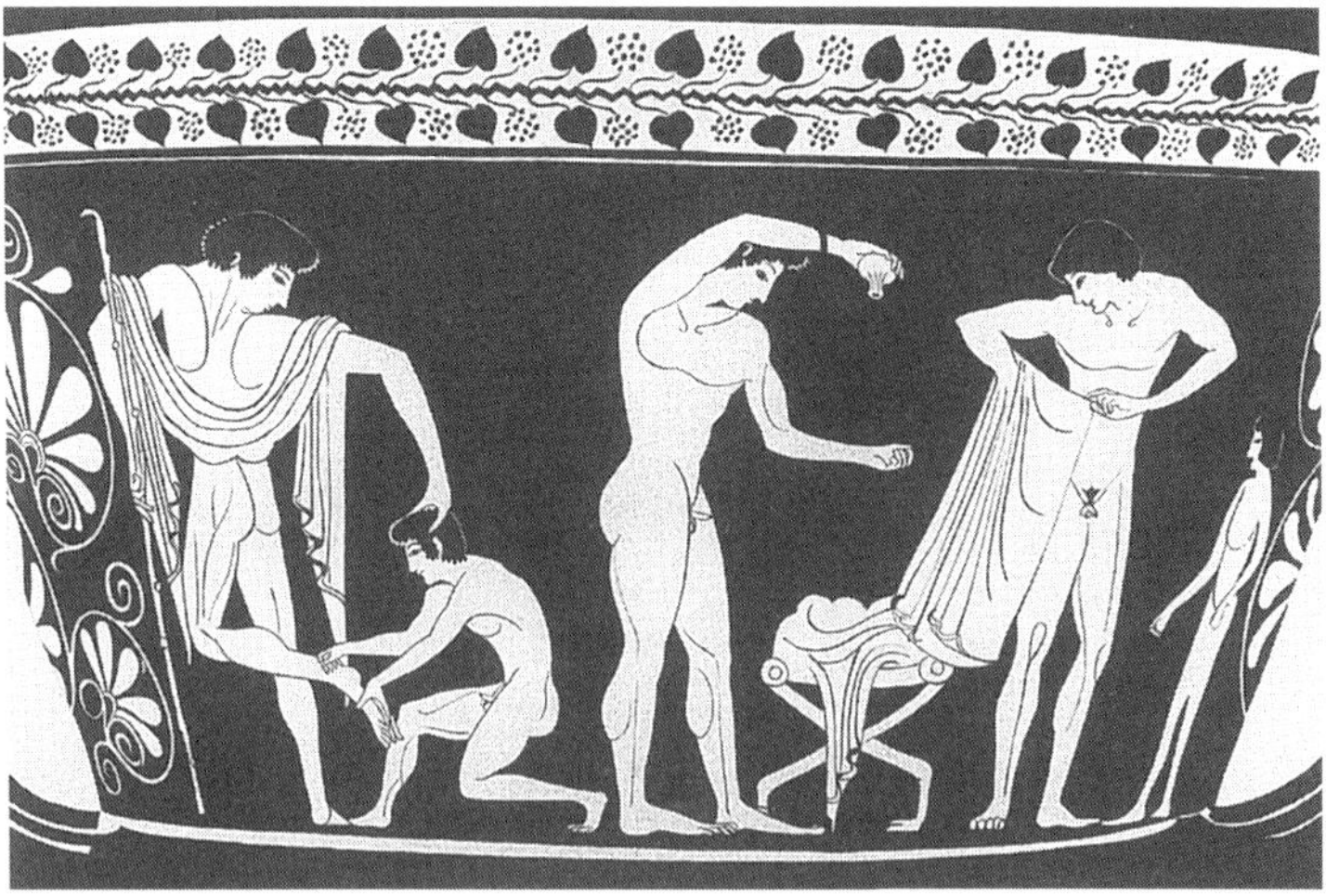

22　6世紀後期のアッティカ（ギリシア）のクラテル〔ブドウ酒を水で割るのに用いた大型の壺〕を描いた現代のグァッシュ画〔不透明水彩絵の具で描いた画〕　クラテルはエウフロニウス作のものとされている　ベルリン博物館所蔵

左端は従者が運動競技者の足首をマッサージしているところ．中央では運動競技者がオイルを注いで自分の体に塗布している．右端では別の運動競技者がストリジル〔肌かき器〕で体を擦っている．

ていた。それは自然の基本にある調和を記号化したものであった。「汝自身を知れ」というデルフォイの神託には自分の身体を知ることも含まれていたのである。こうして「人間は万物の尺度」という伝統がはじまり、それがルネサンス時代に頂点に達して「ウィトルウィウスの人間図」（挿絵23）になる。宇宙の中心に記された裸の男性像で、これがルネサンスを超えて美術家の想像力や実践に影響力を及ぼすことになった[9]。

ローマの建築家ウィトルウィウス（紀元一世紀）は、神殿の設計を扱った『建築十書』のある章で、建築に際して平面や立面その他の面を区画するため、原型的な形状や自然界の比率を使うことを提案した。彼は、四肢を広げた男性の身体を幾何学の主要な形である四角と円のなかに記して、それが完全無欠の尺度であると宣言した。この人物は、線で完全に囲まれると、それが

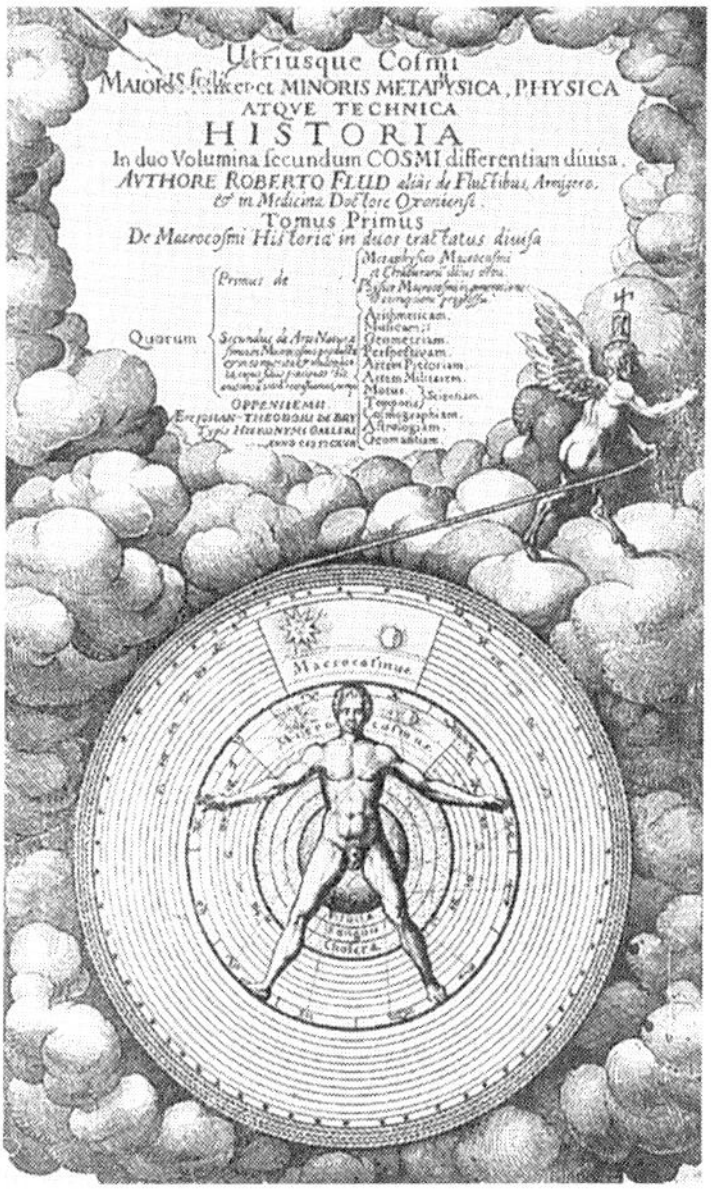

23　テオドーレ・デ・ブリュの直刻凹版画　出典：ロバート・フラッド『ウィトルウィウス的大宇宙と小宇宙，形而上学，自然学，および技術史』（フランクフルト，1617年）の第1巻の題扉

フラッドは人間と宇宙との調和について精密な思考を進めた神秘思想の，あるいは薔薇十字会〔錬金魔術秘密結社〕の，思想家.

次にはさらにさまざまな比率を生みだした。それは、たとえば、円柱を設計するときの亀鑑になった——円柱というのは建築構造のなかで身体にもっとも相似しているものとなる。均整がとれた人物の全身長は頭九個分になる、とウィトルウィウスは計測した。それゆえ円柱の高さはそのカピタル〔柱頭〕に九を掛けたものでなければならない（ラテン語のカプトは頭という意味）。さらに、円柱で様式が異なるもの（ドリス式、コリントス式など）は人間の多様性（男と女、若者と老人、地味と派手）をあらわすものとして読まれることになった。こうした考え方がやがてルネサンスで精密化されていった。たとえばフィーラーレイティはドアや窓を建物の「口」として扱った。人間が神に倣って作られたのであるから、都市やその建築物は人間の反映でなければならなくなる[10]。

　芸術の認可印となり美の規準となったのはこの古典的身体であった。それは、ミケランジェロによって提唱され、そのあと幾世紀にもわたって学問で伝統的に大切にされてきた、黄金の理想的世界を明示するものとなった。[11] アウグスティヌス主義は、中世末のゴシック派がアダムとイヴの堕罪を辛辣に描いたように、伝統的に裸体を恥ずかしいものとしてきたが、これとは逆に古典の裸体画は、ルネサンス期に再編入されて、理想化された人間中心主義全盛のなかで人間の姿を誇示したのである。[12]（疣もなにもかもありのままに描いてくれと言い張ったのは、予想がつく人もいるかもしれないが、清教徒のオリヴァー・クロムウェルであった。）

ウィトルウィウスの説が身体と建造物とのあいだの類似を強調したとすれば、十八世紀は美術と解剖を併合する相似た伝統を達成した。骨格構造についての基礎的な体系的知識がなければ身体を芸術的に的確に描くことはできない、と主張されたのである。解剖学者のほうは、よく見るために、身体を正確に描くことができる必要があった。これらふたつの工芸技術の幸運な（サー・ジョシュア・レノルズが芸術の諸原理に関する有名な「講話」をした新しい協会〔王立美術院〕によって結び合わされた）結婚を祝福するため、ジョウハーン・ゾファニーはふたつの集団肖像画を制作した。ひとつは「王立美術院の実物画教習所」、もうひとつは「王立美術院で講義するウィリアム・ハンター医師」である。ハンターはそこの（一七六八年に任命された）初代解剖学教授であった（挿絵24）。[13] 実物画の授業では、背が高く筋骨たくましい男性がウィトルウィウス風のモデルになった（ロンドンの荷馬車屋、御者、荷馬車引きがしばしば使われた）。皮膚の下に隠れた秘密を暴くため、筋骨たくましい人が死んだあとの死体が（エコルシェ〔筋肉組織を露出させた人体標本〕として）皮膚を剝がれたこともあっただろう。

肉体の美と均整と調和は天の職人たる神の栄光を増すためのものであるばかりでなく、人に道徳を吹き

24　エライアス・マーティン（の作とされる）「王立美術院の実物画教習所，および解剖学を教えるウィリアム・ハンター」（1770 年ごろ），黒墨とペンとインクと薄墨色の刷毛塗り

マーティンは，ジョウハーン・ゾファニーと同じように，王立美術院でのハンターを描いた．

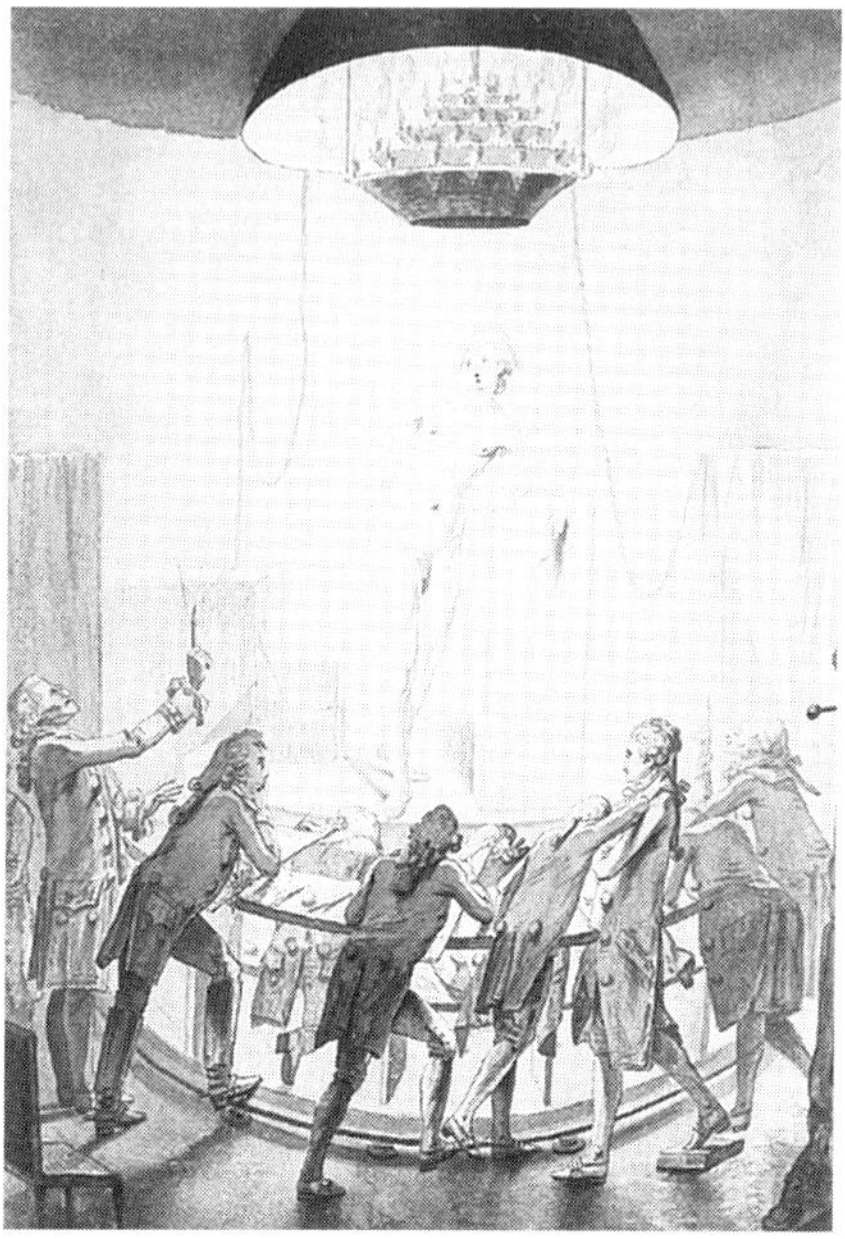

込み教えるという意味合いを帯びるものでもあった。心の気高さが外にあらわれる、とされていたのである。とりわけ、宗教の解剖学の一部門によると、身体は、科学的に調べてみれば、さらに神のもくろみを明かすことになるであろうとされていた。解剖学と生理学の進歩によって人間機械（マーキナ・カルニス）が神から授かった精密な比率と仕掛けが解き明かされようとしていたのである。

『実地医学論』（一六九九年）という本が英語に訳されて一般に普及していた。この本のなかで、著者であるイタリア人の医者ジョルジオ・バーリーヴィは、人体を科学的に理解するための鍵はそれが「数、重量、比率によって……数学のペンのみによって人体のなかにもっとも整然とした一連の比率を書き込んだように思われる……万物を創造した最高神の望みによって、動く」[14]という事実にある、と主張した。解剖学の基礎がすでに定まって

いたから、「動物の摂理」（こんにちの生理学）が完全なものになるのは時間の問題にすぎないと思われていた。それでも、自然哲学者であるウォルター・チャールトンは、人体内のこの新発見地を探査するのに要する莫大な労力にお手上げの状態であった。「大きな世界と同じように小さな世界にも未知なる大地が、脳という島が、脾臓という地峡が、腎臓（Renes）という海峡があると思うと気が遠くなる！」[15]と彼は溜め息をついた。ハーヴィーが血液の循環を立証したのより前にガリレオが土星の環を発見していたというのは恥ずかしいことではなかっただろうか。「合理的魂をもつ人間にとっては、かくも神々しく作られた館（身体）に住みながらその館の精妙な構造をまったく知らないでいるというのは、大変な屈辱である」[16]と考えたのは偉大なる実験科学者ロバート・ボイルであった。神聖にして侵すべからざる身体を「冒瀆」してはならないという有力なタブー〔禁制〕は、そして古くからある正体不明の「禁じられた知識」は、この矛盾する状態を解明する一助になるかもしれない。

しかしながら科学は偉大なる身体組織という新発見地の解明に向けて長足の進歩を遂げていたのであり、新しい知識を大衆に普及する役の人びとはつい最近までチャールトンの言う「未知なる大地」であったものについての知識を高らかに吹聴したのであった。サー・リチャード・ブラックモアが『天地創造』（一七一二年）に韻文で記した解剖学的描写は、神のなせるわざに対する尊敬の念をもっとも荘重に表明した〔十八世紀イギリスの〕新古典主義隆盛期の一例である。

跳ね躍るところと初めは呼ばれた心臓は、
驚嘆すべき技術で形成され取り付けられ、
膨らんではしぼみ膨らんではしぼみして、

深紅色のお客を追い出しては迎え入れる。それは、左側の部分を収縮させて生命の根源となる活力を動脈の管へと送り込む。その動脈管は、源を発するや幾許もなく、太い基幹が二股に分かれて別の道になる。ひとつの道筋は頭部のほうに進路を向け、もうひとつは下等な四肢に湾曲していく。(17)

心臓と血流組織は、たいした詩にはならなかったかもしれないが、神が賢明にして善意溢れる存在であることのもっとも優れた証拠として重んじられていたのだ。(18)

これまでに見てきた宗教や科学や道徳その他のさまざまな伝統は、一体となって、優れた身体とはどういうものかについて、その理想像を承認した。そして身体を描いた多数の肖像画は、健常で高貴な人と不完全で不快で見苦しい人とのあいだに一線を画した。模範的な身体とは、たとえば美術家の手引き書に詳しく述べられていたように、背筋がピンと伸びていなければならず、曲がっていてはいけなかった。顔は左右相称で、額が——あるいは、いわくありげなことばで言えば「こめかみ〔「神殿」という意味にもなる〕」が——ひいでていなければならなかった。鼻は鉤鼻であるべきで、低かったり獅子鼻であってはならなかった。見かけのよい容姿とは、凶悪なものではなく、端麗なものであった。そして、理想的な身体にとっておそらくいちばん大事なことは、肌の色が白みがかっていることで、黒ずんでいてはいけなかったのである（肌が浅黒いのは獣性や憂鬱質のあらわれとされた）。美人とは肌の色が白く、しかしまた気のもちようが気高く、あるいはとびきり美しい人のことであって、シェイクスピアの『ヴェローナの二紳士』で言えばシルヴィアのように「見目麗しい人」あるいは「美しい女性」のことであった。こうした事柄においては、やがて明らかになるように、わたしたちは単に生物学的人間とか化学的色素の領域にいるのではない――雪のように白い人とか炭のように黒い人などひとりもいないのだ――わたしたちは比喩的な色合い、創造力の色相の領域にいるのである[19]。

ミハイル・バフチンは公認の上流文化によって是認される体型を、前章で検討した「グロテスクな体」との対照で、「古典的な体」と称した[20]。古典的な体と顔は、構造的に見て比率がよく、均整がとれており、それなりの規範的な幾何図形的配列をもっていた。それは伝統的に人相学（顔を読む術）によって、そしてのちには骨相学（挿絵40）によって支持され合理化された。こうした学説は、頭蓋骨の輪郭が性格をあらわすという考えに立ち、よい頭とよい気質とのあいだに相同関係があると推定していた[21]。是認された体と姿勢の目印となる特徴はさらに階級と地位の観点から分類された。「社会の階級にはそれぞれにそれなりの光彩がある」とメアリー・アン・スヒメルペニンクは記した。「下層の貧乏人には体力があり、中流には頭脳的な研究能力があり、上流には人を魅了する気品、社会をアーチにたとえて言うならアーチを強固なものにするための楔石となるにふさわしい気品がある[22]」。美しい（あるいは、あのミッドランドの取り澄ましたクエーカー教徒〔スヒメルペニンク〕の言い方に倣うなら「人を魅了する」）体は、当然ながら、「上流」階級（あるいは、お飾り階級）に貼りつけられる指標であった。もっと言うなら「上流」階級の体は実際に身長が高かった――人体測定学の研究によると、一二世紀前にはエリート層は貧乏な下層よりおそらく四ないし五インチ背が高かったということである[23]。上の階級に生まれた者は背が高かっただけではない。彼らには話し方や肌の色つやに優れたところがあると思われていたのだ。「日雇い労働者の皮膚、毛穴、筋肉、神経は上流社会の人間のものとは異なる」と哲学者デイヴィッド・ヒュームは述べた[24]。

上流社会の人びとは贅をこらしたパレード、宮廷特有の儀礼、物腰、礼儀作法に則した服装によって社会という舞台の上で優れた（「古典的な」）身体をひけらかし誇示した。だが、これには少なからず隠しきれない逆説が伴う。つきつめればバルデッサーレ・カースティリオーネの『廷臣論』（一五二八年）に負うところ大となる伝統があって、そのなかで、この身体が努力を要することなく身につけている優越性は抑えた控えめな表現をすることに宿ると、それ自体に注意を惹くことのない――もっと言うなら、ほとんど気づかれることもない――完璧な自制（ラテン語で言うレテヌ）に宿ると、考えられていたのだ。たとえばダンスでもっとも重要なことは優美あるいは優雅であることだが、メヌエットを踊るときの足さばきや身のこなしにはタイミングやバランスやジェスチャーを申し分なく制御することが必要であった。上流社会の立ち居振る舞いはいわば厳格に統制されたバレエのようなものだったのである[25]。ファニー・バーニーは、やがて有名な小説家になるのだが、ジョージ三世の宮廷で衣服管理の副長官であったころ、「国王夫妻の前で咳、嚔、動きをするための心得」を作成した。宮廷にふさわしい挙措のための（まじめくさった）指令集で、体を動かさず人目につかず人に聞かれないようにすることによって身体を鍛錬することを企てたものである。「まず第一に咳をしてはいけません」とバーニーは指示した。

喉がむずむずしてきて咳がでるなと思ったら、それを抑えて、音をたてないようにしなければなりません。それを我慢していて息がつまりそうだと思ったら――咳をするのではなく――息をつまらせなさい。次に嚔をしてはいけません。重症の風邪をひいていても気にしてはいけないのです。鼻の粘膜がひどくむず痒くなったら息を止めなさい。それでも噯がでそうになったら歯ぎしりをして食い止めなければなりません。その反発が激しくて血管を切りそうであるなら――噯をするのではなく――血管を切らなければなりません。さらに、いかなることがあろうとも、手なり足なりを動かしてもじもじしてはいけません。もし、ひょんなことで、黒い留針が頭に突き刺さるようなことがあっても、引き抜いたりしてはなりません。もし痛みが激しくても怯んだりせず必ず耐えなさい。痛くて泪がでそうになっても拭ったりしてはいけません。もし泪が伝い落ちて頬がチリチリしても何事もないような顔をしていなさい。黒い留針のせいで頭から血がほとばしるようなことが万一あっても、ほとばしらせておかなければなりません。もし血塗られた顔になると考えて不安になるなら不安になればいいのであって、それを口にだして言ってはなりません[26]。

しかしながら啓蒙運動を経たあとのイングランドは、ウィンザー〔王室〕であってさえ、自由であることを誇りとする王国であった。したがって、残酷の劇場は文化的限度を重んじる、とバーニーは記した。

しかしながら、もし苦痛がとても大きいのであれば、あなたは、ひそかに、頬の内側、あるいは唇の内側を噛んで気を紛らせてもよろしいのですが、そのときは用心深く、慎重にやることが肝心で、もし噛み切ってしまうようなことがあっても気にせず、ただし必ず呑み込んでしまうか、あるいは口の内側の隅に寄せてどこかに行ってしまうのにまかせるかしなさい――なぜなら唾を吐いてはいけないからです[27]。

完全に自己を統御することが、社会的自己をみごとに表現することのしるしになったのである。それは、伊達男が着こなしのいちばんうまい男になったのは洗練された厳格な身だしなみをするがゆえに過度とか非本質的要素とかを微塵も見せないためであったことと、どこか似ている[28]。

得意絶頂の身体の発露は、宮廷での細部にまで振り付けを凝らしたグランドオペラ（あるいはオペラ・ブッファ）から、完全に奇矯なものにまで及んだ。外科医であり歯科医でもあったマーティン・ヴァン・ブッチェルは、一七七五年に妻が逝去したとき、彼女の死体に防腐処置をして美しく着飾らせ見せ物にする道を選んだ。ウィリアム・ハンターの援助を得て、彼女の血管にはワインを樟脳で処理したアルコールと深紅色の染料液が注入された。それで唇がそれなりの色を保つことになった。そして身体は、樟脳を詰め込まれたため腐敗することなく、眠っているがごとき状態のままであった。ヴァン・ブッチェルは、第七章でさらに論じるが、防腐処置をして美しく着飾った妻の死体を友人や訪問者たちに見せることに、長いあいだ喜びを見いだしていた[29]。

ヴァン・ブッチェル夫人がこうした措置をどう思っていたか、わたしたちには知る由もない。しかしながら、他にも風変わりな人というのはいるもので、自分の遺骸を公益のために役立てることに熱心な人びとがいた。そのひとりがメッセンジャー・マンジーという、ジョージ王朝時代の上流の医者であった。彼は、不信仰者として、自分が死んだら死体を解剖したうえでテムズ川に放り込むようにという取り決めをした[30]。功利主義の草分けであったジェレミー・ベンサムは――この人もまた非キリスト教徒であったのは意味深長であるが――「生きているあいだは人の役に立つことがほとんどなかったが、少なくとも死んだあとにはまったくの役立たずということにはならない」と公言して、亡骸を後世に遺贈することで公共心

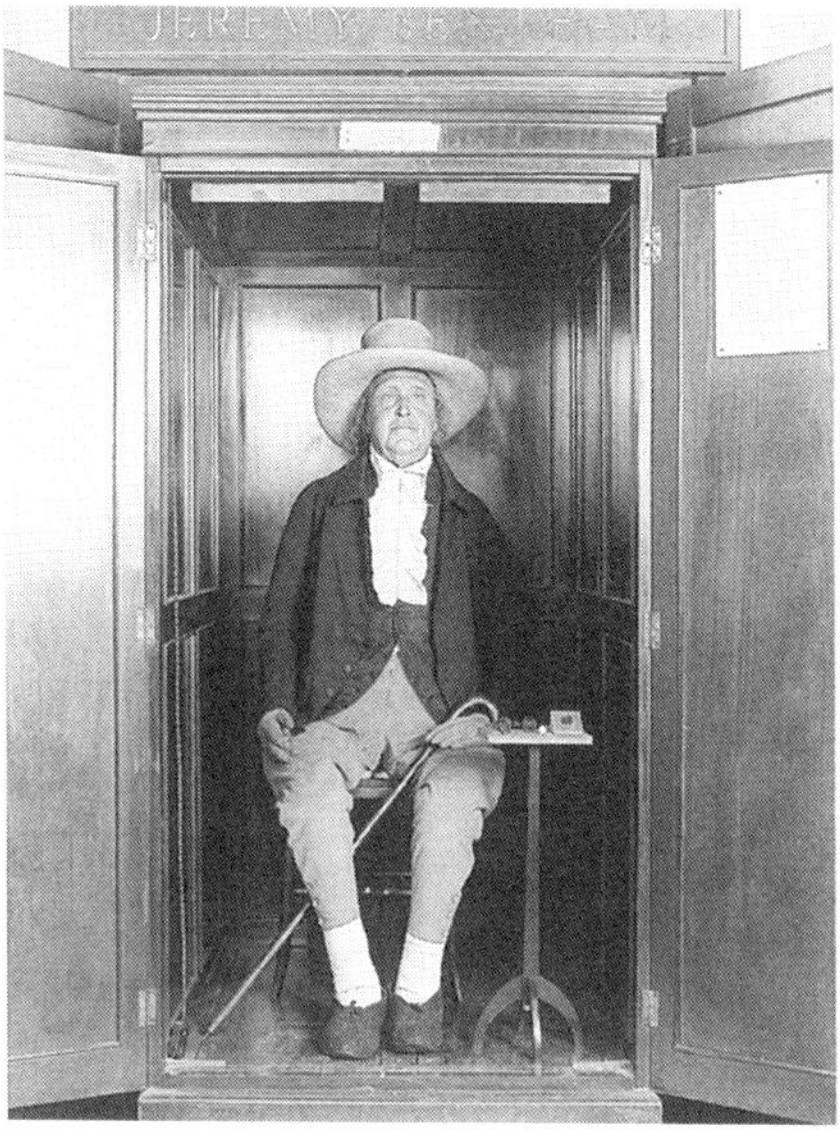

25　ロンドン大学ユニヴァーシティーカレッジにあるジェレミー・ベンサム（1748-1832）の「自像」

のあるところを示した。解剖して、そのあとは防腐処置をしたうえで正装し、ガラスケースに入れて「自像」として陳列するように、と彼は指示したのである。いまでも彼はロンドン大学ユニヴァーシティーカレッジの正門の近くで、この姿のまま、展示されている（あるいは門番をしている）（挿絵25[31]）。

ベンサムは（死ぬ直前に出版された）『自像、あるいは死んだ人を生きている人のために役立てるさらなる方法』（一八三二年）のなかで善良な人や偉大な人の防腐処置された身体をこうして展覧することを推奨した。「どの人も各自の像」にすれば、大理石やブロンズの像にして金をつぎこむより、安あがりであるだけでなく人を教化する役にも立つ、というのである。無神論的で唯物論的な彼の哲学は、こうして、死体をふたとおりに使うことをもくろんだのだ。ひとつは「解剖学、あるいは腑分け」[32]であり、もうひとつは「保存、あるいは立像」である。

教会は傲慢や虚栄や猥褻を非難したが、その非難を踏みにじって、性愛的な女性の姿が美、色香、美学の名のもとに連綿と認可されていった。そして、その傾向は王政復興のあとになるといよいよ強まっていった。公共道徳が緩み、メディアやファッション産業が性的魅力による刺激を受けたからである。チャールズ二世の「プロテスタント娼婦」でもあったネル・グウィンは、女優として演じもすれば、また画家のモデルを務めることもした。キティー・フィッシャーの名でも知られたこの女性は、一七三八年にソーホーで生まれた。その魅力はロンドンの先端をいく伊達男たちの注目の的となり、彼女は著名な男たちを次々と愛人にしていき、一躍有名になった佳人としてサー・ジョシュア・レノルズにより二度その肖像が描かれた。そのあと突然にして病にたおれた。その原因は、口さがない人びとが噂しあったように、おそらく当時の（毒性の高い）鉛を原料にした化粧品（「ドーラン」）を使いすぎたためであっただろう。そして五か月と経たないうちに二九歳で死んだ。魅力というものは天賦の資質であるが人を欺くものであり、厚化粧する女性はその虚栄心ゆえに大きな犠牲を払うことになる、と道徳を説く人びとは言った。

豊胸の田舎娘であったエマ・ハート（ライオンという名前でも知られていた）はロンドンにでてきたあと雇われて女中になった。彼女も、同じように、「類まれなる美しさ」によって注目を集め、とんとん拍子に出世してジョージ・ロムニーに気に入られ、彼の絵のモデルになった。上流社交界に入る手だてを得た彼女は、まずサー・ハリー・フェザーストンホーの愛人になり、次いでチャールズ・グレヴィルの愛人になった。グレヴィルは、借金の返済を免除してもらう返礼として、叔父でありナポリ駐在イギリス全権大使であったサー・ウィリアム・ハミルトンに彼女を譲り渡した。高齢であったこの紳士は、酔狂めいているが、彼女と結婚した。そして彼女は、最終的に、ネルスンの愛人になった（ネルスンが死ぬときになって彼女を「国民に」遺贈した話は有名である）。

エマはその「姿態」（挿絵26）で悪名をはせた。紗を優雅にまとった、古典神話の有名な場面を表現す

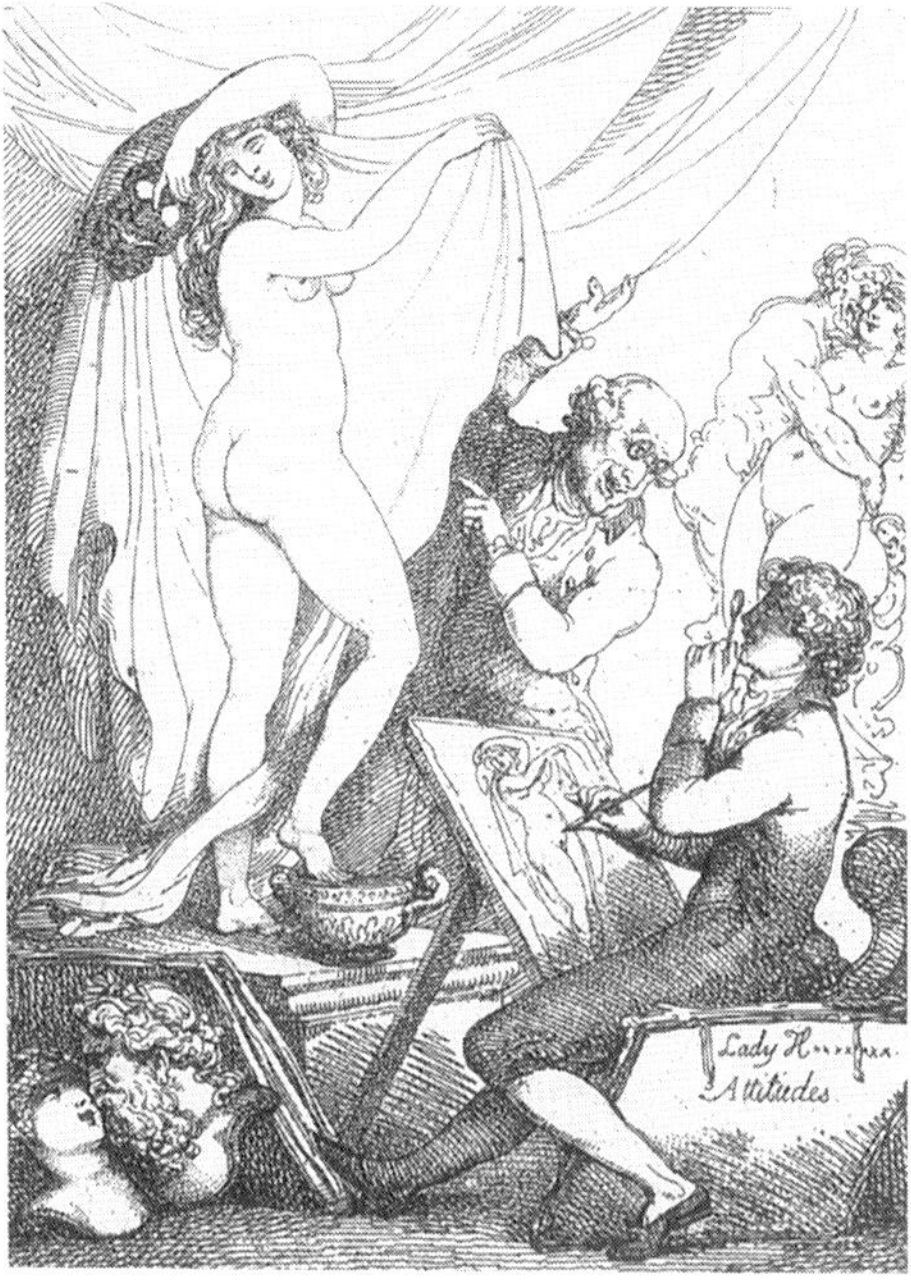

26「H……夫人のポーズ」年代不詳の版画　大英博物館（ロンドン）

るポーズであり、その昔ナポリで国外在住者が楽しんだストリップを上品にした十八世紀版である（ナポリに近いポンペイやヘルクラネウムでは発掘によって古代ローマのエロチシズムが暴かれていた最中であった）。本国の移り気な大衆は、初めのうちこそ面白がり愉快がる気になりはしたものの、やがて彼女が彗星のごとく有名人にかけのぼったのを妬みはじめ、恨みを晴らす機会をとらえて、中年になった彼女がだらしない肥満体になる様子を暴露して意地悪な快哉を叫んだのであった。

男性中心の世界では、必然的に、性愛の対象としての女体美を開示することに力点が置かれた。それこそが、画家であれ洒落男であれ放蕩者であれ鑑識通であれ、とにかく審美眼をもつ男たちが鑑賞するものであった。不具になったネルスンは英雄であったが、エマはひとつの体にすぎなかったのである。男と女を区分するものは、そして男が凝視して自分だけのものにすることができる「性」の「美貌」を構成するものは、正確なところどういうものであろうかという疑問が白熱の議論を呼んだ。女性の体つきは――小柄で脆弱であり、明らかに不完全で劣等ではあるが――男性の体つきの一変異形なのであろうか。それとも、それはそれでひとつの明確な原型なのであろうか(33)。十七世にはヘルキア・クルークという医者が、この謎のなかでもいちばんの謎を解こうと試みて、「女の肉体のほうが脂肪が多く、締まりがなく、やわらかい」と書いた。

男の肉体のほうががっしりしている……しかも、[女は]座った姿勢で怠惰な生活をする……女は男の種を受け入れて身ごもり、子どもを産んで育て、家庭を治めて安らぎの場とし、仕事に疲れ疲労困憊し心配と労苦でへとへとになっている夫を楽しませて元気を回復してやるように定められたのだ。だからこそ女の体はやわらかく、なめらかで、きゃしゃなのであり、特に快楽のために作られているのである(34)。

このようにクルークは女性の体格を「配偶者」の役目を定めるものとして読んでいた。科学的とも医学的とも思われる証拠の裏づけがあって、十八世紀の意見は女性の体格は養育に向いたものであるという考え方を練り上げたのである。ジェイムズ・トムスンは女性が果たすべき「生来の」義務について「イギリスの美しい女性たち」に訓戒した。

家庭をよく管理せよ。それが男の一番の喜び。

そして夫に従う知恵と慎ましい技術によって、気苦労を回避する思いやりの技術を駆使して、道徳的美徳を高めよ、家庭の幸福を実現せよ、魔法で痛みを喜びにまさるものに変容させよ、人の世のあらゆる苦労を楽しいものに変えよ。これぞ女性の尊い価値、女性の誉れたるべし。(35)

自然は女性の体を主として母性に向くように作った、その証拠は女性の体が全体としてやわらかく美しい曲線を成しているのみならず、特にその胸が雪のように白く、豊かに膨らんでいるところにある、そのことは性愛的な美術、猥褻な物語、母性に関する医科学の著作、昨今の女性服のありようなど、どれにも綿々とたたえられているとおりである、と主張された。(36)

性的能力は身体的幸福感には不可欠であるとして推奨された。その性的能力は十八世紀にあらたなる認可印を獲得した。キリスト教は昔から肉体の誘惑を非難していたのだが、啓蒙された科学的論説はそうした非難を振り払い、若い結婚適齢期の体には相応の享楽的な喜びを味わう資格がある――それを否認されたりすれば体はしなびてしまい精神的苦痛を生むことになるであろう――と考えたのである。性欲は、適切に発散させれば、夫婦関係を深めるとともに人口増につながる、と。アウグスティヌスの神学のように肉欲を咎めるのではなく、また性交は子孫を残すことを考えてするときのみ正当であると見なすのではなく、ジョージ王朝時代の性的助言文献は、性愛はそのものが快楽となりうるのであり身体の健康と夫婦の幸せにつながるのである、と主張した。(37) 主導的な医者であったエラズムス・ダーウィンは、一四人の子ど

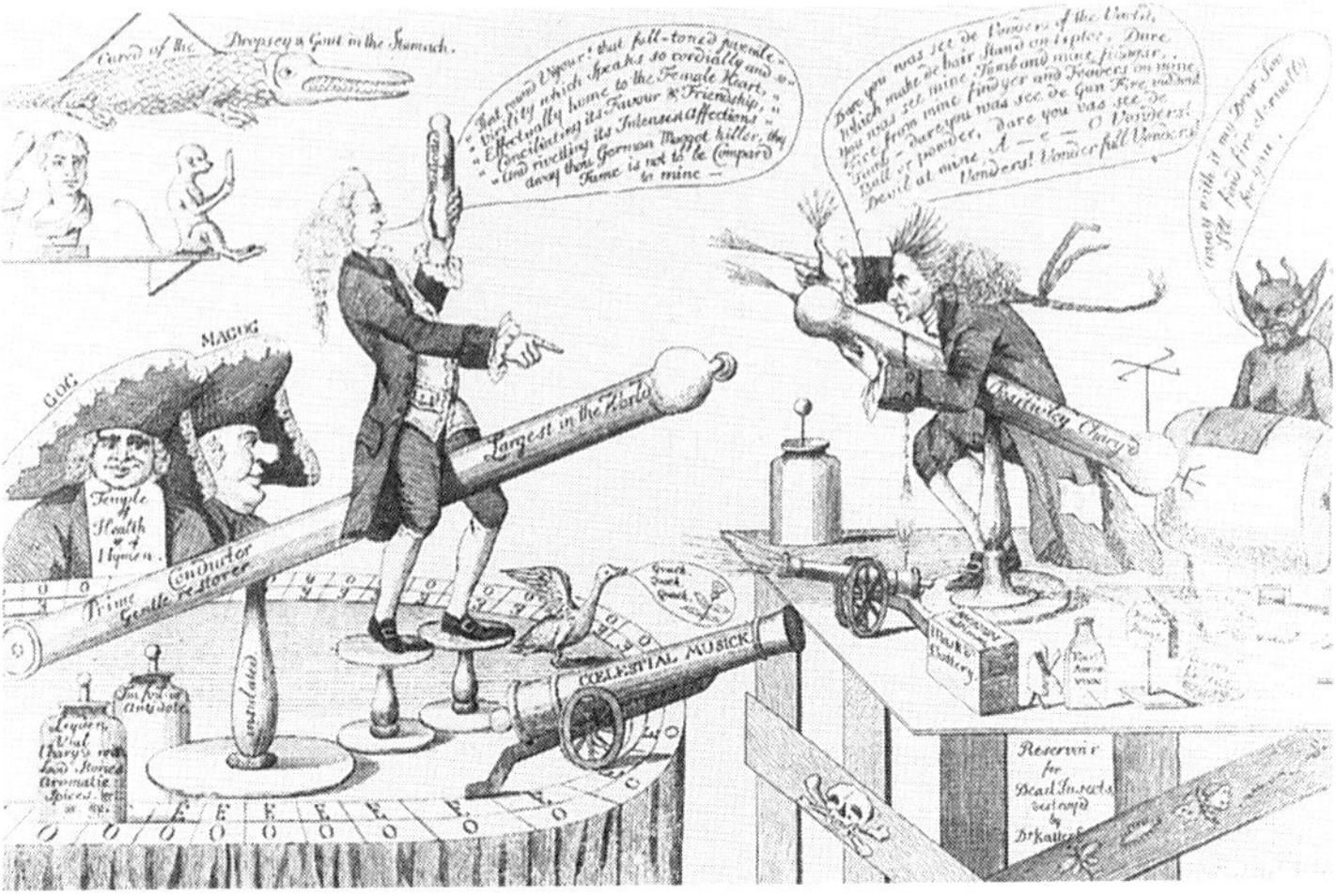

27 「似非医者たち」（1783 年）版画

医学的電気は男性の性的不能を治療できる，というのがグレイアムの主張であった．彼が巨大な男根に似た電導体に跨がっているのはそのためである．その向かいではグスタフ・カッテルフェルト（Gustavus Katterfelto）が，インフルエンザは虫が原因の疫病と関係がある，と主張している．この主張は当時は馬鹿げた考えであると思われていた．彼は「虫の死骸貯蔵器」の上に立っている姿で描かれている．

もをもうけたのであるが（そのうちで夫婦間に生まれたのは一二人）、セックスを「人間の至福のもっとも純粋なる源、それがなければ味気なくなる人生という酒に注ぎ込まれる一滴の強壮剤[38]」であるとして賞揚した。一七八〇年代の筆頭似非医者であったジェイムズ・グレイアム（挿絵27）はといえば、こちらは「生殖器は本来の脈動であり健康の絶対確実なバロメーターである[39]」と言って、性愛活動は人を強健かつ頑健にすると主張した。セックスの喜びを高めることが「人類の生殖、増加、改善に関する講話」の伝える要旨であった。この講話をグレイアムは薄着をまとっただけの妖精の一団を引き連れて行なうのであった――妖精のひとりでエマ・ライオンその人と見うけられる女性は健康の女神「ヘーベ・ウェスティーナ」の装束で立ち上がったという[40]。性的本能を満足させることは単に男の特権というものではない、と彼は主張した。

彼は、女にも性欲がある、と見なしていたのだ。「女性の本当の心情を知ることができれば」と彼は大胆にも述べた。

世界一貞淑で、冷淡で、よそよそしく、なまめかしいところが少しもない女性でさえ好みとなればばかの主教の奥方とまったく同じであることが分かるであろう。この奥方は家のなかに、あるいはかたわらのベッドに、使う使わないにかかわらず、ひとつ「いいもの」をもっていたいと、実に率直に公言したのである。(41)

性欲をめぐる論争は微妙な疑問を提起した。身体が最高の性的魅力をもつのは裸のときか、それとも衣服など人工のもので飾られたときか、という疑問である。従来の考え方では着飾るということは、上品さを守るとともに、生来の特質を高めるものであるということになっていた。したがって、「女性服の好みについて」という、一八一七年に『チェスター・クロニクル』に発表された記事は、衣服とは「美のおのずからなる仕上げ材料であり」それなしには「美しい女性は宝石ではあるが、ただし台座に取り付けられていないただの宝石である」と言明したのである。「衣服を大切にするのは女性にとって自然のことである」と、この筆者は主張した。

このことはあらゆる時代に、世界のあらゆる国々で、もっとも洗練された国々はもとよりもっとも野蛮な国々においても、見られ証明されてきている。それは称賛に値する、有益な、そして興味ある傾向なのであるが、ただし趣味のよさによって、自然の美を、人工の適正と調和を、見分ける心によって、抑えられ調整される必要がある。[42]

女らしさは、実際のところ、「フェミニニティー〔女の特質〕」という、あらたに流行した規準に基づいて判断されていたのである。妙齢の女性は技巧に頼ることによって表情に魅力を添えるのがよいと思われていたのだ。年をとっての容色の衰えは化粧品で救いようがあった――「化粧品（コズメティックス）」ということばはこんにちより適用範囲が広く、衛生や身繕いなどの意味でも使われていた。[43] またパッチ〔黒絹の小切れ〕、粉おしろい、鬘、レース、紗、香水などが（ときには肌理が粗いため「雑なギプス」あるいは「パリの石膏」になぞらえられた）顔用の絵の具ともどもに用いられて、残酷な時の爪痕が修復されるなり隠されるなりすることもありえた。[44] こうした必要に応えるべく、ひとつの美容産業が生まれた。ピカデリーのある女性小売り商人が手製の調合剤を女たちに勧め、これを使えば亭主たちが「みっともない妻に嫌気がさして余所の女の寝室にしけこむようなことがなくなるかもしれない」[45]と期待をもたせたのだ。気に入らない日焼けを取り除く洗液（黒ずんだ皮膚は田舎者の証拠とされていた）や傷痕を隠したり前髪のはえぎわを上げたり下げたりする化粧水を専売する行商人もいた。サラ・コルネリウス・ド・ハースデなる女は「髪の毛の濃すぎるところは抜け落とさせ薄すぎるところは生やさせる」ことができると吹聴した。[46] また別の女商店主は、彼女独自のポマードを使えば「年寄りを若者に見せる奇跡を起こす」と主張した。[47] こうした調合剤は一般に、パッチの場合と同じように、性病への感染を隠すためのものであった。「〔軍神〕マルスとの秘め事で……〔愛と美の女神〕ヴィーナスが不運にも傷を負うようなことがあれば、血を流す手術などしなくても」[48] 治せます、と「アグノディケ」なる女は主張した。

美容用具は増殖した。「ムンドゥス・ムリエブリス、あるいは貴婦人の化粧室のドアを開ける」という

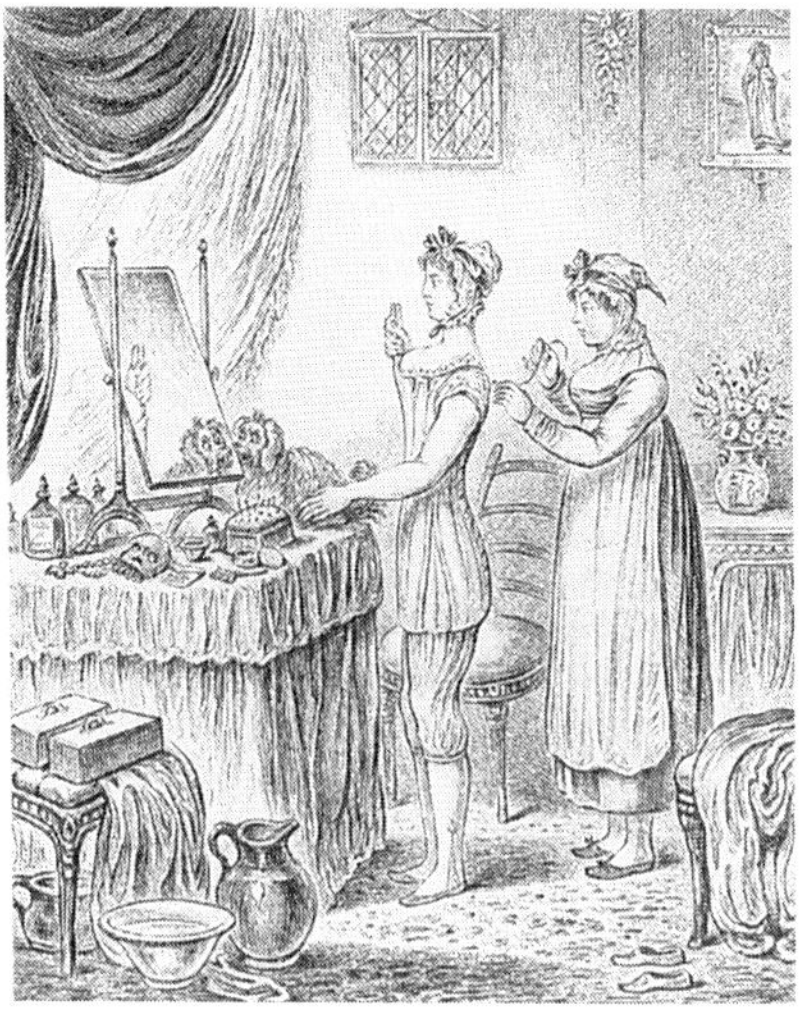

28　ジェイムズ・ギルレイ「身ごしらえの進展――コルセット」（1810年）　自作画をもとにした版画

ギルレイは化粧台の前に立つ女のコルセットの紐を女中が編んでいるところを描いている．人工は自然を完成させるものとされていたのであり，18世紀の上流夫人であれば衣装をまとうためのしっかりした基礎を作るため大きくて動きにくい下着を身につけて当然と思われていたであろう．ギルレイの諷刺はそうしたメッセージをくつがえしている．

一六九〇年の詩は、その「おめかしの辞書」のなかで、さまざまな工夫を列挙している。含み綿（「軽いふくらみ」）は「頬のへこみを埋める」であろう。髪を整える被りもののなかにはクラッシュ（「小さめの巻き毛で、額にのせる」）、コンフィダント（「小さめの巻き毛で、耳のあたりにつける」）、シュー（「大きくて丸い飾りの髪束」）、ムルトリエル（「人殺し――髪のなかの結びで、巻き毛をつなぎとめてまとめる」）などがあった。この手の用具は果ては婦人服の仕立屋にまで及んだ。鯨の骨で作る（衣類の）芯、張り骨、尻当てパッドなどはどれも流行が指示する望ましい、ふくよかな、曲線の美しい姿を女たちに授けるためのものであった（挿絵28）。

並べ立てれば鬘、粉を振った髪、作り物の巻き毛や結び目、顔料や付け黒子、仮面、扇、羽根飾り、凝った頭飾り、その他もろもろの風俗は自然からの贈り物である身体を効果的に飾った（あるいは隠した）のであった[49]。しかし、これはよいことだったのだろうか。

この疑問は、ヨーロッパの男性が世界各地の土着民と出会い「気高い未開人」の容貌と直面することを余儀なくされたとき、幾分か切迫したものとなった。一七六九年にクック船長の第一回目の航海に加わってタヒチを探検したジョウゼフ・バンクスは（のちに王立学士院の院長として有名になった人であるが、この当時は威勢のいい青年にすぎなかった）、現地の女たちを見て気を転倒させた。「全人類が隠すところを除けば身体のいかなる部分を人目に晒そうとも恥ずかしいこととは見なされていない。女たちは日没にはいつも体を臍まで剝き出しにした。どうやらそれが彼女たちには一種の『楽な普段着』であるようだった[50]」と彼は述べた。帰国後に書いた手紙のなかでバンクスは相対的美に関する（「パリスの審判」的な）美的判断を下した。西洋はその他の地域にまさるのか[51]。アフリカやアメリカの土着民の女たちがまったくの圏外であることは言うまでもない——ひどく醜い体つきをしているからであり、それは同族の男たちに魅力的な女性として扱われていないからである。「わたしたちヨーロッパ人の女性は、美しさという点で、人類を生むのにもっとも適した気候地帯の女性たちよりはるかにまさっているが、その主な理由のひとつはわたしたちが女性に対して敬意と注意を払っていることであるのは間違いない[52]」。アフリカやアメリカの女たちが「愛の極致」というものにいかなる触感ももちえないのは、おそらく、これらの地域では男が野蛮であるため女に望むものが魅力ある女性ではなく「召使い」であるためであろう[53]。しかしながら、このような酷評がタヒチに当てはまらないことは明らかであった。というのも、あの楽園の島では「愛は住民の主たる仕事であり、大好きな、というよりはほとんど唯一の贅沢だからである[54]。

したがって本来の美人コンテストというものはポリネシアのエロチシズムとヨーロッパのエロチシズムとのあいだのものである。それはすなわち自然と人工とのあいだでどちらを選ぶかということであり、本質的に怠惰と勤勉とを対比するということなのである、とバンクスは説明した。

> ここ［ポリネシア］では愛の父である怠惰がほとんど屈託なくくつろいだ様子で支配しているのだが、その一方、気候が変わりやすい地域に住んでいるわたしたちは土地を耕し、種を蒔き、草をむしり、刈り入れ、脱穀し、麦を挽き、粉を捏ね、日々のパンを焼くことを余儀なくされている(55)。

それによって節約される時間はそのまま「愛に没入する余暇(56)」なのであった。かくも自然の祝福を受けた島にふさわしく、その地の女性は明るく輝いていた。「わたしはオタヘイテの女たちほど優美な女を他の土地で見たことがない。メディシスのヴィーナスのモデルであったいにしえのギリシア人たちを見るようである(57)」。

その抜きんでた愛らしさはどう説明されたのだろうか。それは、なによりも、生まれたままの――「包帯をきつく巻きつけて歪めたりせず、自然が勝手気ままにしている(58)」――ものなのであった。このようにして多産な自然が、コルセットその他の体を締めつける用具を必要としないで、「ここ［ヨーロッパ］では大理石や画布のなかにしか存在しない姿態を、否、フィディアスの鑿あるいはアペレスの筆をもってしてもまねしようもないであろうと思われる姿態を」産んだのである。そして、それは一切が自然のままなのであった。「そしてこれらの姿態は衣服の助けを借りることも、わたしたちの女性のように帯で締めつけられることも、少しもない(59)」。自然な姿態のほうがヨーロッパの「自然の原理にはまったく発見されない人工美である誇張された柳腰」より好ましかったのである。イギリスは張り骨を自慢したが、それは「自然が誇りとして寵愛するもの」である臀部を隠しただけではないだろうか。とりわけタヒチの女はすばらしく「贅沢」な容姿を誇示している、とバンクスはつづけた。それは「気さくな態度が少なからず助成しているものでもある。彼らが考える慎み深さというのはわたしたちのものとは異なっているのだ(60)」。

文明人によってこれほど高く評価された「品性」と呼ばれているものは一体どういうものであったのだろう。それは「猫かぶり」というようなものではなかったのだろうか。「ヨーロッパの女性は胸をある程度まであらわにすることをなんとも思っていないが下のほうに広がる毛を人目に晒してはならない」。ポリネシア人の場合にはそのような「慎み深さ」は当てはまらなかった——あるいはそれは、実際は、媚だったのだろうか。

その一方オタヘイテの女は衣装を動かすことにより一瞬にして片腕と片方の乳房を（そして次にはもしかしたら両方を）あらわにし次の瞬間には淑女然として体を蔽ってしまうのだが、これをイングランドの女性なら片腕を、スペイン領西インド諸島の女性なら胸を、あらわにするのと同じように無邪気に、そして本当に慎み深くやってのけるのである[61]。

品位を保つための礼儀や道徳観念によって悩まされるため、イングランドの女は「胸をあらわにすることができず［スペインの女は］足を見せることができない。そういうことをすればもっとも下品なことをすることになる」。これに対してタヒチの女はそういうことを禁じられてはいなかったのだ[62]。

したがって、容姿ということになると、ヨーロッパ人は進退きわまるのであった。外見を整えなければならないのだが、外見は人目を欺く——そして期待はずれになる——のであった。馬子にも衣装というように、目を見張る服装が誇示されることになった[63]。しかし身体の威厳を増すといわれたものが、厳格な道徳家の判断にかかると、「自然に帰れ」という大合唱と同様に、すぐに馬脚をあらわした。十七世紀半ばに出版されたジョン・ブルワーの『人間の変態』は、「自然がもくろむ身体の姿態を作り変える諸国民の狂気じみた凄惨なる華麗、愚かなる華美、笑止千万なる美、不快きわまる優美、忌まわしき贅美の歴史的考察。由緒正しい美と自然の廉直を擁護する」という豪華絢爛な副題ともども、すでに見てきたように、うわべを飾るだけの虚飾に対する因習打破主義者の典型的な非難であった。「わが国の貴婦人がたは最近になって、ヴィーナスのような美を装うべく、顔に付け黒子をつけるがごとき虚栄なる習慣を受け入れるようになってきており、黒いパッチをひとつつけるだけで花の顔〔かんばせ〕になるのであればまだしも……これは世界中でもっとも野蛮なる国民といえどもかつて用いた例のない唾棄すべき、そして非常識なる虚飾である」(64)と著者は毒づいた。しかし、付け黒子熱は冷めなかった——そして人工による欺瞞への非難もやまなかった。それから二世代ほどを経てバーナード・マンデヴィルがこの弾劾をむしかえした。

衣服が作られたのには本来ふたつの目的があった。ひとつは我らの裸体を隠すことであり、もうひとつは我らの身体を風雨その他の外的損傷から守ることである。しかし我らの際限なき虚栄心はこれらにもうひとつの目的を加えた。装飾である。というのも、我らの理性を説き伏せてあの装飾にすぎないものに憧れさせることができたのは愚劣きわまる自惚れ以外にありえないからである。これが、他の動物一般は自然の女神みずからによって用意された服を着て自足しているのに、我らには足りないものがあり悲惨であると常に我らに思い出させずにはおかないのだ(65)。

しかしながら、清教徒ではなく皮肉屋であったマンデヴィルは、さらにひと捻りして、このような個人的虚栄心は実は社会的願望物であると考えた。個人の悪徳は公衆の利得だったからである。上流社会の衣服の流行を取り除いてしまうと経済が軋みを生じて止まってしまったことであろう。

衣服がいよいよ尊大なものになってくると、廉直な顔の文明ではなく偽りの見せかけの文明が立ちあらわれてきて、物腰や態度は氏素性をあらわす栄えある楯であるという古くからの信念を突き崩すようである、と批判する人びとがいた。シェリダン作の劇『陰口学校』（一七七七年）に登場するレイディー・スタッコのような社会的に名声を確立した婦人は白粉、顔料、パッチ、パフ、仮面、扇子、レース、紗を駆使して作り物の（そして若作りの）自己をでっち上げて自然の顔を覆い隠すため、非難と嘲笑の的であった。しかし衣服のジレンマに悩むのは女性だけではなかった。王政復興のすぐあとで男性の美が、腑抜け男（＝同性愛者）の出現によって、問題化したのである。王政復興期の喜劇である『愛の最後の逃げ口上』（一六九六年）に登場するサー・ノヴェルティー・ファッション〔新しい流行〕という人物は、小粋な虚飾に夢中になっている成り上がりの洒落者として、これ見よがしに振る舞う。「首飾りのスカーフ、靴下留め、剣の下げ緒、センチュリン、バーダッシュ、スティーンカーク〔長い先端を軽く結んだネクタイ〕、大きなボタン、長い袖、帽子の羽根飾り、ペルーク〔男性用の鬘〕などはすべてわたしによって作られたか、くさされたか、復活されたかしたものなのですよ」。この洒落者のなかでもいちばんの洒落者は劇場に行けば劇が終わらないうちにわざと人目につくように立ち去るのを常としていたのだが、それは「観客全員が一斉にわたしに目を向ける機会」を作るためなのであった。ずんぐりしていた摂政の宮〔のちのジョージ四世〕が流行の奴隷となっていた様は際限なく嘲弄された。また、この伊達男は自己愛的見せびらかしの危険を体現する者として物笑いの種にされた。(66)

十八世紀までには、カルヴァン主義の強硬路線も弱まり、美しい体は陽のあたる場所を与えられるようになりつつあった。しかし女性の魅力は、多くを人工物に負うときには特に、疑惑を招くことがやまず、また男性のひけらかしはあらたな非難を招くのであった。

それゆえ、もし容姿が適正な身体の指標にならない紛らわしいものであるとなると、それに代わるもっと正しい指標は健康ということになるのではないだろうか。「金銭を追放せよ――ソファーを追放せよ――ワインを追放せよ――音楽を追放せよ――ただし本当の健康は、――まっとうな健康、真正の健康は――健康を追放するくらいなら全世界を追放してしまえ」と歌ったのは肺結核に罹っていたジョン・キーツであった。そのときにはもう余命が幾許もないことに気づいていたのであろう[67]。サミュエル・ジョンスンは一七八二年に「健康はこの世が与えてくれるあらゆる幸福の基礎である」と裁定し、そのあとで墓に横たわった[68]。大変な独断家であるウォルター・シャンディーは「ああ、健康というのはありがたいものだ、お前は金銀宝玉にまさる[69]」と公言した。こうした気持ちは、身体を適正に保っておくための健康計画と同じように、ありふれたものであった。しかし、本当に健康な身体というのは誰の身体であったのだろう。そして、疾病をもたらすのは何だったのだろう。

　専門の医者が語り、専門でない一般の人びとも語ったのは、上品というものを追い求めた結果が皮肉にも体格を危うくした、ということであった。バンクスは原住民の性愛的魅力について語ったが、その見解と軌を一にするように、わたしたちの先祖は屈強で頑健であったということが広く語られ信じられていた。必要なものはほとんどなく、運動は有り余るほどあり、食べ物は質素で健康によいものであった[70]。窮乏は人間を丈夫にした。そして丈夫であるため人間は痛みに耐えられた。十八世紀末のスコットランドの医者トマス・トロターは「真の健康と身体の活力は無教育な未開人から受け継いだものである」と力説した。これに対して病気というものは「食べすぎ」あるいは「不節制」の申し子であった。「産業が助長したものは住民を悲惨で病弱にすることであった[71]」とトマス・ベドウズは述べた。この「堕落」はいかにして生じたのだろうか。

長命な父祖たちは狩猟によって食べ物を手に入れた。その労苦は神経をピンと張り詰め、血液を純化した。しかしその子孫である今のわたしたちは甘やかされ、そのため寿命が七〇歳にまで縮まってしまったのだ。医者に謝礼を払って吐き気がする薬をもらうよりは、原野で狩猟して無料で健康になるほうがましである。[72]

換言すれば文明は、健康と活力を生まないどころか、詩人たちによって広められた黄金時代の神話によれば、病気を生んだのである。

最初期の医者たちは、不節制によって作られた。[73]食べすぎがはじまり、怠惰が医業を支えている。

昔を懐かしむ医者たちはいにしえの質素倹約が消滅したことを残念に思い、奢侈に耽る怠け者たちに、高潔な農夫の体力を使う生活から学ぶようにと教えるのであった。上流の人びとに頼りにされた医者であるウィリアム・カダガンは、母親の母乳による子育てを情熱的に唱導した人であるが、「貧乏人、というのは勤勉な人のこと」を例に挙げた。なぜなら彼らは――奢侈に耽る人や放蕩な人とはちがって――「健康と子孫」[74]に恵まれているからである。質朴な生活は健康的な生活であったが、その一方で裕福な貴族階級は断食や耐えがたい生活をとおして、とりわけ「食道楽」[75]である国民に特有の大食をとおして、疾病をみずからに背負い込んでいたのである。

よく食べることで評判のイングランド人は、諺にあるとおり、自分の歯で自分の墓を掘っていた。旺盛な食欲は、広く認められているように、体というものは効果的に食べ物を消化して力に変え排泄物を放出するために作られている処理装置であるという伝統的な考え方によって容認されていたのである。行動的な身体には体温と活力（「生命の維持に必要な熱」）を常に補給する必要があった。それゆえに（エドワード・ジェンナーが「体に君臨する大君主」[76]と呼んだ）健康な胃には圧迫がかかる。そういうわけで典型的な英国人はどっしりした体つきになるのであり、痩せこけたフランス人とは正反対なのである。[77]メアリー・アン・スヒメルペニンクは肥満したエラズムス・ダーウィンに「人間は食べる動物であり、飲む動物であり、眠る動物でありまして」と伝え、「ヒトという動物が望みうるあらゆるものを（それだけが）供給する物質的な世界のなかに置かれている動物なのです[78]」と断言した。こうした栄養補給の論理はおそらく放縦を助長したことであろう。ジョージ王朝時代の医者の多くが、食べすぎは、あるいは洗練されすぎた食べ物を好んで食べる一時的で気まぐれな流行は、節制と節度に取って代わられなければならない、と反論せざるをえない思いに駆られたことは確かである。ここで、著名なルイージ・コルナーロに由来する長寿礼賛的著作の伝統に頼る人もいた。

十六世紀パドヴァのこの貴族は三五歳になるまでに、官能的快楽に耽りすぎて体をすっかり損ねたことを知った。こうした絶望的な状況のなかで彼は節度ある生活を受け入れ、急速に回復した。それは宗教的改宗のようなものであった。そして健康中毒になった。やがて彼は、八三歳にして、『節度ある生活序説』（一五五〇年）を執筆し、彼の健康管理法を提出した。八六歳のときに続編が、九一歳のときに続続編が、そして九五歳のときに続続続編がでた。[79]

高齢にもかかわらず五感は最高潮であり、歯はすべて自前であり、階段を昇るのも楽であり、人の手を借りなくても馬に跨がることさえできる、とコルナーロは言い張った。そして人生の喜びについて、読書と著作が大好きであることについて、学者や芸術家との論じ合いについて、なによりも大切な孫たちとの交わりについて、次第に熱狂的になっていった。

彼の摂生の秘訣は節度にあった。人は年をとるにつれて食べ物の摂取量を減らさなければならない、老齢になると「自然熱」が減少するからである〔と彼は言った〕。やがて食餌は少々の肉とパンと卵スープだけになった。「わたしはいつも楽しみ味わいながら食べる」そして「食卓を離れるときには歌をうたわずにはいられない気分になる」と彼は主張した。この高貴な男は自分が聖書にある「七〇歳」（「詩篇」九〇：一〇）より長生きすると自信をもって予言した。誰でも一〇〇歳まで生きられるし、丈夫な体に恵まれている人は一二〇歳まで生きる望みがある〔と彼は言った〕。健康の鑑であるこの男は一五六五年に、期待に反して、九八歳という「若さ」でこの世を去った[80]。ジョウゼフ・アディスンが『スペクテイター』で称賛したコルナーロの『序説』は英訳されて、十八・十九世紀に少なくとも五〇版を重ねた。わたしたちもそうであるが、ジョージ王朝の人びともダイエット本に大騒ぎしたのである[81]。

英語で書かれた書物にも節度について述べたものが昔からあったが、そのなかでいちばんよく売れたのはすでに論じたジョージ・チェイニーのもので、『健康と長命に関する試論』（一七二四年）は一五年間で二〇版ほどを重ねた。イギリス版コルナーロとも言うべきチェイニーはひとかどの人物になった。レイディー・ペンブルックは息子に健康にかかわる忠告をしたくなったとき――それは例の、つい取り上げてしまう話題、種の尽きない話題であるフランネルの下着にまつわる忠告であった――チェイニーの本の一ページを書き写し、「チェイニー医師はそう言っています。上に述べたことは彼の本から写したものです（これで分かるでしょう、わたしが賢明な女性であることが[82]」と手紙を締め括ったほどであった。チェイニーが人気を博した理由は、一部には、前章で実証しておいたように、高邁な自己療法を主張したことにあり、食べすぎて墓に入ったも同然でありながらそこで自分自身の「実例[83]」を書き上げたことにあったのだ。

チェイニーの『健康と長命に関する試論』は、空気、睡眠、運動、排便、情欲などにも触れてはいるが、中心は健康によい食餌のための規則にあった。家禽、野兎や飼い兎その他の若くてやわらかい白身の肉は伝統的なイングランド牛よりましであるが、なによりも健康によいのは青野菜と穀物の食餌である[84]。

しかしながら優れた体つきは、保持する前に、まず作り上げなければならなかった。『教育に関して思うこと』(一六九三年)は啓蒙運動の教育論としてもっとも大きな影響を及ぼした本であることが確実であるが、そのなかでジョン・ロックは若いうちに体を鍛えておくことの絶対的価値を、というよりは現実的必要性を、強調した——若者を甘やかすほど悪いことはない、というのである。分娩室の過剰暖房は有害である。新生児を布でくるむのは逆効果である——強い子には育たず、弱い子に育ってしまう。薬やアルコール入り強壮剤を幼児に儀式的に与えると依存する気持ちが芽生えて同じように弱い子に育ってしまう。全体として「甘やかしと気遣い」はまず虚弱な体質を作り、次にそれを固定し、それによって、過保護に育ったひ弱な虚弱者が刺激剤、強壮剤、薬物に依存するようにならしめる[85]。

食餌は質素で、食事時間は不規則で——若者の胃袋におもねるべきではない——ただし排泄は規則的であるべきだ。便秘というのは「病気のようなもので、その原因を調べてみたい特別な理由がわたしにはある[86]」というロックは、幼児は躾しだいで朝食の直後に用便に行かせることができるということを発見していた。甘やかして欲望を満たしてやることは間違いであった。「子どもが欲しがるからといってブドウやら砂糖菓子やらを与えたりすれば……大人になったときワインやら女やらを欲しがったら、それも与えてやらなければならないはめになる」[87]。

健康な体つきは、ひとたび作り上げたら、次には節度ある生活をして維持しなければならない。エラズムス・ダーウィンは若いころ、太りはじめる前のことだが、「節度ある人びとは、奢侈に耽る人びとが罹りやすい感染症や疾患に罹ることなく、いつも旺盛な健康を享受している」と言明した。もし節度が勝利をおさめれば「医者という気まぐれな種族」は診察代をもらえなくなるだろう、というような空想に彼は耽ったのである――これもまた医者になりたいと願っている人にしては不思議ななりゆきである[88]。

やがて評論家たちは、摂生を呼びかける声があまりにもまともに受けとめられすぎている、節度というものが節度なく追い求められている、と懸念するようになった。最新流行服の図案、上流社会の肖像画、諷刺漫画などを見れば明らかなように、健康を目的としているところはあるにしても流行に呼応してという面のほうが強いのだが、ジョージ王朝時代の末期には「青白い優雅な肌」が流行して世の中を席捲したのである。そこには、若さには性的魅力があるという言外の意味が実際に強く含まれていた（挿絵42）。

ひとたび痩身が流行するや、「貴婦人に加工される」過程にある小粋な娘たちは好き嫌いの激しい食べ方をしてもよいと両親から認められた。この風潮に異を唱えたのがクリフトンの医者で、いつも流行を厳しく批判したトマス・ベドウズであった。世間の親は――おそらくチェイニーの著作を読んでのことであろうが――医学を装った一時的流行に幻惑されて、菜食主義を支持しようとさえしていた。「上流階級には……自分の子どもたちを五歳になるまで、場合によっては七歳になるまで、厳格に［チェイニー風の］野菜とミルクだけの食餌で育てる人がいる」、そういう親は「子どもたちの血液を純化し、気質を温和なものにするという、はかない望み」[89]にそそのかされている、とベドウズは驚愕して息巻いた。そういうことをしていると取り返しのつかないことになり、いずれは結核（「消耗性疾患」――消費するのではなく、衰弱する）になってしまう、と彼は危惧した。
一方に偏りすぎないようにバランスを保つというのはむずかしいことであった。それは明らかだ。当時の手紙や日記や日誌には健康への王道を懸命に模索する様子がありありと書かれている。十八世紀半ばのサセックス州の食料雑貨商人トマス・ターナーは体調がよくなったり悪くなったりするのをいつも気にかけていた――もっと言うなら心気症患者めいていたのである。もっとも、小教区での酒盛りがあればつい泥酔するまで呑んでしまい、そのため翌日になるとボズウェルなみのひどい宿酔になるのではあったが。しかし、少なくとも原則的には小市民の分別をわきまえていたターナーは、医学書を熱心に読んだり雑誌からためになる記事を集めたりして、自分の体は自分で守るということをはじめた。その最たるものとして彼は「適正な摂生の規則」をみずからに課したのである。

まず第一に、夏であれ冬であれ、できるだけ早起きすること。つまり、特別の事情ないし緊急の事態によって妨げられないかぎり、七時間から八時間の睡眠を、あるいはたっぷり八時間の睡眠を、いつも自分に与えること。第二に、聖母マリアのお告げの祝日〔三月二五日〕からセントマイケルまでは七時から八時までのあいだに、そしてセントマイケルから聖母マリアのお告げの祝日までは八時から九時までのあいだに、朝食をとること。第三に、朝食はいつも紅茶ないしコーヒーとし、料理は四皿を超えないようにすること。それがないときは半パイントの水または水粥とし、食べるものはパンとチーズ、パンとバター、軽いビスケット、バターを塗ったトースト、または何も塗らないトースト、そして毎週一回は何も塗らないトーストだけ。第四に、そのあと正餐までは何も飲食せず、正餐は家にいる場合は必ず一二時から一時までのあいだにとること。第五に、わたしの正餐は肉、プディング、あるいはその類のものとするが、もし塩しかないときは少しだけ食べるようにして、食卓にのっている野菜の類をたくさん食べ、食卓にもしパンや酢の物があればそれをたくさん食べること。そしていつも、香辛料をやたらにまぶしたり塩味をきかせたり濃い味つけをした肉よりは白身の肉とか新鮮な肉とかプディングを最優先するように心掛けること。そして必ず、週に一日は、肉を食べないこと(90)。

こうした「規則」が延々とつづく。健康を維持することは、明らかに、シシュポスの徒労にも似た苦闘になる、そして大きな不安を生む源にもなる、危険があった。新しい「身体の厳格主義」が生まれようとしていたのである。

コルナーロは、そして彼に心酔する人びとは、長生きということに関心をもっていた。啓蒙運動を擁護する人びとのなかには、その一歩先に進んで、現世での永遠の生を夢見る者がいた。無政府主義者であったウィリアム・ゴドウィンは『政治的正義に関する研究』(一七九三年)のなかで、未来の合理的社会においては政府というものがなくなるのみならず「病気も、苦痛も、憂鬱も、憤慨もなくなる(91)」であろうと予言した。ひとたび人間が合理的に振る舞うようになれば不健康や老化がなくなるであろう。それは人口過剰をもたらすこともないであろう。なぜなら性欲が、それ自体不合理なものであるから、同じように衰えてなくなるであろうから。その結果どうなるか? 「国民全体が、子どもではなく、大人だけになるだろう。世代交代がなくなるであろう。そして真実なるもの〔神〕が三〇年ごとにやり直さなければならないということもなくなるであろう(92)」。この偏執的に自信たっぷりの合理主義は一〇〇年以上あとに登場するバーナルを彷彿とさせるところがある。

ゴドウィンは、「精神はいつの日か全能となって物質を支配するようになるであろう」というベンジャミン・フランクリンの想定を引用して、「もし知力が確立されてその他一切の物質を支配するようになるのであれば、それはわたしたちの身体という物質を支配することにもなるのだろうか、と必然的に尋ねたくなりはしないだろうか」(93)と思案した。そこで、自分の主張を支持するため、心身の相関を証拠として提示した。悲しみは「傷心」を生み、器質性疾患を生じさせるが、これに対して福音は身体の苦痛や病気を正すのではないか。行動的な人には怠惰な人を病気にしてしまうに足るほどの挫折にも耐える力がある。「わたしは精力的に、心を奪う動機を抱いて、一二〇マイル歩く」と彼は言明した。

そして歩きはじめたときと同じように元気潑剌として到着する。感情は、何か思いがけないことばとか配達される手紙などによって興奮し、わたしたちの体のなかに途方もない大変革を引き起こす……精神力ほど病後の健康回復を助けるなり遅らせるなりする力のあるものは他にないことを医者は頻繁に思い知るのである。(94)

フロイト以降の人びとならそのような力のことを無意識の力と見なすのであるが、ゴドウィンはそれが理性の支配を受けるものであると考えた。正しい考え方をすることが長命を促す。永遠の生命を得るための処方は「機嫌よくしていること、はっきり考えること、思いやりの心をもつこと」である。そして、このような道徳薬によって、人間は「完全に随意な状態にかぎりなく近づくことができる」であろう。このようにして遂に死が克服されるであろう。そして理性は手に負えない身体の問題を解決するであろう——それは、デカルトの思いがけない仕返しにあって、実質的に消滅するであろう。ゴドウィンはそう考えたのである。

この章では近代初期における「優れた身体」の雛形を、そしてそれをうまく取り扱う方法を、探究してきた。それが(視覚的にも容姿的にも)理想としたものは宗教や科学や美学の表現形式で明確に表現され、礼儀正しさとか美とか性的魅力とか健康とかの観点から追求されていた。近代初期の身体は、さまざまな限界のなかで、道徳を向上させる役に立つ光景とされ、未開に対する文明の勝利を、低俗に対する高貴の勝利を、教えたのであった。

しかしながら、そこから導かれたものは達成感であるとともに不安感でもあった。考えぬき決然として健康を追い求めた結果が心気症であったことは十分に論証できる(これについてはこのあとの章で触れる)。性的魅力の探索は道徳主義的反論の呼び水となって、人工的なものが非難されることになり、欺瞞的外観を恐れる女嫌いたちの声が発せられるようになった。自然と人工の衝突が見られたのである。最後に、長生きの探究は、法外で馬鹿げていてまことに不敬なゴドウィン流の不死信仰と見なされるものを生みだしたばかりでなく、身体を完全に服従させたいという要求に明白に見て取れるあらたな厳格主義をも生みだした。したがって、もっとよい、もっと永続性のある、もっと満足のいく身体についての合理論は、皮肉にも、さらなる問題化に、もっと言うなら否定そのものに、向かうことになったのである[95]。このあとの章では、この章と前章で描いてきた身体の図柄を背景にして、病気の文化とその医学的表象を探究していくことになる。

第四章　病気の推断

医療でもっとも重要なことのひとつは病気を見分けることである。[1] 病名を知るための伝統的な方法には、医者が病人を促して体の不調を語らせるというものがあった。どういう痛みか、どういう症状であるか、いつどのようにはじまったのか、どういうきっかけで生じたと思われるか、どういう風に痛みがきてどういう風におさまるのか。患者はまた生活上でかかわりのありそうな事柄をこまごまと話す。日常的にどういうものを食べたり飲んだりしているか、眠れるか、通じはあるか、最近になって気持ちが動揺したことがあるか、等々。家庭で、あるいは似非医療で、もしかしたら問題になりそうなことを好んでしていないかどうか、ということも話すであろう。[2]

開業医は、この「病歴の聞き取り」と呼ばれる診察をひととおり行ないながら、さらに身体検査を進めていく。主として自分の目で、患者の皮膚の色、炎症、発疹、吹出物、腫脹の徴候などに注意を払う。そして脈拍を計りもするのだが、そのときは時計を見ながら拍動を計るというよりは、脈質（けだるいかせわしないか、安定しているか不安定か）の判断をする（挿絵29）。また耳を傾けて咳や息づかいやげっぷを聞き、鼻をきかせて腐敗のにおいがするかどうかを嗅ぎ分ける。しかしながら身体検査は、一般的に、おざなりなものであった――単なる儀式である、という人もいたであろう。本当に大事なのは患者のこと

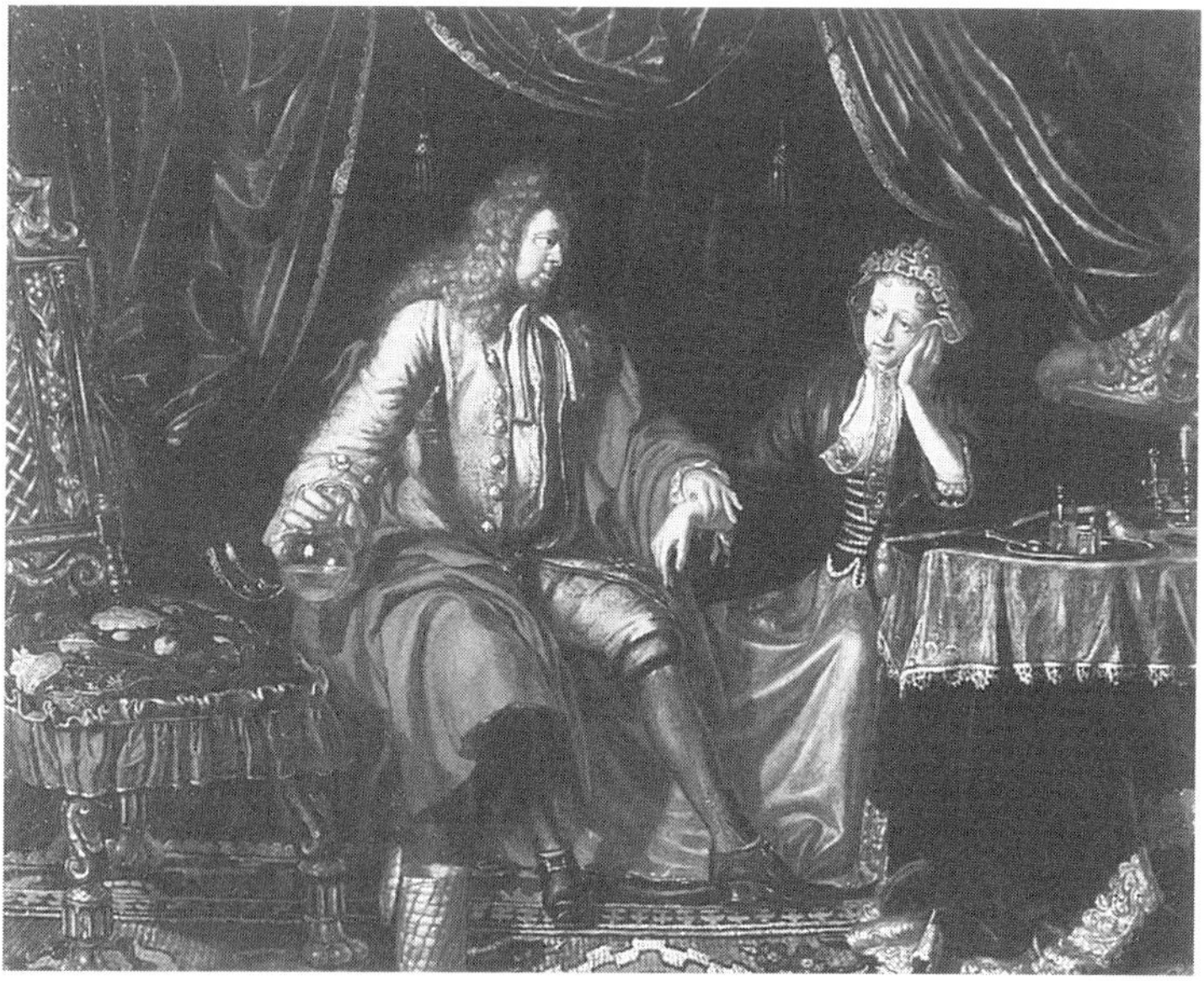

29　マチス・ネヴー（1647-1726）が描いたこの木板油彩画は17世紀オランダの家庭風景画に一般的であったテーマを扱っている．それは恋わずらいの女というテーマで，彼女の物憂げな表情と不安定な脈拍によって示されている．脈をとっている医者の手の触れ方は性愛的な触れ方にもなっている．この患者の病の源はこの医者なのであろうか．

ばであり、それを医者がどう解読するかということであった。したがって臨床医は、記憶力に恵まれていることが望まれるのであるが、フロイト流の精神分析学者のように、人間研究と呼び解釈学と呼ぶのがいちばんふさわしい技術を用いながら患者の話を聴いたり反対尋問したりすることに熟練していなければならなかった(3)。

こういう診察方法が別の診察方法に、生体そのものが剝き出しにされ病状が開示され明示されざるをえない診察方法に取って代わられたのは、病理学という新しい学問分野が一七六〇年代にジョヴァンニ・モルガーニによって開拓され、十九世紀初めにパリの病院医療でルネ・ラエネクその他によって体系化された、その結果である(4)。この（病気は局部的なものであって全体的なものではないとする）新しい病理学的な考え方では徹底的な身体検査が必須のものとなった。そこには（目ぼしいところでは）ラエネクが考案した聴診器やそれに対応する聴診技術の導入があった。医者は、聴診するためには、優れた聞き手でなければならなかったが、耳を傾ける対象は主として体の機能であって、もはや患者のことばではなかった。イギリスでは、おそらく失礼があってはならないという理由からであろうが、「身体検査」が標準的に実施されるようになったのはヴィクトリア朝になってのことで、そのときになっても女王自身が身体検査を受けることに抵抗していた。女王の侍医であったサー・ジェイムズ・リードが、女王は聴診器が「大嫌い」であった、と記している。侍医として二〇年にわたり仕えた彼は「女王が……病床に伏しているのを初めて見たのは」女王が死ぬ間際のことであった、そして女王が子宮脱であることを死後になってはじめて発見した、と記録した――女王に徹底的な「身体検査」を一度もしたことがなかったことになる。(5) 十九世紀には他にも、患者を通りこして直接臓器に接近するための、さまざまな技術や装置が導入された。目ぼしいところでは体温を計るための体温計や血圧を計るための血圧計などがある。

診察術の歴史をこうして技術の面から辿ってみると、それは（そもそも「ブラックボックス〔機能は分かっているがなかの仕掛けが分からない機械装置〕」であった）身体の内部を次第に明るみに晒していく（遅々たる歩みかもしれないが）着実な進歩であったことが分かってくる。そのあと開発された装置でこの同一線上にあるものとしてはX線（挿絵30）、超音波、MRI、CAT、PETTその他もろもろの、こんにちでは馴染みのスキャニング技術がある。(6) にもかかわらず、第一章で提示しておいたように、病気が長いあいだ（広い意味で）臨床的に潜伏しているときは、必ずさまざまな異常がこれ見よがしにでてくるのであった。先祖代々の「医術の舞台」では、病気はグランドオペラめいた大仰な身振りで苦しみを表

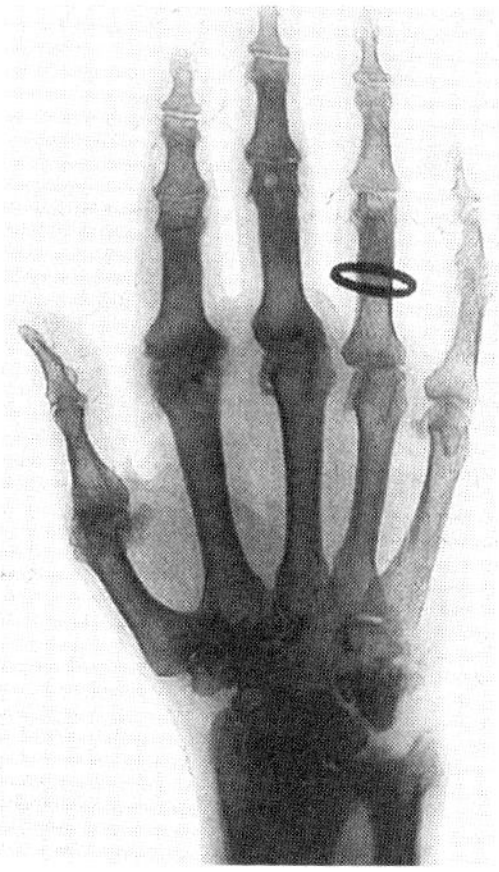

30　サー・アーサー・シュースターの指導で作成された初期（1896 年）のレントゲン写真．印画の裏に書かれているメモには「リューマチ性関節炎」とある．

現して演じられた。そして症状は、すでに論じたように、傷痕や横痃〔リンパ腺の炎症による腫れ物〕、ねぶとや水ぶくれに暗号化された、神の裁きである、公然たる裁きであると解読された。「選民」は疫病が神の裁きであることを知っていた。

しかし、もしあなたの神、主の御声に聞き従わず、今日わたしが命じるすべての戒めと掟を忠実に守らないならば、これらの呪いはことごとくあなたに臨み、実現するであろう……

主は、肺病、熱病、高熱病、悪性熱病、干ばつ、黒穂病、赤さび病をもってあなたを打ち、それらはあなたを追い、あなたを滅ぼすであろう……

主は、エジプトのはれ物、潰瘍、できもの、皮癬などであなたを打たれ、あなたはいやされることはない。(7)〔日本聖書協会「新共同訳」〕

医療哲学と民間の知恵はともどもに、外部にあらわれた症状は内部の状態を雄弁に語るものである、と考えていた。身体の外見は、酒の瓶に貼られたラベルのように、中身を公示するものであり、そして神の「商品表示法」は「看板に偽りなし」であるものであると期待されていたのである。口にだして言う言わないの差はあれども、医者自身がこの相関関係をあてにしていた——それは診察の基本的解読装置であり、赤ければ炎症、黄色であれば黄疸、死の先触れはヒポクラテス顔貌すなわち「げっそりとやつれこけた」顔つきである、ということになるのであった。民間の知恵もそうした考え方の尻馬に乗っていた。第二章で見てきたように、先天的なO脚とかポートワイン様斑といった新生児斑は、受胎するときに何か不吉なことがあった——男のほうが梅毒に罹っていた、あるいは不義密通の熱烈な交情であった——しるしなのだった。病気は標準的に悪行のあらわれであり、恥辱の原因になることに、あるいは恥辱を強めることになりえたのである。(8)

だが異常がよく目立つことそれ自体は、逆説めくが、患者の役に立った。外面に症状があらわれて見えること——たとえば発疹——は疾患(ここではおそらく熱病)が本物である、気の病であるとか仮病であるとか言われないですむ、という保証になった。身体的なもの(「体の真実」)は現実の決定的な証拠物件であるのかもしれない——あるいはそれは、ひと捻りして皮肉をきかせれば、「精神身体症」という、それゆえ「単なる」ヒステリーという、ラベルを貼ることにつながるのかもしれない。「体の真実」を額面どおりには受け取らずテストして試してみることが診察術をさらに精緻なものにすることにつながったのである。(9)

足の不自由な人や足に障害のある人が常に望んだように、病気の惨状そのものが同情を惹くこともあっただろう。スミスフィールド生まれの画家であったホガースは〔スミスフィールドにある〕聖バーソロミュー病院の理事を務めていた。そして、その病院に「ベテスダの池」(挿絵31)という一幅の絵を寄贈した。それは、病院を訪れる人の憐憫の情をかきたてることを目的とするもので、黄疸に罹っている女、長い杖

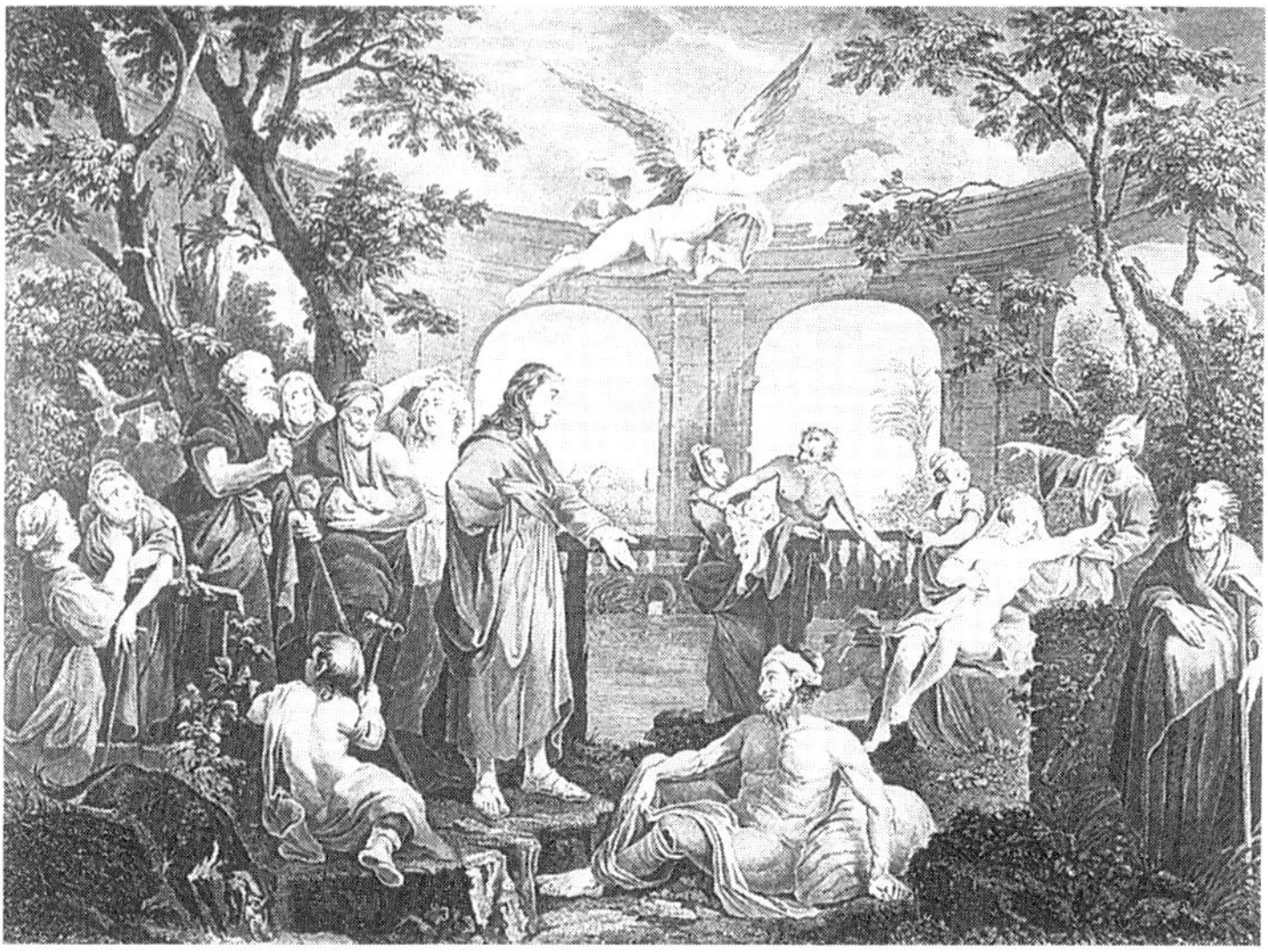
31　ラヴェネルとピーコウ「ベテスダの池」(1772年) セント・バーソロミュー病院 (ロンドン) にあるウィリアム・ホガースの絵に倣った版画.

をついている盲人、クレチン病の少女、腕に包帯を巻いた足の不自由な男、胸に炎症のある女、佝僂病(あるいは遺伝性梅毒かもしれない)に罹っている子どもをもつ母親などの病人たちを描いている。病院の壁に掛けられたこの類の絵は、それを見る人の心のなかに慈善行為をしたいという衝動をかきたてることを、そして病院そのものを聖別することを、狙いとしていた[10]。

病院というのはそもそもが、道徳の向上や慈善活動を目的に病人を見せ物にする、擬似的な公共の場とされていた――病気が治った人びとは、パレードに加わって行進するなり教会で奉仕活動するなりして、基金に寄付した人たちや公衆の面前で、はっきりと分かるように感謝の気持ちを表明することが期待されていたであろう[11]。一七四一年に設立されたロンドン孤児院では音楽会や美術展を催した。社会的地位の高い人びとはそうした催しに参加して、慈善活動の世話になっている子どもたちが健やかに規律正しく育てられていることをたたえて、相当額の謝礼金を募金箱に寄付して、しかるべきであると思われていた。同様の儀礼的慣習は梅毒患者用の「拘留」病院や「マグダリーン」売春婦更生院などの場合にも当てはまった[12]。そして、こうした施設はどこもが毎年恒例の感謝祈禱を立派な教会で（慈善募金を促す説教つきで）催したものであった。

敬神と募金と道徳向上を目的にして病人を見せ物にすることをもっとも組織的に実践していたのはロンドンのベツレヘム病院であった。そこは何世紀にもわたって公開の見世物小屋になっていたところで、この狂気展示場を訪れる典型的な訪問者である「上流の人」は「哀れな狂人を……救う[13]」つもりで来るのであった。精神異常者を見せ物にすることは、その一部には、敬神の念や同情の念に訴えるということもあったのであり、慈善金募金箱には訪問者に「哀れな狂人をお忘れなく」と懇願することばが刻まれていた。狂気の展覧には、募金という目的と並んで、教訓を垂れるという目的もあった。「啓蒙された訪問者」が惹きつけられるのは「知識欲」があるからであると思われていた。そして、その「知識欲」を満足させる精神病患者は、実物教育に資する、悪徳と無規律のしからしめる懲罰の生身の体現者である、とされていた。「世界広しといえども、悲惨のどん底たるこの学校ほどわたしたちに教訓となる」ところは他にない、と『ザ・ワールド』誌が判じたのは一七五三年のことであった。

ここでわたしたちは地を這う虫よりも劣るすこぶるつきの理性の人を目にするであろう。そして、かくも屈辱的な光景から、わたしたちはみずからの自尊心を加減することを、激情をほとばしらせないでおくことを学ぶであろう。もし激情に身を委ねすぎたりすれば、理性を引きずりおろして、この不幸な館のあさましい住民どもと同列に堕してしまうことになるからである[14]。

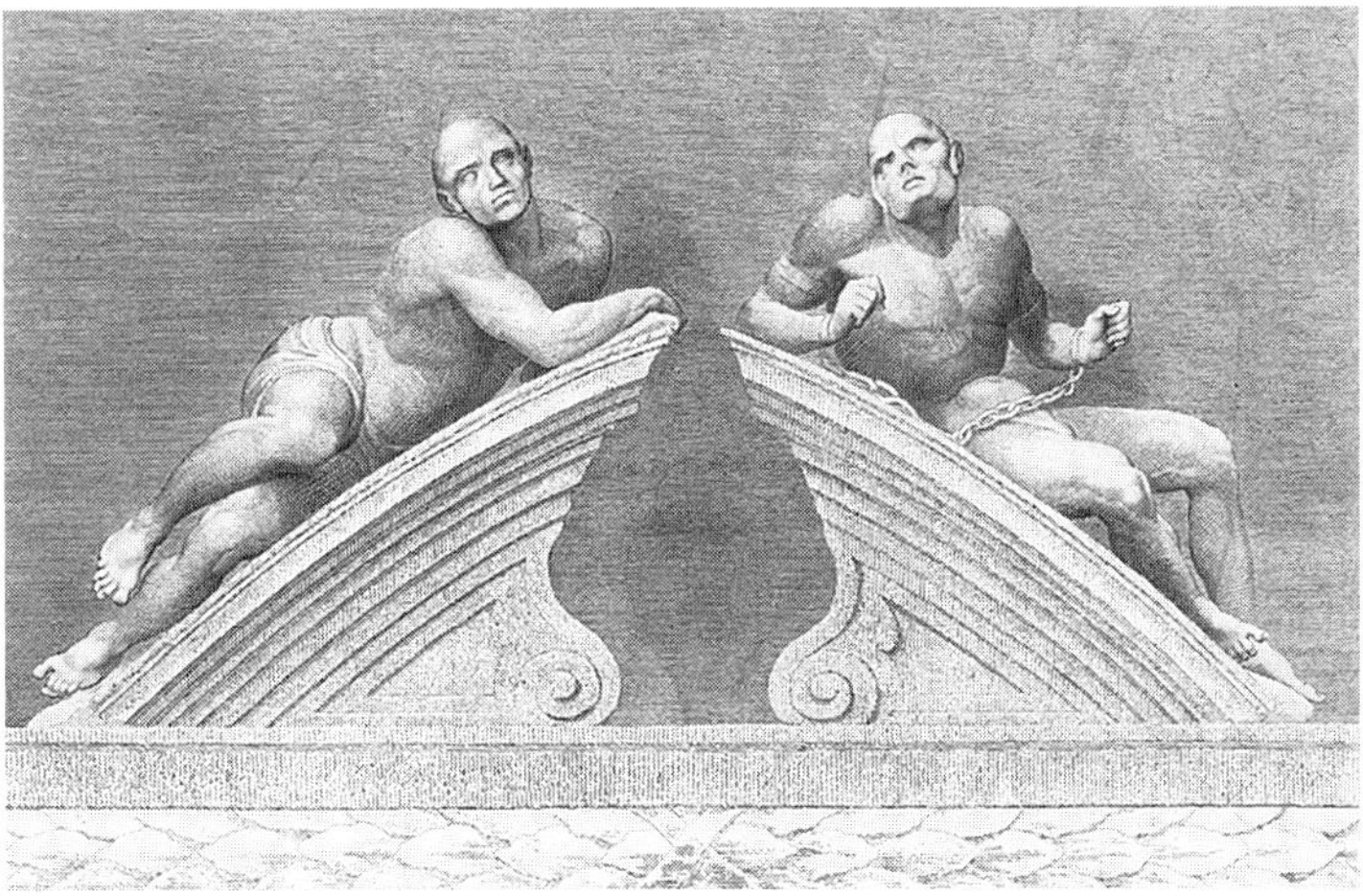

32　ウィリアム・シャープ「ベツレヘムの門へ」(1783年)　トマス・ストザードに倣った版画　キーズ・シバーのベツレヘム(「ベドラム」)病院の破風
シバーの像(1680年)はロンドンのベツレヘム病院の門にかぶさる二分節された破風の上に凭れていた．左の「メランコリー」は大儀そうで，いかにもそれらしく怠惰の手を隠している．右の「荒れ狂う狂気」は筋肉を縛られていて，拘束しておく必要がある．

狂人のおよそ人間らしからぬありさまに、その痛ましい姿に、見かけだおしの正常に、誠実な人びとの心と頭は衝撃を受けることになった。一七一三年の『ザ・ガーディアン』誌には「フィラントロプス〔博愛〕」氏が次のように書いている。「一時間……ベドラムの通廊をぶらぶらと歩き回った」あとで「まのあたりにしたものについて「しみじみと考えた」」。そしてムーアフィールズの(一六七七年に開館された)ベツレヘム新館の通用口の上に展示されている「メランコリーと荒れ狂う狂気」の像(挿絵32)は、内部に――ベツレヘムの内部に、そしてあらゆる人の胸のうちに――狂気が潜むことの警告として展示されているのであった。「精神異常者を見ること」は、このように、教育という意味合いをもつことになったのであり、ベツレヘムの惨状は、タイバーンの絞首台と同じように、実物教育として感受性の強い若者たちの心に銘記されたのである。サー・リチャード・ス

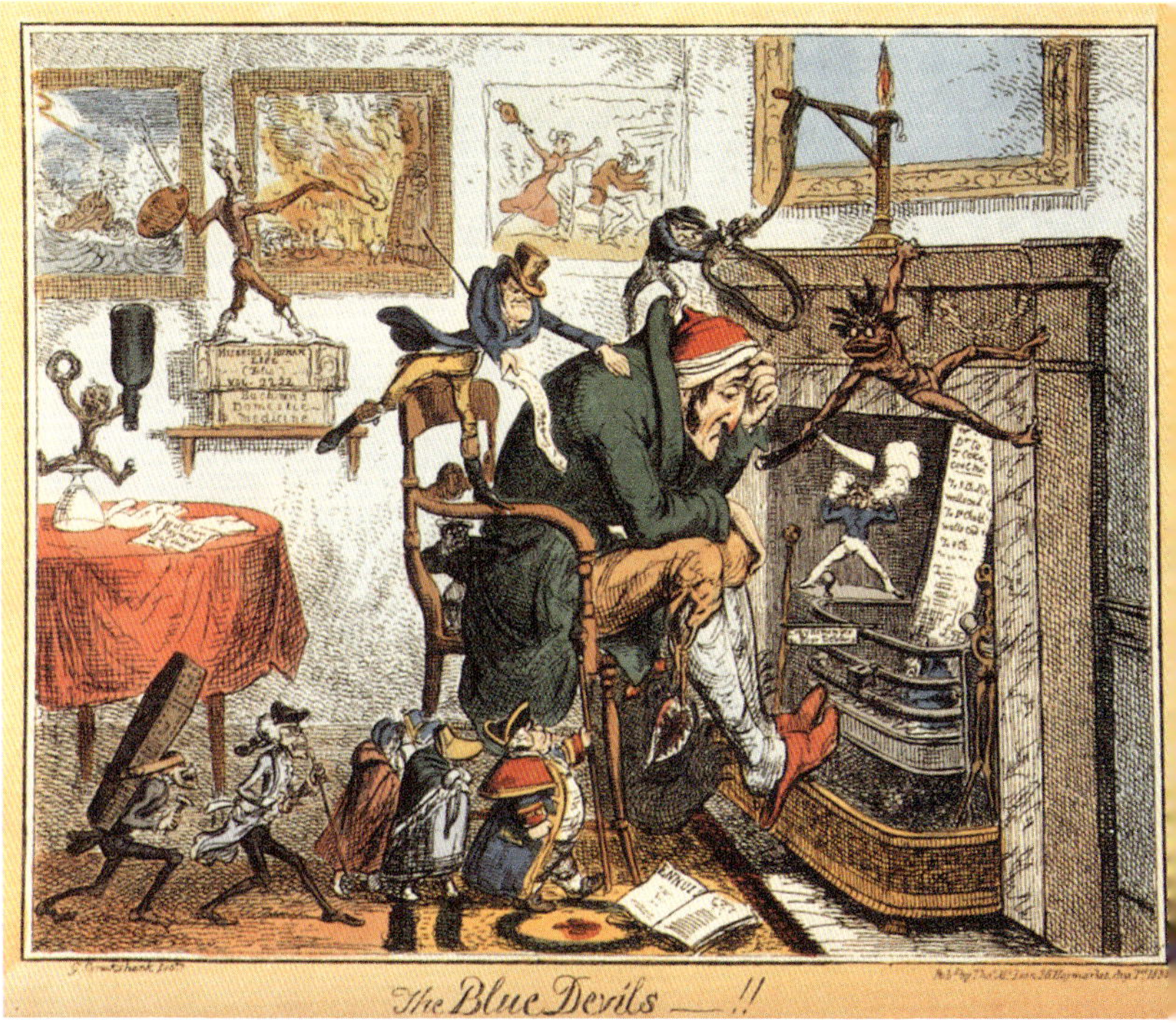

33　ジョージ・クルークシャンク「青い悪魔たち―― !!」（1835 年）エッチング　水彩
「哀れな債務者」は医者からの，そして「石炭商 J・コウク」からの，請求書に顔を向けている．暖炉には火の気もない．

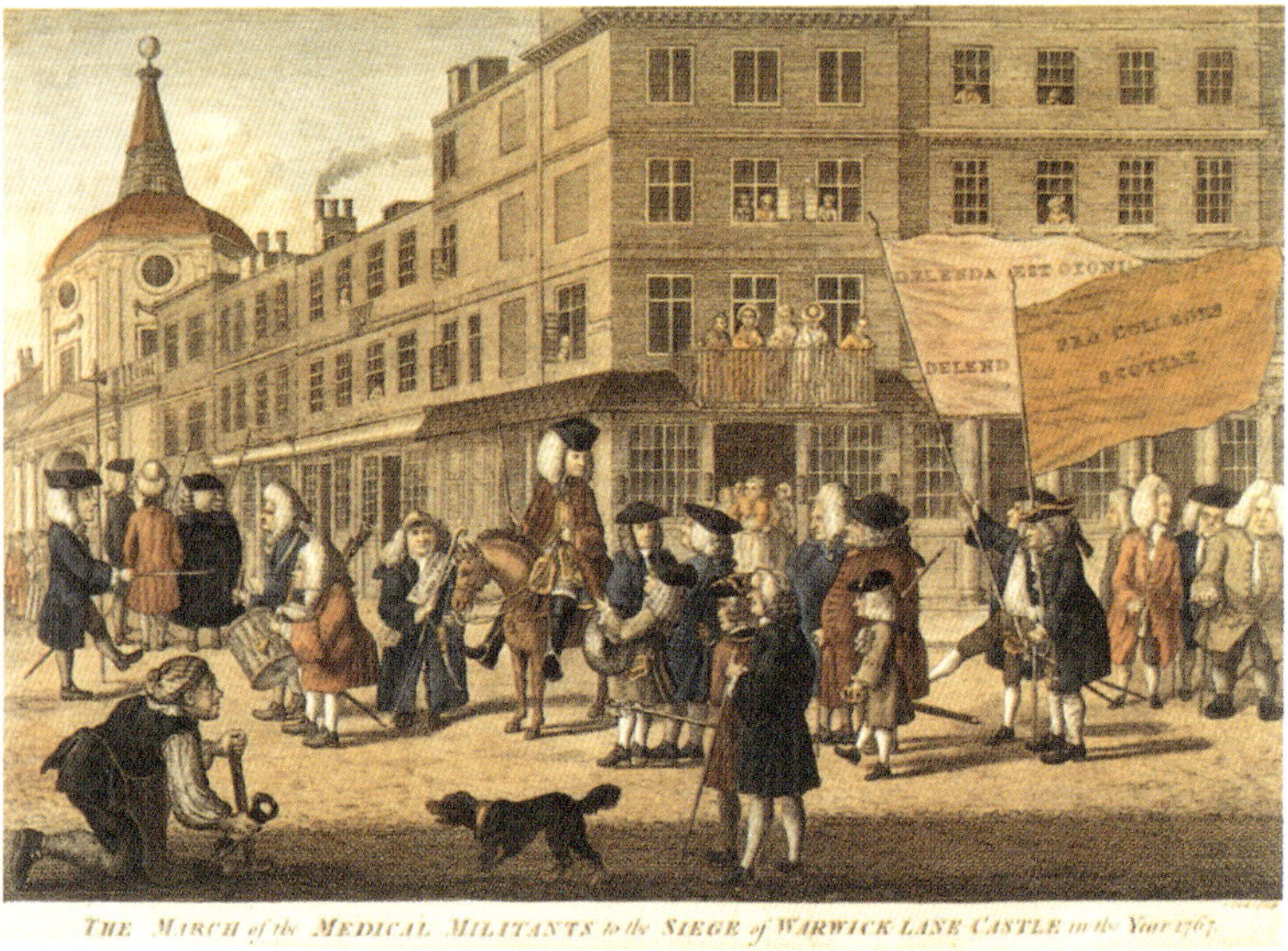

34　ジョン・ジューン「1767年にウォリック・レイン・カースルの包囲攻撃に向かう戦闘的医師団の行進」(1768年）エッチング　彩色

王立医師会館（ドーム形の建物）はロンドンのシティー地区にあった．奥の旗には「オックスフォードを打倒せよ」とあり，下の行には（おそらく）「ケンブリッジを打倒せよ」とあるのだろう．また手前の旗には「スコットランド医師会を立てろ」とある．この版画は，街路に溢れでてくる医者たちが職業集団の内部で対立している光景に一般人が興味を抱いていることの証拠となる．

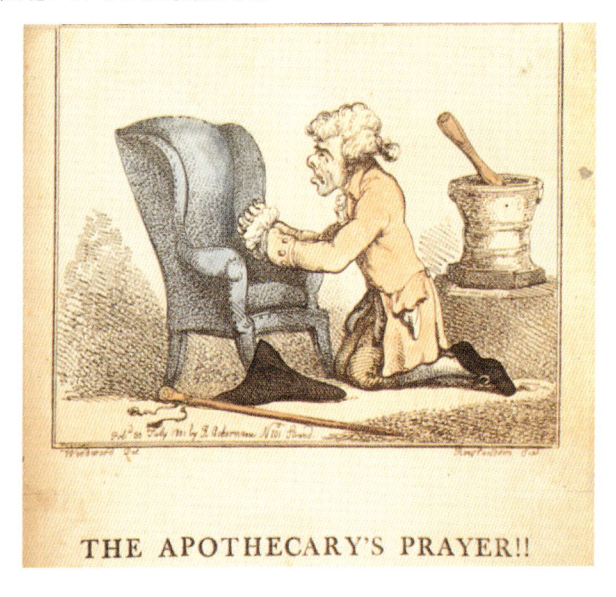

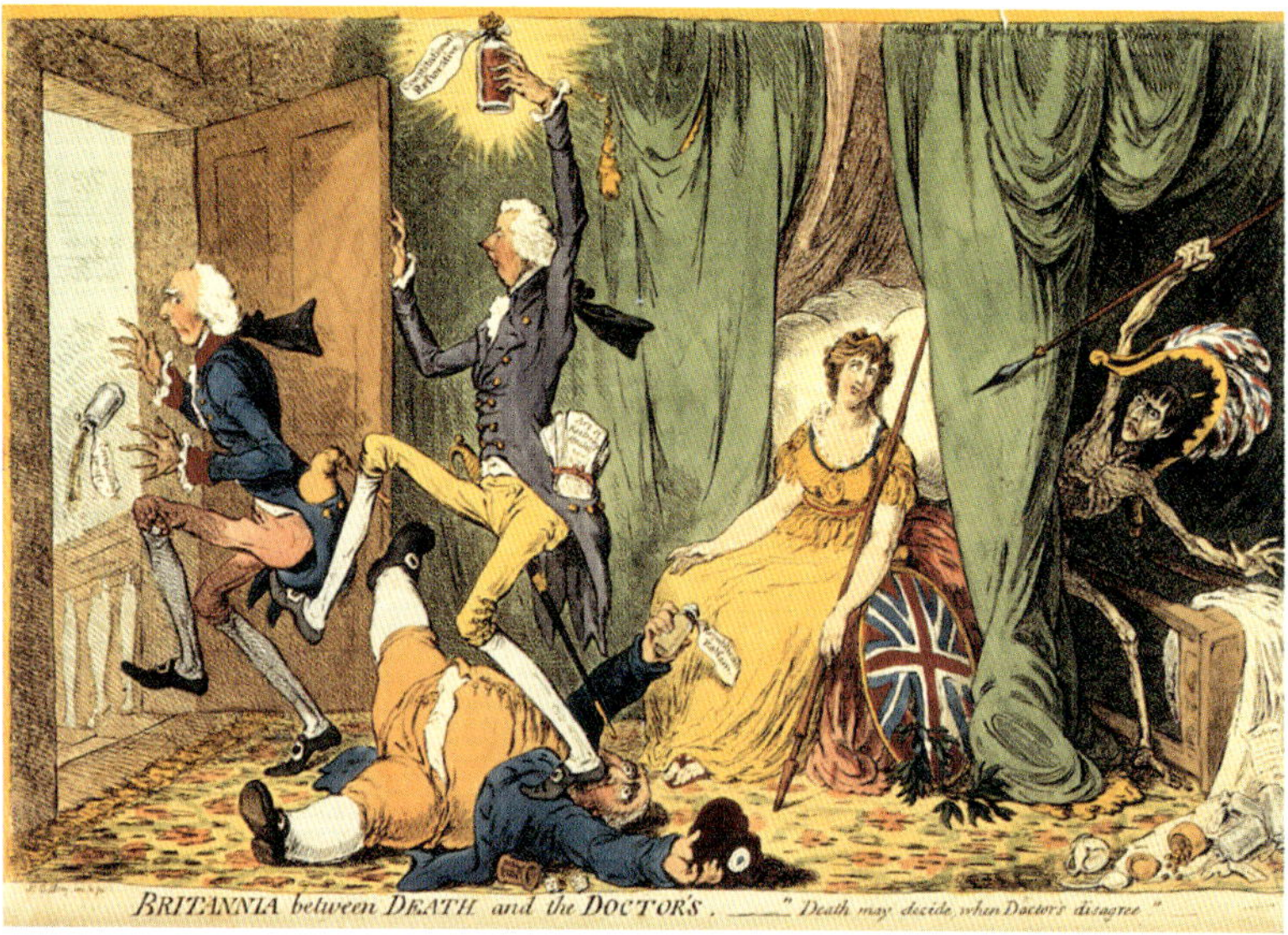
BRITANNIA between DEATH and the DOCTOR'S. ——" Death may decide, when Doctor's disagree "

36　ジェイムズ・ギルレイ「死に神と医者に挟まれたブリタニア」(1804 年)
エッチング　彩色

下の説明文は「医者と意見が一致しないときは死に神が決める」という古い格言を得々として持ち出している.

35　トマス・ロウランドスン「薬剤師の祈り‼」(1801 年) ジョージ・ムータード・ウッドワードに倣ったエッチング　彩色

薬剤師が，もっと金を儲けられるようにと，大群の病気が襲ってくるように祈っている.「ああ，偉大なる医神アエスクラピウスさま！　数々の不幸に見舞われている哀れな男の願いをお聞き届けください，どうかわたしどもに強烈な熱病やら治りにくい鼻風邪やらを少しだけでもお寄越しください，さもないと（あなたを伏し拝んでいる）わたしは店をたたまなければなりません――それと，ひきつけやらおこりやらを少しばかり放り込んでいただければ（あなたの惨めな召使いである）わたしは大いに助かります，というのも薬剤師の名に誓って申し上げますがこの 2 か月というもの乳鉢の音楽をほとんど聞いていないのです．また，わたしの隣の葬儀屋クレイプの嘆かわしい状況にもどうかご配慮ください，仕事がなくて大層な苦しみようで，わたしが用意してやるたくさんの仕事を失って困っているのです．奴が不運に耐えられるようにお知恵を貸してやってください，そして弔いの鐘が鳴るのを希望をもって待てるようにしてやってください．わたしたちの職業を励まそうとしない者どもを下痢にして，不埒をたくらむ奴らを火脹れにして罰してください．呪わしい防水剤などというものを新発明した奴らのことです．それで作られた防水服など鼠に食われてしまえばいいのです．ただし村の民生委員たちには，そしてガレノスの友たち全員には，ギレアデの香油を注いでやってください．どうぞわたしの借金台帳に同情の目をとおして，隣人たちの病気を募らせてください．教会主管者の痛風にさらに激痛を加え，立派な助任司祭のリューマチを悪化させてください．なかんずく郷士ハンディーの奥方には格別の思し召しをいただきますようお願い申し上げます．もし生まれてくる子どもが家督を相続する男の子ということになれば，そして（あなたの惨めな召使いである）わたしが幸運にもその子を立派な紳士に育てて世の中に送りだすというようなことにでもなれば，それがわたしを幸運の絶頂に引き上げることになるかもしれませんから.」この版画は，医者と病気とが不埒にも結託していることを暗示するとともに，苦難を歓迎する清教徒的信仰の綾を模倣してからかってもいる．アエスクラピウスというのはギリシアの医術の神であった.

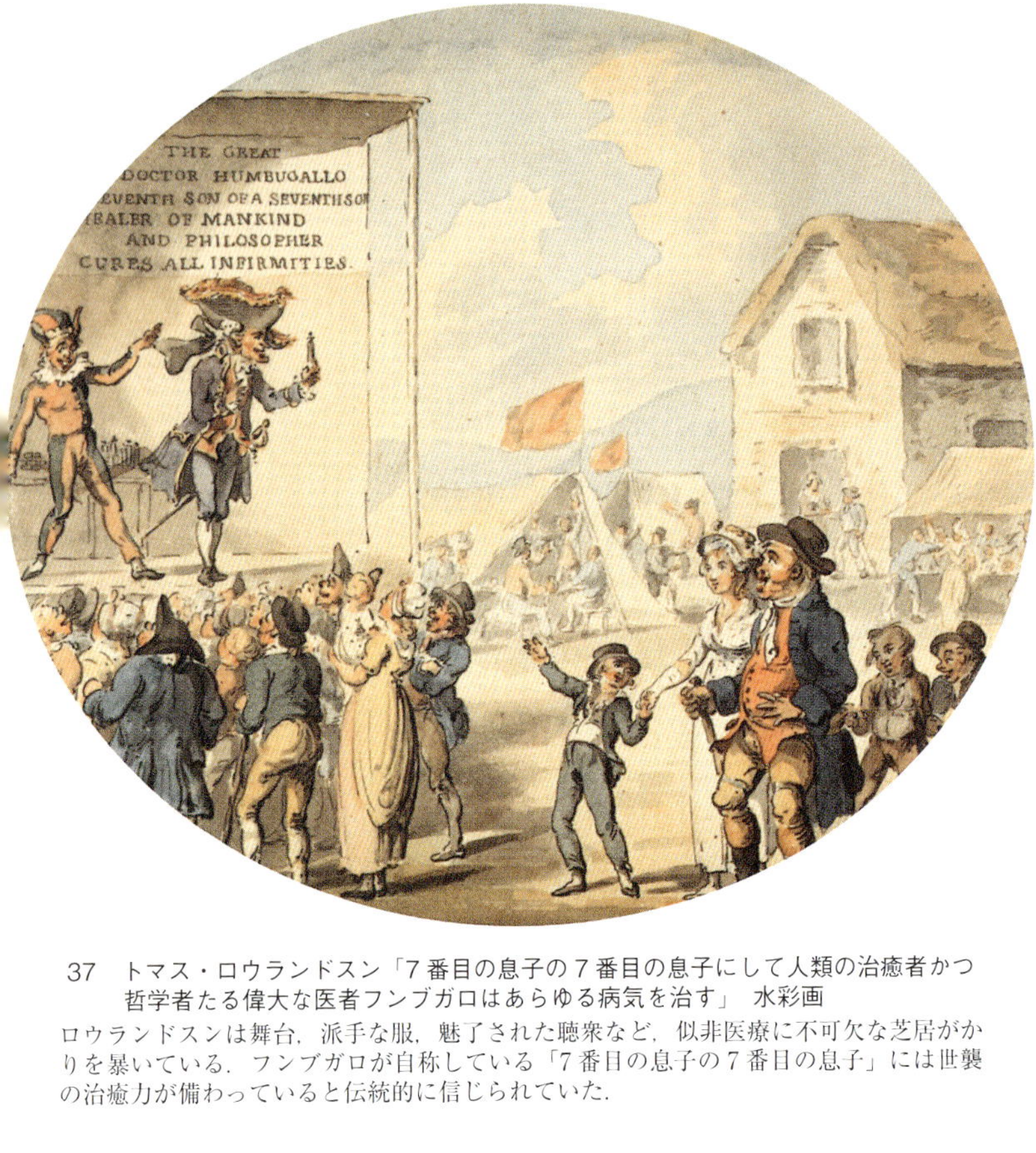
THE GREAT
DOCTOR HUMBUGALLO
SEVENTH SON OF A SEVENTH SON
HEALER OF MANKIND
AND PHILOSOPHER
CURES ALL INFIRMITIES.

37　トマス・ロウランドスン「7番目の息子の7番目の息子にして人類の治癒者かつ哲学者たる偉大な医者フンブガロはあらゆる病気を治す」　水彩画

ロウランドスンは舞台，派手な服，魅了された聴衆など，似非医療に不可欠な芝居がかりを暴いている．フンブガロが自称している「7番目の息子の7番目の息子」には世襲の治癒力が備わっていると伝統的に信じられていた．

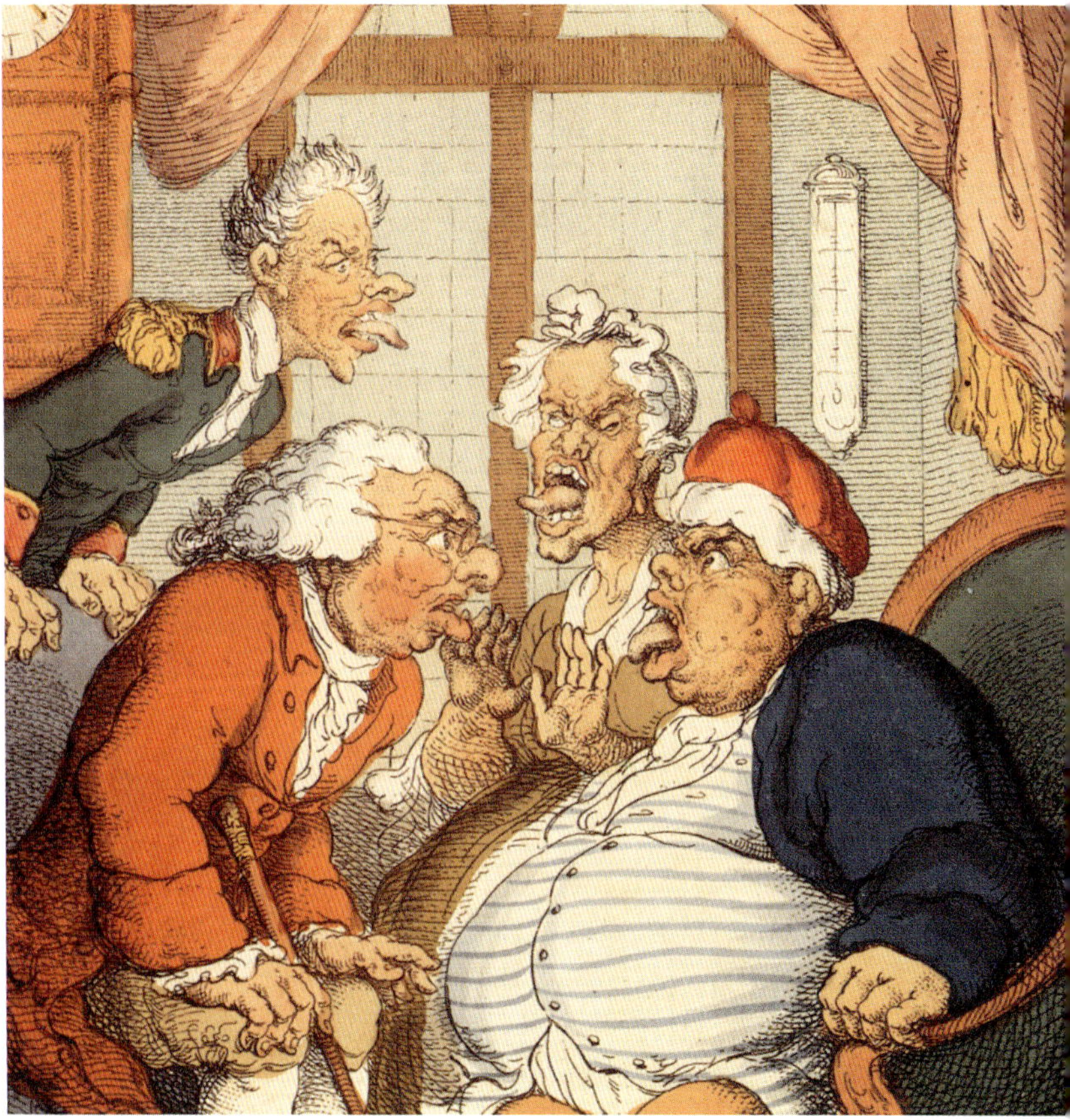

38　トマス・ロウランドスン（1813 年）　エッチング　彩色
医者がでっぷり太った男とその妻と召使いを毒茸による食中毒の疑いで調べている．食べすぎは病気や肥満や醜さのもとになるので，その連想により，この医者は患者たちと同じように醜く描かれている．

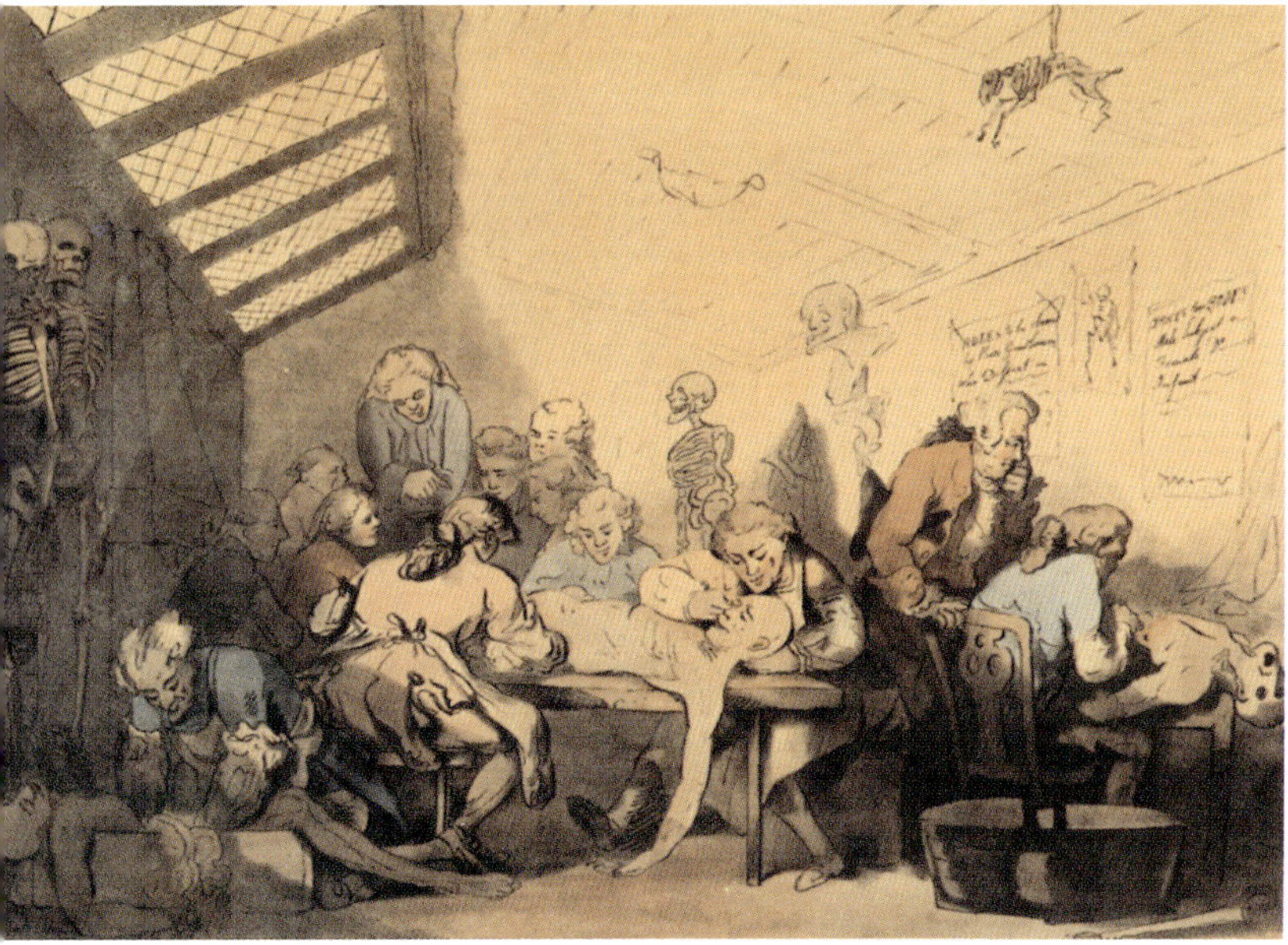

39　T・C・ウィルスン「解剖室」　イングランド王立外科医師会に蒐集されている
トマス・ロウランドスンのペンと刷毛塗りの絵に倣ったリトグラフ

ここに集まっている人びとのなかにはウィリアム・ハンターとかかわりのある有名な医者たち――弟のジョン，クルークシャンク，ヒュースン，ピットケアーン，ベイリー，ハウ，シェルドン，カーンパー――が確認される．彼らが寄せ集められているのは，ハンターの生徒たちや同僚たちの合成肖像画を回顧的に描くためである．壁に貼られている掲示物のひとつには「身体料金表」という広告がある（これはおそらくハンターが生徒たちに課す授業料のことで，死体泥棒が要求する料金ではないだろう）．ロウランドスンは各地のこのような解剖室でスケッチしたことがあるのかもしれない．しかしながらこの場面は想像で描いたのであろう．グレートウィンドミルストリートにあったハンターの敷地内の解剖室は屋根裏ではなく地下にあったのだから．

0　'E・H'「骨相学者」（1825 年）
リトグラフ　彩色

相学の共同創始者であったフラン
・ジョウゼフ・ゴールが綺麗な若
娘の頭を調べているところで，3
の紳士が列をなして順番を待って
る．慣習によれば，ここでの主題
魅力的な女性のほうであり，並ん
いる男たちは，ゴール自身と同じ
うに，グロテスクである．背景に
る頭骨と骨相学的胸像に注目する
と．骨相学はその基本的前提が唯
論的（精神は頭脳の一機能）であ
たため論争の的になった．それゆ
諷刺の主題として広範に扱われた．

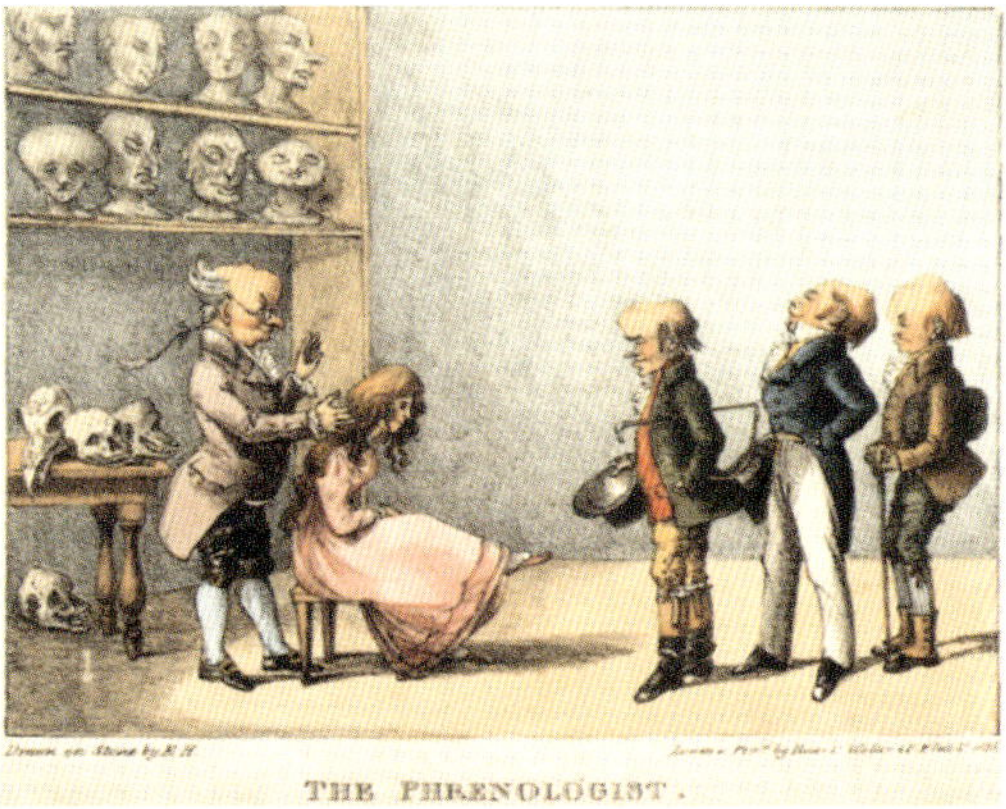

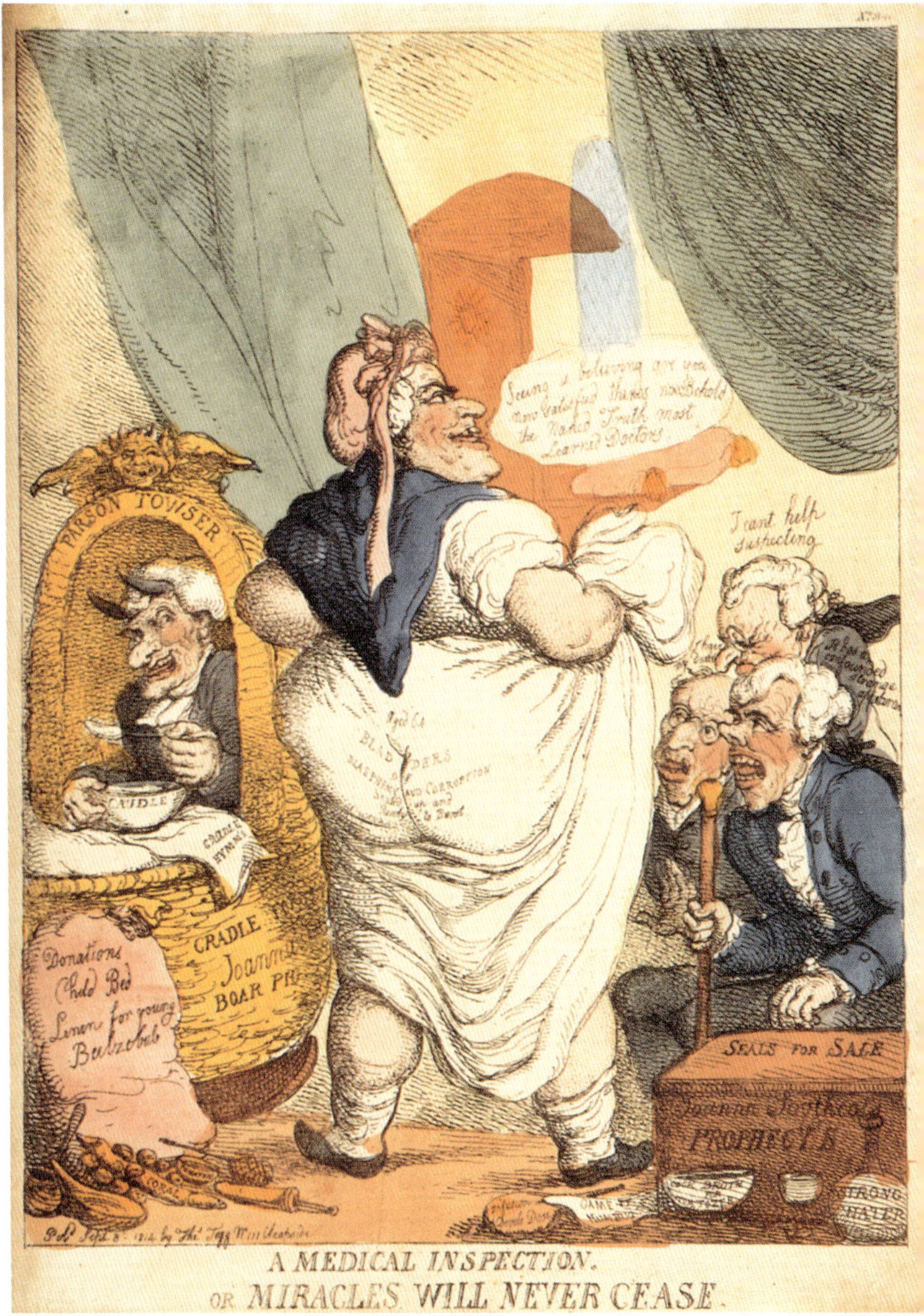
Seeing is believing are you now satisfied things now Behold the Naked Truth most Learned Doctors
I cant help suspecting
PARSON TOWSER
CRADLE
Donations Child Bed Linen for young Beelzebub
SEALS FOR SALE
PROPHECYS
A MEDICAL INSPECTION.
OR MIRACLES WILL NEVER CEASE.

41　トマス・ロウランドスン「医学的検査，あるいは奇跡はやまない」（1814 年）
エッチング　彩色

女性預言者ジョアナ・サウスコットが妊娠していることを立証するため 3 人の医者たちに裸を晒している．この版画には医療道具一式があり，医者たちの淫らさを暗示する猥褻な説明文がある．性と医療と非主流派宗教にはどれにも同じ欠点がある．

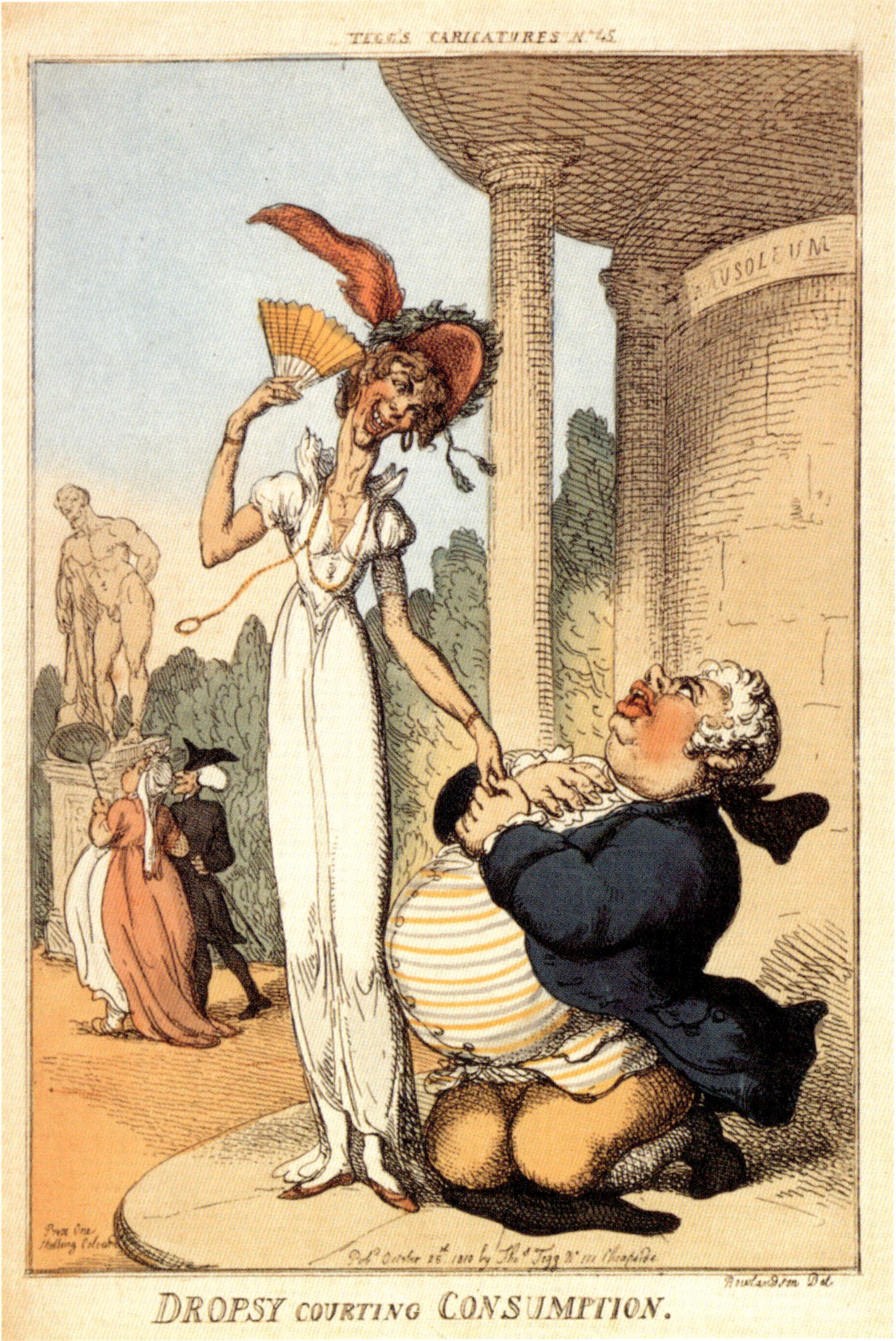

42　トマス・ロウランドスン「肺結核に求愛する浮腫」(1810年)　エッチング　彩色
ロウランドスンは，肥満した男が作り笑いしている背の高い幽鬼のような骨と皮の女に霊廟の外で求愛している様子を描き，ふたりとももうすぐ死ぬことを暗示することによって，その時代の肥満／痩身をめぐる強迫観念を諷刺している．背景では肥満した淑女と付き添いの痩せた男性がヘラクレスの像をうらやましそうに見つめている．

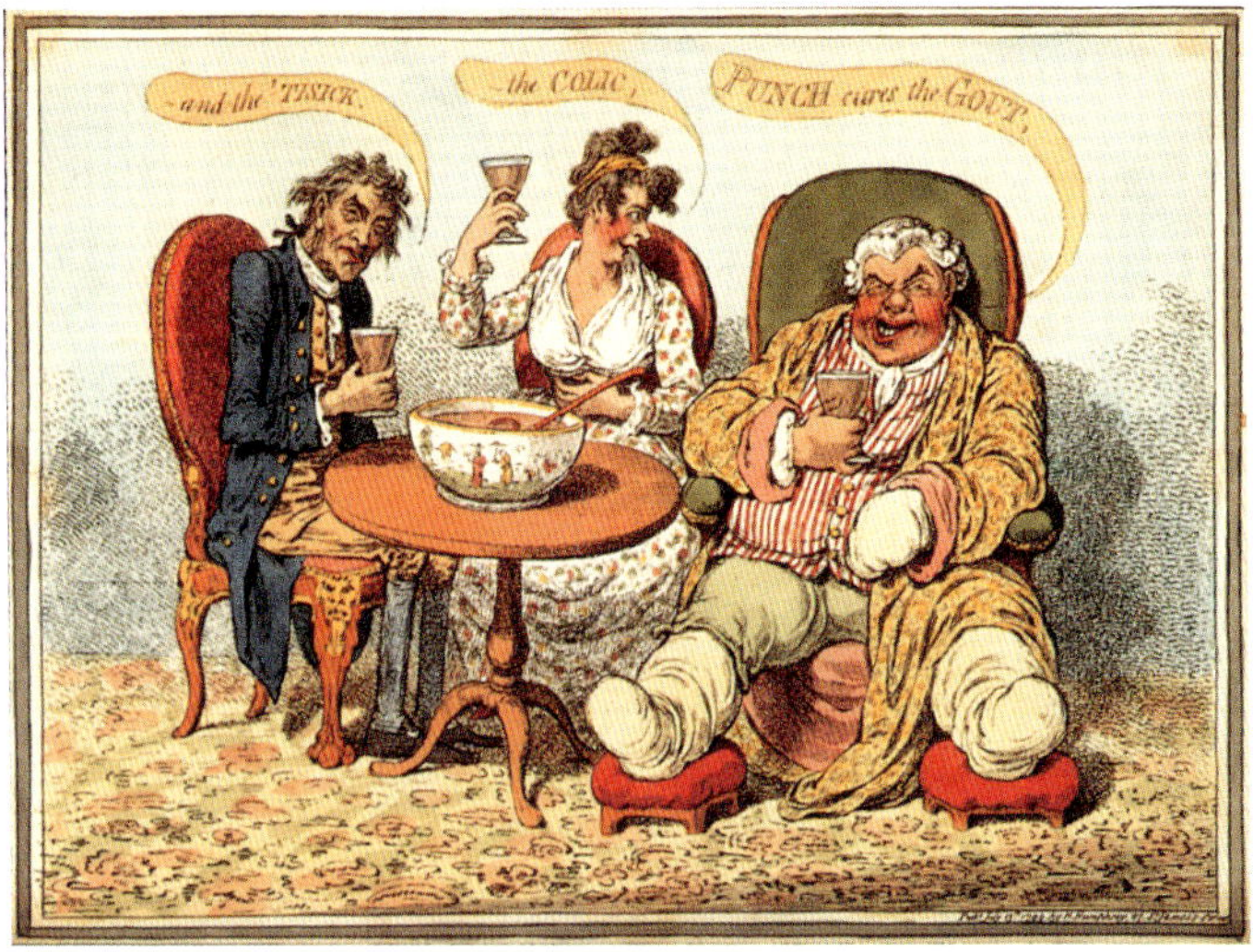
—and the TISICK,
—the COLIC,
PUNCH cures the GOUT,

43　ジェイムズ・ギルレイ「ポンチ酒は痛風——疝痛——そして‘ティシック’を治す」(1799 年）ソフトグランド技法のエッチング　水彩

ギルレイは痛風の男が結核を病む男と疝痛もちの女と一緒にいるところを描いている．3 人とも自分の難儀を酒でまぎらせようとしている．

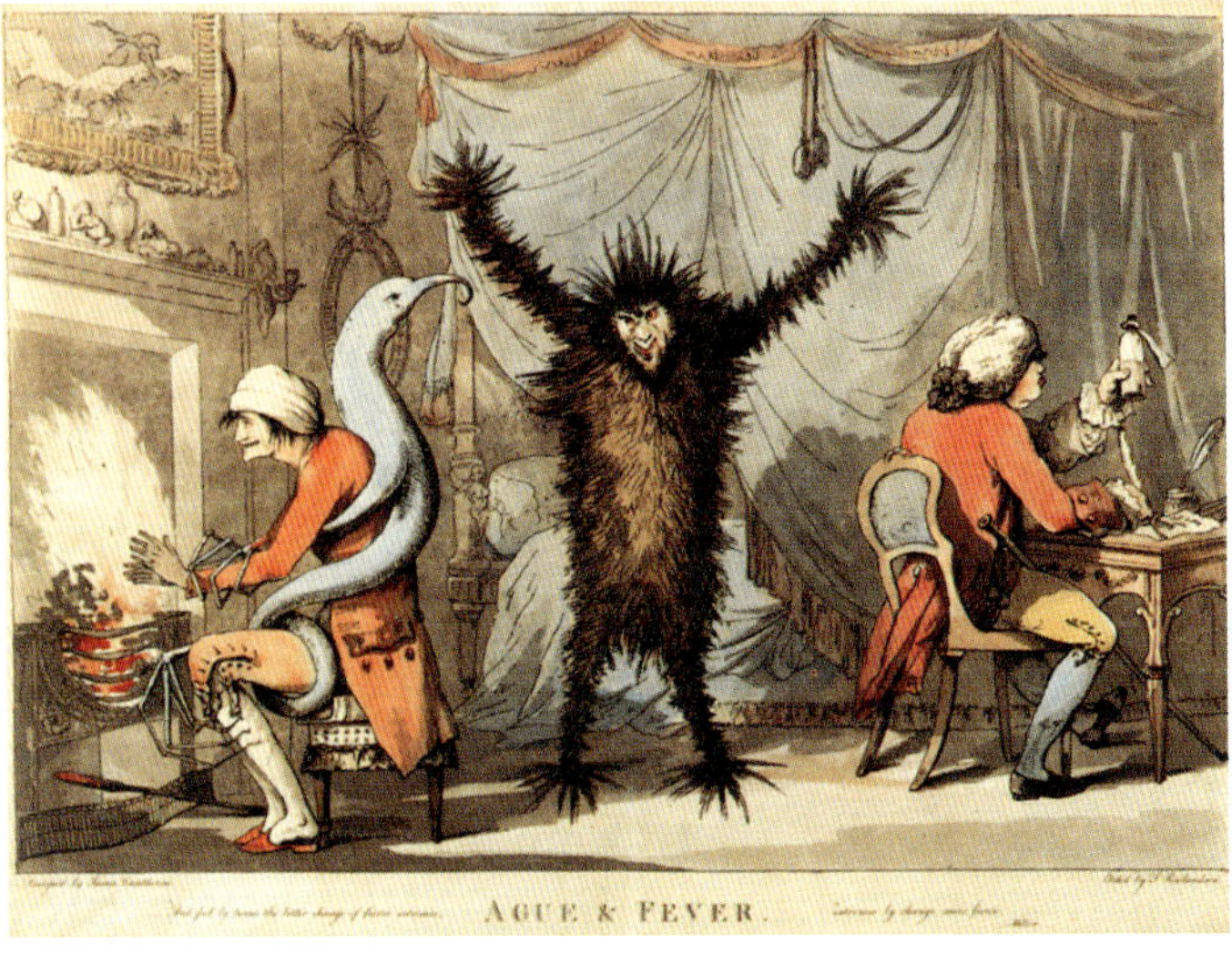
AGUE & FEVER.

44　トマス・ロウランドスン（ジェイムズ・ダンソーンに倣った）「おこりと熱病」(1788 年）　エッチング　彩色

説明文には「そして順番に耐えがたく変化する激烈な両極端を，変化によっていよいよ激烈になる両極端を感じるがいい（ミルトン）」とある．

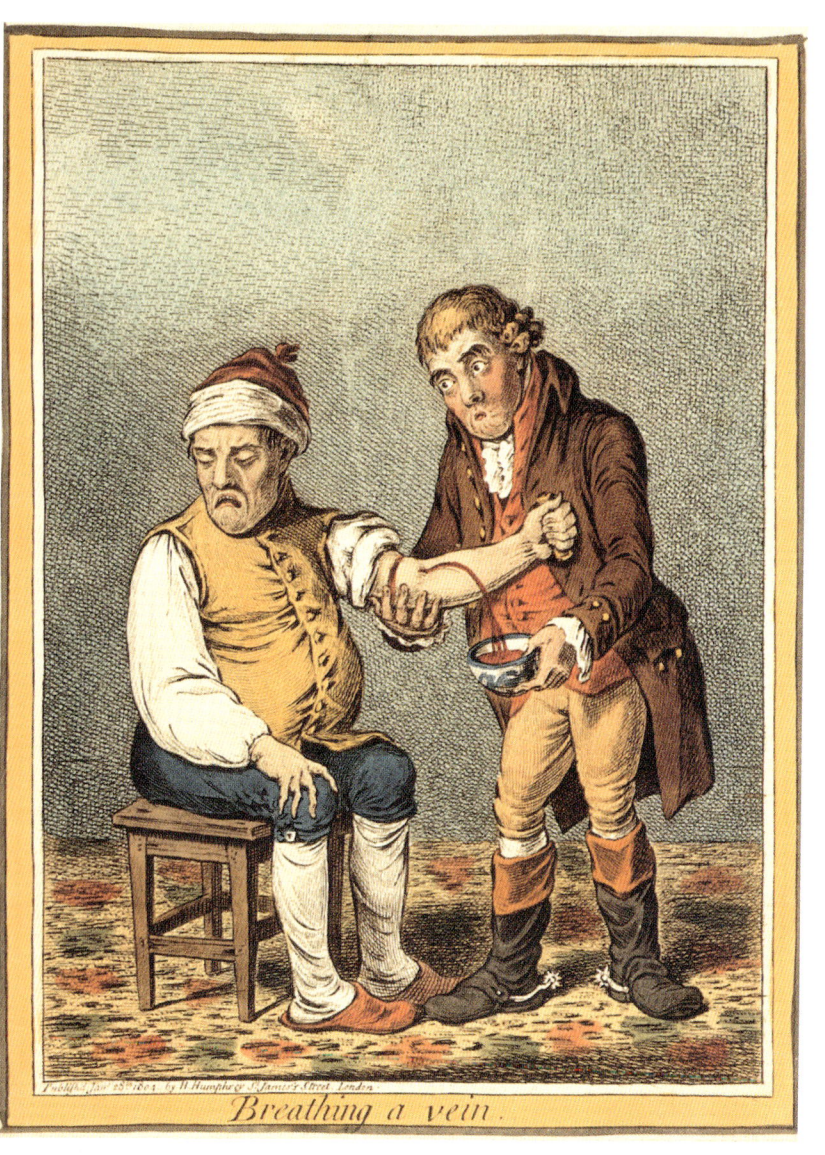

45 J・スニード「血管からの吐血」(1804年) ジェイムズ・ギルレイに倣ったエッチング 彩色

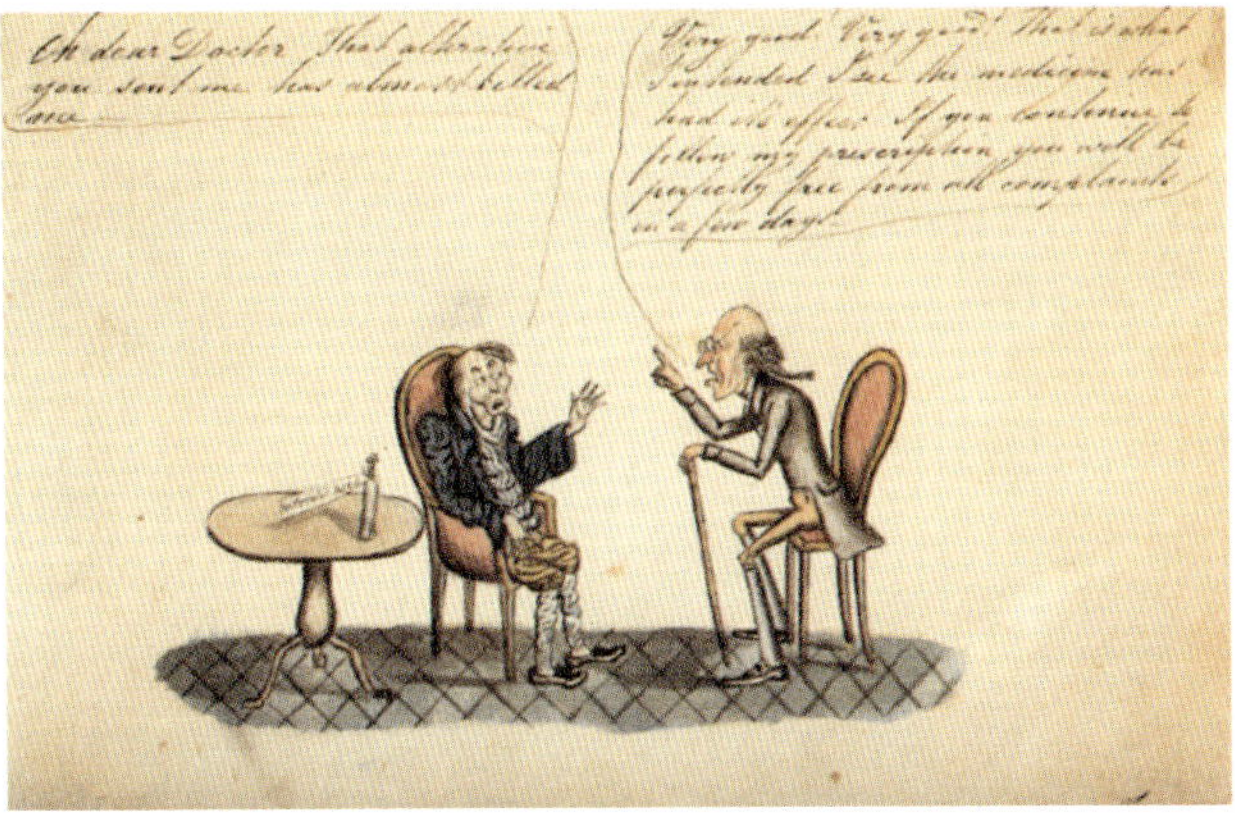
Oh dear Doctor That alterative you sent me has almost killed me
Very good! Very good! That is what I intended I see the medicine has had its effect. If you continue to follow my prescription you will be perfectly free from all complaints in a few days

46　日付のないこの水彩画のなかで患者は「ああ，先生，送っていただいたあの変質剤を服用して危うく死ぬところでした」と言っている．これに対して医者は「そうでしょう！　そうでしょう！　思ったとおりです．薬が効いたわけです．このままわたしの処方に従っていけばあなたの体調不良はすべてが数日のうちに完全になくなるでしょう」と答えている．患者のかたわらのテーブルの上には「硫酸」というラベルが貼られた瓶がある．

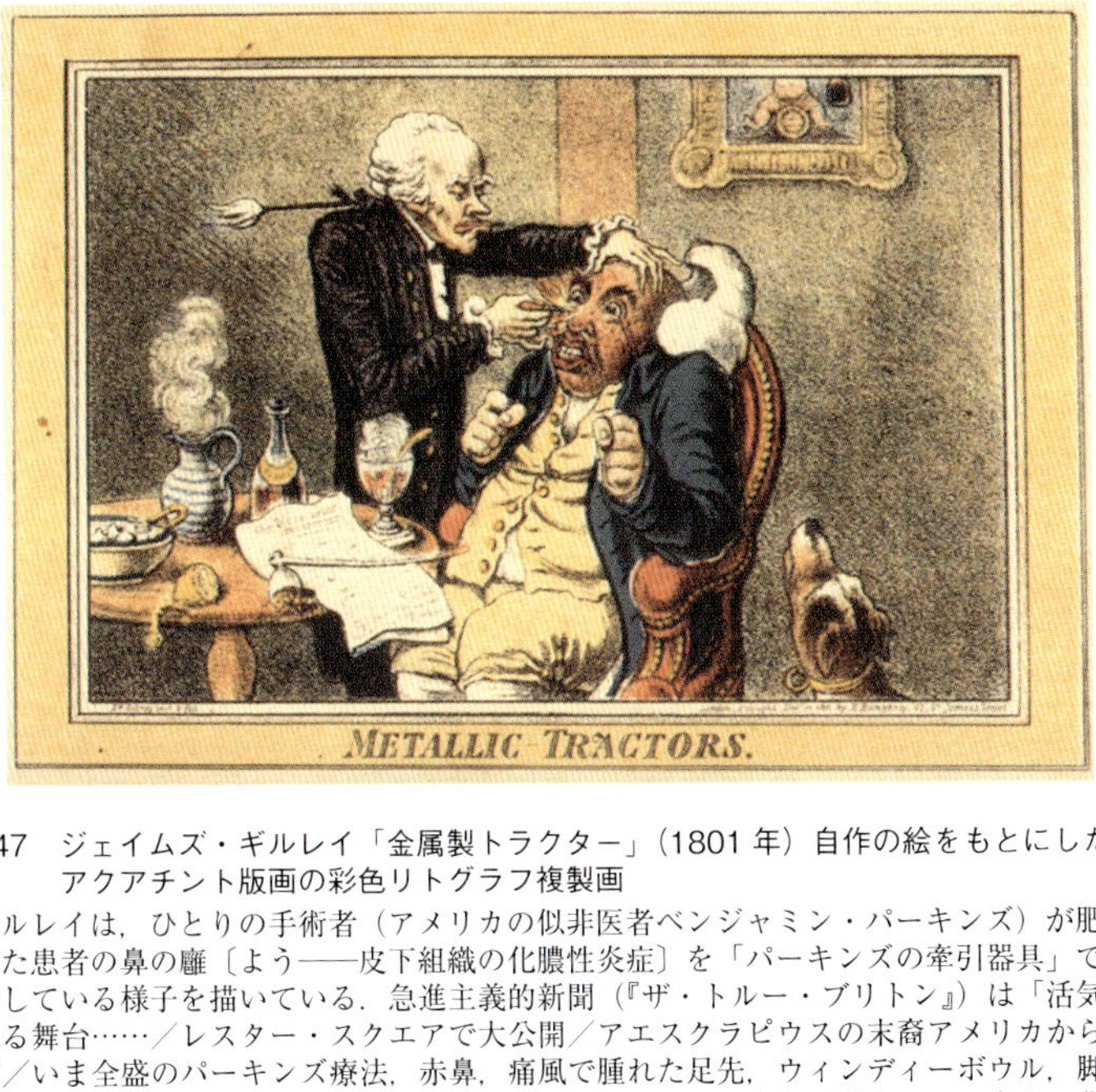

47　ジェイムズ・ギルレイ「金属製トラクター」（1801 年）自作の絵をもとにしたアクアチント版画の彩色リトグラフ複製画

ギルレイは，ひとりの手術者（アメリカの似非医者ベンジャミン・パーキンズ）が肥満した患者の鼻の癰〔よう――皮下組織の化膿性炎症〕を「パーキンズの牽引器具」で治療している様子を描いている．急進主義的新聞（『ザ・トルー・ブリトン』）は「活気溢れる舞台……／レスター・スクエアで大公開／アエスクラピウスの末裔アメリカから到着／いま全盛のパーキンズ療法，赤鼻，痛風で腫れた足先，ウィンディーボウル，脚の骨折，猫背など万病を治癒／本式であらゆる金属を黄金に変える賢者の石の大なる秘密を公益のために発見」と告げている．

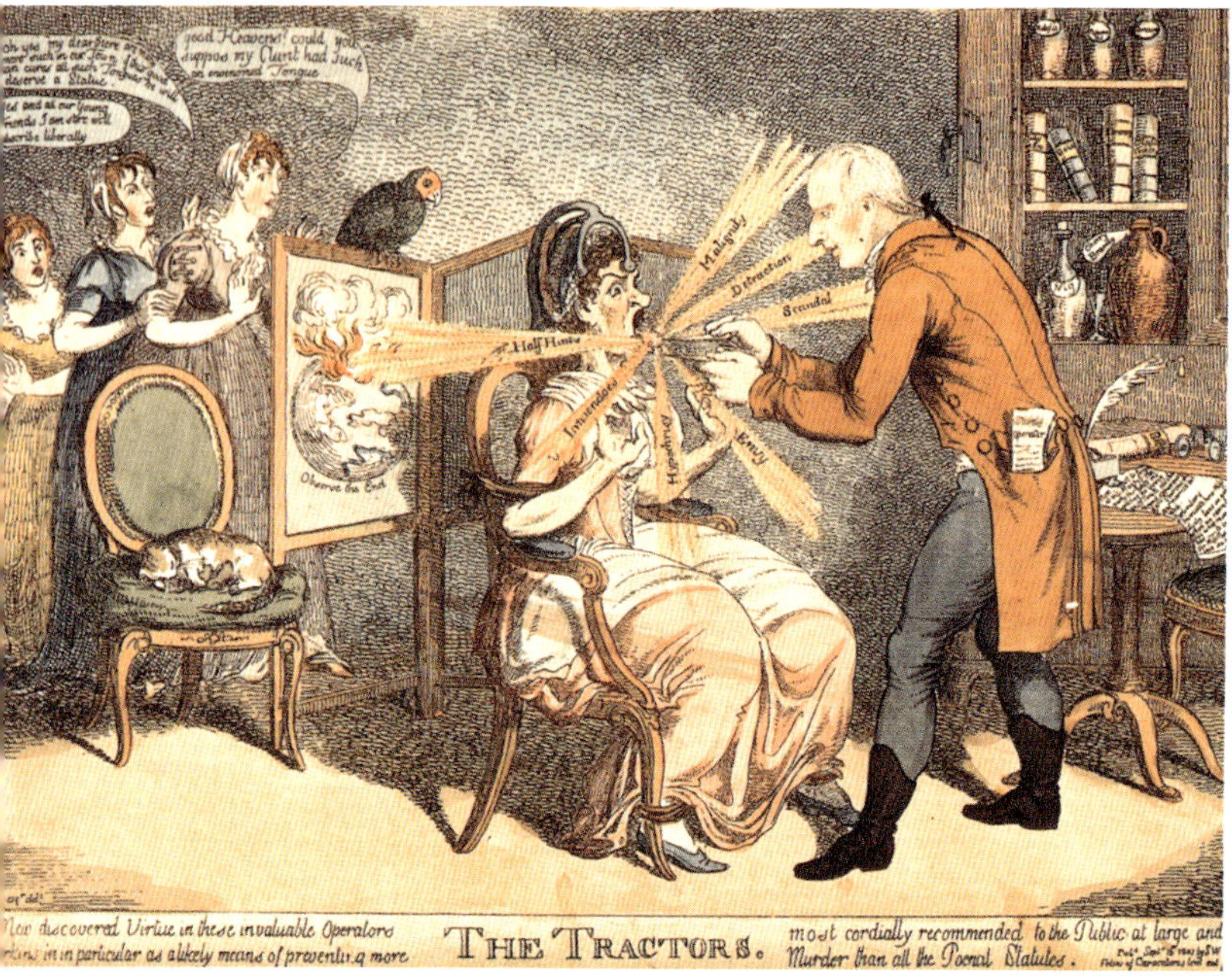

48　チャールズ・ウィリアムズ「トラクター」（1802年）　エッチング　水彩

説明文には「殺人を予防する手段にすれば刑法全体より効力を有すると思われる，大衆全般とりわけパーキンズ医師に誠意をこめてお勧めする，かけがえなき手術者たちのなかにあらたに発見された効能」とある．開いた口から発する光線——「一知半解」「激しい憎悪」「破壊」「醜聞」「嫉妬」「偽善」「当てこすり」——が仕切り板に火をつけた．棚に並んでいる特効薬のなかには「チェリーブランディー」というラベルを貼った大きな瓶がある．存在そのものが苦痛の種である女性のために処方される医療の一般概念は古代からジョークになっている．「強引に牽引する男〔トラクター〕は女を従順〔トラクタブル〕にする」のである．

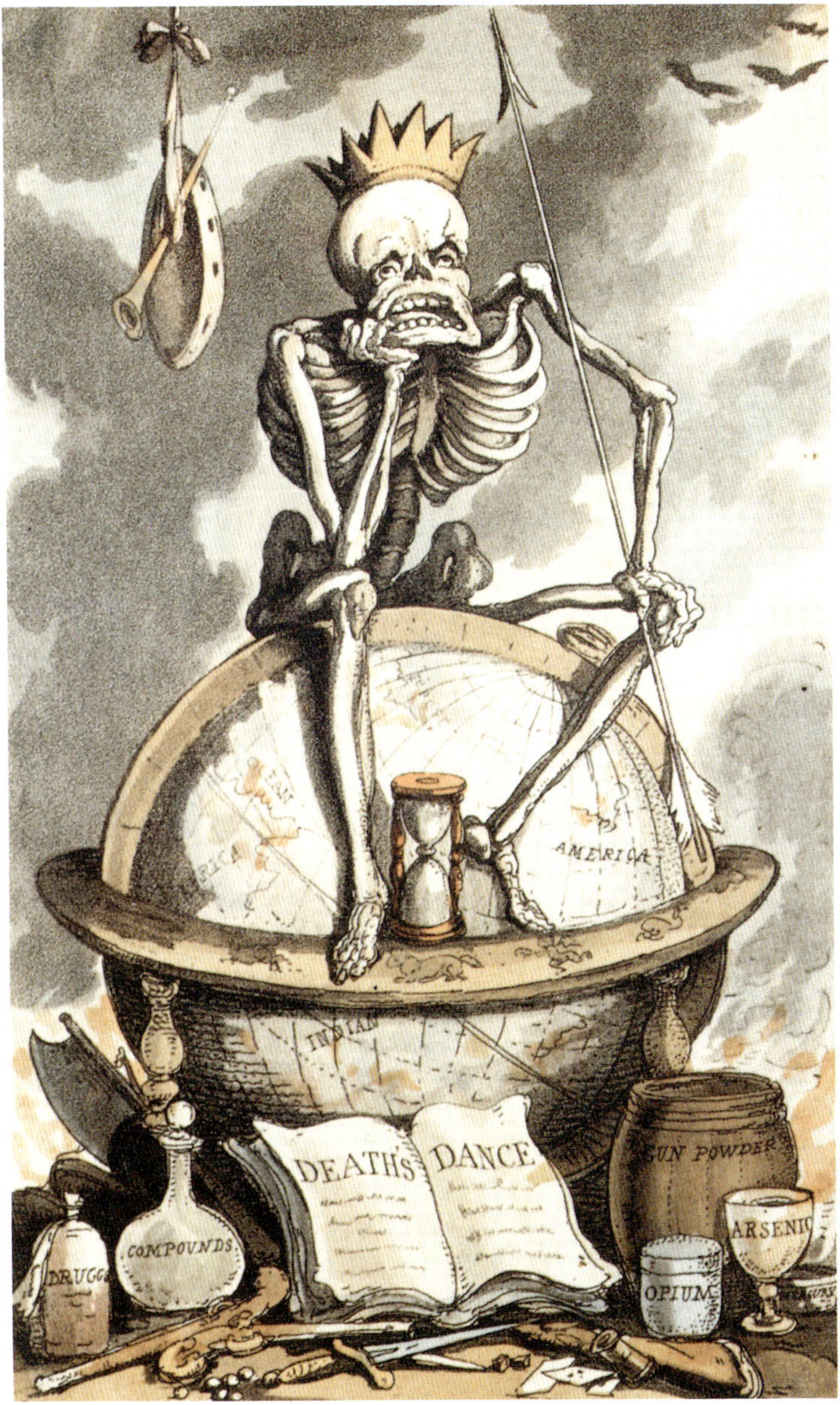

49　トマス・ロウランドスン『イングランドの死の舞踏』の口絵（1816 年）
アクアチント　彩色

50　「黒い鳥」（1820 年ごろ）　医者と法律家と司教代理を異様な人物として描いた作者不明のエッチング　彩色

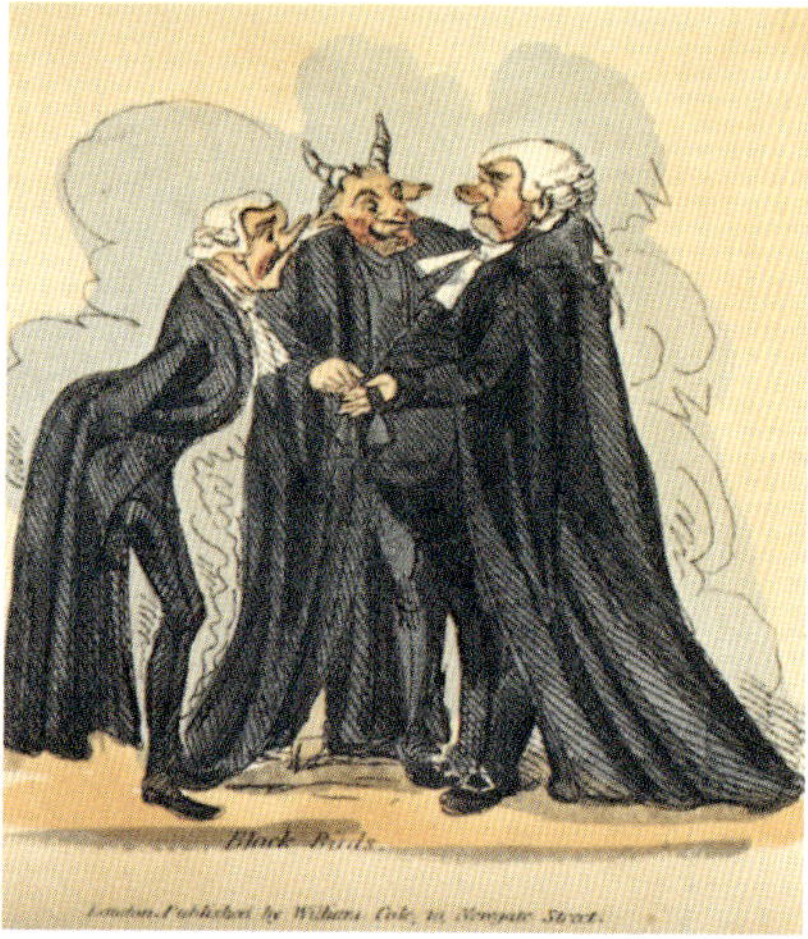

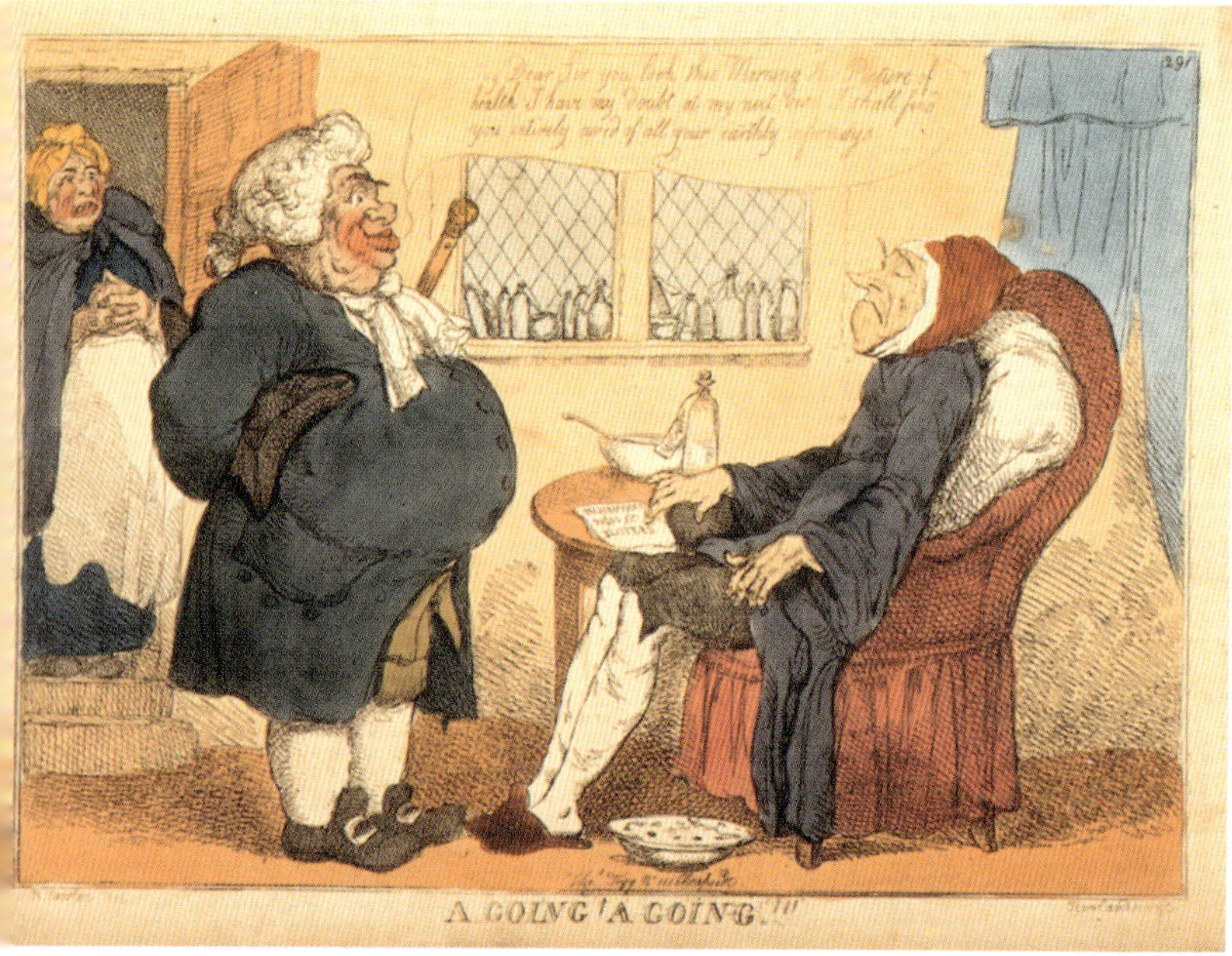

51　トマス・ロウランドスン「病状診断」（1813 年（？））
リチャード・ニュートンに倣ったエッチング　彩色

医者は「旦那さん，今朝の顔色は健康そのものに見えますな．この分だと次に往診に来るときはきっと全快していることでありましょう」と言っている．患者が押さえている紙には「処方箋——大粒の丸薬その他一度に投与．水泡」とある．

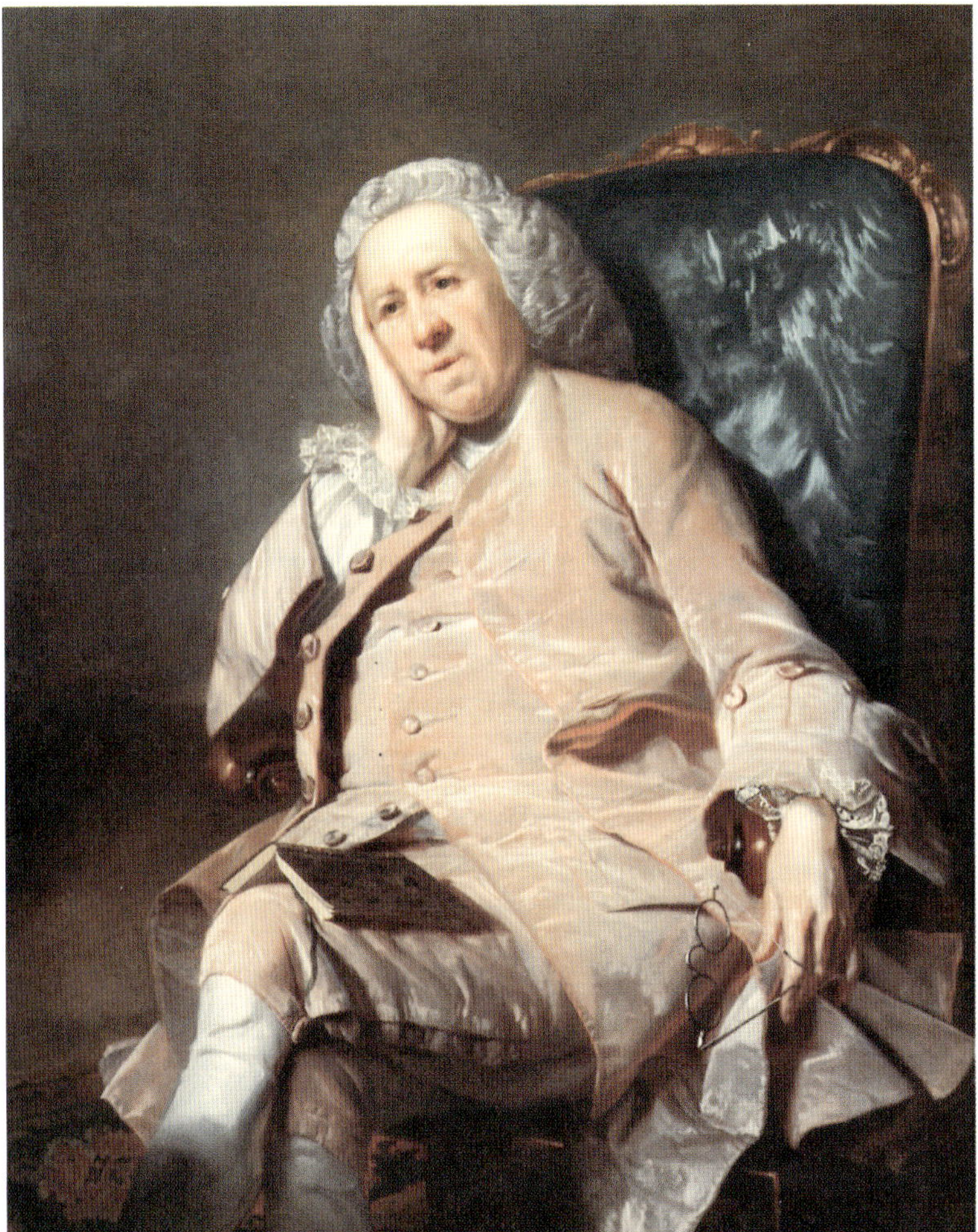

52　メアリー＆トマス（?）・ブラック「メッセンジャー・マンジー」（1764 年）
画布に描いた油絵　イングランド王立外科医師会所蔵

医師の資格を得たマンジーはベリー・セント・エドモンズで開業し，そこで幸運に恵まれた．アン女王の大蔵卿でありモルバラ公爵夫人セアラの孫でもあったゴドルフィン卿がニューマーケットに行く途上で病気になったことがあり，そのとき最寄りの医者がマンジーだったのである．呼ばれた彼は医者としての技量と人柄でこの高貴な患者を喜ばせた．そのためゴドルフィンは彼にロンドンに来るように説得した．マンジーの後ろ楯となったゴドルフィンは，被保護者となったマンジーに安定した収入を確保してやるためマンジーに，高級住宅地であるセント・ジェイムズストリートに住んでいたにもかかわらず，チェルシー病院の医者の職を与えた．マンジーはすぐにホイッグ党の主導的政治家たちを患者に抱えることになった．そのなかにはサー・ロバート・ウォルポールもいて，ふたりは友人づきあいするようになる．ジョージ王朝時代の医療は医術によってというよりはむしろ引き立てによって効力を発揮したところがある．

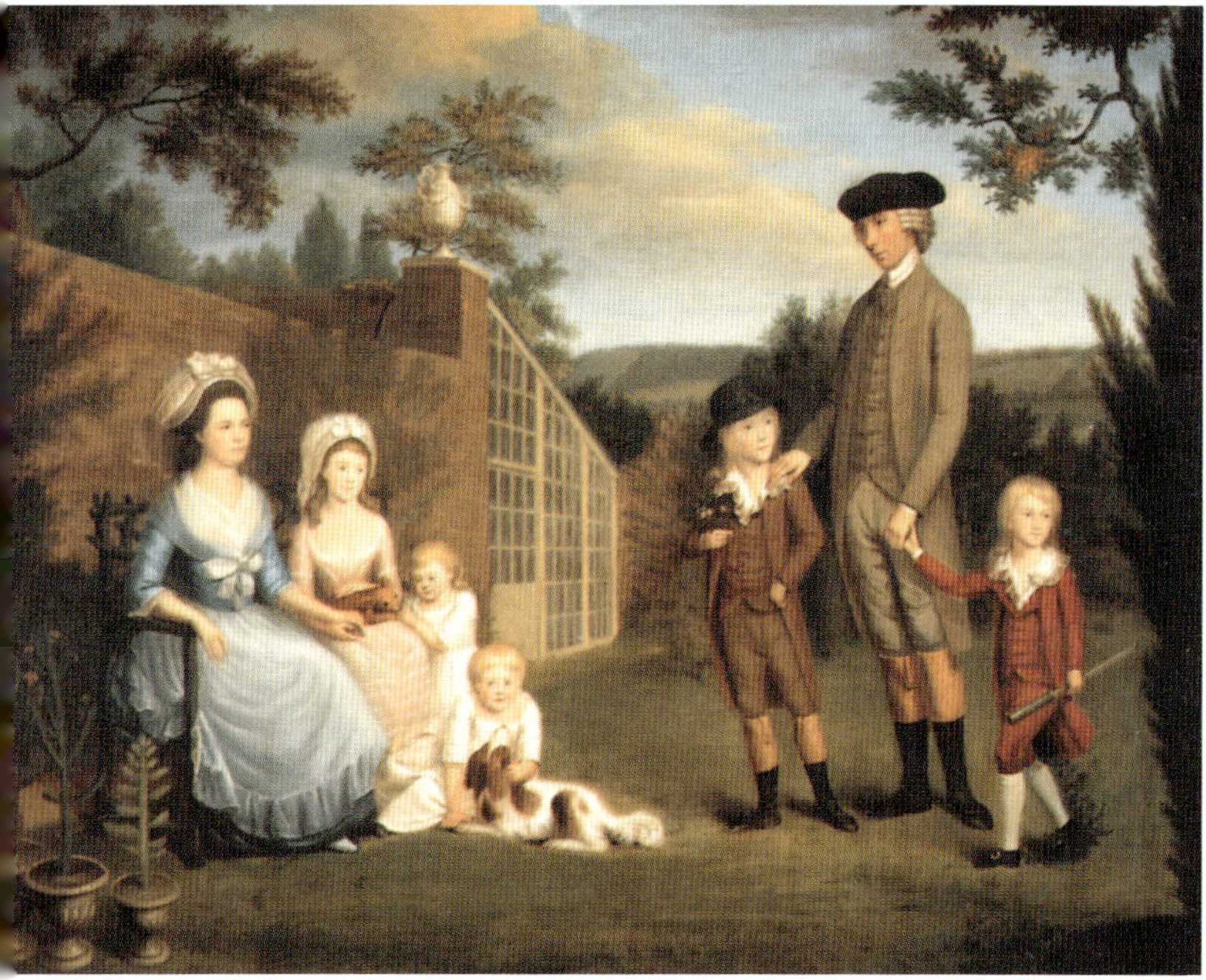

53　キャンバーウェル〔ロンドン南部〕のグロウヴヒルの自宅の庭でのジョン・コウクリー・レトソムとその家族（1786 年ごろ）画布に描いた油絵
この絵の目的はジョージ王朝時代が理想とした家庭的美徳と夫婦のうちとけた様子を描くことにあった.

ティールは、一七〇九年に、自分が後見人をしていた（というのが意味深長である）若い兄弟三人を連れて「ベドラム」その他の名所を「案内」した(15)。

一般の人が見学に訪れる現実の目的はこれとは逆――徳育ではなくお祭り気分――であったかもしれない。なにしろベツレヘムは、特に行楽の時節には、ほろ酔い気分の物見高い見物人が、騒々しい気晴らしを求めて、群れを成して押し寄せてくることで有名なところであり、そこに収容されている狂人たちは、わずかな金銭をもらっては、芸当をしたり歌をうたったり飛び跳ねたり謎めいた話をしたりしていたのである。それと、狂気をしげしげと見に行くこと自体が酔狂なことではなかっただろうか。リチャード・ニュートンの漫画（挿絵54）はそうした疑問を、本当に狂っているのはどちらか――収容されているほうか、それとも見学しているほうか――という疑問を提起している。左端の夫婦は、人相学的にみて、また粗野な態度、あんぐりと開けた口、吊り上げた眉、ぎょろつかせた目玉などからみて、精神が乱れた人間の典型的な顔つきになっている。しかしこの夫婦は見学者にちがいないのである。なぜなら奇抜な被りものである寝室用便器と王冠が、精神異常と証明された人間はドアの向こう側にいることを告げているからであり、便器の把手が精神異常の象徴である三日月状に描かれているからである。こうした――狂気を映すべく掲げられた鏡が問題をさらに複雑にしている――状況のもとでは、狂気の馬鹿騒ぎを人びとが批判し嘆いたのも不思議ではない。やがて一七七〇年前後にはベツレヘムでの見世物は幕を下ろすことになった。それは一七八三年にタイバーンでの公開絞首刑が幕を閉ざす直前のことであった。

しかしながらベツレヘム病院は、それまでは、精神異常者のための単なる治療センターにはとどまらない役割を果たしていた。道徳主義者やジャーナリストや漫画家はベドラムという主題を潤色し、イギリスを映す鏡でありイギリスの縮図であるとして（患者たちを痴呆の政治家、戦争を食い物にする将軍、強迫

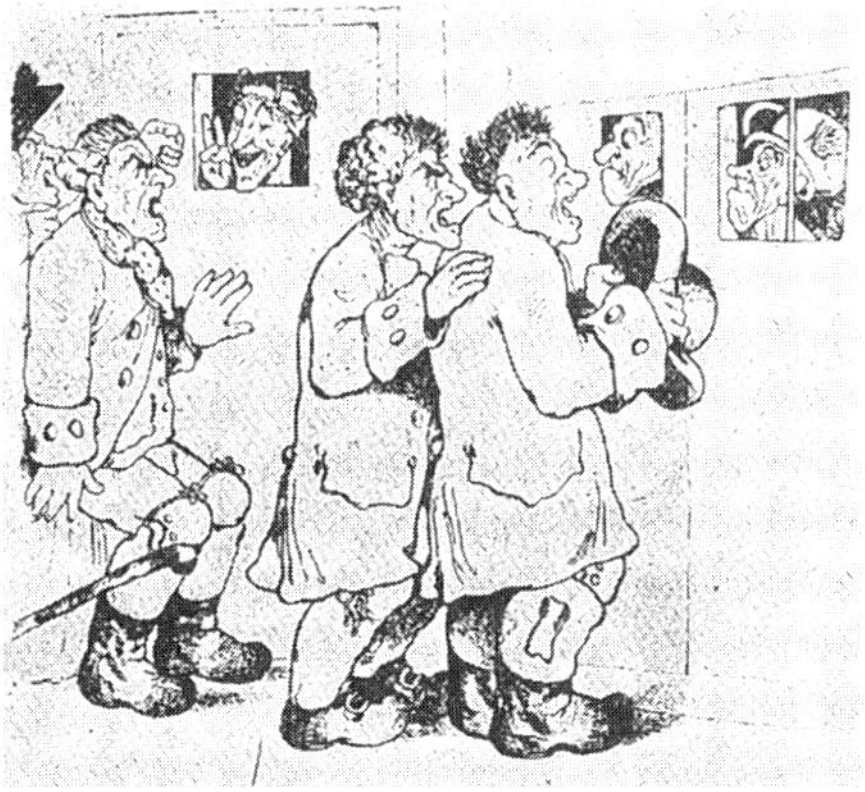

54　リチャード・ニュートン「ベドラム見物」（1794年）エッチング
ニュートンの版画が作られたのはベツレヘム病院での一般公開が終わったあとのことであった．この場所が大衆の想像力のなかで引きつづき大きく立ちあらわれていたことは明らかである．

神経症の株式取引相場師、虚栄心の強い皇帝、熱狂的宗教家、恋わずらいの娘などの原型に変えて）悦に入っていたのである。このことについては第九章でもう一度触れることになる。

狂気というのは概して「下等な」病気で、警告の手段として（裸、狂乱、獣性など）メロドラマ風に表象された。[16] これと同じような否定的見方が他のたいていの身体異常にも当てはまる。しかしときには疾患が、戦場で負った傷や決闘で受けた傷痕のように、自慢のしるしとされることもあった。たとえば痛風は、病気のなかの王侯であり王侯たちの病気であるとされ、優れた家系と育ちのよさの証拠となり、贅沢な暮らしぶりをしている代償であると見なされていたがゆえに、威厳を賦与したのである。足に包帯をグルグル巻いた姿で幌つきの車椅子に乗せられて運ばれる痛風患者は、あたかも男根をひけらかすかのように、腫れの壮大さを誇示するのであった。痛風閣下というように尊称をつけられたこの病気は滑稽な姿を連想させる数少ない病気のひとつであった。赤ら顔の肥満した大食漢（挿絵43）が、衝撃をやわらげるため包帯をグルグル巻いた足を痛風患者用の足台にのせながら、ポートワインをがぶ飲みしている様子を描いた版画はおびただしくある。[17]

他にも——たとえばロウランドスンの「肺結核に求愛する浮

腫」（一八一〇年）〔挿絵42〕にある優雅な痩身のように――病気を剽軽に、あるいは好ましいものとして、表現したものがあることはあるが、通常は病気を（梅毒の場合のように）罪の報いとして悲劇的に、あるいは恐ろしげに、あるいは嫌悪感を催させるように描くのが一般的であった[18]。一六八三年に刊行されたロバート・グールドの「見放された愛」はある女優の情欲を悪しざまに書いている。

男を誑かすときは美しく見えたはずの
あの水疱がポッポッとでて潰瘍になり、
全身に炎症を起こして腐臭を放つとき、
そしてもはや万策つきたと知ったとき、
彼女は、男には思いもよらない多数の
女たちの名前を娼婦のリストに登録し、
背負いきれぬほどの罪の重荷を負って、
とうとう地の底の地獄に落ちていった[19]。

性病はいつも道徳的汚点であるとされ、とりわけ上流人士が感染したときには衝撃を与えた。「るいれき（腺病）」〔挿絵55〕は水疱（pox）と政治（politics）とのあいだの類同を巧みに利用したものである。前景で両足を開いて立っているのは皇太子であり、その背後に座っている愛人――というより内密の妻――であるフィッツハーバート夫人は薬瓶に囲まれていて、手にしたナイフを意味ありげに向けている先には「冒された局部に」と書かれている。彼女が両足を開いている様子や普段着でいる様子は――彼女の頭上

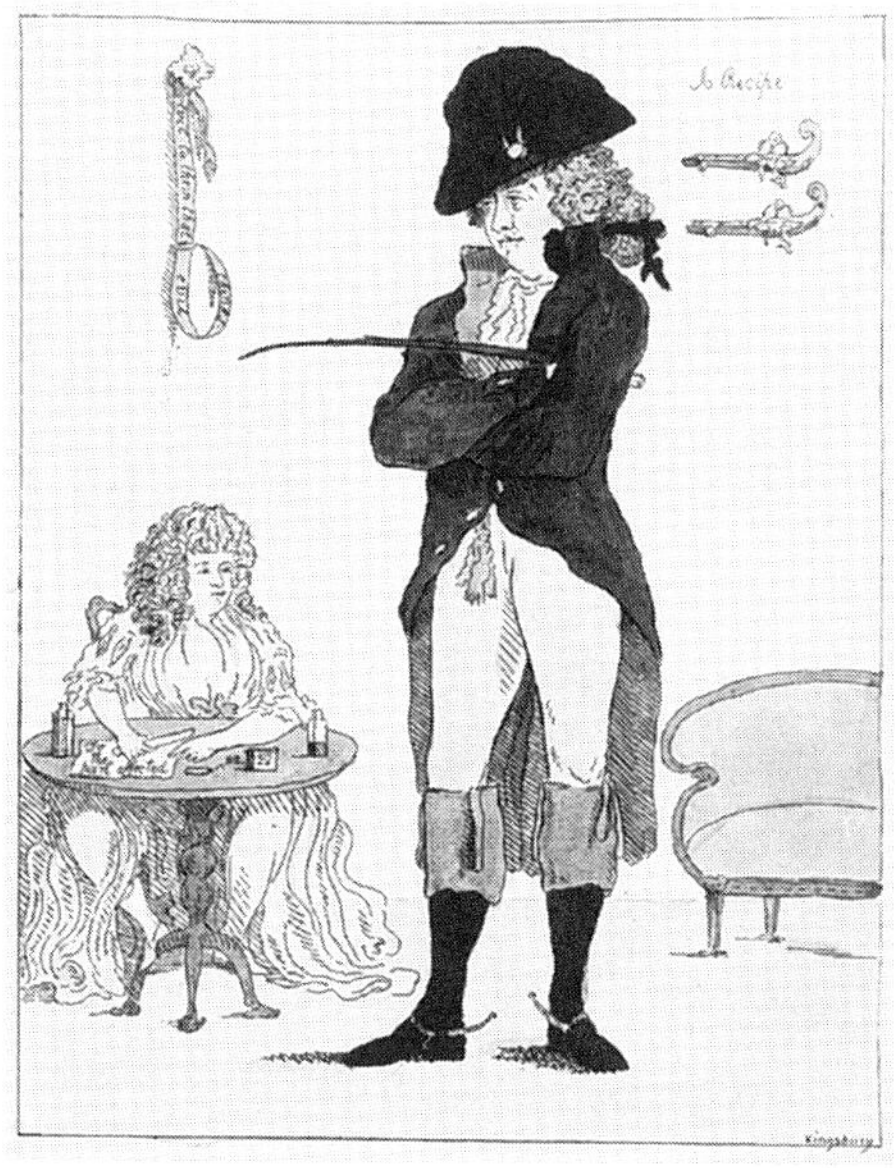

55　ヘンリー・キングズベリー「るいれき（腺病）」（1786年）版画（色刷り）　大英博物館（ロンドン）所蔵
壁に掛かっているガーターにはガーター勲章の標語「邪なことを考える者に災いあれ」が書かれている．この女医（フィッツハーバート夫人）は「感染した男」（彼女の内密の夫である皇太子）に宛てた処方箋を書き終えたところ．

に掛かっているガーター勲章に「邪なことを考える者に災いあれ」という皮肉な注意書きがあるにしても――治療が必要であることをさらに強調している。ガーターの形が絞首刑用の縄むすびを暗示しているのも、あるいは二丁の拳銃が皇太子の頭に狙いを定めているのも、偶然の一致でないことは確かである[20]。

　病気そのものが一般的に擬人化された。サミュエル・ガースの『診療所』（一六九九年）は、次の章で論じることになるが、擬人化された――熱病、浮腫などの――病気の華麗なる行列を読者の前にくりひろげた。

まずはフェブリス〔発熱〕。この鬼女
は怯まずに
聖母マリアの溜め息に耳を傾け、幼子
の涙を見る……
その乾いた眼球には炎の流星たちが君
臨している。

そして血管にはファーメント〔発酵〕が沸き立つ。
次はハイドロプス〔浮腫〕が雑踏の中に現われる。
むくんだこの大女は悠然たる足取りで歩いていく。[21]

このような病気の擬人化という工夫を、のちにウィリアム・トムスンが利用することになる。

病気のことを、そしてその家族である難儀の数々のことを、
人生のもっとも恐ろしい敵どものことを、わたしはうたう……

トムスンが擬人化した疾患のなかには次のようなものがある。

……瘤だらけのガウト〔痛風〕、
むくんだドロプシー〔浮腫〕、のたうちまわる
ストーン〔結石〕、不快なレプラ〔ハンセン病〕[22]、
喉を締めつけるアンギーナ〔扁桃周囲炎〕……

エラズムス・ダーウィンは同じように、『自然の殿堂』（一八〇三年）というルクレティウス風の哲学的叙事詩のなかで、無垢な人間に悪と破壊をもたらす悪辣な悪鬼として、病気を悪魔化した。

陰鬱な物腰で、黄昏の薄闇の背後に隠れて
悪魔ペイン〔苦痛〕は御前会議を招集する。
笞、枷、炎が、彫刻で飾られた石に描かれ、
恐怖の花綱つきで黒檀の玉座を飾っている。
その両脇にはさまざまな病気の軍団が立ち、
身震いする熱病が青ざめた楽隊を先導する……(23)

ダーウィンのような啓蒙された人びとがもはや悪魔とかその他の闇の悪鬼どもの存在を信じていなかったにしても、病気から悪性とか道徳主義とかの連想が剝奪されることは決してなかった――被害者を非難する状況は、アメリカの批評家スーザン・ソンタグが憤慨したことではあるが、こんにちまで連綿とつづいてきているのである。(24)

面白い文学的趣向や芸術的趣向は、人間と病気が相互に取り替え可能であるということから、論評やら喜劇的要素やらを絞り出した。『チェルムズフォード・クロニクル』の記者は一七六五年一月に「わたしが住む町を病院と見なし、町の住民全員が、親密な類推か疎遠な類推かの差はあれども、そこに入院する資格を有していると見なしてみたい」気になり、剽軽な気持ちから、その町に発生する病気に罹った地元住民の人数調査を実施してみた。悪意のない冗談のような記事ではあるが、彼が発見した患者数は以下のとおりである。

眩暈	青年男女	一〇〇人
片目の盲	夫	二〇〇人
片耳の聾	妻	四〇人
近視	未熟者	二〇〇人
ポーランド糾髪症	売春婦	四人
朝方の倦怠感	町の住民の半数	
夜の不眠症	放蕩男	一二人
ヒポクラテス顔貌	医者連中	
鑑識力低下症	鑑定家	六人
喘息	口やかましい女	二人
舌腐敗症	口やかましい女	二人
腹部の変則的膨張	処女	一人
ことばの下痢	女	一六人
	男	八人
感覚継続症	女	一六人
	男	八人
妄想	ごろつき	一人
会話内結砂病	形式論者	四人
議論不自由症	形式論者	四人

滑稽症
蛍光白皮症
尿失禁
管理統制力弛緩
排出過剰症
治癒不能裂傷
治癒可能裂傷
萌出（歯）
金属瘻孔症

富裕階層痔疾
増殖病
労働病
不自然助産
擬似概念受胎
流産
げっぷ
鼓張症

寝取られ男	一人
乳搾り女	二人
子ども	四九九人
親	一七人
お喋り女	六人
夫婦	二組
友人	一六人
学童	一〇人
喫煙者	三〇人
音楽家	二人
吝嗇家	一人
子ども	五〇〇人
右記の父親	
教区牧師	一人
知恵詐称者	二人
企画立案者	一二人
道化	二人
町の触れ役	
鐘撞き係	一二人

致命的〔資本〕震盪	親	三〇人
同様の挫傷	子ども	七〇人
母親結合症	子ども	七〇人
慈悲嘆願症	貧民	五〇〇人
頭部皮疹	商店主	一〇人
寄生虫病	蒸留酒製造者	一人
痙攣(25)	囚人	一人
その他。		

置き換えや取り替えを効果的に作用させるにはさまざまな方法があった。諷刺漫画家が得意とする擬人観は、口のきけない動物たちに、小人たちに、あるいは当面の事例で言うなら病的異変に、人間の衣服を着せたり人間の風貌や表情をさせたりしたときの不調和な外見から、滑稽でありながらも平静を乱す効果を引き出した。擬人化は、病的異変を脅威的なものにしたが――もっと言うなら病的異変はまさに小さな侵略者として考えられていたがゆえにいよいよ欺瞞的なものになりえたのであるが――それと同時に馬鹿ばかしい事柄に諷刺の毒針をとおす役に立ったのであろう。

ロウランドスンは疾患を擬人化した諷刺漫画にひいでていた。「おこりと熱病」（挿絵44）は歯をガチガチ鳴らしながら炎を上げて燃える火に両手をかざして温めている病人の図である。蛇のようにクネクネして彼にまといついている怪物が「おこり」――つまりマラリアのことで、そのころはまだロムニーマーシユやフェンズなどの低湿地で一般的であった――であり、一方では熱病（熊のような毛皮をまとっている

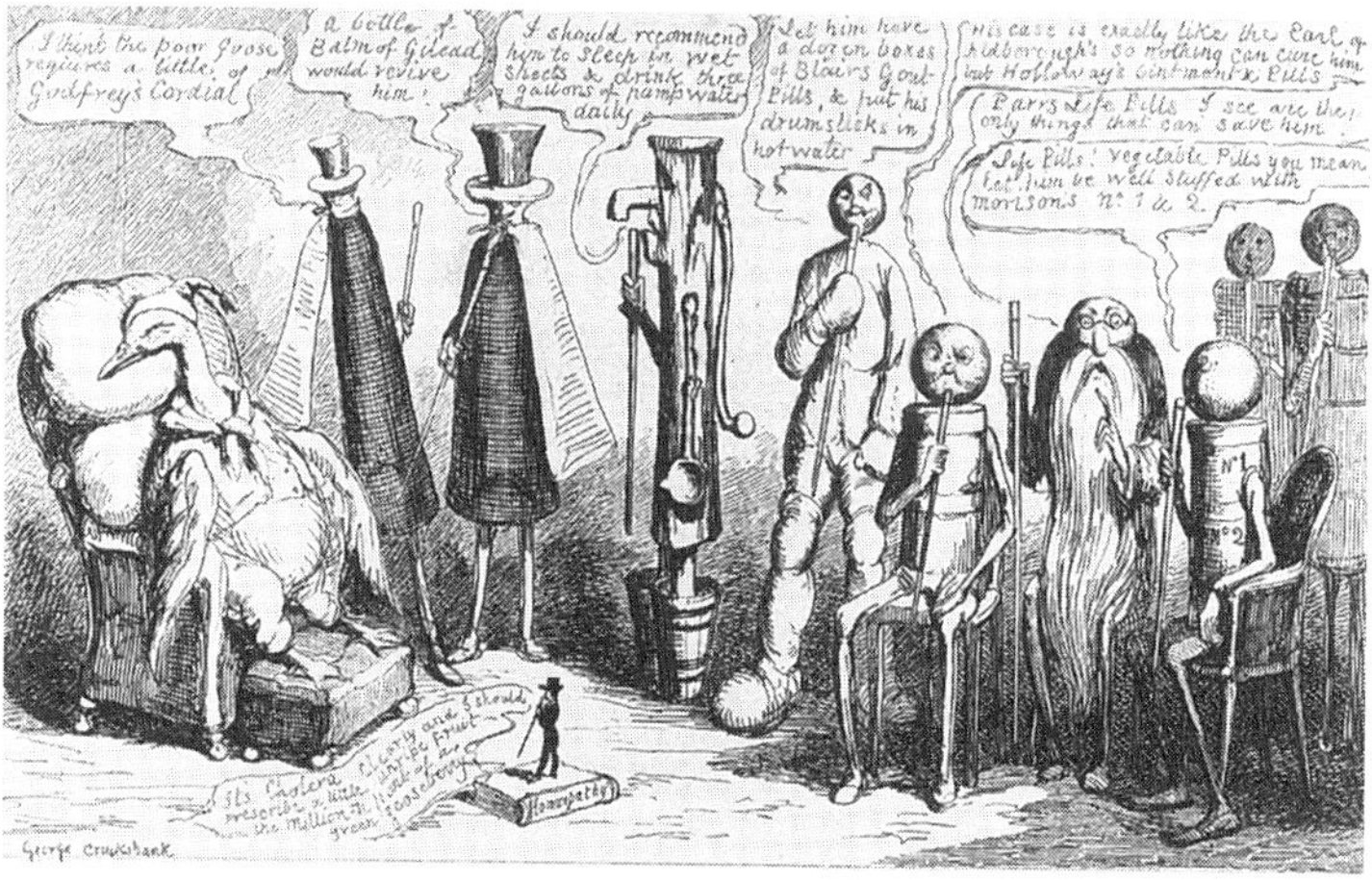

56　ジョージ・クルークシャンク「病める鵞鳥と健康評議会」 エッチング
患者のまわりで評議している大集団の医者たちは，彼らが処方している治療法に特徴的な人物によってまねられている．瓶は「この哀れな鵞鳥には少々のゴドフリー強壮剤が必要である」と言っている．別の瓶は「1瓶のギリード・バルサムを与えれば息を吹き返すだろう」と言っている．水治療法の揚水器は「わたしなら濡れたシーツにくるまって眠るようにと，そしてポンプで汲み上げた3ガロンの水を毎日飲むようにと，彼に勧めるだろう」と提案している．丸薬は「彼には12箱のブレアー痛風丸薬を服用させ，脚を熱湯のなかに入れさせせよう」と言っている．瓶入りの軟膏は「彼の症状はオールドバラ伯爵の症状とまったく同じであるからホロウェイの軟膏と丸薬以外には治せない」と言っている．老人は「わたしの見るところ彼を救えるのはパーの生命丸だけである！」と言っている．別の瓶入り丸薬（ナンバー1とナンバー2のラベルが貼ってある）は「生命丸ですと！　植物性万能丸のことでしょう．彼にはモリスンのナンバー1とナンバー2を詰め込みましょう」と答えている．『同種療法』というタイトルの本の上に乗っている微小な男は「コレラであることははっきりしてますから，わたしなら少々の未熟な果物――緑のグズベリー1個の100万分の1 ――を処方しますな」と言っている．

悪鬼）が部屋を支配している。[26] クルークシャンクの版画でも同じように疾患は鬼、悪魔、子鬼などの奇怪な姿に変えられている。それはポウプの『髪の毛盗み』その他の擬似英雄詩で神話的動物、妖精、精霊、海の精などが超自然的集団を編成しているのと似ている。

病気の仲介者は敵の姿に描かれた。一八一九年から一八二五年にかけて発行されたクルークシャンクの一連の絵は大腸炎、頭痛、消化不良、そして（第一章で見たように）「青い悪魔たち」（鬱病）をすべてミニチュアの傀儡病として描き、それを医者たちがなすすべもなくじっと見つめている様子を描いている。彼はまた「病める鵞鳥」（挿絵56）も出現させた。この鵞鳥を看護するグロテスクな「健康評議会」の面々である医者たちは、外套代わりの処方箋をまとっているが、実は丸薬瓶であり、丸薬状の頭部に職杖を当てている。揚水器は、噴出口が鼻で把手が腕になっているが、水治療法に見せかけてあることが明らかである。

一八〇三年にヨーロッパの各地でインフルエンザが流行し猛威をふるった。ある版画では「インフルエンザ氏」はボネ・ルージュ〔赤い縁なし帽〕を被った姿で描かれている。これはフランス革命のときの「自由の帽子」であり、この流行が（梅毒と同じように）またもやフランス起源の病気であることを示していた。梅毒は、短命に終わったアミアンの和約（一八〇二年）のあいだに英仏海峡を渡って、イギリスに密入国したことがあったのだ。大陸からの訪問者に敬意を表している九人の開業医は、このたびの流行でぼろ儲けしたと疑われていた有名な医者たちである。両膝を屈めて敬意を表しているのはつい最近爵位を叙せられたばかりのサー・ウォルター・ファークワーで、首相ウィリアム・ピットの担当医であり皇太子の侍医であった。その後ろで深々とお辞儀しているのは、以前に「インフルエンザあるいは流行性カタル熱」に関する論文を発表したことのある、医師会の前会長であったサー・ジョージ・ベイカー。トマス・ベドウズがここに含まれているのはフランス革命の支持者だったからであろうと思われるが、そのベドウズは左側の後方にいる(27)。

医療という残酷な劇場では疾患ばかりでなく治療もまた標準的に痛みとして表象され、苦しみと皮肉な対照を成していた。モンテーニュは「一方では病気が、他方では治療が、わたしたちをひどい苦しみに遭わせる」と嘆いた[28]。レイディー・ホランドは警句的な言い回しで「わたしの災難は医術です[29]」と不平を述べることになった。治療の猛烈な痛みは、あいにくなことに一見して明らかなのではあるが、好都合なことに絶対的な推薦状としての役に立つことさえあったであろう――その効力の証拠は噛むような、あるいは刺すような、激痛にあった（「痛くなければ効き目がない」）。「子ども騙し」の治療法に飽き足りないサミュエル・ジョンスンは外科医に瀉血してくれるようにと頻繁に要請、というよりは要求したのであり、ときには自分でやってしまうこともあった。この老齢になって衰弱していた辞書編纂者は、一七七七年一月の夜中に呼吸が苦しくなり、友人トマス・ロレンスの診察を受けることになった。ロレンスは一二オンスの血を除去するようにと命じた。それでも横になって眠ることができなかったジョンスンは「そこで、困ったときにはしてもいいと医者が許可したことをしてみた。わたしは立ち上がり、傷口を開いて、さらに一〇オンスほどの血を出した[30]」。四日のうちに三回も瀉血してようやく彼は「およそ三六オンスの血を代償にして、気分がよくなった[30]」のであった。大胆な治療は、少なくとも心理的には、往々にして効き目があるように思えたのであり、それゆえ豪胆な人の心を惹きつけた（挿絵45）。十九世紀のヨークシャー州で博物学者をしていた郷士チャールズ・ウォータートンは、人生が終わりに近づいたころ、それまでに一一三六回も瀉血したことがあると記録した[31]。

それでも治療は相変わらず無益な拷問に思えていたことであろう。エリザベス・ウィンは「今日は医療を受けたのだけれど、一日中お腹が痛くなっただけで、ほとんど効果がなかった[32]」と呻いた。そもそも冷笑家であったバイロンは、一八一二年にとりとめのない無駄話をしていたとき肩をすくめて友人に語った。「病気でひどい痛みに襲われたことがあったのだが、そのときは常法に従って腰に〔吸角法の〕吸い玉を付けられ、浣腸され、瀉血され、吐血させられ」と、あたかも医術こそが病気であるかのような口ぶりであった。レイディー・ホランドが暗示したように、正体が入れ替わっている仮面舞踏会のなかで医療は疾患のパートナーだったのである(33)。

ジョナサン・スウィフトはどうかといえば、こちらはドレクアポテケ（屑薬）の類の治療の逆説的な不快感を御しがたいほど大喜びした。医者であるガリヴァーは、ヤフーたちのあいだでの苦痛の主な原因が「ヤフー病」と呼ばれていることを知り——これが「国王病」すなわち腺病をからかったものであることは明白である——そしてその治療法が「自分の糞と尿を混ぜたものを自分の喉に無理やり詰め込んで飲み下す」ことであると知り、故国での薬物投与とよく似ていることを発見して愉快に思ったのである。というのも、ガリヴァーが語るところによれば、ヨーロッパの医者は、

> 薬草、金属、樹脂、油脂、貝殻、肋骨、果汁、海草、糞便、樹皮、蛇、ヒキガエル、蛙、蜘蛛、死人の肉と骨、動物、魚からよくもそんなに臭くて不味いものを作れるものだと思うほど不愉快きわまる薬を合成するのであり、それを飲み込めば胃はむかついて拒絶してしまうのだが、これを彼らは吐剤と呼んでいるのである(34)。

版画や物語では開業医が、医療という戦場で、患者の体を侵害し損傷させ負傷させる処置を延々と行なっている様子が描かれている——そこには、場合によっては患者をさっさと片づけてしまうこともある、という暗示がこめられている（挿絵46）。開業医はランセットをふるい血を流す。ギルレイの「下剤の服用」は——これが一般的なイメージであるが——患者が苦痛に顔を歪めている表情をとおして医薬の味のひどさを表現している。そして開業医は、いつも、ヴィクトリア朝以前は、麻酔をかけずに外科手術をし

ている。その結果、ときには脚を切断された人が超人的なほどに、想像を絶するほどに、冷静沈着にしている姿で描かれていることもあるにはあるが、通常は激痛にのたうち身をよじる姿で描かれるのである。

患者には、たとえば浣腸のような医療器具は攻撃用の武器であるかのように、性的攻撃兵器であるかのように思えたことであろう。治療の様子を描いたその他の挿絵は痛みから無理にも皮肉たっぷりな笑いを引き出している。それは往々にして不届きな開業医の信用を貶めるとともに騙されやすい患者を嘲笑するためである。治療を受けるときの痛ましさは反医者的な諷刺の基本になっている。医者は、患者を病気にするだけでなく、そうした病状を治癒するための苦悶の（「大胆な」）療法によって苦痛を必要以上に積み重ねるのである。ここで痛風に話を戻してみよう。似非「痛風医」であったエイブラハム・ビュザーリョは、それまでの「一般的にフランネル、忍耐力、睡眠薬」で成り立っていた（と彼が言う）「医者仲間の処方箋」を排して、いかがわしくも「運動と、四肢と関節をいつもの状態に回復する手段」を勧奨した。彼の治療法は、『痛風に関する一考察』（一七七八年）に述べられているように、その一部に「楔形の器具と木製の義足」[35]という補助用具を利用して患者にバレエのような疲労の大きい筋肉運動を日常的にさせるという方法を含むものであった。この医療企業家の痛風治療施設を皮肉をこめて描いた図（挿絵57）でポール・サンドビーは、ビュザーリョが患者に木製の「ブーティキン〔小長靴〕」を取り付けているところを、そして別の痛風「殉教者」たちが雑多にして奇天烈な器具をはめられて回転し旋回しているところを、とらえて描いた。まことに笑劇の一場面である。

もうひとつのユーモア溢れる描写を誘う似非医療はパーキンズのトラクター〔牽引器具〕であった。アメリカ人エリシャ・パーキンズは一七九八年にこれで特許をとり、その翌年これを実演しているあいだに黄熱病で死去したのだが、このトラクターなるものは、それを患部にひとなでするだけで電気の魔力によ

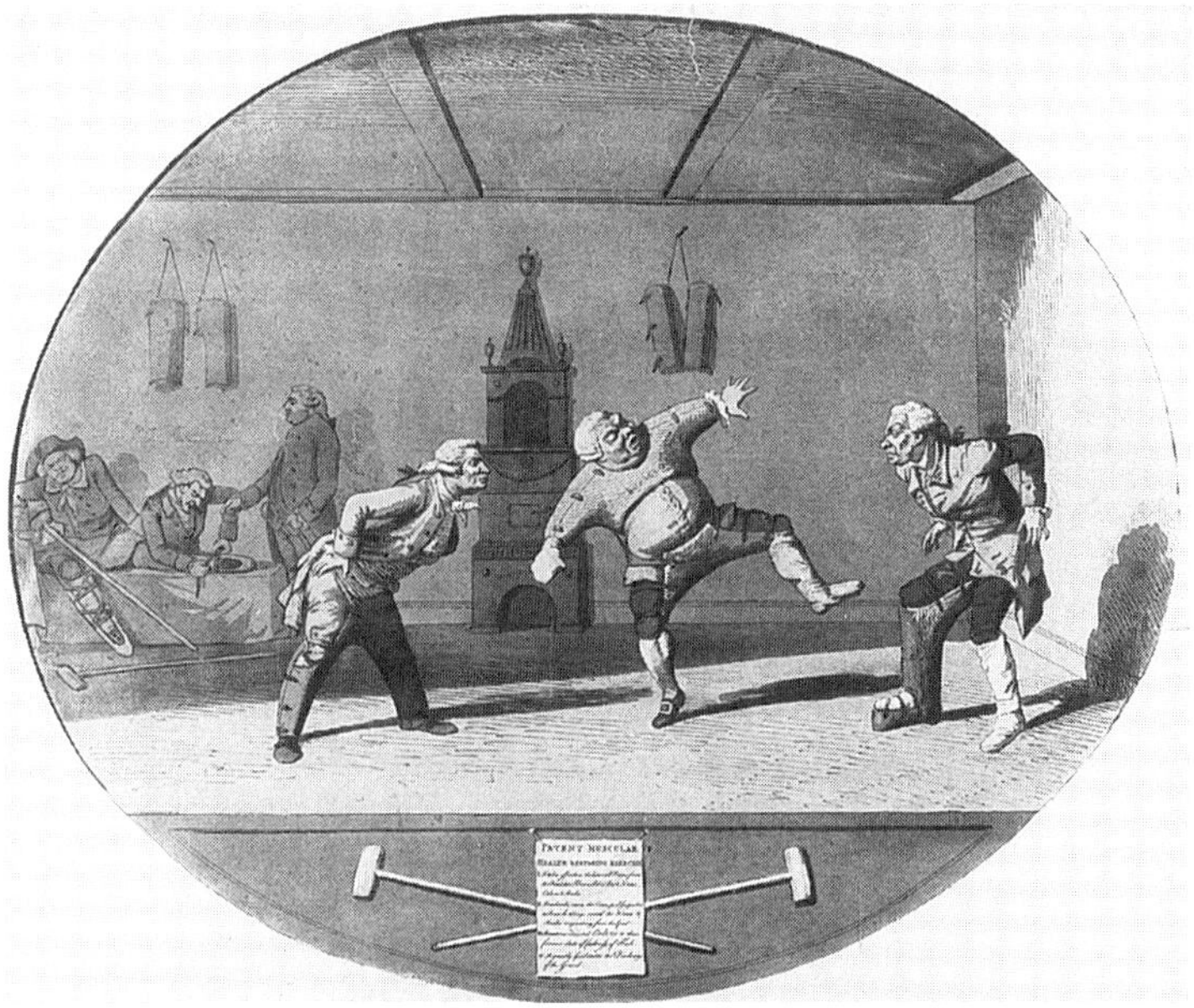

57　ポール・サンドビー「痛風の奇想天外，痛風患者のバレエ」（1783 年）リトグラフ
説明文（「筋肉の健康を回復する特許運動」）はビュザーリョの治療法を勧奨している．「1．1 時間で肩，肘，脇腹，背中，膝，ふくらはぎ，足首のあらゆる痛みを取り去る．2．筋肉の痙攣を根本的に治療し，痛風に起因する膝や足首のまわりの硬結した腫れを消散させる．3．痩せ衰えたふくらはぎを以前の十全なる状態に回復させる．4．結砂の排出を大変容易にする．」

って痛みを取り除く――と発明者は主張した――という代物であった。この驚異的発明品がパーキンズの息子によってイギリスに持ち込まれ、この驚異の装置で治療を受ける通常料金五ギニーを払うだけの金銭的余裕がない貧乏人に無料で治療を受けさせるための「パーキンズ会館」が設立された。この治療現場では患者という金属が〔錬金術で〕黄金に変えられたのは明らかである。なにしろパーキンズの倅は一万ポンドを懐にして（と想定されている）アメリカに帰って行ったのである。

　痩せぎすながら決然としたひとりの医者が、粉をかけた髪を後ろで弁髪に結び、上下の歯でひとつのトラクターをしっかりとくわえ、もうひとつのトラクターを椅子に座っている典型的イギリス人らしき人物の化膿した赤褐色の鼻にあてがっている姿を、ギルレイは示した〔挿絵47〕。電気の火花が飛び、びっくりしている患者の鬘が落ち、患者の飼い犬が驚いている。これと同じ器具をさらにいかがわしい目的に用いた様子を描いた別の版画では、器具の操作者がフィリップ・スィックネス夫人の毒を分泌する舌を止める治療をしている〔挿絵48〕。スィックネス夫妻は人前で口論することで有名であったのだ。そして、医療は口やかましい女を黙らせる手段として役に立つかもしれないという考え方には、目新しいことは何もない。

精神病医のほうが患者である狂人よりも頭がおかしいという古くからの冗談（あるいは疑惑）を立証するかのように、精神異常の治療法は往々にして拷問装置と見分けがつかないように思われるものであった。リンカーン州の医者パトリック・ブレアーが一七二五年に「落水による狂人治療に関する所見」のなかであらましを述べた冷水噴射療法を見てみよう。かつて〔体を椅子にくくりつけて水中に突っ込むという〕水責め刑があったが、そうしたショック療法にかかわりがある「滝状冷水浴」にはさまざまな利点がある、と王立学士院の会員であったブレアーは主張した。とりわけ「目隠ししたところに不意打ちをくらわせるというのが理性を取り戻させる大変有効な手段であり、前者の恐怖が〔患者〕をびっくり仰天させるため申し分のない効果を生みだす一因になる」というのである。冷水には多くの象徴的属性があり、狂気はショックを受けやすいのであった。

一回にかける水量は、その――男より女のほうが多いと一般に思われている――狂人が固執している妄想や妄念の強さによって決定されることになっていた。ブレアーはある既婚女性の治療にあたったことがあった。この女性は「夫への嫌悪感」を示し、軽い錯乱に陥っていたのである。このときのブレアーの治療はひどく懲罰的なもので、これと較べればジェイムズ朝時代の野蛮なドタバタ喜劇調の茶番めいた狂人処理法が実に穏やかなものに思えてくるほどである。

わたしは女に目隠しをかけるようにと命じた。女の看護婦その他の女性たちが女の服を脱がせて裸にした。それから女を力ずくで立ち上がらせ、浴槽のなかに入れて、椅子にくくりつけた。こうまでされた女は、そして特に水が流し落とされたときには、言いあらわしがたい恐怖にとらわれた。わたしは女を三〇分のあいだ水に打たれるままにしておき、ときどき水管を止めては、夫を好きになるかどうか尋ねた。

それでも女は気持ちを変えようとはしなかった。

女は依然としてかたくなに拒否していたのだが、そのうち水の圧力を受けつづけたため遂に疲労困憊し、わたしの望むとおりにすると約束した。そこでわたしは滝打ちを中断し、女を寝床につかせ、いつもどおり発汗剤を与えた。女はその晩はぐっすり眠ったのだが、相変わらずかたくなであった。そこでわたしは治療を繰り返したのであるが、今度は小さな管を一本付け加えることにした。一方の管から女の頭の上に水が落下してくるときに、他方の管から女の顔なり頭部の別の箇所なり首なり胸なり、わたしが適当と考えるところに水が噴射してくるようにしたのである。それでもまだ衰弱しないので六〇分間そのままにしておいた。それでも頑として屈しないので、前日と同じように寝床につかせたのであるが、翌日になっても女は頑固であった。

58　精神異常者の治療用の回転装置あるいは「ブランコ椅子」　出典：アレグザンダー・モリスン『精神病の事例』（ロンドンおよびエディンバラ，1828年）

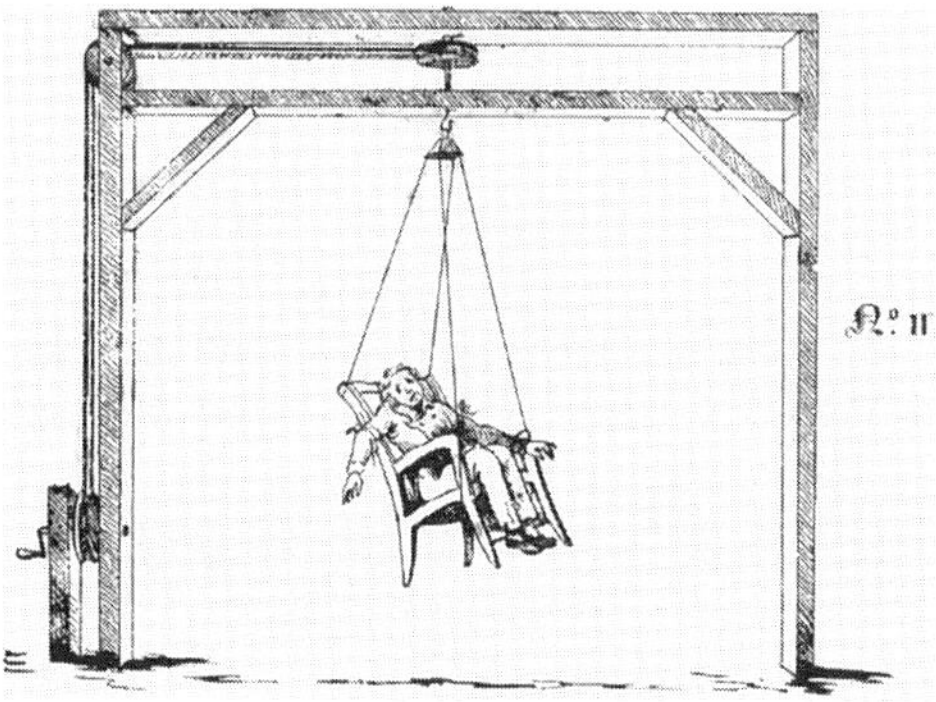

しかし遂に女は身体と精神の拷問に屈した。

滝打ちを九〇分間やってみたところ女は以前と同じように従順にはなったのだが、その翌日も相変わらずむっつりとしてかたくなであった。二、三日して女がどうしてこういう仕打ちを受けなければならないのかと憤慨しているので、わたしは四回目の試練を開始すると言って女を寝床から起こし、全裸にさせ、目隠しをさせ、椅子にくくりつけようとした。そのとき女は、これから受けることになる苦行に怖気をふるい、膝をかがめて恭順の意を示し、許しを乞い、今後は夫を愛し、夫に服従し、夫に仕える妻になると言った。わたしは、女がその晩に夫と臥所を共にするという条件で、女の要請に応えることにした。女はその条件を大いに喜んで実行した(36)。

治療と拷問と性的虐待がひとつに融合して事態をさらに悪化させる。狂気は、それが触れる相手を感染させるのだ。

一八〇〇年前後には精神病院の管理者たちがさまざまなブランコ椅子（挿絵58）を勧奨した。これは遊園地のメリーゴーランドの遊具に似たもので、滝打ちと同じように身体的拷問と心理的拷問を融合した見るも恐ろしい光景であって、この装置に紐でくくりつけられた患者は最高で一分間に一〇〇回転させられるのである。ブリストル近郊のフィッシュポンズ精神病院では院長のジョウゼフ・メイスン・コックスがブランコ椅子の速度を変えることによって生じる多様な効果について記録を残した。速度が緩ければ心が安まるが、速度をあげていくと激しいめまいを引き起こして方向感覚を失わせ、精神的衝撃を引き起こして妄想組織の支配を、あるいは忌まわしいかたくなな意思を脱却させると予測された。極度の「めまい」は「往々にして知性の病的状態を正す役に立つ」とコックスは論じた。なぜなら「この治療法の重要な特性は身体に限定されるものではない」のであり、特に恐怖を引き起こすことによって「その力は精神にも及ぶ」からであった(37)。

コックスは精神病院の管理者として尊敬されていた。ありきたりな「サディスト」ではなく、光景を治療に使う可能性について熱心に考えた開業医であった。患者の逸脱した妄想の裏をかくために周辺環境を完全に管制することが必要であると、あの怪奇な狂乱(これを彼はローマカトリックの古い慣用句を使って「宗教にかこつけた欺瞞(38)」と称した)を統制できる舞台を整える必要があると、説いた。そういうことをしようとすれば、患者の思い違いを(その台本を乗っ取るなり書き換えるなりして)ドラマ化することもあったであろう。ひとりの精神病患者の例を見てみよう。この患者はある生物が自分の腹部に寄生して内臓を貪り喰っているため死ぬ運命にあると信じこんでいた。この誤解を諄々と説いて正そうとしても無駄であった。それよりは「この異常な考えに調子を合わせて」やり、そのうえで裏をかかなければならないのであった。たとえば彼の室内用便器のなかに蛙を入れておいて、それを見せて、排便するときにそれを一緒に出したのだからもう治ったのだと説得するのである(39)。

コックスは、もっと広範に、環境全体を統制して恐怖の舞台を作りだすといいと信じていた。ある患者は自分が精霊であると信じこんでいた。そこでコックスはそれをドラマ化し、自分こそ精霊であると言い張る端役を用意して、患者の妄想を解き放った。[40] あるいは、偉大なる舞台監督の才能を自認するコックスは「意外な、異常な、衝撃的な、あるいは明らかに超自然的な作用因子によって五感に強い印象を及ぼすように工夫された」さまざまな舞台装置をよく使った。こうして彼は、「症状の特性に応じて、雷鳴の擬音または静かな音楽によって」、あるいはもっと悪辣な方法で、「寝室の壁に燐を使って書いた記号」を巧みに用いて、あるいは「物語、断言、または推論」によって「五感に強い印象を及ぼす」ことによって、患者を目覚めさせるのであった。[41]

ときには「天使、預言者、または悪魔を演じる」助手を使ってドラマを利用することもあった――もっとも「このドラマでの演技者はよほどの演技力を有する者で、その役を完璧にこなさなければならない」と彼は付け加えている。こういう「打ち上げ花火」は馬鹿げた「おとぎ芝居」に思えるかもしれないが「ときには必要不可欠」なのである、とコックスは正直に認めた。[42]

コックスは音の取り扱いに魅了されていた――遠くで聞こえる隠れた音楽の旋律には癒しの効用があったのだ。しかしながら、とりわけ有益であったのは耳以外の感覚器官をとおして「不愉快な印象を生みだす」技術であった。たとえば、ぎらつく白ないし黒と赤で塗られたアパートのなかで叫び声や悲鳴をあげられれば「なんぴとといえども苦痛を受ける」[43] のであり「精神異常の患者は、いかに鈍感であろうとも、強い刺激を受けるにちがいない」のであった。あるいは、怒り狂っている患者を「芳香を放つ花に囲まれた、壁や家具が緑色に塗られた、空気がもっとも穏やかな和声の波状運動で攪拌された、風通しのよい部屋に」入れられることもあっただろう。こうした共感覚の舞台監督的妙技は五感に打撃を与えて見当識を喪失させ、注意を惹きつけ、抵抗力と（取りついた）妄想を打破し、狂人を狂乱から強引に救い出すための算段であった(44)。幻想の舞台は、理性と現実を定義するのは誰か、舞台監督を務めるのは誰か――医者か患者か――をめぐる戦いのなかで、妄想の裏をかくのであった。

治療が拷問でもあるという――そのうえもしかしたら衝撃ないし笑いの種になるかもしれないという――永遠の二重性は、歯痛とその治療を表現した作品のなかで非常に頻繁に描かれている。その苦悩の屈辱的な痛みはロバート・バーンズの詩才に霊感を吹き込んだ。

歯茎をいつまでもずきずき痛ませる
悪意としか思えない痛みに呪いあれ。
そして両方の耳にはグワーンという
激しい耳鳴りがしてやむことがない。
神経は破壊兵器に攻撃されたように
鋭い痛みでズタズタに引き裂かれる(45)。

歯痛の苦悩は、それが生命にかかわるものではないだけに、特に歯医者によって倍増されるときには、喜劇の題材に――そして忍耐力を試す典型的な試金石にも――なった。クエーカー教徒であったメアリー・アン・スヒメルペニンクは子どものころを思いだして「わたしの父と母はいつも、わたしが哲学者のように、あるいはストア学派の禁欲的哲学者のように、痛みに耐えることを望んでいました」と述べた。ある日、フレンズ会の歯医者が彼女の歯を診察しにきた。

わたしは母が散歩から帰ってくる前に前歯を抜いてしまうことに同意した。わたしがどういう分類に属するか、母を困惑させてやろうという魂胆だったのだ。霊長類のはっきりしたしるしである上顎の四本の歯を抜いてしまうのだ。わたしは、母が戻ってくる前に抜歯が終わってしまうように、じっと座って四本とも抜いてもらった。ジョージ・ボルトは、わたしが「いままで見たなかでいちばんいい女の子だ」と言い、ポケットから紙で包んだ砂糖菓子を取りだしてご褒美にくれようとした。でも、わたしは手を引っ込めて、「レグルスは、エピクテトゥスは、セネカは、あるいはスパルタの少年たちは、痛みに耐えたからご褒美をあげると言われて貰ったでしょうか」と言った(46)。

スヒメルペニンク嬢がストア派的な禁欲主義の性向を態度で示す方法を身につけていたことは確かである。ホイッグ党員の医者であったメッセンジャー・マンジーは数々の奇行で有名であるが、そのなかのひとつに、少なくとも彼を諷刺した醜聞や逸話で流布したものによれば、風変わりな抜歯方法があった。

引き抜き刑の判決を受けた歯のまわりに彼は強靭な腸弦の一方の端をしっかりと巻きつけ、もう一方の端に弾丸をつないだ。そして、この弾丸と目一杯の弾薬をピストルに充填した。ひきがねを引くと、手術は適切かつ迅速に行なわれた。この医者が、この独創的な方法で歯を抜いてやるから抜かせてくれと言って、友人たちを説き伏せることができるのはごくまれなことである(47)。

小さな歯と強力な武器といったような不調和なものを並置することは他に例がないというわけではない。フランスの似非「歯科医術」を描いて人気のある絵には、剣の切っ先を使って行なうものとおぼしい抜歯の様子を描いたものがある。しかしながら、そのような場合には、歯を引き抜くことと脚を引き抜くことの違いを見分けることはむずかしいのであり、また見分けようとすることはおそらく愚かなことなのであろうと思われる。奇怪でグロテスクな治療が間違いなく揶揄の的になったことは確かである[48]。ジョン・コリアーは、ティム・ボビンの雅号で、『人間の感情を剽軽に諷刺して滑稽に描いた一二〇の人物画』を一七七三年に刊行した。韻文を付した版画集である。そのうちの四枚が抜歯を描いたもので、どの場合も(マンジーの本領発揮で)抜歯は歯に糸をくくりつけて行なわれている。それを基本とするシナリオのなかで、手術を迅速に処理するための(どれも同じように恐ろしい)さまざまな工夫が描かれている。

コリアーの最初の版画では歯医者が、嘲弄気味に笑いながら、自分の手に巻きつけた糸で虫歯を引き抜こうとしている。患者は、頭を前方に引っ張られながら、糸を摑むことによってその引っ張る力を無意識のうちに強めている。

医者は、大いに困惑したこともあったが、
やがて方法・手段を見いだすことになり、
止めどなく痛い思いをさせることもなく
あらゆる階級の人の歯を抜くコツを知る。
うずきと痛みのもとになる虫歯を強靭な
荷づくり用の紐でそそくさと縛り上げる。
そしてグイと引っ張ると、患者はまるで

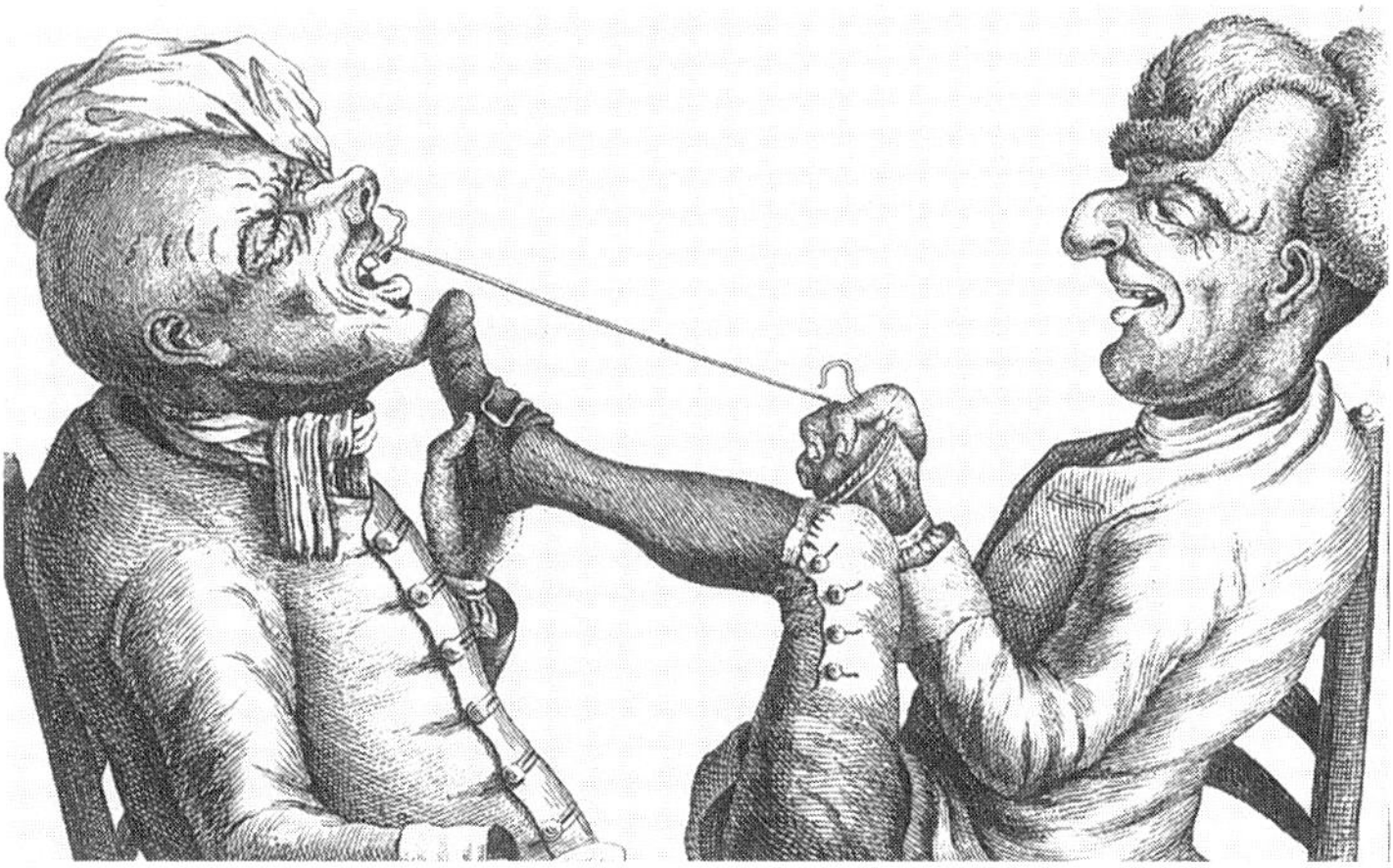

59 「ティム・ボビン」［ジョン・コリアーのこと］ 著書『人間の感情を剽軽に諷刺して滑稽に描いた120の人物画』（マンチェスター，1773年）のためのエッチング

紐に繋がれた大型犬のようにつんのめる。

二番目の絵（挿絵59）では無情な抜歯者が被害者〔患者〕の顎に片足を押し当てて頭部を固定している。目をきつく閉ざして痛みに堪えながら患者はその足をどけようとするのだが、できないでいる。

最初は狙いをはずしたが再度やってみて、
今度は狙い違わず患者の顎に足をかけた。
糸を引き、患者が痛みに大声を発すると、
悪魔のようなみにくい薄笑いを浮かべた。

しかし見よ――気まぐれな運命の女神が
顔をしかめ、歯につないだ糸を断ち切り、
そのため歯医者はうしろに投げだされて、
頭を床にしたたかに打ちつけたのである。

三番目の絵では、宣告を受けた歯のまわりに巻かれた糸を歯医者が片手でグイと引きながら、もう一方の手で赤く燃える石炭の塊を火箸でつかんで患者の顔に近づけている。患者は、恐怖におののいて頭をうしろにグイと引き、自己抜歯を完遂する。四番目の絵は永遠の魅力をもつ話題、すなわち鉗子を使っての抜歯、を扱っている。鉗子というのは、見た目におぞましいというばかりでなく、鍛冶屋の沈んだ気分を暗示するということもあって、画家には大切な道具なのであった。歯医者は、残忍な笑いを浮かべながら、両手で鉗子の把手を握り、醜い老女の口のなかに残る最後の一本の歯をむしりとる。老女が恐ろしさに両目をギュッを閉ざしているかたわらで、その亭主はまったく平然として前屈みになり抜歯の進捗具合を見守ろうとしている。(49)

あらゆる暴力的なドタバタ喜劇がそうであるように、このようなブラックユーモアを支えている心理が複合的なものであることは明らかである。それは、トマス・ホッブズなら——笑いというものを「わたしたち自身のなかにあるなんらかの突然の思いつきないしは優越感から生まれてくる、他人の欠点との比較による、突然の得意絶頂に他ならない」と定義した、その定義に従って——言ったかもしれないように、得意満悦や攻撃的優越感の表明、画家と見物人とのあいだで共有される残忍な笑いなのであろうか。それとも、いつかは患者になるかもしれない人がやがて受けることになる打撃を（きっと実際の抜歯はあんなにひどいものであるはずがない、と思って）和らげることになるのであろうか。それとも画家と見物人の関係は歯医者と患者の関係を映しだしているのであろうか——画家はわたしたちを意のままに操っているのであろうか。その意味をあますところなく引き出すことはむずかしいであろう。

最後に死に神について触れておこう。「死に神本人がわたしの家のドアを叩いた」とトリストラム・シャンディーは語り、(50)個人に直接かかわるその恐ろしさを伝えている。あらゆる年代、あらゆる地位、あら

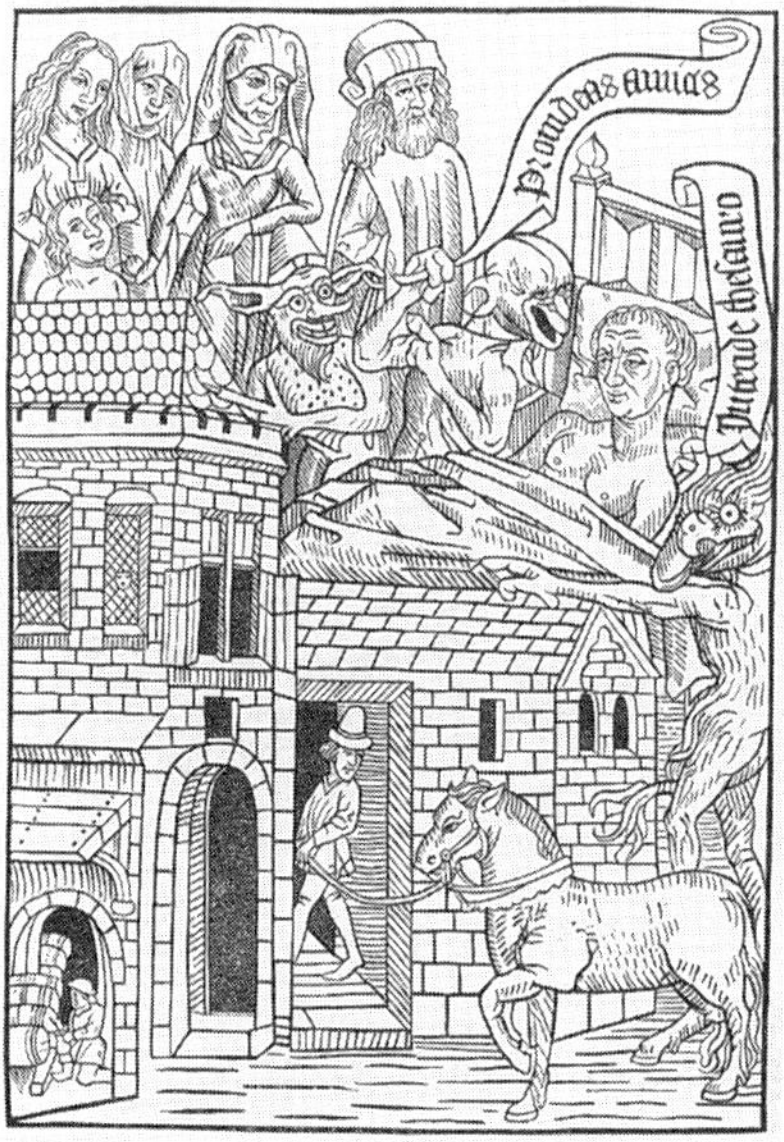

60「立派に死ぬ術，あるいは瀕死の人の誘惑」 中世の木版画

ゆる身分の人々が死に神の影に怯えながら天路歴程を辿った。キリスト教はあの厳粛な儀式を要《かなめ》としていた。葬式のほうが結婚式よりずっと盛大に挙行されたのである。そして、新しい世俗のメディア形式（目ぼしいものとしては新聞の死亡記事）が出現して死に相応の敬意を払うことになった。「この世で確実なのは死と税金だけである」と言ったのはベンジャミン・フランクリンであった[51]。

キリスト教は、死ぬことを、人生の出口としてではなく来世への入口として表現した。カトリック教徒にとっては、死に臨んで、神の恩寵による特別免除を受けることがなによりも大事なことであった。善人といえども秘跡を受けることなく突然に死んでしまえば地獄に送られることになったかもしれないが、罪人でも秘跡を受ければ救われたのである。これに対してプロテスタントは意識を失うことなく毅然として造物主と会うようにと教えられていた。いずれにしても敬虔な臨終にはそれなりの崇高なドラマがあった。そして「立派に死ぬ術」は、人生の出口にはいかなる恐怖もないことを証明するために、死の克服を描いてみせた。公開の舞台の上で最後の息を引き取って死んでいく人にはみごとな演し物を上演するという意味合いがこめられていたのである（挿絵60）。

死にはそれなりの恐怖があったことは言うまでもない。臨終の場面は、あの世には一体どんなことが待ち構えているかという（キリスト教徒が抱く）厄介な危惧を伝えている——ちなみにサミュエル・ジョンスンは永劫の堕地獄を恐れていた。

そのような「病的恐怖」と戦うため、デイヴィッド・ヒュームやエドワード・ギボンやエラズムス・ダーウィンなどの啓蒙された理神論者や懐疑論者は、死から神秘的要素を取り除こうと努め、昔の「死ぬ術」に代えて新しい「死ぬ術」を提示し、肉体が腐敗し消滅することに対して率直な態度をとるようにと促した。(52) この動きの中核になったのは永劫の罰という正統派神学説への猛攻撃であった。その正体がいま、騙されやすい人びとを怯えさせて、それによって教会の権力と利益を最大化するために聖職者が考案した、邪道に陥った策略であることが暴露されたのである。啓蒙された人びとは、また、人生の最後の場面での尊厳を得ようと懸命な努力をした。解剖学者ウィリアム・ハンターは、病気を患っていたとき、友人たちがやめておけと説諭するのも聞かず、病床から起き上がって講義をした。しかしながら、疲労困憊したハンターは気を失い、最後には寝台に連れ戻された。「もしわたしにペンをもつだけの力があれば、死ぬことがどれほど簡単で愉快なことであるか書き留めるのだが(53)」と彼は述べた。なんとも気高い退場の台詞である。

そこで、ひとたび医療がどっしりとした存在感を示したとき、死は視覚的にどのように表現されたのだろうかという疑問が浮かんでくる。もし医療のユーモアが一般的に病気に直面したときの絶望の産物であ

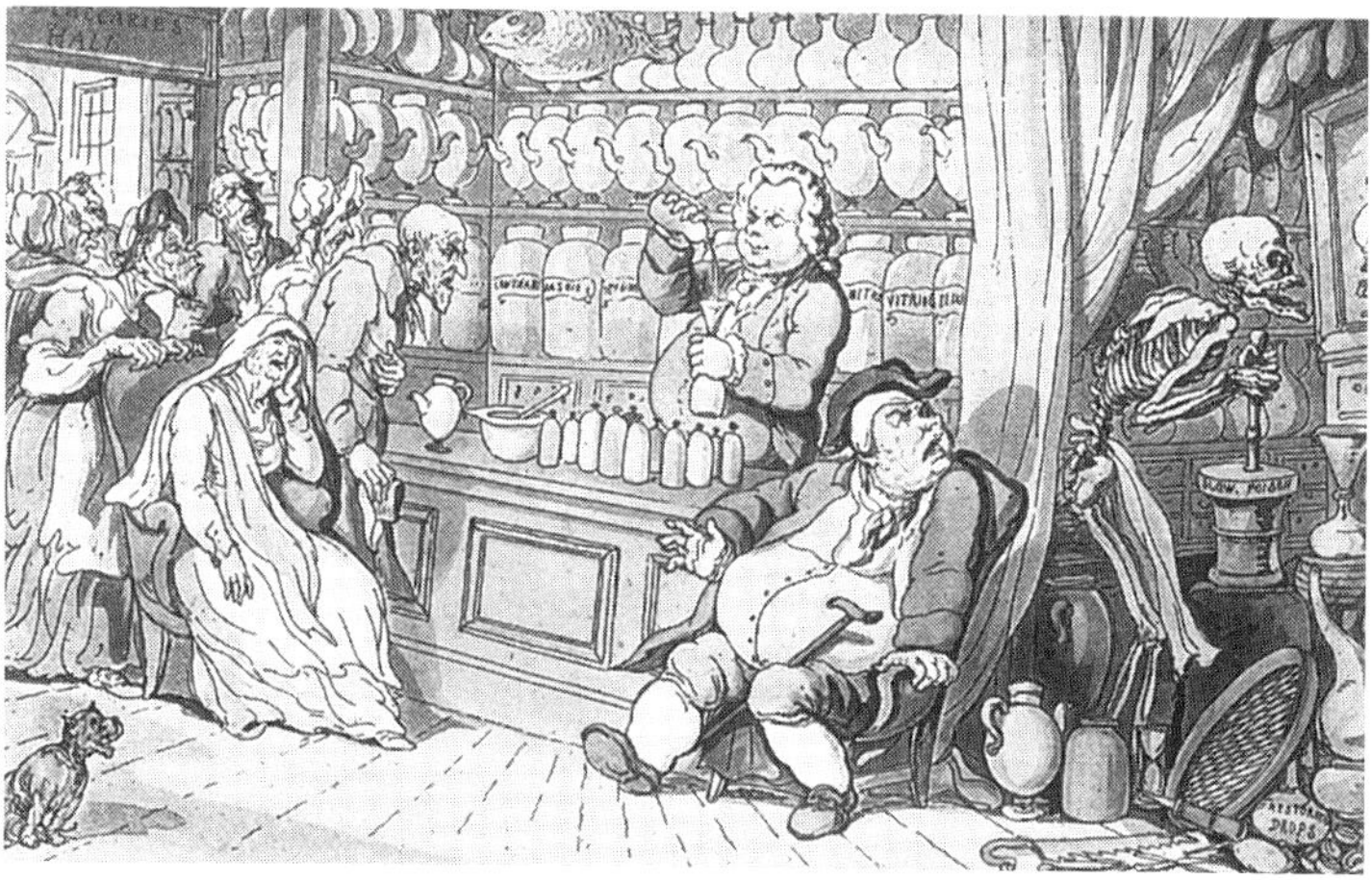

61　トマス・ロウランドスン「死に神と薬剤師あるいは似非医者」『イングランドの死の舞踏』（1816年）の図版11　アクアチント　彩色

この絵に付されたウィリアム・クームの文には「この大店の店主を見よ，／彼は大小の丸薬や膏薬を商っている．／一定量の薬を両手で計っているときの，／彼がどんな顔つきをしているか見てみろ．／その太鼓腹が正直に告げているように，／自分が売っている薬を自分で飲んだりしやしない」とある．その一方では前景にいる患者が（食欲の減退を訴えているのだが），死に神が毒をゆっくり挽いているところを見て，「あいつが挽く薬など飲まないぞ．／ベーコンを食べないでいるほうが，／見捨てた者たちのところへ帰るほうが，／医師組合の碩学のところに行って，／もう一度手当の知識を求めるほうがはるかにましというものだ」と決心する．その下には「わたしには人びとが耐え忍んでいる病気を／癒す秘密の術がある」という題銘がある．

るとすれば、死に神は、十八世紀には、卓越した忌まわしい道化師になり、闇の帝王になり、大敵になった。人類につきまとう、人格を備えた敵としての死に神は、ロウランドスンの連作『イングランドの死の舞踏』のなかで、あらゆる身なりで壮麗に潤色されている。[54] その口絵（挿絵49）でロウランドスンが描いている死に神はさまざまな破壊用具に取り囲まれた地球に馬乗りになっていて、その破壊用具の多くは——おそらくホルバインの『死の舞踏』に描かれた（キリストが宇宙にしっかりと足を立てて虹に跨がっている）最後の審判に言及しているのであろうと思われる絵のなかで、火薬、刀身、ピストルなどと並んで——薬

品、調合剤、阿片、砒素などになっているのである。(55)
ロウランドスンの連作版画のうちの何枚かは死と医者との馴れ合いに探りを入れたものになっている。「死に神と薬剤師あるいは似非医者」(挿絵61)は栄養のよい薬剤師が店のなかで処方箋をもとにして薬を調合している図で(店のなかにはそれとなく似非医者の象徴となる干魚が置かれており、そして商売道具が寄せ集められている)、衰弱している患者たちが順番を待っている。右側にいる痛風の紳士が肩ごしに背後を見てゾッとしているのは、前掛けをつけた骸骨が横目で彼を見ながら「効き目の遅い毒」と表示された乳鉢のなかで擂粉木を回しているからである。「わたしには人びとが耐え忍んでいる病気を/癒す秘密の術がある」と陰鬱に述べる薬剤師は、その一方でご婦人がたに向かっていかがわしい勧告をしてもいる。

この丸薬を寝室に備えておきなさい、
これを服用すればかならず眠れます、
そして食事時にはワインの代わりに、
この消化促進鎮痛剤を服用しなさい。
もし活力旺盛になりたいのであれば、
このすばらしい強壮剤を飲みなさい。
これらの霊験あらたかなる万能薬は
用法さえ守れば万病に効能ありです。
さあ買って帰ってビラを読みなさい、
上にわたしの署名があるこのビラは、

この店で売っている薬の解説書です。
この解説をゆめゆめ疑うことなかれ、
医師組合が何と言おうと無視なさい。
薬を飲んでも健康が回復しない場合、
追加注文のご用命は是非とも当店に。(56)

この薬剤師の版画でもそうであるが、ロウランドスンは、生きている人間に忍び寄る死に神の姿を描くとき、死に神の代理あるいは助手あるいは身代わりとして脅迫する役を医者に演じさせている。死に神は、死体置き場で解剖学者の陰影となり、葬儀屋とともに馬車に乗る。そして医者は、怪しげな秘密協定を死に神と結んだ結果、最後には死に神の傀儡になるのかもしれない。連作の15番目の版画は「善人、死に神、そして医者」で、そこには次のような題銘がついている。

廉直で高潔な人が死ぬときほど、
美徳の目に喜ばしい場面はない。

この版画は場面が寝室になっている。寝台の上には身罷ったばかりの正直者が横たわっていて、その足元には家族一同が悲しみにくれており、そのかたわらに立つ牧師は祈りを捧げている。その静謐を乱している醜い肥満した医者(憎悪をかきたてる医者はいつも太っている)はいまいましそうに死者に背を向けている。横柄に侮蔑する態度で杖の上端のにおいを嗅ぎながら彼は片手を差しだして診察料を受け取ろうとしているのだが、しかし投げ矢をもつ死に神が医者の髪をギュッと掴む。

このように、敬虔な牧師が祈るとき、この医者は声をひそめてささやいた、「手だてを尽くしましたが甲斐なく、運命です。お亡くなりになりました。哀悼の意を表明するしかありません、祈るのは牧師におまかせしましょう。では報酬を」――「しかと受け取れ」死に神が笑った――「お前の最期だ」医者はそら恐ろしい物音を耳にした。そして医者は致命的なる傷を負った。寝室のドアから急いで出ようとして、その場で息絶えて床にしずみこんだ。嗚呼もう二度と立ち上がりはしない――医者といえども普通に死ぬのである。

劇的な復讐がこのようにして、死に神によって、ただし人道主義の代理である死に神によって、執り行なわれたのである。

第五章　開業医の典型

医業はその社会的イメージをかたいものからやわらかいものに変えようと精力的に努力してきたが、そのようなイメージ操作はそれを請け負う助言・宣伝コンサルタントがいる現代に特有のものではない――実際のところそれは医業が成立した昔にさかのぼるのである。「ヒポクラテスの誓い」（挿絵62）の起源と初期の歴史がどういうものであったかについてはいまだに議論がつきないが、その「誓い」の執筆者が再確認を望んでいたことは疑いの余地がない。医者は「わたしは、他人の家に入っていくときは、いつでも病人を助けるために行くのであり、決して危害あるいは損害を及ぼしてやろうともくろんだりしません。医者の立場を悪用して、自由民であろうと奴隷であろうと、女性の体あるいは男性の体をもてあそび性的接触に耽るようなことはしません[1]」と誓うのである。これは、当時の医者の品行がどうあるべきだと一般に思われていたかということについて、わたしたちに何を語っているのであろうか。

時代を下ってチューダー朝およびスチュアート朝に焦点を合わせてみると、そこには医療従事者とその友人たちが同じように医者の名誉を守ることに汲々としている様子が見えてくる。医者とは長年にわたり大学教育を受けて幅広い学問を身につけた人であり、高潔で、信頼できる、神を畏れる、謹厳実直な、経験豊富な、金儲けではなく学ぶことをこよなく愛する人である、とわたしたちは教えられる[2]。チューダー

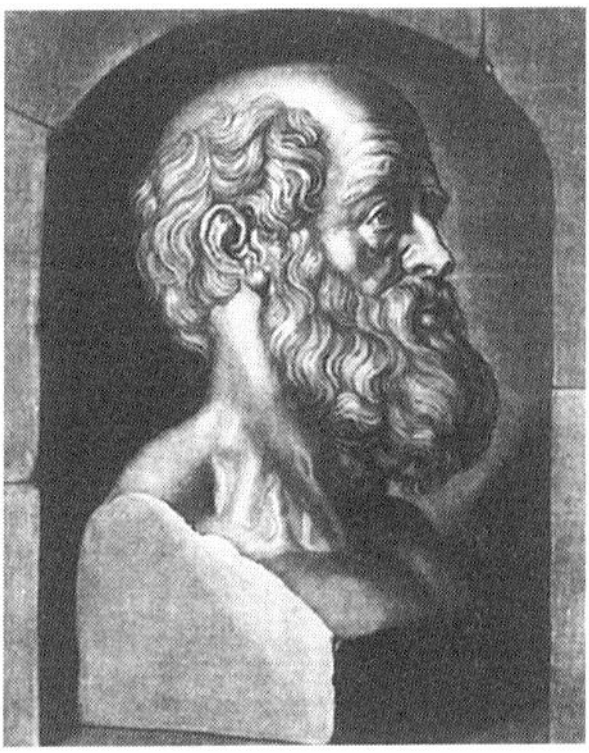

62　J・フェイバー「ヒポクラテス」（年代不詳）ペーテル・パウル・ルーベンスの模写　メゾチント
肖像にしろ彫像にしろヒポクラテスのものとして信憑性のある作品は存在しない．この肖像は古来からギリシアの賢人の特性とされてきた容貌——円熟，ひいでた額，禿頭，髭——をあらわしている．

朝の医者ジョン・セキュリスは、「誓い」を引用して、医者たる者の挙措に関するヒポクラテスの勧告を反復した。

医者はよい体質の持ち主でなければならない。立派な服装と愉快な人柄で、庶民に尊敬される人でなければならない……それによって患者は喜ぶのが常だからである……学問に専念する人、真面目な人という顔つきをしていなければならない。(3)

なかんずく医者は、なによりも、高尚な学究の徒という型に嵌められていたようである。「学者である医者は神のようであるとヒポクラテスは言っている」(4)とジェイムズ・プリムロウズは一六五一年に公言した。

このように明確に述べられた優れた医者——賢明な助言を与え、信頼する気持ちを起こさせる人——の要件は、それと対照的な医者を不適格、無知、不道徳な医者の「ならず者肖像館」に並べて悪魔化することによって補強された。強欲な医者詐称者、外国人詐欺医者——あの「糞みてえな面した、いけすかねえ口八丁の、虱だらけの屁こき野郎」(5)——のことである。口達者な乳母、噂好きな助産婦、非公認の媚薬や毒を売るみすぼらしい薬屋などは『ロミオとジュリ

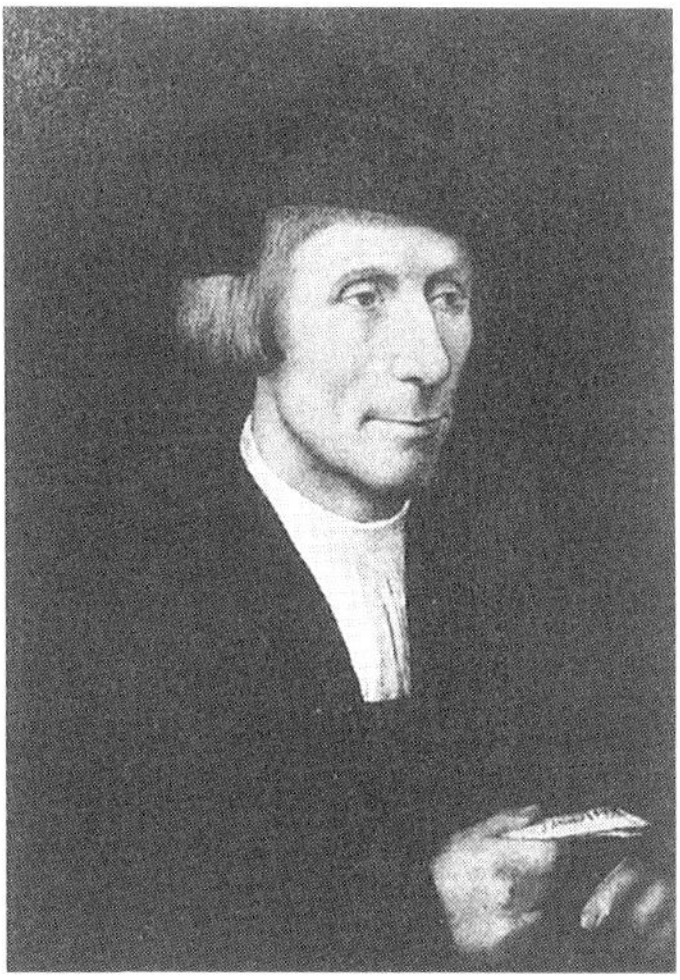

63　クウェンティン・メトサイス　トマス・リナカー（1460–1524ごろ）の（おそらく写生画の）肖像　写真凹版　年代不詳

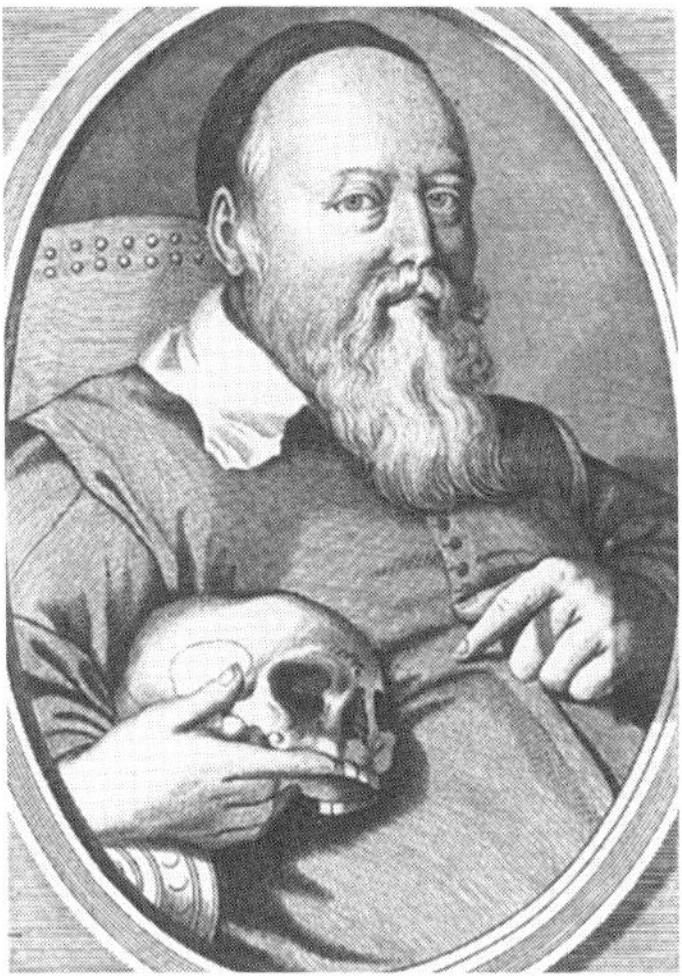

64　ウィリアム・エルダー　テオドール・トゥルケ・ド・マイアーン（1573–1655）の肖像　直刻凹版画（1680年ごろ）ルーベンスによる肖像画から派生した模写　作者不明　エッチング

これらはチューダー朝およびスチュアート朝初期の肖像画であるが，威厳ある表情，質素で地味な大学式服，人間が死すべき運命にあることを思い出させるものとしての頭蓋骨など，共通した特色があることに注目するとよい．

エット』にでてくる薬剤師を髣髴とさせる。このように自分の仕事仲間の悪口を言うことはあまり褒められたことではなかったかもしれないが、しかし汚名の烙印は冷静沈着に捺されていったのである。医業は、ヘンリー八世が一五一八年に医師会の設立を認可すると――「王立」医師会になったのは一五五一年であった――その余勢をかって、抜け目なく自己の高潔なイメージを増進していった[6]。

劇や小冊子のなかには医者の信用を落とす諷刺が有り余るほどあったことは言うまでもない。しかし、それらは不当なほど悪意をこめたものではなく、ただ医者を、患者の身体を見ずに書物を覗きこんでわけの分からない専門語をとうとうと喋る人、

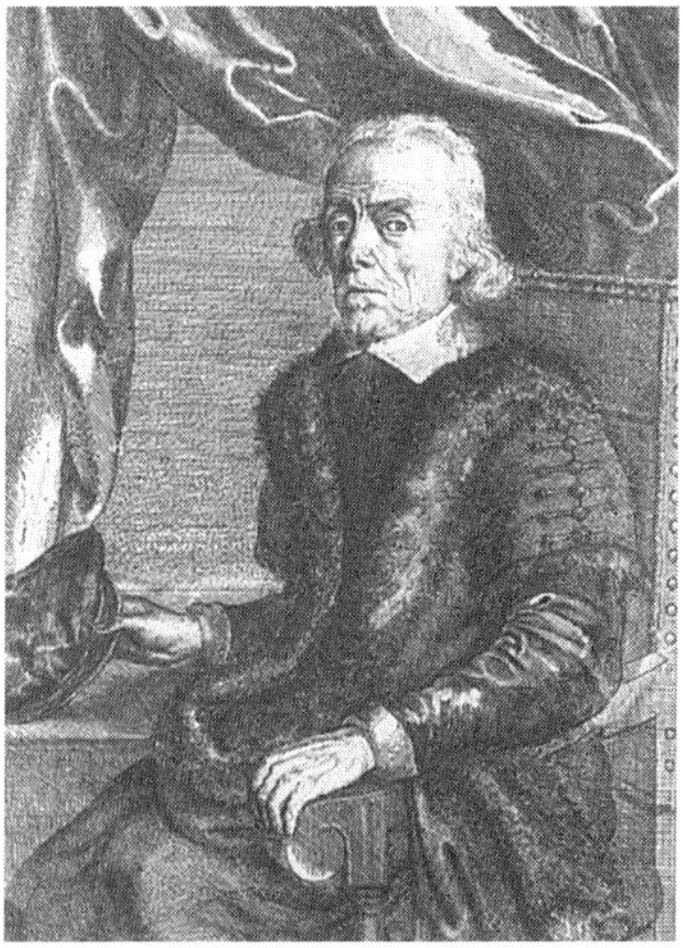

65　ロバート・ゲイウッド　ウィリアム・ハーヴィー（1578–1657）の肖像　おそらくウェンセスロース・ホラーの模写（年代不詳）エッチング

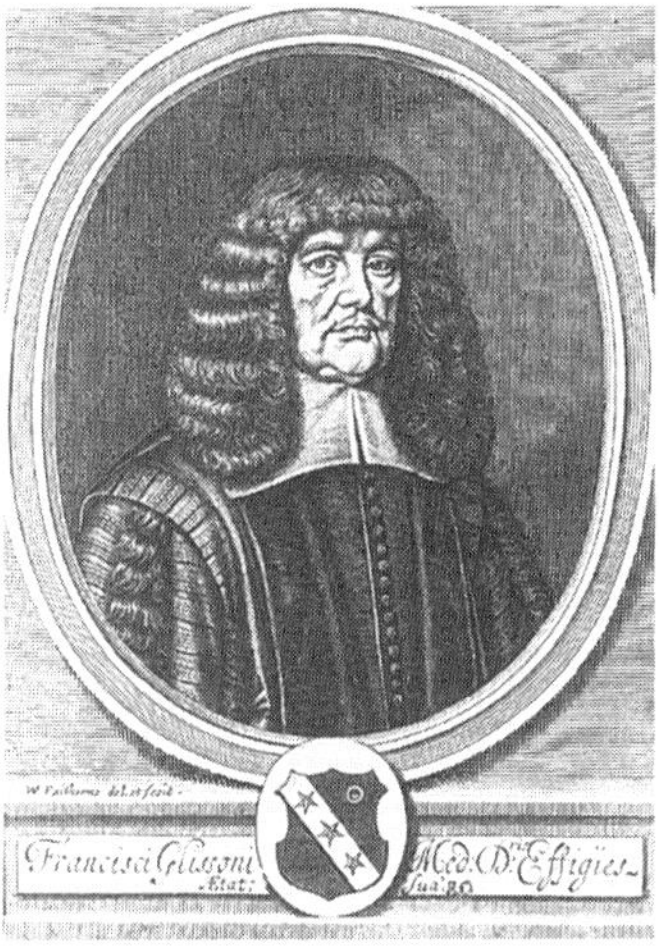

66　ウィリアム・フェイソーン　フランシス・グリスン（1598–1677）の肖像　おそらく自作の絵の模写（1677年）直刻凹版画

生身の体より図書室のほうをよく知っている耄碌した人――そしてときには、昔からある「春と冬〔青年と老人〕」という月並みな表現のなかで、欲求不満な若妻に浮気されて頭に角を生やす人――という描き方をしているだけである(7)。剽軽な随筆を書いたジョン・アールが描写したように医者は、このように、博識家ではあるが、その博識は「むずかしい病名を列挙するという、そして自分の薬局で調剤瓶に書き込みするという」だけの博識にすぎなかった――極悪非道な犯罪というよりは滑稽な欠点と言うべきものであろう(8)。

　チューダー朝とスチュアート朝の医者は医者のイメージ作りに成功したのだが、それは列を乱すものがほとんどいなかったという事実に負うところが大であった。集団を合成して作られた医者の典型は模範的な――高尚で、威厳があり、厳格な――医者をもとにして作られたものであり、当時の医者はその典型的イメージからはずれないようにしていたのである。そのことは当時の主導的な

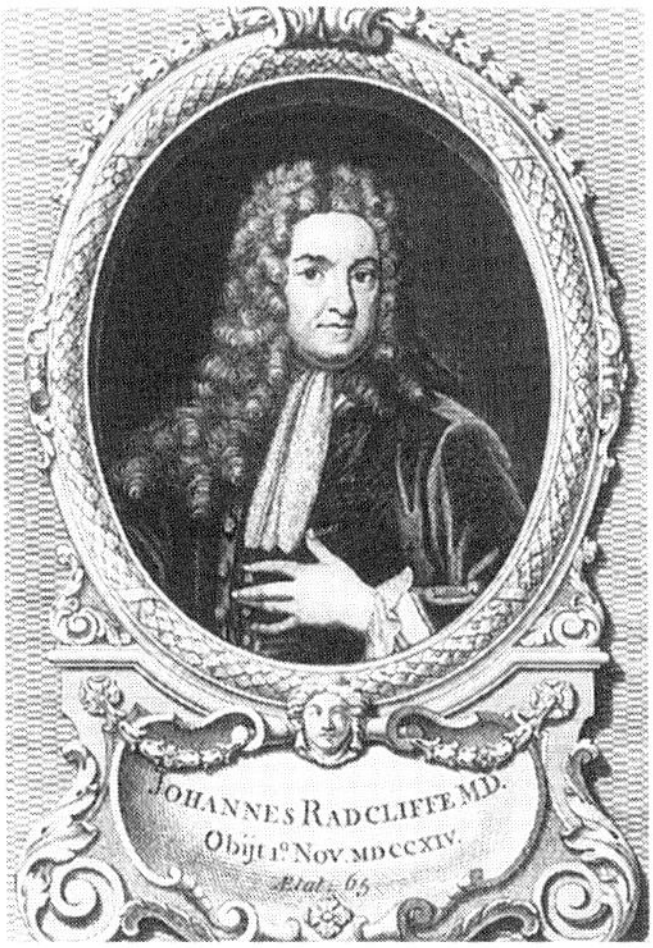

67　ピエール・フルドリニエール　王室医師ジョン・ラドクリフ（1652–1714）の肖像　サー・ゴドフリー・ネラーによる肖像画（1710 年）の模写　直刻凹版画
後ろの深い鬘と豪華な衣装に注目するとよい．

医者たちの著書の扉に付された肖像画ないしは木版画（挿絵63〜66[9]）で彼らがとっているポーズを見れば明らかである。その結果は驚くべきもので、全員が似たような特徴をあらわしているのだ。地味な服装と謹厳な顔つきは知恵があり厳粛で尊敬に値する人であることを示しており、また超俗の気配は医者が（一方は健康について、他方は高潔について、という違いはあれども共に助言を与えることを専門にしているという点で）聖職者と仲間同士であることを暗示している[10]。チューダー朝で最初に有名になった医者であるトマス・リナカーが実際はどのような表情をしていた人であるのか、わたしたちは絶対的確信をもつことができない。これが確実に本物であると保証された当時の肖像画が——ヒポクラテスの場合と同じように——一枚もないからである。しかしながら、死後に作られた絵画や版画で、医者たちが実質的にリナカーと同じであるとして崇めているものが多数ある。それらはどれもが、紋切り型に、大学式服をまとった痩身の姿をあらわしていて、「医術の学識と研鑽を積んだ[11]」人間の厳粛と思慮を示唆しているのである。

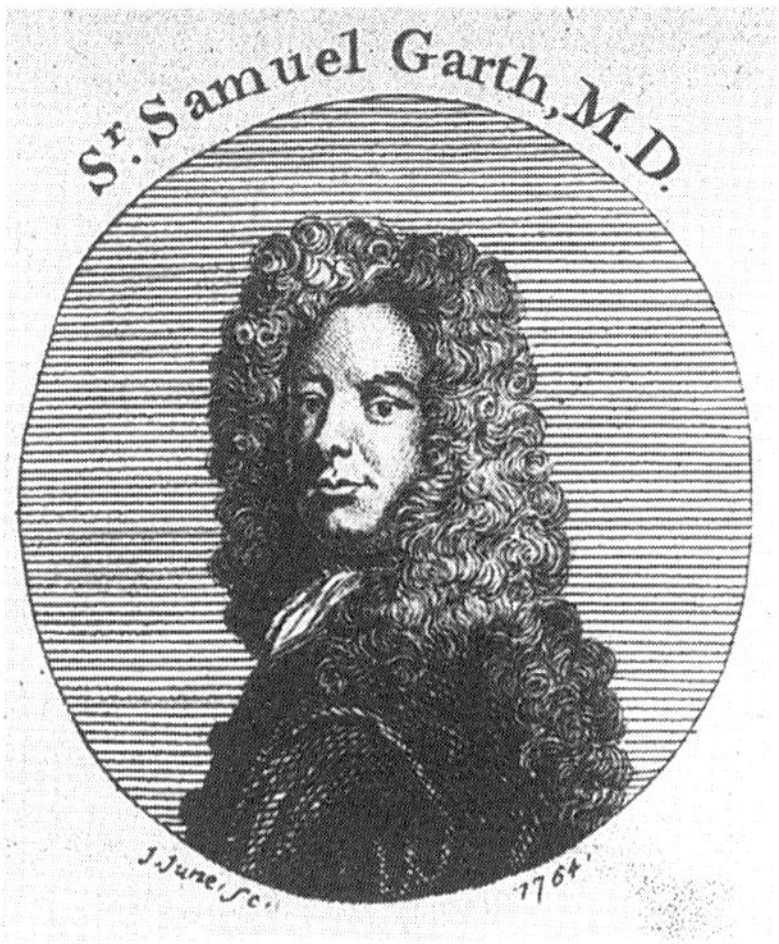

68　ジョン・ジューン　サミュエル・ガース（1661-1719）の肖像　サー・ゴドフリー・ネラーによる肖像画の模写（1764年）直刻凹版画

ガースとラドクリフは共に，当代随一の上流社交界の肖像画家によって，俗人として描かれた．

後代になると、これとはまったく対照的な様子が見られることになる。一七〇〇年前後の二〇年間には首都のエリート医師の一群が礼儀知らずにも、どうやら伝統的に名誉であり信望であると見なされていたものを歯牙にもかけず、公然とやり放題に振る舞ったようである。たとえば一六八八年にジェイムズ二世が退位したとき王室医師であったジョン・ラドクリフ（挿絵67）は、評判によれば、皇太子妃アンがノッティンガムに退去するので付き添うようにと命じられたのに、患者がいるのでロンドンを離れるわけにはいかないと厚顔無恥にも言い張って、この命令に従わなかったそうである。その六年後にはそれ以上にひどい侮辱的行為がなされた[12]。病気になった皇太子妃がこの王室医師を呼びにやったところ、酒飲み仲間と痛飲していたこの医者は言を左右にして行かなかった、と伝えられている。再度の召喚を受けたとき彼は傲慢にも「妃殿下の病気は気の病にすぎない」と公言した。使者はこの侮辱的発言を皇太子妃に伝えた。そして、翌日、医者がようやく皇太子妃のもとに参じたとき、彼は屋敷のなかに入ることを許されず、解任された。酒に酔っているため患者の往診に出かけるのを断った有名な医者たちはラドクリフ以外にもおり、その噂が広まった。サミュエル・ガース（挿絵68）は、約束を守らなかったことを注意されたとき、「わたしが彼らを診てやるのが今夜であろうとなかろうとたいした問題ではない。なにしろ患者のうち九人は体質が弱いのだから世界中の医者が全員で治療しても救いようがないし、あとの六人は体質が強いのだから世界中の医者が全員でかかっても殺しようがないのだから」[13]と返答したと言われている。

怪しげで不届きな手口は、あれもこれもが、究極の詐欺師ラドクリフの仕業にされた。彼は、ロンドンに初めてやってきたとき、名前を広めるため、この都市にいる人夫の半数を雇っておいてコーヒーハウスにいる自分を迎えにこさせたと言われている――この奸計は『今ここロンドンで医者を開業する方法』（一七二二年）で称賛されたのだが、著者不明とされているこの諷刺は実は彼のライバル医師ジョン・ウッドワードの作であったと言われる。もし「町に着いたばかりで……右も左も分からないのであれば、到着したばかりのあなたが最初になすべきことは、できるかぎりの騒ぎを起こして、できれば町中にあなたの名前を轟かせることである、と忠告しておく。こうすればそういう名前の医者が現にいま町に存在していることを町中の人びとが知ることになるからだ[14]」。この計略は功を奏したようである。ラドクリフの評判は広まり、運は開け、そのうち彼は横腹に紋章をつけた六頭だての馬車を、馬丁に先導させて、誇らしげに乗り回せるようになった。その様子は当時はやりの軽妙な詩を地で行くがごときであった。

その馬車は貴族の身分の証となり
その医者の診察料の高さを物語る。

ラドクリフは横柄である、残酷なほどに率直であるという評判を得た。ウィリアム三世のむくんだ足首を見たとき彼は「陛下が王国を三つやると仰っても、陛下の脚になるのだけは御免こうむりたい[15]」と叫んだ。彼はまた大層な嫌悪者として知られるのを好みもした。ある風説によると、コヴェントト・ガーデンの外科医ジョン・バンクロフトに肺炎を病む息子がいた。診察に呼ばれたウィリアム・ギボンズ医師は大胆な治療を処方した。その息子の病状は悪化した。そのときになって、ようやく、ラドクリフが呼びにやられた。「残念ですが、わたしには手の施しようがありません、息子さんは事実上お亡くなりになったも同然です」と彼は身も蓋もないことを言った。「ただし、息子さんの上に墓石を建てようとお考えでしたら、墓碑銘のほうをお手伝いしましょう」。ラドクリフの申し出は受け入れられ、子どもが横たわった姿の墓標が墓の上に建てられた。その片手は脇腹にのせられていて「ここが痛い」と記され、もう一方の手はされこうべを指していて「そこに医者がいる[16]」と彫られていた。

小冊子での論争がかまびすしい時代であったから議論好きな医者は大勢いたが、そのなかでも抜きんでていたのが前述したグレシャムカレッジの医学教授、博物誌家、先駆的地質学者、蒐集家、そして並み並みならぬ虚栄心と自尊心の持ち主であったウッドワードである（挿絵69）。一七一八年に出版された『医術と病気の現状』のなかで彼は、申し分のない健康を得られるかどうかは腹部の「胆汁質系塩分」のバランスを正しく保てるかどうかにかかっている、と独断的に主張した。これが多すぎる場合、軽減する方法はひとつしかなかった。胆汁質系物質を体外に放出しなければならないのであった[17]。これを諷刺する痛烈な反駁があらわれた。著者はバイフィールド医師という――もっとも、それがジョン・フラインドの雅号であることは公然の秘密であったのだが。この反駁に対して、今度はウッドワードの古くからの擁護者ジョン・ハリスからすぐに反響があった。人間にではなく事柄に注意を払えというハリスの『致命的三人連

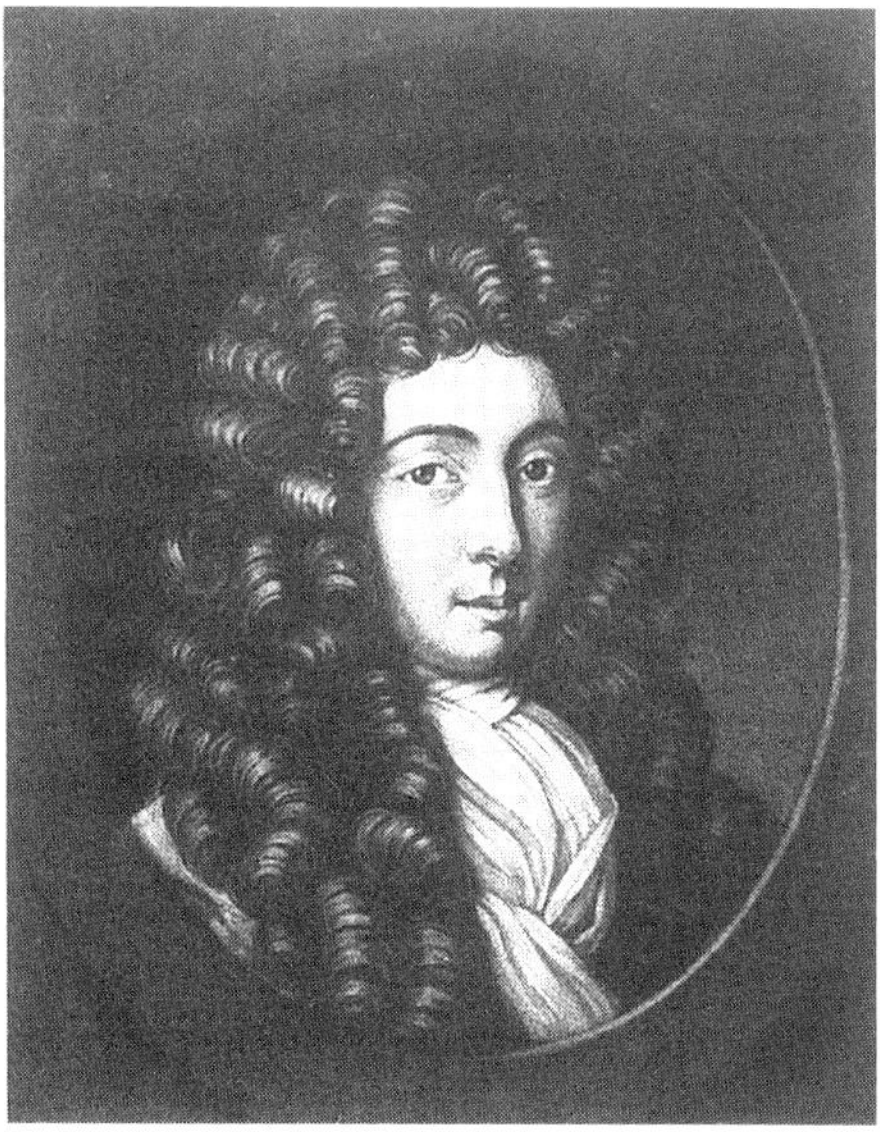

69　ウィリアム・ハンフリー
ジョン・ウッドワード（1665-1728）の肖像
メゾチント
ジョン・ウッドワードの遺言執行人の家族が所有する原画の模写

合行政府への手紙』（一七一九年）はバイフィールドを非難した——その非難は偽善的なものであった。というのも彼は、ライバルを「ドン・ペダンティオ・アミキ〔友好的衒学者氏〕」に変容させて、みずからが相手の（議論に反駁するのではなく）人柄を責めるばかりであったからである。

この論争にあらたに参戦する人びとがいた。一七一九年二月には『バース在住の剽軽な医師アンドルー・トライプから忠実な同胞たる学殖豊かなグレシャムの徒への手紙』が刊行され、ウッドワード（「ドン・ビリオーソ」〔胆汁氏〕）はスクリベンディ・カコエテス〔飽くなき執筆欲〕という病気、あの「何であれ理由のいかんを問わず不本意にも手が勝手に書いてしまう性癖」を患っていることを暴露した——それは、予想がつくように、「胆汁質系塩分の過剰」から発生する異常なのであった。彼がしきりに診察料を欲しがってその欲望を抑えられないでいるのは、指にそうした塩分があることで説明がつくとされた。

ウッドワード陣営は、翌月、『二人同盟、あるいはバイフィールド医師の真実』で反撃し、バイフィールドが実は〔亡命した国王〕ジェイムズ二世の支持者であるジョン・フラインドでありトライプが実はリチャード・ミードであることを明かした。そのあとは、次第に悪態の度を増して、モモフィルス・カルシユージエンシス著『スカラムーシュとハーレクインの真剣なる相談』、『ミード医師に捧げる奇妙かつ奇異なる夢の報告』、そして「英国国教会の聖職者」によって書かれた『常識に訴える』がつづいた。つい先日ジョン・ゲイの笑劇『結婚してから三時間』[18]で医師フォスル〔時代遅れの人〕として舞台でからかわれたウッドワードが次には、リンカーンズ・イン・フィールズで上演された諷刺喜劇風オペラ『ハーレクイン＝ハイダスペスあるいはグレシャムの徒』[19]では、主人公らしくない主人公として主役になっていた。

こうした公開での罵倒は十八世紀イギリスの医療の特徴になった。ウィリアム・ハンターは後日この現象について考察をめぐらし、「解剖学者はかねてより論争にたずさわってきているが、それはおそらく彼らに共通の対象物である死体が無抵抗で従順であるため、彼らが異議を唱えられることに耐えられなくなっているからであろう」[20]と述べた。解剖用のメス〔論争〕が剣〔決闘〕になることもあったろう。ハンス・スロウンとの小競り合いがあったあとで王立学士院の評議員会から追放された喧嘩早いウッドワードは実際に、一七一九年六月一〇日に、リチャード・ミードと決闘した――この時代になっても上流の医者はまだ剣をこれ見よがしに佩いていたのである。ミードは、相手の武器を奪い取ると、寛大にも「いのちだけは助けてやる」と大声で言ったのだが、これに対して「ドン・ビリオーソ」は「お前の処方する医薬で助かるものか」[21]と応じた（と報じられた）。この一件で明らかなのは、ウッドワードのような性急な人びとに煽られて論争が燃え上がったということではなく、主導的な医者たちが公開の場で自分たちの汚れた下着を洗う〔医者の恥を晒す〕ことに積極的に耽ったことであり――小冊子論争の時代には容易になしうることであった――町の人びとに噂されたり、あるいは才人たちに諷刺の的にされたりしたことであった。

医師会と薬剤師会とのあいだで兄弟喧嘩めいた対立が延々とつづくなかで、相手の出鼻を挫く策略として一六九六年に多数の医師会員が、ロンドン人全般への善意を表明するためという見せかけで、病弱な貧乏人のための診療所を設立した[22]。その結果――二団体のあいだのみならず医師会内部でも――生じた小論争のなかで大立者になったのはサミュエル・ガースの『診療所』（一六九九年）であった。英語で初めて擬似英雄詩風に書かれたこの詩は大変な人気を博し、次の世紀が終わるまで再版を重ねつづけた。

医師会の威厳は会員間の不和によって攪乱され（という話である）、その結果スロース〔怠惰〕が〔ロンドンの中心部〕シティーのウォリックレインに所在する本部に住みついた。しかしながらこの神のうた寝は、無礼にも、新設された診療所の建物から発せられる騒音によって妨害される。ひどく立腹したスロースは助けを求めるべく召使いファントム〔幻影〕を女神エンヴィー〔嫉妬〕のもとに遣わす。エンヴィーは薬剤師コウロンに変装して薬剤師仲間であるホロスコープ〔占星術〕（バーナード[23]）のところに行くのだが、そこで目にしたのはホロスコープによって「いま代金を払えば将来健康になる」と約束されたのを騙されて信じる人びとが店に群れている場面であった。ホロスコープは、診療所ができたという知らせをエンヴィーから聞くと、自分の稼ぎが脅かされることになるこの知らせに卒倒する。コウロンは診療所設立の動きに対する憤りの念をかきたてる。そして、眠られぬ一夜を明かしたあとで、ホロスコープは薬剤師たちを会議に招集する。そこで場面はブラックフライアーズに所在する薬剤師会館に移る。

小高い丘の上に立つ建物では、

新参どもが侃々諤々の大議論(24)。

会議で口火を切るのは皮膚軟化剤ディアセンナ、つづいてコロキュンティスが徹底抗戦を強く主張、そしてアスカリデス——いずれも病気または治療の擬人化——が仲間はずれにされている医者たちと協定を結んで診療所を妨害することを提案する。

ここで場面がコヴェント・ガーデンに切り替わると、ミルミロ〔診療所に反対する医者ウィリアム・ギボンズ〕が不満分子である仲間たちを集めていて、呼びかけている。

わたしはこの町で長きにわたり君臨し、
診察料をむさぼり、声望を馳せてきた。
わたしが死亡診断書に署名しなければ、
誰ひとりまともな葬式をだせやしない(25)。

女神ディジーズ〔病気〕を味方に引き入れることに失敗したホロスコープが慎重な行動を促すが、「詩人」〔詩人医師であるサー・リチャード・ブラックモア〕が自作の武骨な韻文をいくつか朗誦すると、かの女神はついに煽動されて、抗争を助長する決心をする。夜が明けると、薬剤師と医者の同盟軍が集合してウォリッククレインを襲撃しようとする。しかし相手側は、女神フェイム〔名声〕に警告されて、準備を整えている。激しい戦闘がはじまり、薬壺や注射器その他の医療用具が飛び交う。薬剤師軍が優勢になりはじめ、その指導者クエルポが医師軍の首領をまさに打ち殺そうとするときにアポロが診察料の姿を装ってあらわれる。クエルポは、とどめの一撃を加えるのを忘れて、本能的にそれをひったくる。

健康の女神ヒュギエイアが到着して長老格の医者たちにエリュシオン〔祝福された人びとが死後に住む楽土〕まで同行するように、そしてそこで神々しいウィリアム・ハーヴィーに相談するように命じるとき、争いは収束する。医師団内部の意見の相違に言及して、

医術は衰弱して思案投げ首、
かつての学問がいまは商売、[26]

と評する医神ハーヴィーは、金儲けのことは忘れてもっと学問に精をだせば、医師会はかつての栄光をもう一度回復することができるであろうと宣言する。そしてヒュギエイアがこの伝言を携えて医師会に戻ってくるところでこの詩は終わる——ただし、偉大なるハーヴィーの勧告に医者たちが耳を傾ける見込みは乏しい、という読後感が残る。

『診療所』のなかで繰り返されるジョークのひとつは、「殺す権利」を有する医師会員は「ウォリックレインの殺人犯[27]」の栄誉を担ってはいるが、医業の各部門がおしなべて虐殺に熟達している、というものである。医者はハデス〔冥府〕では称賛の的であるとカロン〔冥土の川の渡し守〕は解説する。それというのも、

冥府を統治する国王夫妻が領土の人口を
確保できるのは医者のおかげなのだから。[28]

「医者」は諺でも「殺人者」の同意語になった(29)。『スペクテイター』は次のように公言した。

わが国では、人間の身体はカエサルの時代のイギリス軍のようであると評してよいであろう。チャリオット〔一人乗り軽二輪戦車〕に乗って殺す者もいれば徒歩で殺す者もいる。歩兵のほうが戦車乗りより殺人件数が少ないとすれば、それは歩兵のほうが町の各方面に行き着くのに手間取るからであり、短い時間で多くの仕事を片づけることができないからである(30)。

ガースの擬叙事詩が主として薬剤師への悪口であるとすれば、『診療所』のほうは実は医療による身体傷害を受けにくる者たち全員を嘲弄しているのである。医者たちのなかで主たる嘲弄の的となるのは前述したウィリアム・ギボンズ医師である。彼は、薬剤師の同盟者として、容赦なく叩かれた。彼の医療行為によって引き起こされる大量殺傷は彼自身が口にする自慢の種であった。

オックスフォードにあるかぎりの弔鐘は、
この右腕が強者共を薙ぎ斃した証人なり。
ほかの医者なら患者を殺すのに何か月も
かかるところをしばしば一日で片づけた……
アヘン剤で、また鋼の刃〔メス〕で斃し、
丸薬のひとつひとつに死に神が待ち構え……(31)

薬剤師たちが彼の働きぶりに感謝の意を表したことは言うまでもない。

……あなたが語ることばのひとつひとつに
その腕前と同様の、とどめを刺す力が宿る。(32)

トーリー党員のガースに詩は駄作、政治活動も駄目と攻撃されたホイッグ党員のサー・リチャード・ブラックモアは『知者に立ち向かうサテュロス』を書いて、この攻撃を受け流した。彼はこの作品で政敵を物笑いの種にし、ドライデンが品位を落として「機知」を探究したことから生じた文化的不快感を嘆き悲しんだ。当代の詩人という詩人は、その不快感のため、宗教と美徳を共に蔑みたい気になっていたのである。(33)

医者は酒好きで、議論好きで、儲け主義で、患者には非情であった——それに輪をかけて、性的乱行に及ぶことが暴露されたことは驚くほどのことではなかった。たとえばウッドワードについては、見てくれどおりにやたらに浣腸と注射が好きであったが、そのうえに男色家であり「大の少年好き」であるという噂でもちきりであった。この医者は、噂によれば、「[ある患者を]背後から攻め、その体内に放出した」(34)のである。

ラドクリフは異常なほど女嫌いであるという話もとびかった。また老練なリチャード・ミードの性生活が『七五歳の不義密通、リカルド・ハニーウォーター氏の生活と冒険と情事などなどの実話、興味深い実例満載、とりわけマドリッド市ヴィンクローサ通り在住マリア・ウ……ズ嬢との不義発覚』で書きたてられた。この小冊子は、あの老漁色家は性的不能者であるためフェターレイン（ヴィンクローサ通り）の鍛冶屋の娘マリアの魅力的な裸体に見入るだけ、ほつれた毛を櫛で梳かすだけで我慢しなければならなかった、と報じたのである。ミードは、この娘の歓心を買うべく、健康保持のため運動する必要があるという医学的口実をつかって、パリまで旅してダンスのレッスンを受けていたと言われている。(35) その敏感な感情は『トリストラム・シャンディー』のなかでクナストロキウス医師を装って不朽のものにされた。

しかし蓼食う虫も好き好きである——かの偉大な医師クナストロキウスは、暇を見ては、お尻の尾を櫛で梳かし陰毛を（いつも毛抜きをポケットに忍ばせていたにもかかわらず）口で引き抜くことに最大の喜びを見いだしたではないか。(36)

この時代の医者のなかには、とうとう、宗教的スキャンダルに巻き込まれる者もいた。王政支持派のラドクリフは主教バーネットによって「不敬の徒」(37) と見なされ、またホイッグ党員のメッセンジャー・マンジーは聖職者、国教会、アタナシウス派の教義に敵対する自由思想家と見なされた。ひとりの知人が、不信心な時代を嘆いて、不平がましく「先生、わたしの話仲間に神なんてものはいないと信じている輩がいるんですよ」と言ったとき、マンジーは「そうですか、ロビンスンさん、でもわたしの話仲間には神が三人いると信じている輩がいますよ」(38) と応じた。彼は、自分が死んだら死体を解剖するように、解剖が終わったら「死体を穴を掘って埋めるように、あるいは穴のあいた箱に詰めてテムズ川に放り捨てるように」と言い残した。また自作の墓碑銘には、

ここにわが骨が眠る。わが腹立ちはいま終わる。
自分のために、友人たちのために、生きすぎた。

世間が神聖と呼んでいる教会や墓地というのは、
下卑た聖職者が作った、愚にもつかないものだ。
来世などというものに頭を煩わせたことがない。
それがいかなるところであろうと、嗚呼運命よ、
何百万という死体が蘇って暴動を起こそうとも、
マンジーの死体を安らかに眠らせておいてくれ。(39)

要するに、新古典主義時代に高い地位にあった医者たちは、長年にわたり苦労して獲得された医業の名誉にはっきりと分かる無関心を示したのであり、その慎重な礼儀作法に、もっと言えばその初歩的な道徳律に、衝撃を与える作戦によって、酩酊や放蕩や強欲や不義密通をあからさまに見せることによって、なんとしても反抗してやろうとしていたように思えるのである。エリート医師たちは、大切にされた規範を馬鹿にして、それに違反する行動を好み、三文文士連と示し合わせて自分たちの職業を屑扱いしたり、その行状を煽情的にしたりすることさえあったのだ。こんにちの映画スターやサッカー選手その他の有名人たちがすべてを――性生活を、酒や麻薬に溺れる悩みを、精神的問題を――洗いざらい喋ってしまいたい衝動に駆られることがあるのと比較してみたくなる人がいるかもしれない。昔も今もそれは自己破壊的な、あるいは少なくとも危険度の高い、行動であるように思える――そうであるなら、どうしてそういうことをしたりするのであろうか。その答えは十八世紀初期の首都ロンドンの医療界に特徴的であった不安と好機の混淆のなかにあった。

不安のほうは、その火に油が注がれた。全体として見れば、医者の信用が揺らいできていたからである。

王立医師会は、スチュアート朝時代が終わるとき、衰退していた。そして、その後も、いよいよ派閥化し排他的になり活力をなくしていくことになった。[40] 一七〇四年のロウズ事件で司法が下した裁定は首都での医療行為を、事実上、あらゆる人に開放したのであり、それ以降というものは医師会員の側が独占的権利を回復しようと望んでも、それは儚い希望となる運命にあった。[41] 議会も一般民衆も医療のみならずあらゆる独占権というものにうんざりしていたからである。医者たちは、医師会の集団的政治権力に支えられるという公算がほとんどないまま、浮くも沈むも個人の努力次第ということになっていた。この総崩れとも言うべき趨勢のなかで彼らは、大衆の注目を惹くような、あるいは少なくとも大衆の注目を摑むような才能や特質を示して、みずからを立て直す必要があった。[42]

大物は大評判を得る術を学んだ。世の中は商取引や消費に沸き立っていた――実際のところ身体の健康への関心が魂の救済への関心を凌駕する世俗的趨勢にあった。[43] そんな情勢のなかで、医療サービスの需要は上昇傾向にあった。一か八かの勝負で、当たれば実入りは大きかった。競争は激しいが儲けが大きいこの市場で成功するためには、医者は自分の名前を広めなければならなかった。名前が売れさえすれば、どのような評判が立とうとも――文名を馳せようと、政治の世界に顔をだそうと、ニュースになろうと、起業家で売ろうと、悪評であろうと、あるいは、

ケイス先生[44]
とても冷静。[45]

のような語呂のよい小唄にすぎないものであろうと――一向にかまわなかったのである。チャールズ二世

の宮廷ではじまった皮肉礼賛が徐々に波紋を広げていった。王党派の機知は、大胆不敵な悪戯で、崇敬された王や貴族の肖像を冷やかすのを洗練された社交辞令にした。医者たちも、その流行に乗り遅れまいとして、王政復興期の放蕩者や劇作家の生活様式や習慣や行動を――おそらく文字どおりにであったろう――まねたのである。ラドクリフは、前述したように、名前を広めるため、お屋敷の使用人を金で雇ってコーヒーハウスにいる彼を呼びにくるように仕組んだと言われている。この事例はどこか胡散臭いところがありはしないだろうか。コングリーヴの風習喜劇『世の習い』に登場するペチュラントは、変装して公共の場に姿をあらわしては、まったく同じ目的のために「自分を呼びにやる」のである。(46)「人生は芸術を模倣する」のひそみに倣って医者たちは世の習いを流行のガキっぽいキザな文化から身につけ、垢抜けた連中によって洗練された流儀の物まねで、得意がって悪口雑言を吐いたり論争したり暴力をふるったり決闘したりわざとらしくはめをはずしたりすることを学んだのかもしれない。(47)

一流の医者たちがいかがわしい皮肉な言動をしたのがもとで民衆は長いあいだ医業のことを否定的に見るようになった。「この医の術を体得するために」必要であると民衆が頭のなかで考えていたことは、ほんの数冊の書物に精通すること、わずかな格言やありきたりな知識を修得すること、金さえ払えば売ってくれるどこかの大学からラテン語で書かれた資格免許状を購入すること、上品な馬車に乗り込んでしかつめらしい表情をし剣を佩き長い鬘を被ること。さすれば名前に医学博士の称号が添えられて、生意気な気取り屋が先生と呼ばれることになり、健康を彼に委ねてやってくる患者を何人でも殺し放題に殺す権限を有することになる。(48)

とロバート・キャンブルは一七四〇年代に評した。その後になるとバースの冷徹な医者ジェイムズ・マキットリック・アデアーが、医者として成功するかどうかは、評判によると、「コーヒーハウスのなかをぶらつくこと、あるいはクラブで酒をちびりちびり飲むこと、鬘の大きさ……要領を得ない専門用語をむやみやたらに繰り出すこと……［そして］看護婦やら貴婦人の侍女やらと破廉恥な関係を結ぶこと(49)」にかかっているらしいと述べた。ピーター・マクフロッゲム（偽名）は、この皮肉を誇張して、医者に「歩くことも立っていることもできないほどひどく酔っているときは患者を、できることなら絶対に、往診しない(50)」ようにと忠告した。

このような悪口は文学作品で際限なく繰り返された。そこでは医者は尊大で、貪欲で、致命的という型に嵌められたのである。ヘンリー・フィールディングは、劇作『医者まがい』や小説『トム・ジョウンズ』『アミーリア』『ジョウゼフ・アンドルーズ』のなかに、お節介で自惚れが強く欲張りな開業医たちを登場させた。そして「医者は、診察料を貰わなければ処方しないのはもちろん、いまでは鬘をつけないと処方することもできない(51)」と書いた。

しかしながら、もっとも痛烈な諷刺は医者の仲間うちからでてきた。スコットランドの外科医トバイアス・スモレットが、『ファゾム伯ファーディナンド』（一七五三年）のなかで、医者が名声を博するのに不可欠と思われていた戦術を暴露したのである。金に困ったファゾムは、「二、三冊の医学書を読み」、それからタンブリッジウェルズの地で開業し、ひとりの薬剤師に協力を求めて自分の名前を触れ回させる(52)。ロンドンにやってきたとき彼は「へぼ医者というへぼ医者が」「客を呼び寄せるために、往診の案内標識として」馬車を常備しておかなければならず、自分がいかに引っ張りだこであるかを証明するため町中を猛烈に走り回らなければならないことを知る。彼はまた同僚にべた褒めしてもらうよう手配したり、貧乏人にはこれみよがしに無料で医療の助言をしてやったりした。そして「医者が集まるコーヒーハウスには欠かさず……厳粛な表情と物腰で顔出しをした」[53]。さらに突飛な方策が必要になっていった。なぜなら「たとえば教会で礼拝している最中に自分を呼び出してもらうといったような強引な手口のあれこれが……破れかぶれの藪医者によって思慮分別なく使い古されて陳腐なものになってしまったため、大衆への効果を失っていたからである」[54]。悪い評判でも、評判が立つだけましであった。「医者のなかには人殺しの件で公的に告訴されるという幸運に見舞われたこともないと愚痴をこぼす者もいる」[55]。世故に長けた医者エラズムス・ダーウィンは、これから開業しようとする若者への助言として、きわめて重要なことは人目につくことであり交際上手であることであると、だから顔を売るようにと、説いた。

初めは窓ガラスを青と赤にしておくと市の立つ日に小売商の客がちらほら訪れてくるでしょうから、その階層の人びとと馴染みになることですな。思い出しますがリッチフィールドのグリーンさんは、いまはもうずいぶんとお歳を召されていますが、商品展示店と多彩な色合いの窓によって、小売商で一年に一〇〇ポンドの売り上げがあったと話してくれたことがありました[56]。

「医術で出世する方法」という副題がついた「リグル医師」の暴露記事では一流の医者たちのごまかしの手口が分析された。

彼の第一の最たる行動原理は「あなたの名前を人目に晒すこと。さすれば大衆は徐々にその名前に馴染みとなり、ついにはあなたが重要人物であると思うようになる。そのために医者は誰もが読む新聞の記事に自分の名前がしばしば載るように算段するのです。

この著者は、筆を進めて、このように新聞で誇大に自己宣伝する例を挙げる。

「昨日リグル医師は、某所から馬車で帰宅する折、ふたりの追剝に襲われ、金を出せと要求された、等々」——あるいは、

「先週の水曜日、リグル医師夫妻が、等々」。しかしリグル医師が金品を強奪されたことはなかった。そう。それは単なる作り話なのであった。自分の名前を人目に晒すための口実だったのである。自分の名前を新聞に載せて人目に晒す方法は他にも多々あるが、リグル医師はそのすべてを巧みに使ってきた(57)。

こうした状況にあっては無理もないことであるが、懐疑的な態度が広まっていった。新古典主義時代のイングランドでは専門職についている人びとは概して評判がよくなかった（挿絵50）のであり、なかでも医療は手ひどい打撃を受けたのである。というのも開業医は、諺にもあるように、一般大衆からまず金を騙し取り、そのあとで生命を奪ったのだから。「国というものは医者が溢れるようになると人口が少なくなる(58)」と『スペクテイター』は冷やかした。

もとよりこれを額面どおりに受けとめてはならないのではあるが、医者への痛烈な非難はありふれたことで、不穏な気持ちは言い古されて陳腐化しただけではすまないことが示唆されるほどであった。とりわけ由々しいのは、医者は作為ないし不作為によって、死を招くという非難であった。「医者たちが協議し

ているあいだに患者が死ぬ」とジョン・ヘイウッドは断言した。診てもらうのは老齢の医者がいいか、それとも若い医者がいいか、という質問をフランク・ニコルズは受けた。「両者の違いは、前者はあなたを殺すのに対して後者はあなたを死なせる」ことである、とこの医者は答えた[59]。なかにはアレルギーを起こす人もいた。メアリー・ヒーバーは、ある付き添い役の女性について、「彼女は医者の姿を見ただけで極度に体調を崩して痙攣を起こす」と書いた[60]。

医者はまたひどく無頓着であるとして戯画化された。患者が最後の息を引き取るときでさえ難解な専門用語を気取って喋る――あるいは、あまりに超然としていて自惚れているため患者の容体に気づかない――医者の様子を版画は描いた。「病状診断」（挿絵51）のなかでロウランドスンは肥満した医者が、握りの部分が黄金作りの杖を左脇に挟み三角帽を右脇に挟んで、衰弱していまにも死にそうな患者に婉然と微笑んでいる様子を、そして近くのテーブルの上には薬瓶と「処方箋――大粒の丸薬その他一度に投与。水泡」と書かれた紙片がある光景を、描写した。「旦那さん、今朝の顔色は健康そのものに見えますな。この分だと次に往診に来るときはきっと全快していることでありましょう」と医者は声高に言っている。

医者は、間抜けなだけでなく、流行に追随する――巻き毛に粉をふりかけた鬘、繻子ないし金襴のフロックコート、飾り留め金つきの靴、三角帽に身を包み、握りの部分が黄金作りの杖を、そしてときには触診の感度を保つためのマフを持ち歩く――者として（挿絵70）からかわれることもあった[61]。フランシス・コヴェントリーは『ポンピー坊や』（一七五二年）のなかで「握りの部分が黄金作りの杖、黒ずくめの服、利口そうに勿体ぶった顔、後ろが長く緩やかに垂れている鬘、その他あらゆる医者の外見」を誇示する医者を活写した。全身をめかしこみ、喋りまくり、非難されても無頓着――こういう開業医は、腹立たしいことに、自分のことばかり考えているように思えるのであった。医者への不信感は、印刷物が次第に公共

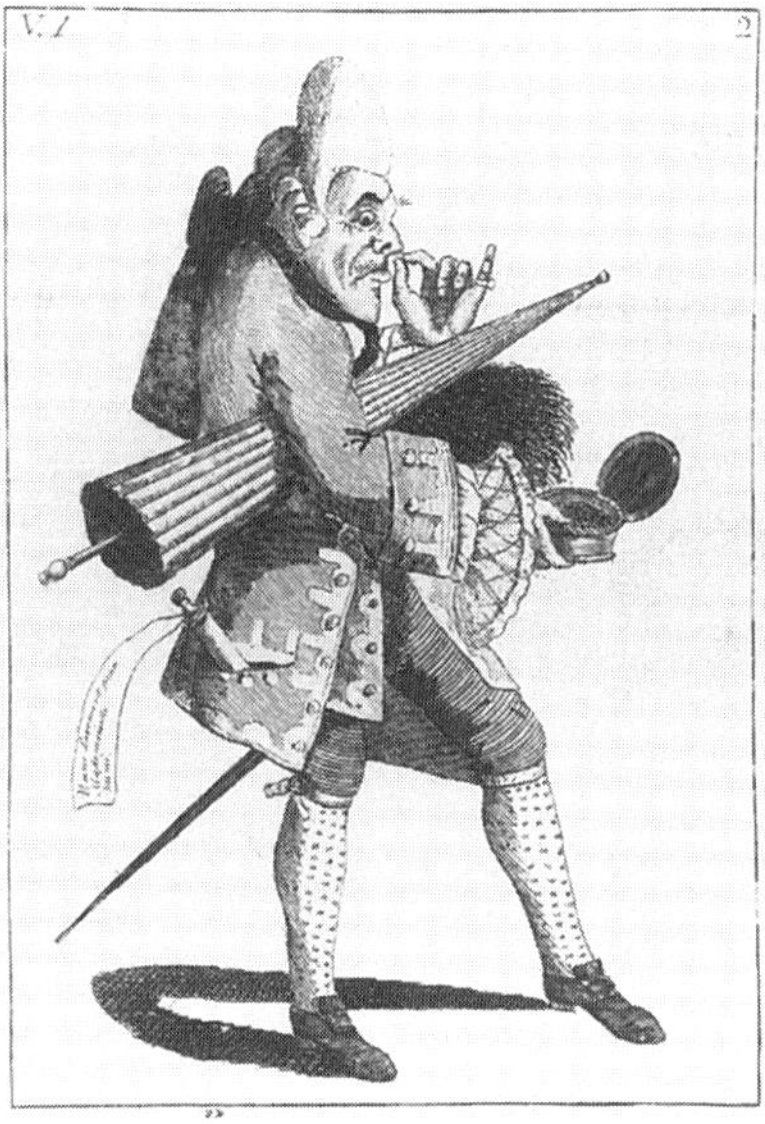

70 マシュー・ダーリー「モンロー医師」（1771 年）版画
イングランドの医者でこのフランス人ほどの伊達男に描かれた医者はひとりもいない．この馬鹿げた人物は歩きながら嗅ぎ煙草を嗅いでいる．大きなマフと雨傘をもち，ポケットには「ミミ嬢のための浣腸」というラベルをつけた注射器を入れている．

の番犬の役割を引き受けるようになっていった世の中で、医業が勢力を強めるように思われたため、そして健康が改善しなかったため、鬱積していくことになった。

しかしながら、話はそれで終わるわけではない。かつては威厳ある風采がたゆむことなく涵養されていたわけだが、その主要な特質が実は、エリート医師の気まぐれな言動にもかかわらず、王政復興以後の時代に持ち越されていたのである。十八世紀の外科医が、原型として、鋸と外科刀を器用に使いこなす屈強な大男でありつづけたとすれば、理想とされた内科医は、これとは対照的に、高尚な、ほとんど解脱した、知性によって際立つ存在なのであった(62)。医者のありようがこのようにデカルト的とも言える二極分化しているなかで、医者の本来の仕事は、前章で示したように、病歴を調べ、診断を下し、養生法を考えだすことでありつづけた。身体検査というものが日常的に行なわれるということがまだなかっ

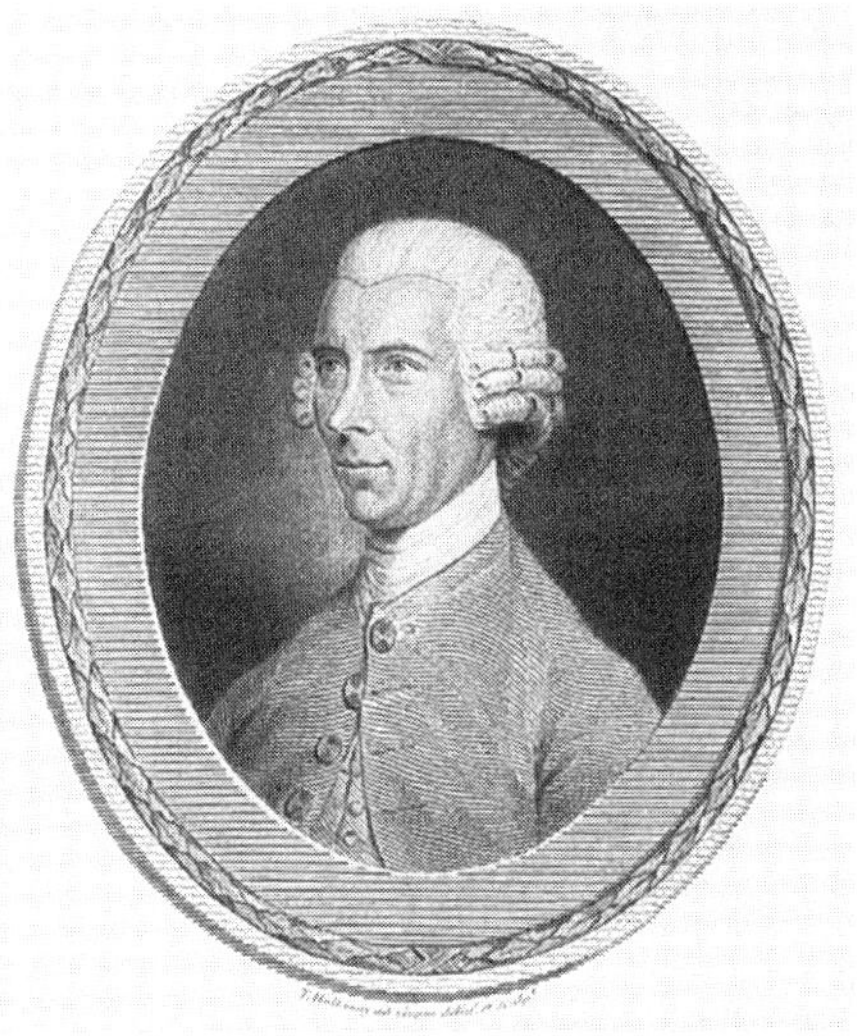

71　トマス（?）・ホロウェイ　ジョン・コウクリー・レトソム（1744–1815）の直刻凹版画（1792年）本人の写生画をもとに作られた.

た時代である。医者は患者に直接手を触れるわけではなく、重要なのは洞察力であり記憶力であり判断力であった。[63] 手よりは頭のほうが優越することを、物質よりは精神のほうが優越することを示すべく、医者は自己を抑制する模範的賢者に見えなければならなかったのである。[64] ロバート・キャンブルは『ロンドンの商人』（一七四七年）のなかで「診てもらうなら賢明と学識と正直に恵まれた医者がいい」と言明した。その言い回しは一世紀ないし二世紀前に書かれてもおかしくないものである。[65] こうした昔からある伝統的なメッセージはジョージ王朝時代の多くの医者の自己表現のなかにはっきりと見て取れる。彼らは自分の肖像画を抑制と平静の鑑として描かせたのだ。たとえばクエーカー教徒のジョン・コウクリー・レトソム（挿絵71）を見てみよう。肖像画に描かれたレトソムはほとんど霊的な存在で、余分な肉体とかけばけばしい飾りとかで汚されているところがまったくない。実際のところ彼は忙しすぎて肉体の生理的要求にほとんど気づかないほど――あるいは生理的要求をもたないほど――仕事にのめり込んでいたのである。「ときには一週間たてつづけに」と彼は一七八二年に書いた。「自分の家のなかで自由にできる時間が二〇分もないことがある」[66]。また別の機会には、仕事のため「一三夜たてつづけに自分の寝床で眠ることもできなかった」[67]と言明した。ここから引き出される教訓は明白であった。この禁欲的なクエーカー教徒の肉体は全面的に従順であるように訓練されていた――ほとんど消滅していた――のである。

同様の禁欲生活は「長身痩躯」[68]と評された男ウィリアム・ヘバーデンの一般的イメージの特色になっていた。ケンブリッジで教育を受けた、古典の権威であるこの医者は、サミュエル・ジョンスンによってラテン語で「最後のローマ人」とたたえられた[69]。この挽歌風の鋭利な呼称は的確であった。なぜなら、この医者が自己形成を遂げる際のあらたな要素が、ルネサンス時代の学者＝医者を現代の世故に長けた人間に改装する過程で、ジョージ王朝時代の舞台の中央に進み出ようとしていたからである。この改造には関連するふたつの傾向が際立つ。ひとつはこの医者が、修道院に閉じこもって物思いに耽っている学者の時代遅れとしていまでは物笑いの種になっているものを脱ぎ捨てて、紳士のそれに着替えようとしていたことである[70]。この――衒学から慇懃への――イメージの現代化はジョージ王朝時代の多くの肖像画によってとらえられている。それはホイッグ党員の当世風開業医、自信に溢れ、気取りがなく、都会風に垢抜けているメッセンジャー・マンジー（挿絵52）を見れば分かる[71]。ジョージ王朝時代の医療ではあらたに世俗的繁栄が強調された。ウィリアム・ハンターは、解剖学校に集まる学生たちに、「わたしの意見では、若者が涵養しなければならないいちばん大事な真実は、優秀であれば必ず現世で報いがあるということである」と教えた。若いころから「自分は優秀な才能の持ち主であるという意識」を形成してきたウィリアムは、あのスコットランドの「才能に富む少年」から身を起こしたウィリアムは、ホガース流の勤勉な徒弟を演

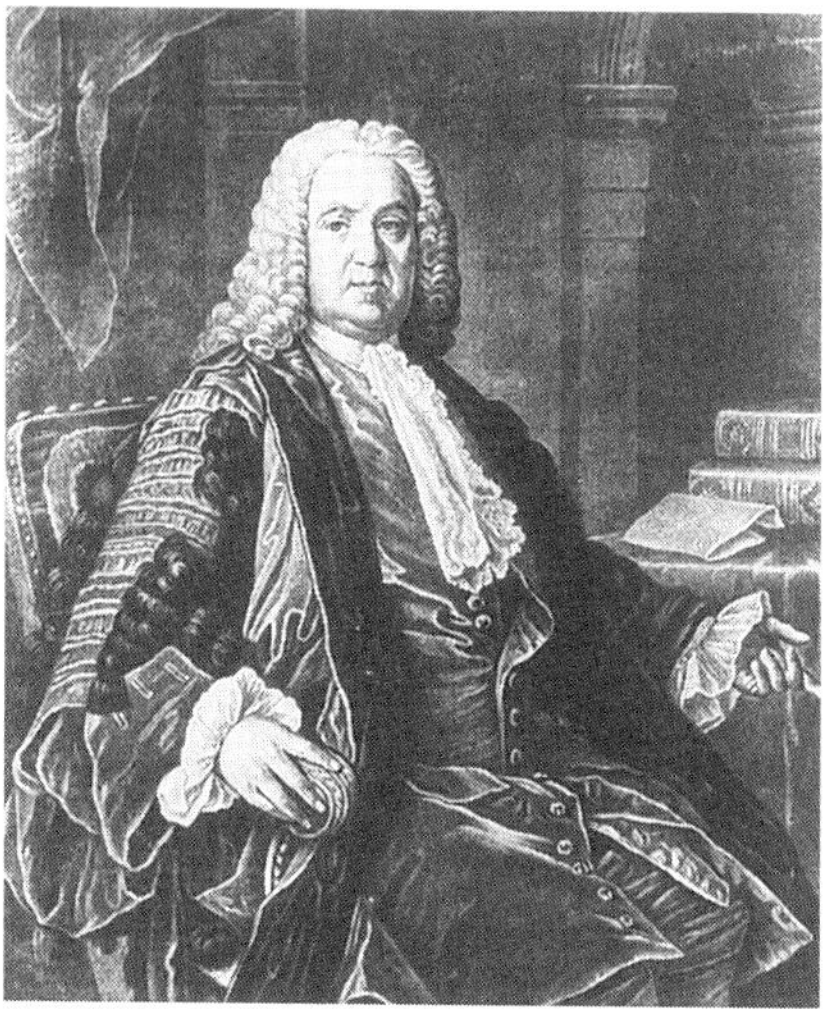

72 リチャード・ヒューストン リチャード・ミード（1673-1754）の肖像 アラン・ラムジーによる1740年の油彩画に倣ったメゾチント

じ、それを完璧に演じきったのである。彼は（その弟ジョンの言によれば）「医学界の頂点に立つ」という大望を抱き、みずからに拍車をかけて頂点にのぼりつめたのである。早くも一七六〇年代には年収一万ポンド――貴族の収入に相当する――を掻き集めていた。大枚二万ポンドを地所に投資しようかと気まぐれに考えたこともあったが、もっと評判を高める思慮深い使い方をすることに決め、財産をなげうってメダル、絵画、写本はもとより医学や博物学の標本を莫大に買い集め、鑑定眼の持ち主という人もうらやむ評判をとった。こうした蒐集は彼が上流社会に同化したことの、文字どおり教養の飾り衣装を身につけ支配力を示す有形の標章――とりわけ硬貨――を付加することによって同化したことの、象徴であった。医業での業績は社会的威信を獲得するための、有名になるための、権力をもつための手段なのであった[72]。

医者のイメージでは、「態度は穏やかに」をよしとする考え方が重要な転換点になる。ハンターはみずからの範を医師リチャード・ミードに仰いだところがあった。

ミードとはサミュエル・ジョンスンが「ほとんど誰よりも白昼の陽射しを浴びて人生の大道を歩んだ人」と評した人物である。新古典主義時代に蒐集家医師たちのミュカエナスとして、上流人士が集まるブルームズベリー・スクエアに鎮座していたミードは教養があり優雅であった――それが、スコットランドの画家アラン・ラムジーが荘重に描いた肖像画（挿絵72）から伝わってくる印象である。[73]

ジョージ王朝時代の医者は（ハンターの命名によると）「富の幸福」[74]に浴した。収入が飛躍的に上昇したのである。ラドクリフとミードは一年に七〇〇〇ポンドを稼いでいたようであるが、二世代あとのレトソムになると収入は一万二〇〇〇ポンドに達しようとしていた――これは田舎の平均的なジェントリー層の収入をはるかに上回るものであった。レトソムはクエーカー教徒であったが、金持ちになることに良心の呵責を覚えることはなく、さまざまな改善活動のために適切に富を投入した。ひときわ目立つのは〔ロンドン南部〕キャンバーウェル郊外に別荘を購入したことで（挿絵53）、そこに五エーカーの庭園を造り、一六種類のブドウの木、遊歩道、芝地、噴水、池、彫像、そして「シェイクスピアの小道」を造営した――この他に美術館や図書館も作った。また余剰の収入を慈善活動にも分配した。「金をもってあの世に行っても誰にも感謝されるわけではない」と彼は豪語した。「わずかな遺産を手に入れる者にしてもそうだ。それに、金を稼ぐのに医者ほど気をつかう人がいるだろうか。そうであれば気遣いを快楽に交換する道徳的権利を医者ほど有する者はいないであろう。特に、快楽というのが知性を満足させるためのものであるとなれば[75]」。

こうして世俗の成功を上品にひけらかすことはジョージ王朝時代の医者たちの夢を満たした。彼らはまた、この理想を補足するものとして、学問に対するあらたな姿勢をひけらかしもした。それは、学者のありようを刷新する広範な啓蒙運動と軌を一にする動きであった。思索することは重要なことであるから変哲な、あるいは非常識な、学者に任せておけばいいというものではない、ということが強調されるようになったのである――それは、こまかいことに拘泥する気むずかしい態度を醸成するオックスフォードやケンブリッジの「修道士の」独居房から救出されなければならない。必要なことは、啓蒙の洗礼を受けた者たちによれば、論争することではなく討論すること、奇抜なことを考えることではなく意見を交わすこと、学をてらうことではなく慇懃であることであった。ジョン・ロックの生徒であった第三代シャフツベリー伯爵が「あの形而上学のかまびすしい喧騒、あの見せかけだけの研究」[76]を公然と非難したのは、そして「哲学するということの正しい意味合いはきちんとした教養を一歩高めることなのである」[77]と主張したのは、こうした事情によるものであった。『スペクテイター』で「哲学を学者の私室や書斎から、学校や大学から引きずり出してクラブや集会に、茶席やコーヒーハウスに住まわせる」ことを提唱した(最初の偉大なジャーナリストであった)ジョウゼフ・アディスンは哲学者を本来あるべき学者に、つまり世情に通じた人間に変えようとしたのであった。[78]

スコットランドの哲学者デイヴィッド・ヒュームはこのように知識人を現代化することに拍手を送った。「学問の徒を対話の世界から隔絶したことは……先の時代の大きな欠陥であった」と彼は嘆いた。学問は「大学のなかに閉じ込められることによって大きな痛手を負った」のであり、哲学は「この陰々滅々とした隠遁者の研究方法によって」荒廃してしまったのである、と。どこに間違いがあったのであろうか。思索することが「推論する過程で経験に照らしてみるということを絶対にしない、あるいはその経験を(そこに捜し求めるしかないはずの)日常の生活や会話のなかに捜し求めることを絶対にしない」空理空論を追いかける大学人に独占されてきたことにある。しかしながら事態は改善に向かっていた。「当代の学者は自分を人類から隔てるもとになっていた内気で恥ずかしがりな気性を相当程度なくしている」[79]と彼は記した。

この哲学者とまったく同じように医者たちも私室から外に出て世の習いを受け入れることを望んでいた[80]。古い机上の学問は信用を失い、新しい科学が支持されるようになった。それは事実に、経験に、そして大自然の研究に即応する態度であった。それを補うのが芸術や人文科学の良識であり教養であった。こうした素養があれば医者は患者と友人同胞として楽に親交を結ぶことができることになる。

王政復興以後の数十年間でもっとも偉大な臨床医であったトマス・シドナムは、黴臭い該博な知識よりも観察と経験のほうを称揚した。最良の医学書は何かと問われたとき彼は「『ドン・キホーテ』を読め」と答えたと言われている[81]。ラドクリフもまた知識人を激しく攻撃する姿勢をとることができた人で、ヒポクラテスを読んだことがないと吹聴したと言われている。お前の蔵書はどこにあるのかと問われたとき彼は、一体の骸骨と数個の薬瓶と一冊の草本書を指さしながら、「これがラドクリフの蔵書です」と答えた。彼は本を出版することがほとんどなかった。そして、遺言で蔵書をオックスフォード大学に寄贈したとき、これは後宮を建設しようとする宦官のようなものだ、とガースに冷やかされた[82]。

アディスンの「哲学を学者の私室や書斎から……引きずり出してクラブや……コーヒーハウスに住まわせる」という提唱を文字どおりに受けとめるかのように、新しい流儀の医者たちは実際にこうした通俗な施設から出向いて医術を施したのである。そうした場所で彼らは、臨床医として最大限の注目を集めるだけでなく、機転のきく学者として異彩を放つ存在でもあった（臨床医と学者というのはごく近しい間柄なのである）。皮肉を弄した医者＝詩人のバーナード・ド・マンデヴィルは「雑談ができてよい話し相手になれるなら、あなたは酒を飲んで診察してもよい……［あるいは］いくつかのコーヒーハウスに入り浸り、一定時間そこにとどまり、そこで患者からの往診依頼を受けるように、そして不在のところで居所を尋ねられるように留意……しなければならない[83]」と述べた。ウッドワードはナンド店に腰を据え、ラドクリフとその継承者であるミードは午前中はトム店に、夜はバトスン店に通いつめ、リチャード・ブラックモアはギャラウェイ店でたむろしていた。フォールスタフ並の体軀をしていたスコットランド人ジョージ・チェイニーが書き残したところによると、かつて首都ロンドンで彼はコーヒーハウスや居酒屋に、「その目的のために必要だからというわけではなく、ただガツガツ食べガブガブ呑める」からというので、頻繁に通ったのだが、それはすべて「仕事を押し進めるためである。この方法で繁盛している医者がいるのを見ていたから[84]」であった。こうしたコーヒーハウス通いは新古典主義時代に(目ぼしいところでは)ガース、アーバスノット、エイケンサイド、ブラックモア、マンデヴィルなど、才人として、また詩人として、名を馳せた医者たちがいた理由を説明する役に立つ[85]。

ジョージ王朝時代に医者がこのように自己イメージを変化させたのは、その時代の気質に配慮して適応するためであった。エドモンド・バーク、サー・ジョシュア・レノルズ、オリヴァー・ゴウルドスミス、サー・ジョウゼフ・バンクス、チャールズ・バーニー、デイヴィッド・ギャリック、エドワード・ギボン、アダム・スミスなどの傑出した人物たちがサミュエル・ジョンスンのクラブの会員になりジェラードストリートのタークスヘッド亭に集まるのを誇りにしていた世紀には、医者たちもまた優雅で裕福な仲間たちのなかに混ざって見られたり生き生きと輝いていたりすることに熱心であったのは当然のことであった――なにはともあれゴウルドスミスは医者としての教育を受けていたのである。臨床医というものは時代とともに動いていかなければならないのであり、「都会風に洗練された言動」は、『スペクテイター』に助長されて、啓蒙という新しい上流社会に入るための許可を得る手段になったのである[86]。

ジョージ王朝時代には、礼儀に欠ける医者はきびしい批判に晒された。ファニー・バーニーは、有名な医者でありクエーカー教徒であるジョン・フォザーギルについて、「彼が偉大な技術の持ち主であることは疑いませんが、でも彼の振る舞いはぎこちなくて、ぎくしゃくしていて、不愉快で……彼は融通のきかない、厳格な、見た目の堅苦しい老人です[87]」と評した。こういう人物は一五七〇年であれば問題なく通用したであろうが、それから二世紀あとの時代には、少なくとも宮廷での経験が豊富な貴婦人の目には、もう適当ではなくなっていたのだ。たいていの医者は、対照的に、上流社会で医者を務める術を完璧に心得ていた。皇太子付きの医者であったリチャード・ウォレンについて、次のようなことが言われた。

彼は、人間や事物についての健全な判断や深い観察に、文学でも科学でもさまざまな業績を付け加えた。それらは上品で屈託がなく自然でもある会話をする才能によって示されるところが最大の強みになっている。世界中の男たちのなかで彼ほど融通無碍な気質の持ち主はおらず、相手が若者でも老人でも陽気な人でも悲しみに沈む人でもその気分に即座に順応してしまう……医者としての彼の助言を求めた者は誰もが彼の友人になりたい、彼を囲む仲間の輪に加わりたいと願うようになる[88]。

しかしながら、そのような人当たりのよさというのは限度を超えることもありえた。その類の「医者の言うことに耳を傾けてはいけない」とセアラ・ハチンスンは一八二四年に警告した。「ロンドンの医者は、一般的に、とても上品だから相手を不愉快な気分にさせるようなことは言わないのですよ[89]」。

この時代の医者は独特の鬘を被っていたが、それと並んで医者の商標になっていたのが握りの部分が黄金でできている杖であった。これは、以前に佩いていた剣に代わる平和的な代物で、なかには（病室の有

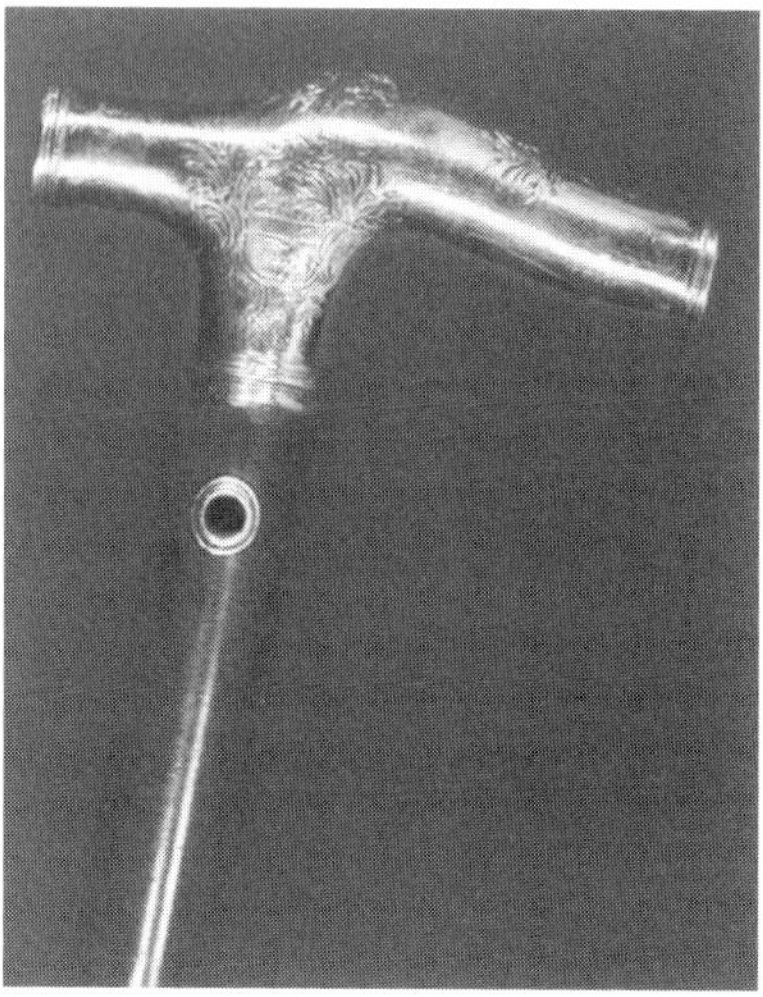

73　18世紀の医者の杖（握りの部分が黄金で作られている）　ロンドン王立医師会蔵

害な悪臭に対抗するため）穴をあけて空洞にし芳香を発する物質を詰められるように細工されたものもあった（挿絵73）。ラドクリフが愛用した杖は握り部分が黄金の把手になっていた。この杖は彼の後継者リチャード・ミード医師に遺贈され、そのあと別の著名人たちに譲り渡されて、最後は王立医師会に贈呈され、いまでもそこに陳列されている。伝統的医療のもっとも特色ある小道具で、ジョージ王朝時代の医者が人目に晒された存在であったことの象徴になっている(90)。

治療は信仰によるものではなくなり、国王によるものでさえなくなった。それは、少なくとも概念の上では、上品な紳士に従属するものとなっていた。単なる見せかけであると暴露されることがしばしばあったにしても、称賛の辞も寄せられようとしていたのだ。

医業は、イギリスでは、宗教が与える慰安を除くあらゆる慰安のなかでも最大の慰安を人類に与える科学に当然のごとくふさわしい評価と信用を得ている。したがってこの王国の医者は、ほとんど例外なく、幅広い教育を受けた教養ある人物である。したがって医療の技術もまた、この国では、まれに見る卓越した水準に達している。(91)

第六章　患者のプロフィール

どうやらわたしの気分とわたしの健康は相互に影響を及ぼしあっているらしい――どういうことかというと、わたしの精神の平静を乱すもの一切が、わたしの身体のなかに、それに対応する異常を生みだすのである。

トバイアス・スモレット『ハンフリー・クリンカーの探検旅行』(1)

近代初期の医療を題材にした演劇では――少なくとも患者のほうが、一般的にそうであったように、開業医より家柄も社会的地位も上であるときには――病人を主役に据えた。「笛吹きに金を払う者には曲を注文する権利がある」と諺にもあるとおり、患者のほうが強い立場にいたからである。(2)呼び寄せた医者との台詞のやりとりの作者となり、それを(共同で)指揮監督したのは病人のほうであって、医者のほうはといえば、医学には素人の顧客であり社会的地位が上位にある患者によって設定された筋立てのなかで、患者によって管理されている空間(家庭芝居の舞台装置としての病床)のなかで、役を演じたのである。裕福な者は、自分の意見が聞き入れられて当然であると思っていた。往々にして医者の助言を意に介さず、別の医者の見立てを、さらに別の医者の見立てを平気で求めるのであった。自分勝手に似非医者にかかっ

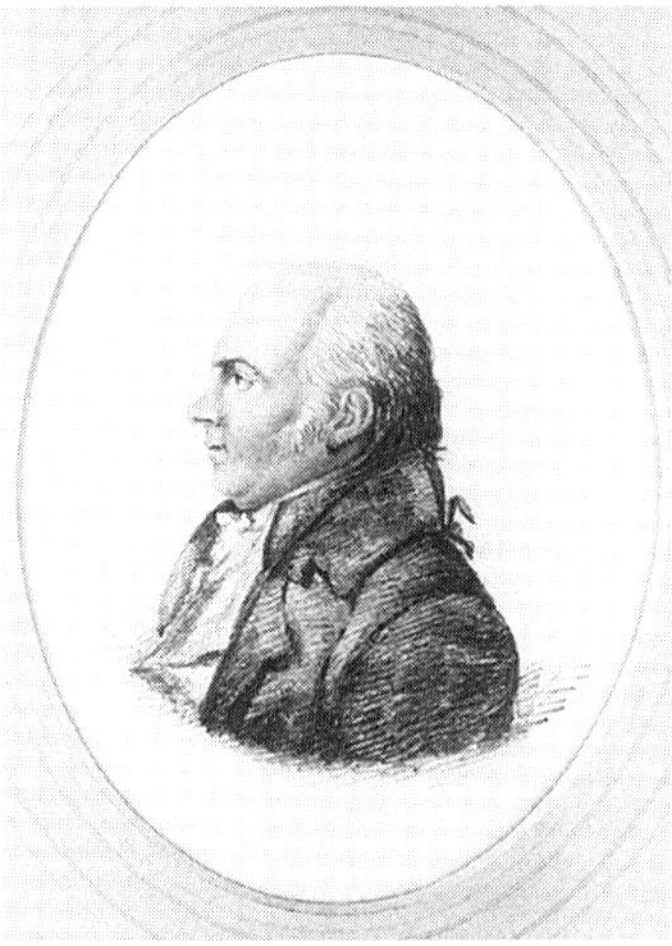

74 トマス・ベドウズ（1760-1808）
1790 年代 -1800 年代ごろ　E・バードに倣った鉛筆画
ずんぐりしていて髪が薄くなりかけていて決然としている．ベドウズが肖像を医学の名門の一員として描かせないことに決めたのは明白である．

てみたり、非正統派の治療を受けてみたり、正規の医者であれば認めたりしない類の「なんでも試してみよう」的方法に従うのであった。偉そうに威張りちらす開業医を解任するのは普通のことであった。要するにエリート階級の人間は、概して、病人の役割を自分の好きなように作り上げたのである。それに、病気になって回復するのは——あるいは死んでいくのは——彼らだったのである。「患者は自分の病状についてごくわずかなことしか知らないが、それでも事柄によっては担当の医者よりよく知っている」[3]とコウルリッジは評した。

思慮深い開業医は、診察したり病後の見通しを立てたり養生法を考えたり治療を施したりするときに、上流社会の期待に沿うべく、患者の気に入るようにする術を学んだ——片足を後ろに引いて会釈することとさえした。普段は横柄なラドクリフが臨時に雇われて患者を診たとき横柄だと思われないですんだのは、この斬新な流儀に従ったからに他ならない。目上の人間に対して卑屈なほどに従順な態度をとることで有名な医者に、トマス・ギズボーンという「医学の名門の一員」がいた。同時代の急進派であったトマス・ベドウズ（挿絵74）はこのギズボーンを辛辣に評したことがあった。

王女のひとりが病気になり、ギズボーン医師が看護にあたっていたとき、病気の王女がこの医者にアイスクリームを少し食べてもよいかとお尋ねになった。アイスクリームを食べれば気分が大層よくなるであろうとお考えになったのである。王室の患者が言うことに異議を唱えたことがないG医師は「王女さまの仰せにまったく同感でございます」と答えた。そうしてアイスクリームがふるまわれた。王女の部屋に見舞いに訪れた陛下［ジョージ三世］は、ガラスの容器にまだアイスクリームが少し残っているのを目に留めると驚いた様子で、これは体によくないのではないかとお考えになったのだが、王女は医師の許しを得て食したのでございますと断言した。陛下はこの医者を御前にお呼びになり、このような病気の場合にアイスクリームを薦めるという例はこれまで聞いたことがないと述べられ、これは新しい治療法であるかと懸念を表明された。医者は、初めのうちはいささか困惑気味であったが、すぐに気持ちを立て直すと、「滅相もございません、陛下、温めて召し上がっていただけばよろしいのでございます」と答えた。――「おお、そうであったか、そうであったか、よろしい、アイスクリームを温めて食するのであったか」。(4)

敬意を表明することは――必ずしもギズボーンの場合のように極端にではないにしても――妥当なことではあった。なぜなら少なくとも、第四章で見たように、「科学的医学」以前の時代には医療の知識は、専門職についている人間のほうが秘伝の技術を独占している分だけ優位であるという保証になるのではなく、医者と患者にあまねく共有されていたからである。病理解剖学、診断技術、細胞学、病原菌説などが確立されていって衝撃を与え、それで医者が有利な立場に立つことになるまでは、「身体の不調」を特定するのは必然的に患者の役目であった――医者はまだ特権的方法をもたなかったのだ。そして、疾患は本質的に体質的なもの、個人的なもの、全体論的なものであると考えられていたため、臨床の場での医者と患者の出会いを指揮監督するのは大体が患者の側だったのであり、少なくとも交渉と(望むらくは)意見の一致を要したものであった(5)。

こうしたことのすべてには重要な意味合いがあった。病人たちは、あとになって残した感想が示しているように、病気とその原因にきめ細かい注意を払い、病気にならないように懸命の手段を講じていたのである。それは、健康と病気について大衆に範を垂れる差し出がましい文化に促されてのことであった。人びとは身体を監視することを怠らなかった。先駆的実験主義者であったロバート・フックの日記には絶えず自己の身体を監視していた様子が記録されている。それは清教徒が自己の魂に向けるであろうと思われる類の監視体制であった。一例として一六七二年のクリスマスを見てみる。

(21)一日中家にいてめまいがしたのでローズマリーの花の砂糖漬けをとった。健胃緩下剤ロサータ二錠を服用し、コルウォル氏の店で買った軟膏を目に塗った……(22)当地のムーア氏がポーツマスから帰ってきて、あちらの要塞に潜水夫のめまいを種馬の糞で治した女がいるという話をしてくれた。ギドリー氏が七ポンドの血を放血してくれた。血液が噴出し、憂鬱な気分になる、彼に半クラウン支払った。めまいはつづいたが、生姜を嗅いだら鼻から濃い洟〔はなじる〕が出てきたので、それをかんだら大分すっきりした。外出。(23)朝方帰宅するも激しいめまい。昼の正餐をとったあとは気分がよくなり、午後は爽快。ゴダード医師に診てもらったところ、ビールにセイジとローズマリーとバベルとキャラウェイとナツメグを浸したものを、それから、トモシリソウ〔壊血病の薬〕を、処方してくれた。(24)午前中は上々の気分であったが、午後はよくなくてめまいがした。浣腸剤を服用してから仕事をしたのだが、非常に気分がわるくなってめまいがした。かつてない最悪の夜、憂鬱で、めまいがして、頭の左側で耳の上のほうに激痛が走る。(25)クリスマス当日。七時から一〇時まで眠り、気分よく起きた。スープを食べた途端にひどいめまい……プラムスープを食して気分よく寝床につくが、ほとんど眠れず、髪を首のところまで切り落としたら大層爽快な気分になり、すっかり治ったかと思ったところだが、いくらかめまいがする。(26)翌日になってゴダード医師の薬を三錠服用したところ、あとになって一四回効き目があった。(6)

どうして気分がわるくなるのかという原因(酒、夜更かし、スープ等)と、どの薬が「効き目があった」かを——ゴダード医師の薬が相当に効いたことは明らかなのだから——フックが調べていたことは明白である。

そして人びとは、病気になると、診断を全面的に医者に任せたりはせず、自分なりの意見を述べるのであった。フックの友人で科学者でもあった日記作者サミュエル・ピープスは、一六六三年初頭に腹痛と発熱を起こしたとき、その原因について懸命に考えた末に「血液に生じた異常であるが、もしかしたら最近ダンツィヒガーキンを大量に食べたせいかもしれない」(7)と結論した。こうして原因をつきとめると不安が静まり、次の重要な決断——医者を呼ぶべきであろうか——をする助けになるのであった。

そして、通常は医者を呼ぶことにはならなかったのである。病気になったら多くの場合はひとりでじっとしていることになった。その当時は「初期治療」と言えば、一般に、家庭の主による看護であり、料理人なり子守女なり隣人なりによる看護であった。あるいは貧乏人の場合には「恵み深い女性」——おそらく牧師の妻であっただろう——に助けを求めることになったのである。先に論じたバカンの『家庭の医学』のような自助本への需要が高まってきてもいた。[8] 第三章で触れたような、健康な生活を送るための自己管理による養生法を追い求めて、病人は何を食べたかを日常的に記録し、自家製の食餌療法用飲料、薬草強壮剤、下剤、嘔吐剤を服用していた。[9] 当時の料理の本や抜き書き帳には魚の目から癌に至るまでの異常に対する治療法がギッシリと詰め込まれており、良識ある家庭には通じ薬、吐き薬、鎮痛剤、強心剤、解熱剤（熱を下げる薬）その他の家庭薬が貯えられていた。「消費社会」が出現すると人びとは、また、ジョージ王朝時代のアスピリンとも言える「ジェイムズ医師の粉薬」[10] といったような薬屋で売っている特許薬や専売薬を買い入れもしたし、あるいは既成の薬箱を買い込むこともあった。民間に伝承された健康についての知識は誰もが口にしていた。「予防は治療にまさる」の起源は少なくとも十七世紀にさかのぼる。他にも諺になった珠玉の知恵はいろいろあった。

瘧〔おこり〕は馬に乗ってやってくるが、歩いて立ち去る。
四〇歳になったら人間は馬鹿か医者か、どちらかである。
昼食のあとはしばらく座っていろ、夕食のあとは一マイル歩け。[11]

健康についての知識は家庭にはじまった。俳優デイヴィッド・ギャリックは、友人のジョン・ムーディーが「いまいましい病気である痔疾に苦しんでいる」のを哀れに思って、どうすればよいか教えてやった。

「しばらくは飲食を慎み、そして毎晩、大匙一杯の硫黄の粉末に蜂蜜または糖蜜を混ぜたものを（朝晩）飲めば、それで治る」[12]。人びとは同じように情報の収集に熱心であっただろう。『ユニバーサル・マガジン』の六月号を読んだ」とサセックス州の食料雑貨商トマス・ターナーは一七五七年の夏に記した。

そこに（リンド医師の「英国海軍の水兵の健康を保持するためのもっとも有効な手段についての試論」からの抜粋で）流行性の不快な熱病に対する、また風土病に対する特効薬として、次の処方を薦める記事が載っている。彼はまず規則正しい生活をすること、できるだけ動物性食品を控えること、そしてできるだけ野菜を摂取することを薦めている。そして次のエキスを毎日空腹時に二オンスとるようにと命じている（毎日二回とればなおよいとのことである）。

樹皮八オンス

オレンジの皮（乾燥させたもの）四オンス（一ガロンの蒸留アルコールで煎じる[13]）。

いちばんよく売れた月刊誌『ジェントルマンズ・マガジン』その他に掲載された医療に関するおびただしい数の記事、質問、回答、論争を見れば、読み書きできる一般人が、宿命論者でもなければ従順でもなく理解力不足でもなく、それどころか医療についてしっかりした考えの持ち主であり、自分の考えを述べることを、そしておそらくは自分のやりたい方法で治療するのを、当然であると思っていたことが分かる。

したがって病床での医者と患者の関係は力による強圧であったのだが、それでも両者のあいだに信頼関係が成り立つことがしばしばあった。それはハンティンドン伯爵夫人とジョージ・チェイニー（挿絵75）

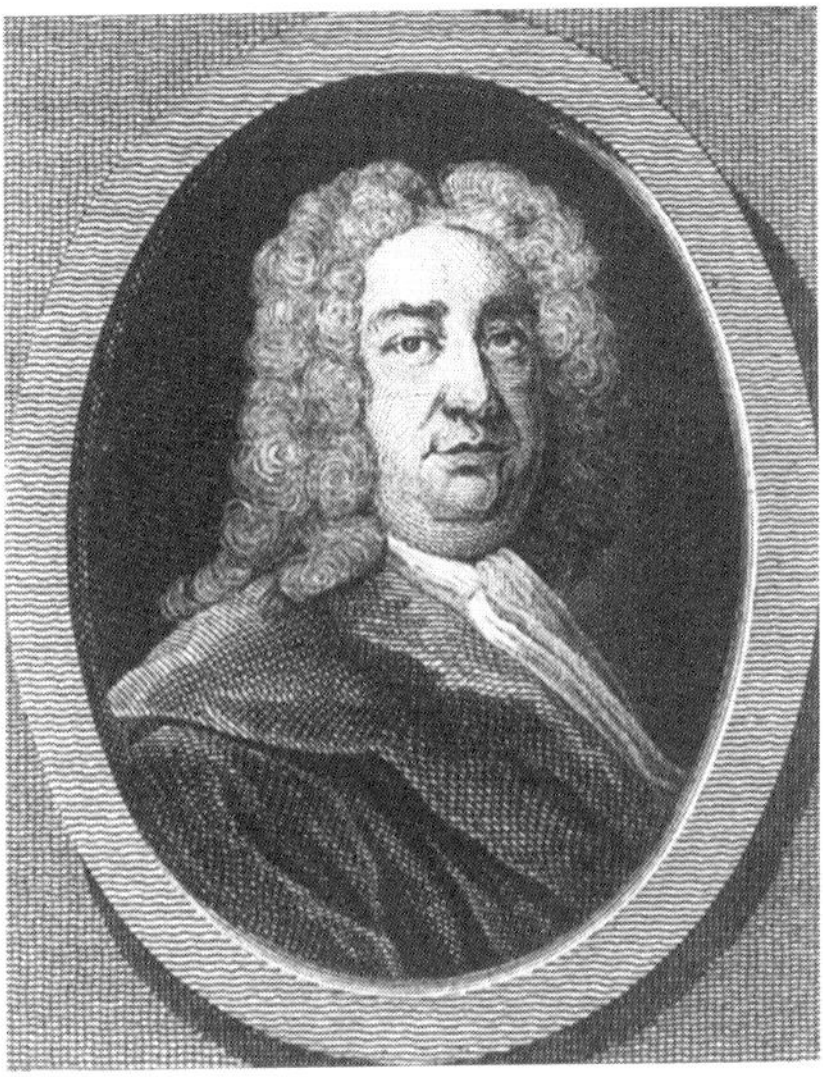

75　J・トゥーキー　ジョージ・チェイニー（1671-1743）の肖像（1787 年）ヨーファン・ファン・ディーストに倣った直刻凹版画

とのあいだで、またチェイニーと小説家サミュエル・リチャードスンとのあいだで、交わされた長々しい書簡で十分に実証されるとおりである[14]。「筋金入りの美食家」であったリチャードスンは運動嫌いであり、しかも働きすぎで、不健康そのものであった。そのため、かかりつけの医者チェイニーは彼にくつろぐように、体を動かすように、節食と節酒を心掛けるようにと促した。チェイニーは、医者としてだけでなく「経験に富む」患者仲間としてもリチャードスンの心に訴え——リチャードスンがはるかに及ばないほど肥満していたのである——特に「室内馬」を薦めた。長い厚板の両端に支柱を立て、真ん中に座席を設けて、そこに座って弾むように上下するという運動具である[15]。「いまやロンドンでは学究的専門職についている人びとのあいだであまねく知られ実践されている室内馬というのをやってみたらどうですか」と、自身が毎日それに乗って「大いに益している」チェイニーは説諭した。

これは絶対お薦めできる代物で、実際に馬に乗って早駆けするのはむずかしいものですが、その代用として同様の有益な効果が十分にあります（室内ですから新鮮な空気というわけにはいきませんが）。私は毎朝一時間これに乗り、天気が悪くて庭を散歩することができないときや馬車で出かけることができないときはもっと乗ることにしています。（ただし、厚板は部屋いっぱいの長さにすべきであることを忘れないように。少なくとも一八フィートから二〇フィートは必要です。それと座席は厚板の上に座布団を敷いて腰掛けるようにし、厚板の下側にはふたつの腕を取り付けた輪と足のせ台を付けて厚板が上下に揺れるようにします。）売ってますから、二ポンドもだせば買えるでしょう……これに乗りながら指示したり、指図したり、読書したりすることもできるでしょう。[16]

チェイニーは、リチャードスンのことを「まごうかたなき本物の気病み」――すなわち心気症患者――であると認定して、昔ながらの流儀で、気晴らしになる娯楽を考案しようと努め、「面白い物語、小説、あるいは戯曲」を読むようにと勧めた（その原理は同種療法めいていて、しかも小説家に勧めるのであるから、余計なお世話とも思える）。チェイニーは、自分が危機に陥ったとき敬虔な信仰の書を読んだことで心が落ちついたことがあるため、同じことをすればこの患者の傷ついた精神を慰撫することになるであろうと考えたのである。彼は医者として仕えるだけでなく患者の友人としての務めも果たしたのであった。[17]

チェイニーのような医者たちは丁重で礼儀正しかったから、患者のほうも（新古典主義時代が培った）礼をつくして感謝の意をあらわすことに熱心になった。『ジェントルマンズ・マガジン』に掲載された詩のなかでは外科医ウィリアム・チェズルデンの技術とやさしさが一二歳の子どもによって称賛されている（と読者は信じるように求められている）。この医者が結石除去手術を施した子どもによって書かれた詩ということになっているのだ。

患者の謝意
手術は一瞬のうちに終わりました。
うめき声を発する間もありません。
メスの動きも感じられないほどで……
それほどにあざやかな手際でした。
だから神様とチェズルデン先生に
こころからの感謝を申し上げます。[18]

ジョージ王朝時代の患者は、版画や小説で、いかがわしい風情の医療を受けている様子を、あるいは医者と間違えられたり言い争ったりしている様子をしばしばとらえられて、滑稽に描かれる傾向があった。この点では、そのあとのヴィクトリア朝時代の患者が生真面目で感傷的に描かれたのとは異なる。滑稽な患者というのは、一般に、盲信する人か物知り顔をする人か、どちらかの装いで描かれた。

「ヘンリーはまことに優秀な患者で、病床に横たわって静かにしており、どのような薬でも躊躇なく飲み込む」と、ジェイン・オースティンは弟がイングランドの本来の患者として最低であることをこのように茶化して描いた。[19] 医者とか似非医者とかに騙されたりかつがれたりする信じやすい患者は人気を博したのであり、それはどこにでも見かけられる光景で、飽きられることがなかったようである。信用に値しない人間を信用するところから生じるユーモアを鋭く描いた典型は、田舎者の夫婦が耄碌して視力もおぼつかない医者の診察を受けている場面を描いた版画（挿絵84）である。心配そうな表情の妻に伴われた夫は「ご覧のとおり先生わたしども夫婦そろって先生の診断を仰ぎにまいりました――ふたりともよく食べよく飲みよく眠るのです――ではありますが、どうも体の調子がおかしくて」と説明する。医者は、暖炉の上にあるガレノスの胸像を後ろ楯にして――あるいは胸像に叱責されて――「よく食べて――よく飲んで、よく眠る、と――大変よろしい――当医院にいらしたのは正解ですぞ、よろしいかな、これらを一掃する薬を処方して差し上げましょう」[20]と答える。現実にはこれほど信じやすく騙されやすい患者はほとんどいなかったはずである――だからこそ典型的な場面がこのように人を楽しませ元気づける源になるのである。

病人は、そして病人を取り巻く人びとは、往々にして、自分たちがいちばんよく知っていると思っていた。もうひとつ、平凡な人間の常識が医者に向かって言い返している馴染みの絵がある。すでに薬を投与されすぎている不承不承の患者に対して医者が治療法を強調して言っている様子をロウランドスンが描いた（挿絵76）。「脈拍はずいぶんよくなっていますよ」と医者が解説している。「薬をあと七回分ないし八回分服用すれば片がつくでしょう」。「片がつくだと！」と無骨者は意味を取り違えて、あるいは実際によく聞こえたからか、憤慨する。「そりゃあ、この調子でつづけりゃ片づけられてしまうと思いやすで――あっしの体のなかは薬屋みてえですから。豆とかベーコンのかたまりとかをどっさり詰め込みてえところだ」。これを描いた画家の同情が、そしてこれを見る者の同情が、患者の側にあることは明らかであろう。

もうひとつ、よく目にする患者の例にぼやき患者がある。ファニー・バーニーがそういう患者を描いているが、この人物は、一般の患者なら薬を服用するところを、一日に三回ないし四回も愚痴をこぼして人びとを楽しませたと言われていた。

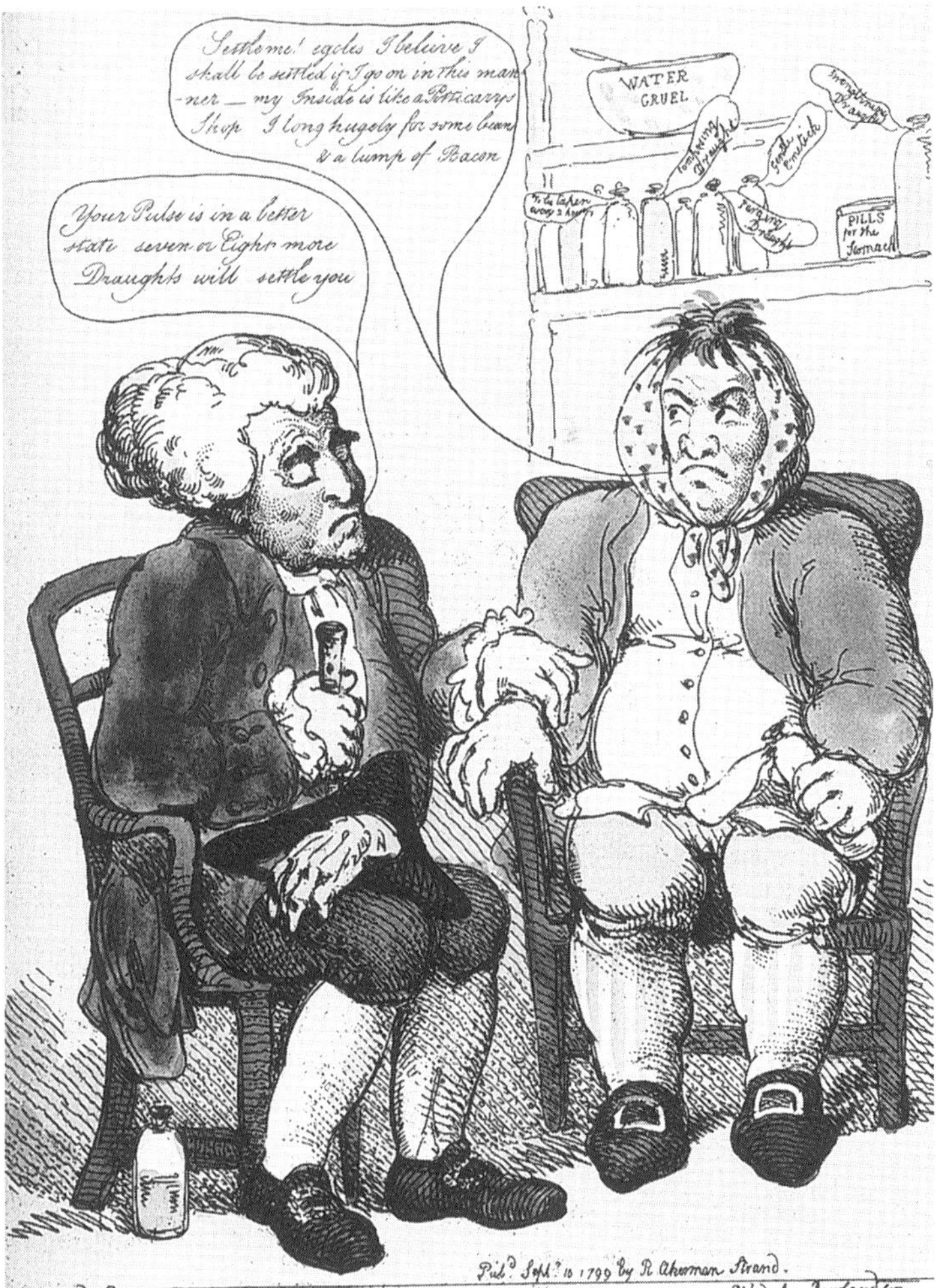
Settle me! egoles I believe I shall be settled if I go on in this man-ner — my Inside is like a Potticarrys Shop I long hugely for some bean & a lump of Bacon
Your Pulse is in a better state seven or Eight more Draughts will settle you
WATER GRUEL
Purging Draught
Gentle Emetick
PILLS for the Stomach
Pub.d Sept.r 10 1799 by R Ackerman Strand.
Woodward Del
Etched by Rowlandson

76　トマス・ロウランドスン「医者」(1799年)ジョージ・M・ウッドワードに倣ったエッチング　彩色

背後の棚には薄粥と，水薬やら丸薬やらがずらりと並んでいる．

「何年か前のことですが」と彼は言う――「あれは、何年前だろう、運命の年です、わたしは世間にやたらにいるガリポット医師みたいな医者のひとりに診察してもらうようにと説得されまして――あァ、あいつらなんか大嫌いなんですよ、わたしは、なんともさもしい掏摸ですからね、あいつらは――なんにも知らないんですから、哀れな無知蒙昧の輩です、それなのに知ったかぶりをして――早い話が、ね、あいつら大嫌いなんですよ、わたしは。あいつらにはひどい目に遭ったんです――人生の幸福な四年間を失いましてね――えーと、七一年、七二年、七三年、七四年ですから――そう、四年間です――わたしの病状を取り違えやがったんでさ――それやこれやありましてね。両足が馬の頭ほどに腫れ上がったんですよ。誓って言いますが、もう二度とガリポットみたいな医者に診てもらったりしませんよ、絶対に。わたしはね、人生の幸福な四年間を失ったんです――実にみっともないことになりましてね――そのときにわたしを見かけてもお分かりにならなかったことでしょう――両脚のふくらはぎがすっかりなくなっちまったんですよ――脛が棒みたいになっちゃって――そして紅顔が――顔色がですね、そこの蠟燭みたいに真っ白になりまして――あいつらの――ガリポットみたいな奴らのせいです――あいつら、わたしの四年間を奪いやがったんでさ――ほら、七一年でしょ、七二年でしょ――」「などなど(21)」

まるでバーニーが自分の小説に登場する端役の人物を入念に創作しているかのようだ。

その一方、医者は医者でこうした物知りぶる患者を自分たちの体制から駆逐する必要があった。そこで、ときには独自の寸劇ないしは筋立てを書いて対抗した。その一例としてひとつの対話を――著者トマス・ベドウズがその読者に求めているように、あたかも小説のページをめくって読み進めるかのように――盗み聞きしてみよう。ここで熱弁をふるっているのは一家言ある賢人ぶった人物で、ある医者の診療を居丈高に拒絶したばかりの場面である。

「わたしが仕えているバラーデイル卿がこのあいだ病気になったときのことですが、咽喉のむかつきをきっと咽喉炎と思い込みなさったのでしょう、さらに血を一オンス瀉血させたのです、内密情報ですけどね、ご主人さまはいまごろは墓のなかで朽ち果てているにちがいありません――いいえ、外科の先生は、噂によりますと、瀉血という処方に従うのをためらったそうですが。」

「そういう間違った思い込みは、絶対に、不愉快きわまりますね。」

「いかにも。いまとなっては手の施しようもありません。」

ベドウズは「しっかりした私的開業医は、こういう具合に、大学を卒業した医者に対して、相手がイングランド人であろうとスコットランド人であろうと誰彼かまわずに、抗弁する……自分の処方箋は、絶対に正しいものとして、いつでも印刷物にして保存しておくものなのです」と結んだ。(22)「私的開業医」というのは不遜で尊大な患者を遠回しに指す、この医者が愛用したことばであった。

ベドウズの対話は、彼が実際に書くことはなかったが、小説作品の試行実験のようである。ジョージ・エリオットはといえば、のちに現実の小説のなかで、まさに素人のこの自信（過剰）ぶりを描きだした。ミドルマーチの上流社会の人びとがお茶を飲んでいるところで話題がチェタム夫人の「著しい健康」に転じると、夫人はそれを「自家製のビター〔苦味ビール〕」のおかげであると言って、そのかたわらレンフルー夫人が好んで服用している「強壮薬」を侮辱するような発言をする。そこで皆が意見を差し挟んだ。

「あれは病気を強めるのですわ」と教会主管者の妻が言った。生まれがよすぎて、薬のこととなるとても素人ではいられない人である。「すべては体質によるのです。太る人もいれば血気にはやる人もいれば胆汁質で不機嫌になる人もいる――わたしの見解はそういうことです。何を摂取しようとも、それが儲けみたいなもので、身についてしまうのですよ。」

「でしたら彼女は弱めるものを、もしあなたの仰るとおりだとすると、その――病気を弱める薬を服用すべきですわね。そしてわたしはあなたの仰ることが理に適っていると思いますわ。」(23)

小説の助言と医療の物語がいよいよ接近してきていたことは明らかである。そして両者は作家と読者にも、医者と患者にも、ともどもに似たような医療上の目的を共有していたのであろう。

しかしながら十八世紀のジョークにでてくる歴史的に名高い患者は、騙されたり欺かれたりする患者でもなければ独断的な患者でもない。それは心気症の患者であった。自分のことに夢中になるあまりに、それが昂じて病気になっている、啓蒙運動の申し子たる利己主義者、あるいは飽くことなく医薬を服用してやまない消費の権化としての「消費者氏」、あるいは(リチャードスンのように)助言を求めてやまない人のことである。実際のところ、この時代には心気症の観念そのものに変化が生じたのであった。(24)

心気症は、元来は下腹部の器質性の苦痛として分類されていたものであるが、論争が活発に行なわれた十八世紀の社会では、病的な健康不安という精神病的状態（挿絵85）としてとらえ直されようとしていたのである。そのように神経過敏が昂じていた理由を説明するのはむずかしいことではない。なぜなら上流社会のしきたりが用心、内省、感受性を涵養することを大切なこととしていたからである。しかしながら、自分なりに考え行動することが原則であり習慣であったとすれば、そして人びとの共感を呼んだそうした個人主義が心気症の原因であったとすれば、それはどの時点で病的思考に陥ったのであろうか。

啓蒙された医者バーナード・マンデヴィルは、その著『心気症とヒステリー症についての考察』（一七三〇年）のなかで、架空の病人「ミソメドン」について考察した。ミソメドンというのは幅広い教養を備えた著述家で、時間の余裕が十分にあるため自分の苦痛についてつらつら考えてしまい、書物から十分な知識を学んでいるため身体の異常や薬物の作用について空想しないではいられない強迫観念に襲われている人物という設定である。全盛期には奔放な紳士的学者であった、と彼はかかりつけの医者フィロピリオに告げる。それが「よい暮らし」をしたため体調を崩すことになり、学識ある医者たちの診察を受けることになるのだが、医者たちの治療がどれひとつとして効果をもたないため――もっと言うなら、医者が調合する薬を服用しても症状が悪化するばかりであるため――そうした診察に苛立つことになり「慢性の心気症……健康過敏症」に陥る。暗示にかかりやすくなり、この世のありとあらゆる疾患に罹っているという思いに惑わされて、みずから「医術を研究する気持ち」になる――これが取り返しのつかない一歩になる。その結果、彼はついに性病に感染していると確信するに至った。「回復したときに思ったのですが、こんなことになってしまったそもそもの原因は病気になりはじめたときに梅毒についての文献を読んだことにあるということでした。そのとき以来、頭の調子が正常であるとき以外は、医術の本を調べたりしないことにしようと決心したのです」(25)。思いやりあるフィロピリオに語りかける、それがミソメドンの治療になる、というのがマンデヴィルの心づもりであった。そのようにマンデヴィルはこの本を心気症の救済手段として気前よく提供したのである。しかしながら、いまや馴染みとなったテーマに立ち戻ってみれば、ひとつの疑問が浮かんでくる。この『考察』を読んだために「心気症」に罹ってしまった人もいたのではないだろうか――読んだために罹る、それもまたマンデヴィルが仕掛けた腹黒いジョークだったのだろうか。

マンデヴィルの物語はほぼ同時期に『スペクテイター』のなかで活写された健康過敏症患者を反映するものであった。「わたしは例の病的種族のひとりです」と（架空の人物と想定される）記者がこの雑誌の読者に向かって告げる。

一般に健康過敏症患者という名前で知られている種族のことです。そして皆さんに正直に申し上げますが、わたしが最初にこの身体の病、というよりは心の病、に罹りましたのは医術のことを勉強したためだったのです。この種の書物に目を通しはじめるやいなや自分の脈拍が尋常でないことを発見しましたし、いかなる病気の解説を読んでも自分がその病気に苦しめられていると思うようになりました。シドナム医師の学術書『熱病についての考察』を読めば慢性の消耗熱に罹っていると思い、この卓抜な著書を読んでいる最中はずっとその思いにとらわれていました。そのあと数人の著作に目を向けてみました。身体異常についての解説書です。その結果、肺結核になりました。そして紆余曲折を経たあとで、大層な肥満体になりまして、いわば恥ずかしくなって、そう思うのをやめた次第です。そのあと間もなくしてわたしは自分自身のなかに痛風のあらゆる症候（ただし痛みを除く）があるのを発見したのですが、それは『結砂病についての考察』によって治癒されました。これを書いた独創的な著者は（医者というものが得てしてひとつの病気を別の病気に転換するように）わたしに結石を与えてくれることによって痛風を癒してくれたわけです。そうしたことがいろいろありましてわたしは、勉強した挙げ句に、さまざまな異常の合併症に罹ってしまいました。

病気について熱心に勉強すること自体が健康を危険に晒すことになったわけである。では、『スペクテイター』を読むことは心気症を強めることになったのであろうか、それとも笑いを誘う気晴らしになったのであろうか[26]。

心気症患者を作っておいて食い物にすると非難された医者のほうは、自己防衛で、そのような患者のことを、自分の背中を笞打つための笞を作って注目を集めようとする病的な患者である、と突き放す傾向があった――それをジェイムズ・マキットリック・アデアーは「元気を保つため娯楽と憂鬱を手段にして病気になっている[27]」人びとであると茶化した。「患者にとっても医者にとっても心気症的疾患ほど厄介なものはない」と彼は記した。「そして往々にして、双方の過失が原因で、治療が不必要なほど長引いたり、あるいは全面的に挫折したりすることになる[28]」。医者が介入すれば患者は依存心を強めるだけであるという事実のなかに心気症の狡猾さが潜んでいるのであれば、これは不条理なジレンマと言わざるをえない。したがって「この病気の治癒に向けて医者にできることは多少はあるが、大方は患者次第なのである[29]」とジョン・ヒルは強調した。ふたたび医療の場面は、医者が益を成す以上に害を成す病気の場合、不可解なものになる。

このように、心気症患者というのは医者が孵化させた怪物であり医者の大敗北でもある、医者による支離滅裂で過剰な論証と薬剤師による薬の過剰な投与と両者による料金の過剰な請求の申し子である、という認識があった。医者が吐きだすことばは、蜘蛛の巣が獲物をとらえるように、患者を魅了して網にかけた。心気症が扱いにくいのは「患者が多種多様な医薬に大喜びするだけでなく多種多様な医者にも大喜びする」[30]という、まさにそうした理由によるのであるとロバート・ジェイムズ医師は述べた。これを逃れる唯一の手段は、患者が台本を書き換えて自分を配役からはずすことである、あるいは別の役柄をあてがうことである、とピーター・ショー医師は示唆した。患者は自分が「みずからの医者」[31]にならなければならないのである。換言すれば、医者の指示は皮肉にも「患者よ、汝自身を治療せよ」[32]なのであった。

イングランドの舞台にのった最初の偉大な心気症患者はアフラ・ベーン作『ペイシャント・ファンシー卿〔空想患者卿〕』（一六七八年）の滑稽な主人公である。これはモリエールの『気で病む男』（挿絵77）をもとにした劇であった。ペイシャント卿は、いつも寝巻を着込んだままで、ひと月に一二錠の下剤を服用するのだが、彼の「病気」というのは、ひとりの知人が言うように、実は「空想に他ならない」[33]のである。とびきり暗示にかかりやすいこの健康過敏症患者は、妻や友人たちから「顔色がよくない」と言われると、すぐに「一種の悪寒」に襲われ、つづいて神経性の発作に襲われる。「接触伝染病菌が心臓に忍び込む感じがすると思ったとおりだ」と彼は叫ぶ。「もうだめだ、ベッドに寝かせてくれ、死んでしまう、さっさと服を脱がせてくれ、医者を呼んでくれ、毒を盛られた、内臓が焼ける、体のなかが火山だ、頭がグラグラする、わたしのなかの万物がグルグル回っている」[34]。

モリエールやベーンから派生した心気症のおどけ者たちがジョージ王朝時代の演劇や版画のなかで擬医学的専門用語を喋りまくり、愚痴をこぼし、息を喘がせる。のちになると病弱と苦痛のほろ苦い喜びをもっと微妙に陰影づけした人物がヘンリー・マケンジーの『感情の男』（一七七一年）のような感傷小説に登場し、そしてこのジャンルはそれ以降『エマ』（ウッドハウス氏）や『サンディトン』のなかで愉快

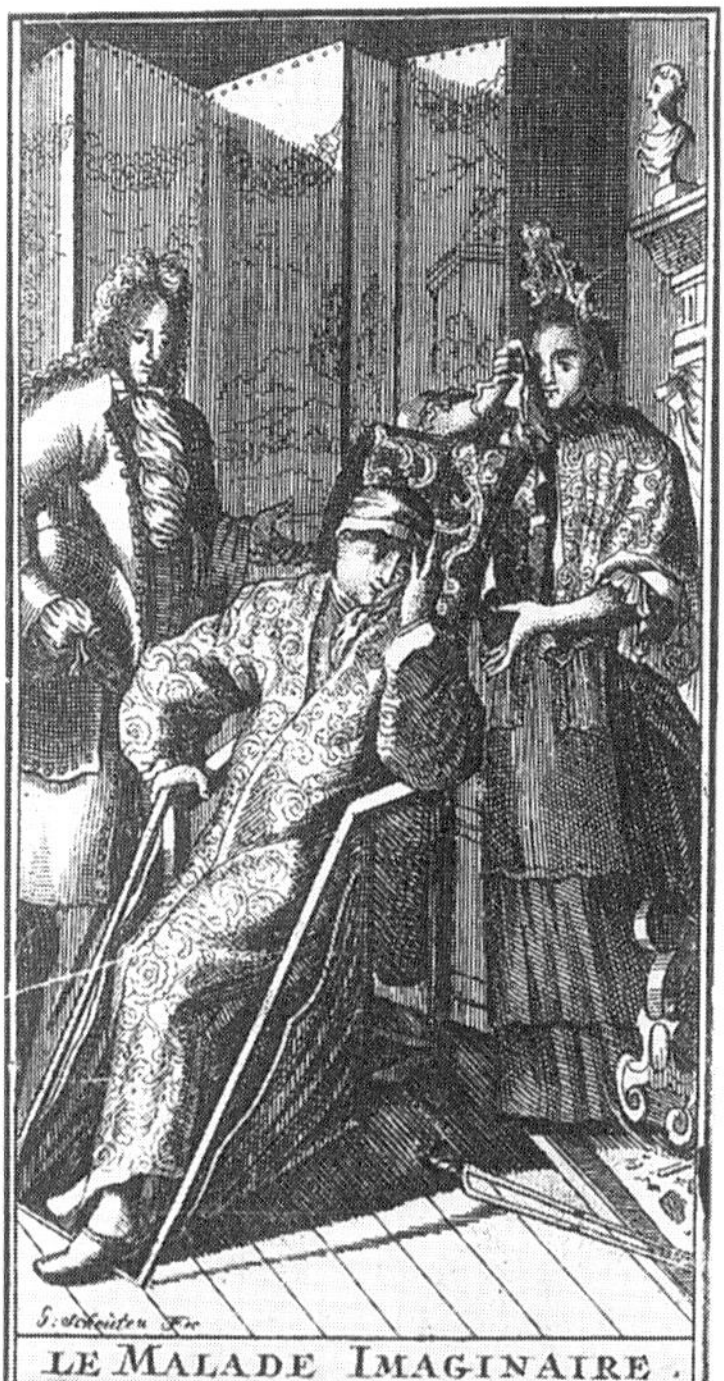

77 ヒューバート・ピーター・スカウト　モリエール『気で病む男』の一場面（年代不詳）エッチング
心気症患者アルガンが妻ベリーヌと医師プルゴンに看護されている．劇場で実際に舞台を見ていない人でも，こうした挿絵で彼らを実質的に見ることができた．

に、諷刺的に模倣されることになった[35]。ジェイン・オースティンのこの断片的遺稿〔『サンディトン』〕では――彼女はそれを完成しないうちに死んだのである――場面があらたに開設された南部の沿岸保養地に設定されていて、そこでわたしたちは、結核患者を釣って搾乳用のロバでひと儲けしようとする地元の女地主に出会うとともに、この保養地の後援者であるアーサー・パーカー氏とその姉妹であるふたりの心気症患者ダイアナおよびスーザンと出会う[36]。このふたりのうち、前者は「突発的不機嫌」に罹っており（「〔胆汁過多による〕不機嫌」になるのが粋な流行になっていたのである）、一方のスーザンは（そのころまでにはかなり流行遅れになっていた）神経過敏症に罹っていた[37]。この姉妹は、「医者という医者に」診てもらってもーー向によくならないため、ミソメドンのように、自分たちで薬物治療をすることにした。しかしながら「一日に六匹の蛭を一〇日間」試してみてもスーザンの頭痛が治らないので、ダイアナは、妹の病気の原因は歯茎にあると結論して、歯を三本抜くようにと妹を説得する[38]。

ふたりの病状は、目が覚めているあいだは、ふたりの空想に充満し、ふたりの行動を支配する。もっと言うなら、身体健全ではあるが怠惰なアーサーは、喋ることといえばリューマチと神経過敏と胃壁のことばかりで、こんにちなら「病気の生活」と呼ばれるであろうと思われるものの初期の例になっているのである。

「このトーストを少しは食べてみたらどうだい」と彼は言った……「なにも塗ってないトーストで、嫌いじゃなければいいんだが」。

「相当量のバターを一面に塗ってあればまだしも、たっぷりと――」とシャーロット［訪問客］は言った――「さもなければ結構です――」。

「わたしだって同じですよ」――彼はひどく嬉しくなって言った――「その点わたしたちは考えが似てますね――パンだけのトーストが健康にいいなんていうのはとんでもない話で、そういうのは胃に大変よくないものだと思います。バターを少し塗ってやわらかくしておかないと胃壁を傷つけることになります。きっと傷つけます――直ちにあなたのトーストに喜んで少し塗りましょう――そのあとでわたしのトーストにも少し塗ることにします――胃壁にとてもよくありませんから――しかし、いくら言っても納得しない人がいるものです[39]」。

アーサーもまたチェイニーを読んでいたのだろうか。

胃は、すでに見てきたようにイギリスの抜きんでた国民的器官であるが、もうひとつの月並みな教訓的物語のなかで主役を務めるものであった。心気症と才能とを空想的に結びつける物語のことである。内臓は天才の揺りかごであるとされていたのだ。さほど裕福というわけではないが望みは高い家に生まれたトマス・カーライルは一八〇九年からエディンバラ大学に通い、そのあと数年間を教師として勤め、一八一八年に大学に戻って法律を学んだ。そのエディンバラで二三歳のときに彼は、のちに『回想録』のなかで「四、五年のもっとも惨めな、暗い、病んだ、そして重圧におしつぶされる歳月」と呼ぶことになる時期を迎えはじめたのである。それは「みぞおちを鼠に齧られるような[40]」消化不良に襲われる日々であった(擬人的表現に注目すること)。

「不健康は、他の苦難を一切合切寄せ集めたもの以上に、人を憂鬱にし衰弱させる」と彼は一八一九年に述べた。その二年後に彼は「わたしのいつもの拷問の苦しみを毎日」彼に与える「消化不良と神経症と心気症のすべて」の「通例の神経性異常」を訴えていた。「この半年というもの、健全で活力に溢れた健康体に戻りたいという望み以上に、恒常的かつ熱烈にわたしのなかに生じてきた望みはない。言っておくが、人生のあらゆる悪事といえども胃を病むことに較べれば些細なものにすぎないのだ」と彼は弟アリックに伝えたのである。そのあと陸続とつづいた腹痛を訴える手紙には同様の話が語られている。一八二三年一一月には「わたしはいわば一インチずつ小刻みに死んでいくようで、お粥でさえわたしにはもう効果を失ってしまった」と語った。そして彼は「いよいよ病が募ってしまった」とつづけた。「わたしが欲し

いのは健康、健康、健康」である、と。(41)

この時期にカーライルは複数の医者の診察を受けはじめた。医者たちは「わたしにニコチンを嗜むのをやめさせ、そして水銀剤をとるようにさせた」。医者たちのせいか、それとも自己に課したせいか、それはともあれ彼の消化不良のもとが便秘用に服用した——青い丸薬からビーバー油までの——下剤にあることは確実であった。とりわけ、彼はバーミンガムで開業しているバダムズという医者を発見し（「もっとも彼の仕事は化学薬品の製造であるが」）、かの有名な逸話をブラックコメディー風に書き上げた。

わたしが出会った人びとのなかではもっとも道理をわきまえた頭の冴えた人びとのひとり……診察を受けはじめて一日か二日ほど絵画のことやら胃の不調のことやらについて話をしたあとで、この医者はその治療で有名であり、自分でも四年間その不調に悩んだことがある人なのだが、何を言いだすかと思いきや、バーミンガムくんだりまで行って一か月間その医者と一緒に暮らせば、その医者がわたしの体のつくりを見きわめて、わたしの不幸な胃袋のための処方箋を書いてくれるというのである。わたしは同意した。(42)

しかしながら口先なめらかなバダムズのもとで八週間過ごしても少しもよくならなかった。「あれこれ薬を飲まされてきた」と彼は呻いた。「ここに来てから容器二杯分ものビーバー油を飲み下した。あの悲しみの油を服薬でもしないことにはもう暮らしていくこともできない」。バダムズ自身は酒に耽って「悲惨な死に方をした」(43)とカーライルはのちに悪意をこめて記した。

カーライルは、結婚したあと、〔ロンドン市内〕チェルシーのチェイニーウォークストリートに永住の地を定めた。しかし一向に改善しなかった。「どうして幸福になれないのだろう」と彼はもうひとりの弟に尋ねた。「ああ、ジャック、わたしは〔胆汁の分泌過多で〕気分が晴れないのだ。〔下剤用の〕塩剤やら油やらを飲まなければならない」。「不眠症、神経症、不機嫌症、脾炎、その他もろもろ」に罹って彼は「人が病気に慣れてしまうというのは不思議なことだ[44]」と回顧した。

ロンドンで中年から初老にさしかかると危機は深まった。「うっとうしくて、元気がなくて、気分がわるい」。「風がなくて息苦しいこのごろは気むずかしくもなる」。「公園で泣き伏してしまった。極度に気分がわるくて衰弱していて、もう何もできなかった……体じゅう消化不良だ[45]」。

「文学をやめてしまおうか……わたしはほとんど人生そのものにうんざりしているのだ」と彼は一八三六年に打ち明けた。「わたしの神経、神経なのだ」。「消化不良が絶え間なく作用して……意気は銷沈するわ、健康状態は最悪だわ」。「これからもずっと体調がわるく、疲労感にさいなまれ、悲観的な気分で、等々……不機嫌で、薄情で、孤独で……吐き気がする、眠れない、半ば気が狂う」。これが延々とつづく。印刷物の校正をしていると胆汁症になるのが必定であった。オリヴァー・クロムウェル伝を書き上げたときには「まだ三週間の最悪の仕事（校正作業）が残っているから、それが終わるころには病院行きになるだろう」。だが、少なくとも、体調不良は自分で背負い込んだものであり、ほとんど選択の問題である、と認識するだけの洞察力が彼にはあった。「わたしの仕事はすべてが神経をいわば燃え立たせた状態でなされる必要がある。そうした心と体の状態は、ときどき中断しないと、そのうちわたしを殺すことになるだろう」[46]。胆汁分泌過多症というのは、換言すれば、皮肉にも人生に物語の筋を与える治療となる疾患なのであった。

一八三〇年代と一八四〇年代には吐き気を訴える手紙がゴロゴロしている――「わたし自身のことにつ

いて言うなら仕事の進捗具合はひどいもので、作品は雑然としており、想像できないほど混乱していて、そしてわたしは胆汁過多で、熟睡できず、などなど」。四九歳に達したときには日記に次のような陰鬱な容態を書き込んだ。「エヘン、エヘン。健康もひどく損なわれている……汝は本当に年寄りになりつつあり、青年であったことがない」(47)。

のちには、フリードリヒ大王伝を執筆しているとき、恐ろしい悪夢に苦しめられた。そして、その直後、校正をしていて「悪辣な頭痛」に襲われたのは、いかにも予想どおりのことであった。医者というものを心の底から嫌っていたカーライルは弟以外は誰ひとりとして近づけようとしなかった。しかし晩年になるとときどきは医者の往診を受けるようになった。死んだのは八〇歳代になってのことで、同病相哀れんだチャールズ・ダーウィンが死ぬ一年前であった。

さかのぼる一八三〇年代にカーライルは、『衣装哲学』のなかで、主人公トイフェルスドレック〔架空のドイツ人哲学教授〕をとおして間接的に自分自身のことを書いた。そして、それ以降、その役を演じて生きていた。長いあいだ精神的絶望にあがくトイフェルスドレックは、以前に、宗教的不確定性という奈落に投げ落とされ、希望から遮断されていたことがあった。しかしながら彼は、暗闇に包まれたなかで、真実というものがある、無限で絶対的な義務の本質があると信じる気持ちにすがりつき、懐疑という不安に、身体的不健康に、性分に合った仕事を見いだせないことに苦しんだ。それは、カーライルが自分の身体を当代の疾病徴候学に劇化したときに自分自身を見ていた、そのままの姿なのであった(48)。病気は、天才の自伝という独白のなかで、苦しみに形を与えたのである。

バースやバクストンといった内陸の温泉地には、サンディトンやその同類の以前には、財力のある人び

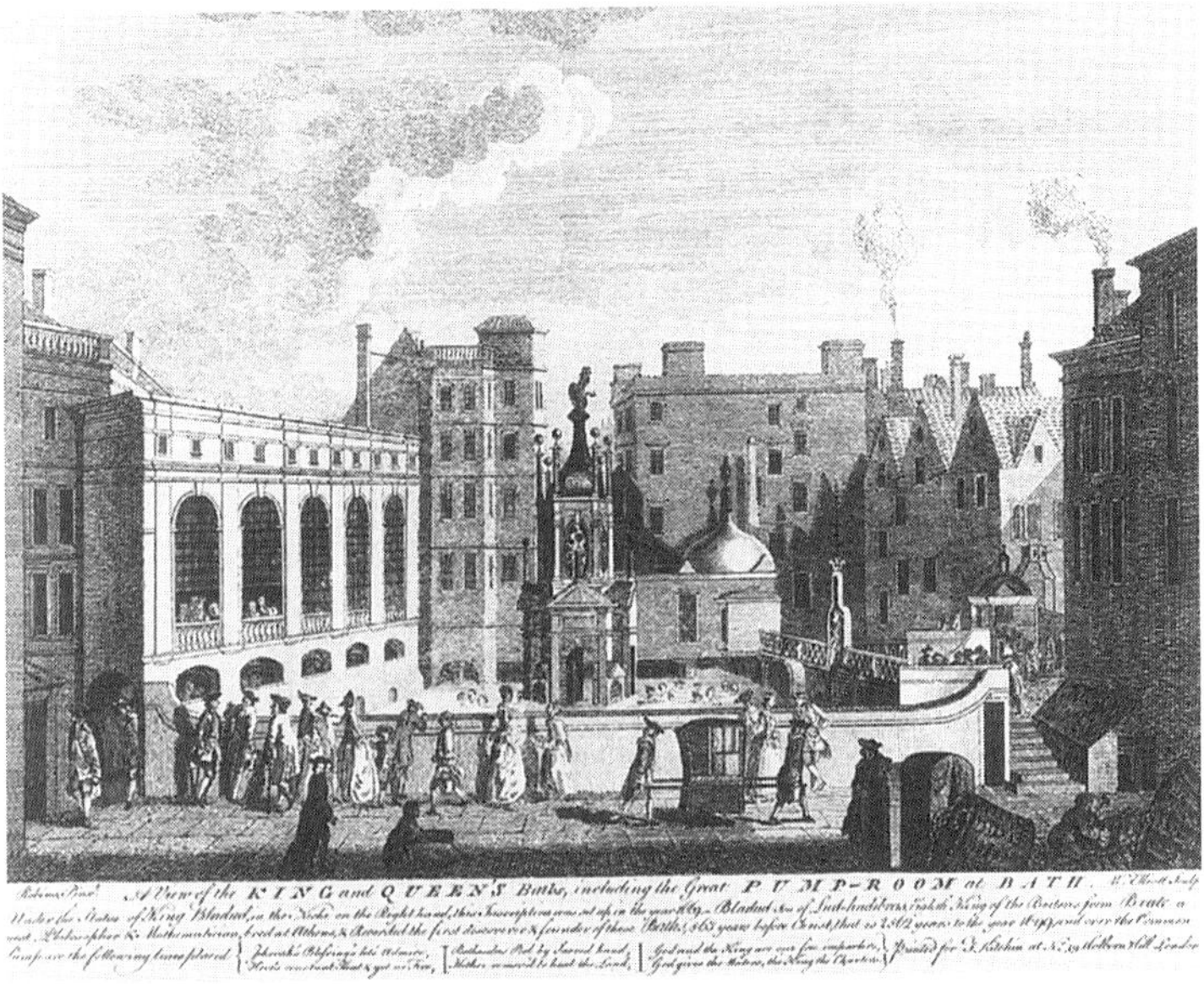
A View of the KING and QUEEN'S Baths, including the Great PUMP-ROOM at BATH.

78　ウィリアム・エリオット「バースでの国王夫妻の入浴風景，大ポンプ室を含む」（年代不詳）トマス・ロビンズに倣ったエッチングつき版画

この版画はジョージ3世の治世（1760-1811年）の当初にさかのぼる．入浴そのものが一般公開であり，あたり一面に散歩する人びとがいる，というところに注目．

とが訪れて入浴したり鉱泉水を飲んだりしていた（挿絵78）。まず初めに王室による後援を受け、のちには医業による後援を受けたイングランドの温泉地は、音楽会、舞踏会、演劇、夜会、賭博、逢引きなど上流階級の洗練されたレクリエイションのすべてを体得したため、長い十八世紀に太平な時代を享受した。その人気が高まったため、ジョージ三世の治世の初期までには、新興成金たちが殺到して、上流階級の人びとを悩ませることになった。トバイアス・スモレットの小説『ハンフリー・クリンカー』に登場する地方地主ブランブルは「成り上がりの金持ちは誰もが、流行の装飾用馬具で馬を馬車につないで、バースに姿をあらわす。それというのもここでは、金持ちというだけで、それ以上の資格を必要とし

79　サー・レズリー・マシュー・ウォード（「スパイ」）
ジェイムズ・マンビー・ガリー（1808-1883）の肖像
（1876年）水彩
ヴィクトリア朝の医者は，18世紀の先駆者とは異なり，公的出版物のなかで，礼儀正しい紳士として描かれることに熱心であった．

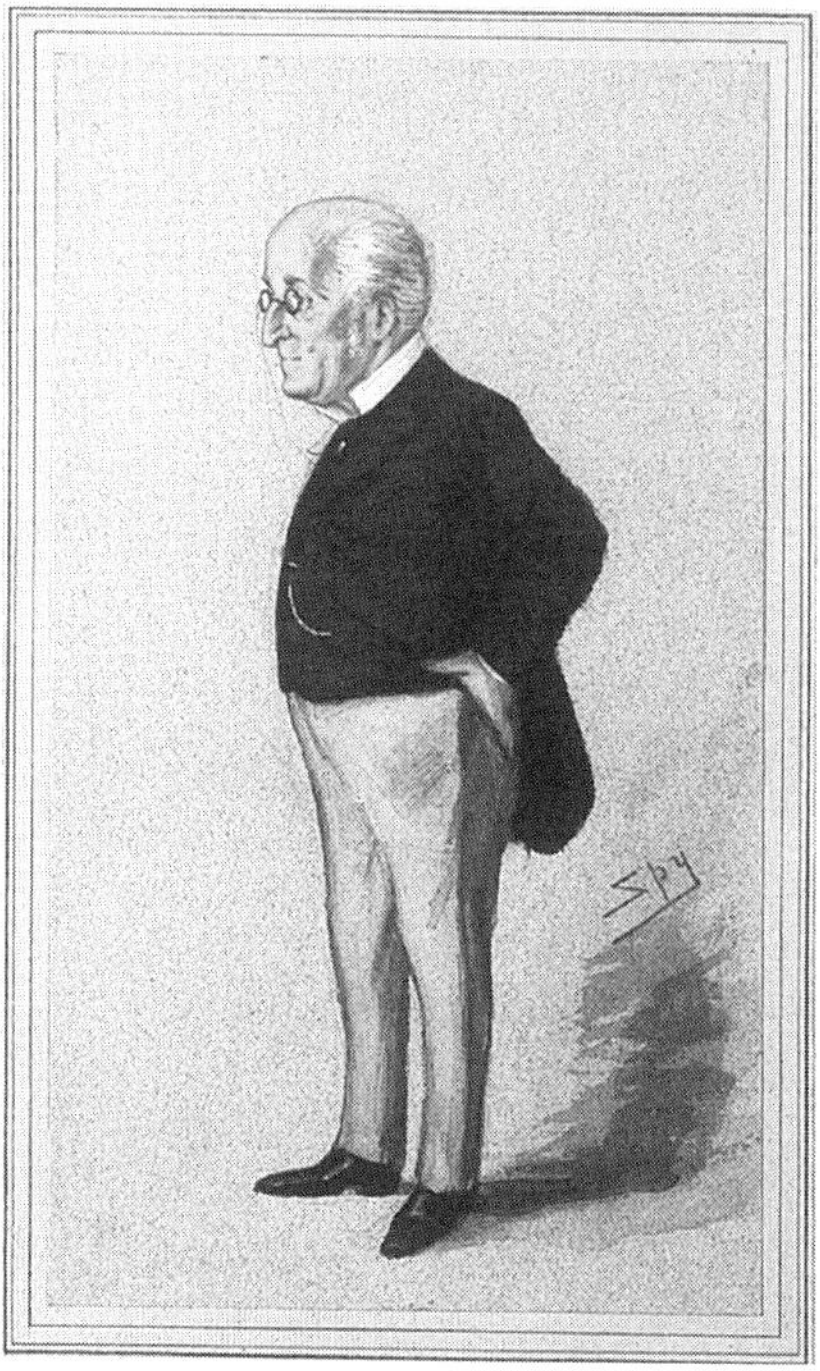

ないで、当地の王侯貴族たちとつきあえるからである」(49)と不平を言った。
十八世紀が終わるまでにバースは人口が飛躍的に伸びて王国で七番目の大都市になっていたのだが、そのころまでには絶頂を通りこして、それ以降は優雅な下降線を辿り、富裕層のための最初の大隠遁所になった。そうなるまでには各地にあらたな温泉町が生まれてバースの影を薄くしていたのである。とりわけチェルトナムは摂政時代の豪奢な暮らしぶりで上流階級の人びとの心を奪った。そして、病状の重篤な人びとのためには、他にもモールバーンのような中心地が生まれ、上質な温泉があることや厳密な意味で科学的な治療体制が整っていることを主張した。暗いモールバーン丘陵の近くでは（水治療法を施す医者のなかではもっとも厳格であり誠実でもある）高名な医師

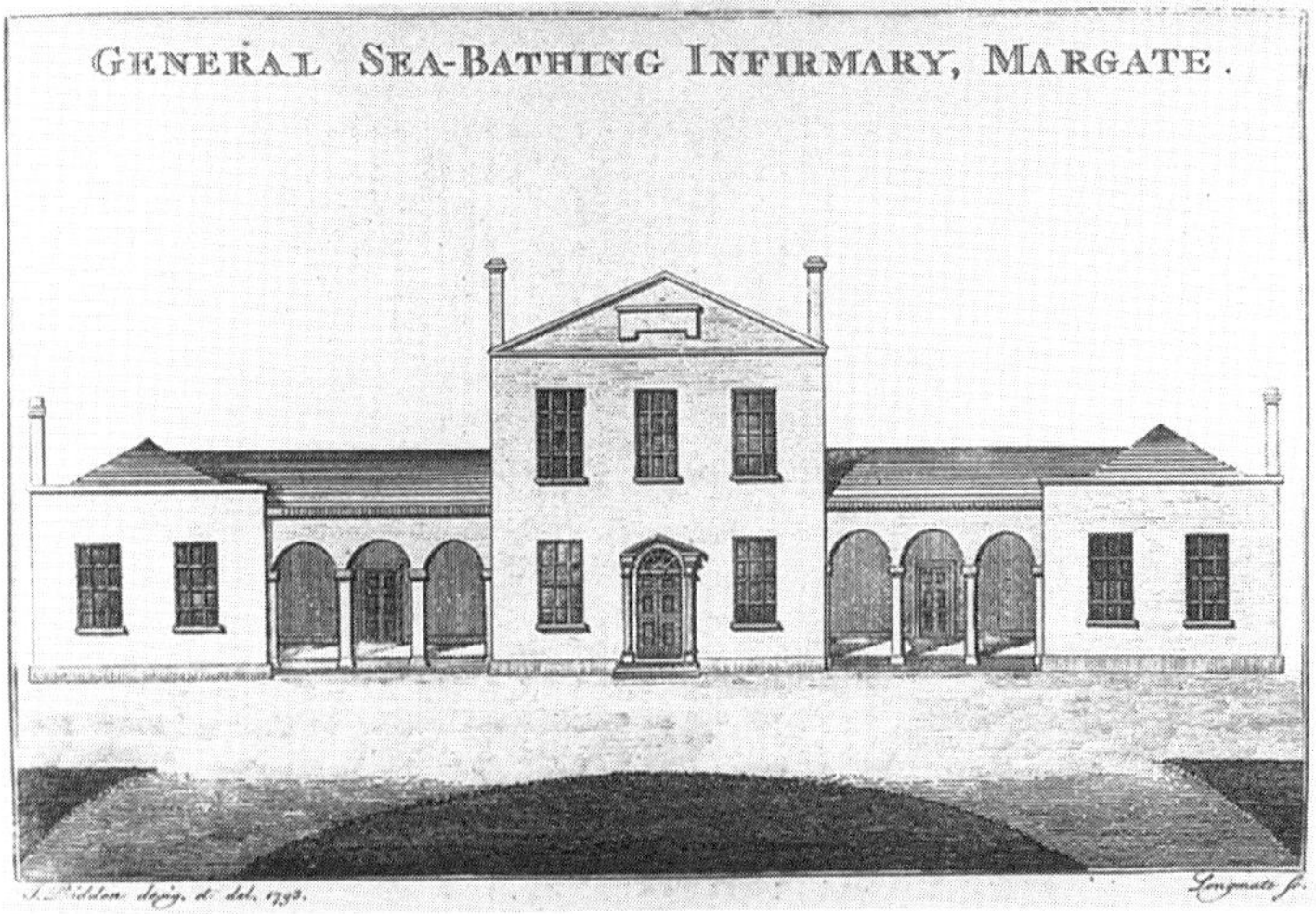

80　バラック・ロングメイト（父）「マーゲイト海水浴総合病院」
J・プリデンに倣った直刻凹版画

この施設は，ジョン・コウクリー・レトソムの支援もあって，結核患者に海水浴の機会を与えるために設立された．この海岸保養地はなによりも健康に適しているという触れ込みで開設された．

ガリー（挿絵79）が（浮気がらみの殺人事件を起こして廃業に追い込まれることになるのだが、それまで）ヴィクトリア朝の著名な人物たち――消化不良、偏頭痛、吐き気に慢性的に悩まされていたカーライルやチャールズ・ダーウィンなど――を力強い水治療法で治療していた[50]。

海岸保養地は、十八世紀の最後の三〇年ほどのあいだに急成長したものであり、ウェイマスやブライトンやマーゲイトに先導されたものであるが（挿絵80）、ヴィクトリア朝きっての高級リゾートになる運命にあった。ブライトンの医師リチャード・ラッセルは、海岸の自然環境が健康に非常によいと主張して、海水を「飲む」ようにと勧めた。海岸を擁護する者は誰もが海水浴を奨励した。そして医者たちは、結核を頭において、海に面していて切り立った断崖に挟まれているリゾートの空気は健康回復に適していると強く主張した。

『サンディトン』のなかでは、地元の商店や宿泊施設をいくつも所有している主人公パーカー氏が茶化されて、海の長所を際限なく褒めちぎっている。彼は次のように確信しているというのである。

人間は、本当の意味で健康になるためには、また（いまのところは健康らしき状態で偶然のように運動とか活力に助けられて意気軒昂であっても）本当の意味で確かな永続する健康状態になるためには、毎年少なくとも六週間は海岸で過ごさなければならない——海辺の空気と海水浴が共に健康によいことはほぼ間違いのないところで、そのどちらかひとつでも、胃であれ肺であれ血液であれ、いかなる病気にも効き目をもつのである。それらは痙攣、肺病、懐疑症、胆汁過多症、リューマチに効能を発揮する。海岸では誰も風邪をひくことがない、海岸では誰も食欲不振にならない、誰も元気をなくすことがない、誰も力を失うことがない。それらは——どうやら必要に応じて——癒し、和らげ、和ませることもあれば、強化し、引き締めることもある——海辺の微風では効果がないというときでも海水浴をすれば必ず効果がある——そして海水浴が適していない場合でも、海辺の微風だけでも自然のはからいで治癒する効力をもつことは明らかである。[51]

保養地は、内陸にあろうと海岸にあろうと関係なく、その見かけだおしの医療効果に辛辣な評言が寄せられた。「当地には数多の医者がいる」とリチャード・スティールはバースについて述べた——そして、その結果「わたしは彼らの親切で危うく殺されるところであった」と皮肉を加えた（「わたしがこれまでの人生で罹ってきたよりも多くの病気を一週間のうちに完治してしまったのはこれらの親切な紳士たちのおかげである」）。[52]

温泉療法は昔のローマカトリック教的な聖地巡礼を思わせる迷信的儀式を発展させた。コーンウォール地方の牧師で、痛風治療のため一七六六年にバースを訪れたジョン・ペンロウズ師は、鉱泉水は有益であるが入浴の仕方や鉱泉水の飲み方についてのくだくだしい指示は馬鹿げていると思った。「医者はわたしの養生法を変更した。いまは朝の七時と八時にクロス浴場の水を、正午にキングズ浴場の水を、その都度四分の一パイントずつ飲まなければならない[53]」。ことのほか几帳面であるが、どうしてであろう。「時間と量についてのこの厳密さは、医者は生真面目に処方しているのではあるが、茶番にすぎないと、当地にやってくる人は誰もがわたしに言う」。それでも試してみる気にはなるのであろう。「よくは知らないが、そうなのかもしれないし、そうでないのかもしれない。規則を忠実に守ってみるつもりだ[54]」。

ペンロウズは、家で待つ娘にほとんど毎日のように手紙を書き送ったのだが、そのうちの一通でクリストファー・アンスティーの『新バース案内』に言及している。イギリス国教会の聖職者であるアンスティーは、身内のひとりが死んだあとで、健康を取り戻すためバースに向かい、そこで手すさびに一連の「詩的書簡」を書いた。それは「愚挙を撃ち落とす」ために書かれたものであった。それらがまとめられて一七六六年に出版された『新バース案内』は版を重ねて二〇版を超えた。そして一七九八年には新しい版のためにロウランドスンが挿絵を描いた[55]。ひとまとめにして『バースの楽しみ』（挿絵86）と題されたこのシリーズ版画は温泉地バースでくりひろげられる（社交や医療の）活動を諷刺した。またロウランドスンの『死の舞踏』シリーズには、「ポンプルーム〔鉱泉水飲用室〕のドア」と題された場面に、バースでの死が含まれている。

『新バース案内』は、町の有名人が登場するということもあって人気を博した面もあるが、人生という航海には「渦巻きや岩礁」があることを軽率な旅行者に警告するものであると表向きには称していた。しかし、それはまた保養地にふさわしい振る舞いについての面白くておかしいパンフレットとしても役に立った。その最たる描写は「胆汁質症」のマシュー・ブランダーヘッドの回想で、自分と妹が医者に付き添われながら鉱泉水を飲んでいる場面である。

わたしは胆汁質症である、と思う。
女たちは神経症で、全身を休ませ、
心気症、閉塞症、壊血病で混乱し、
それらの専門医たる医者にすがる。
医者は腹膜や結腸がどうのこうの、
粘液が圧迫している、混濁物質が
腹腔膨張の原因でなどとのたまう。
しかしわたしの腸内で轟く雷鳴は
左上腹部の腸内ガスであると思う。
なのに彼は大量の薬を毎日よこす、
ポスト・シングレス・リクイダス……
うんぬんのラテン語指示を添えて。
英語で言えば要するに薬を服んで、
糞したあとで屁をひれ、うんぬん……(56)

この主人公の不快感は医原性のもの、すなわち医者が作りだしたもの、ではないと言い切れるのかという疑問が読者に残ることは明白である。「わたしたちは『新バース案内』を読んだ。これは詩的書簡シリーズで、人びとの礼儀作法と気質を解説している」とペンロウズは家に書き送った。「なかには大層優れた解説もあるが、全体としてみればとても売値の五シリングには値しない。しかし、この本を読むのが流行になっている。そして流行遅れになりたい人などいるはずがない[57]」。いかにも、そのとおりである。おそらく高級な病人は、なによりも、時流に順応する人でなければならなかったのであろう。

バースは古典的なお祭り騒ぎの場であり、そこには独自の規則があった。そのバースで医療と出会うことが、医療とは浅薄なものではなく合理的なものであるという考え方そのものを転覆させた医術劇場の焦点になった。スモレットの小説『ペレグリン・ピクル』の同名の主人公は、そこで遭遇した医者たちの茶番に腹を立てて、いたずらを仕掛ける。痛風患者である大佐が、苦痛が治らないのを無能な外科医のせいにして、自己流に処方した治療法をひとまず試してみようというので、この温泉地にやってきた。彼が考案したのは愚かな治療法であり、養生しても効果はなく、大佐は寝たきりになってしまう。ある朝ペレグリンは男を使いにだして、町の医者全員を訪ねさせ、大至急この大佐の看護をするようにと伝えさせる。医者たちは駆けつける。しかし患者はまだ眠っていると告げられる。そこで彼らは、家に詰め込まれた状態で、患者の症状を議論しはじめるのだが、患者と推定される人物には誰ひとりとして目もくれないで、極端な独断を述べるばかりである。「難治性の関節炎である」とひとりの医者が言えば、「慢性の膿疱性疾患である」と別の医者が断を下す。三人目の医者が「常習的な壊血病である」と思いつく。彼らの意見は「古今東西の医学書からのさまざまな引用によって支持される」。医者たちの論争がやかましくなったため患者が苦しみもがきながら目を覚ます。すると医者たちは患者の寝室に殺到する。大嫌いな医者たちに取り囲まれた大佐は「信じがたいほど敏捷にベッドからとびおりた」。そして松葉杖をつかみ、それを元気溌剌として振り回し、医者どもを薙ぎ倒したのである。これはペレグリンの抜け目ない治療計略であろうか――それとも至る所に存在する似非医者を暴露しただけなのであろうか[58]。

流行した優雅な温泉療法は諷刺を好む詩人や小説家によってからかわれただけでなく、医学者によってもからかわれた。温泉というのは流行を追う愚か者を搾取するためのペテンである、とトマス・ベドウズは解説した。この首都ロンドンの開業医は最初に「面白い処方箋……作り話、お世辞、世間話……健康の衰えをくよくよ考える患者の気を逸らすためのあらゆる手立て[59]」をひとわたり並べる。しかしながら、この長話は延々とつづいてとりとめがない。うんざりした頃合いを見計らって「旅行」という魔法のことばを口にする。首都で開業している心やさしいファミリードクター〔かかりつけの医者〕にはとても「親しい友人の息子あるいは娘が家で、自分の目の前で、死んでいくなどと考えることは耐えられない[60]」からである。そこで患者は「ドーリッシュへ、エクスマスへ、ランズエンドへ、あるいは（どこまで行くかは神のみぞ知るであるが）地の果てまでも、行くようにと勧め[61]」られた。その最たる行き先はベドウズ自身が馴染みのブリストルで、彼はそこに患者を「温泉向き患者」として送ったのである――「温泉向き患者」というのは死体を指す上品ぶった言い回しであった。だから「ブリストル市のテンプル門の上に『コノ門ヲ通ル者ハ、スベテノ希望ヲ捨テヨ』（ダンテ『神曲[62]』）」と書かれた看板を取り付けてもよいほどだったのである。

旅回りのサーカスとも言うべきこのブラックコメディーを指揮していたのは、こうした温泉地でお祭り騒ぎを取り仕切ることを仕事にしていた人々、ホガースであれば「葬儀屋一座」と呼んだであろうと思われる人々であった。こうした人びとには無償で援助の手を差し伸べる（専門家ではない）副官とも言うべき人びとがいた——いずこの温泉地にも「医療という祭儀を仕切る女司祭」の役を務める「高貴な未亡人」[63]がいたのである。彼女たちは温泉地という医療の市場を訪れてくる新人巡礼に向かって「そうですとも、あなた、診ていただくなら是非とも＊＊＊医師になさいませ」[64]と浮かれて指図するのであった。

そういうわけで温泉行きというのはいのちにかかわる「死の舞踏」、移動性の「死ぬ方法」だったのである。[65]バースとかスカーバラとかマーゲイトとかいう場所はせいぜいが「一部には慈善活動に、都合のよいところ」だったのであり、ファミリードクターにしてみれば「死んでいるのも同然の生ける屍を放り込む一種の死体安置所が用意されている」[66]というのは便利なことなのであった。温泉地とは資格をもつ医者やもたない医者が入り混じって似非医療を施す——そして、やみくもに看護を求めたり流行に遅れないように患いたがる心気症患者や健康過敏症患者が結託する——一大市場なのであった。

ジョージ王朝時代の人びとにとっての温泉地が、次の世紀の人びとにとっては病室になった。前者が諷刺にお誂え向きであったのに対して、後者は感傷に——そして、ひとりで耽る著作に——お誂え向きであった。ヴィクトリア朝の著名人は、その少なからぬ人びとが枕に頭をのせた姿勢で著述した——これは、著述といえば枕というくらいに月並みな連想になった——そして多くの人びとが、孤独という力に魅了されて、病気であることと著作活動とはよく馴染むと考えた。「寝床に横になって、ベッドのまわりにカーテンを引き回し、日光を遮断し、世の中で行なわれているあらゆる仕事をすっかり忘れてしまおうというのは、人間にとってこれ以上に憧れる夢があるでしょうか」とチャールズ・ラムは問うた。

81 「病室」『ある貴族の生活』からの一場面（19世紀）アクアチント
男が病床に臥している．女が病人のために飲み物を注いでいる．そして医者がベッドのかたわらに座っている．

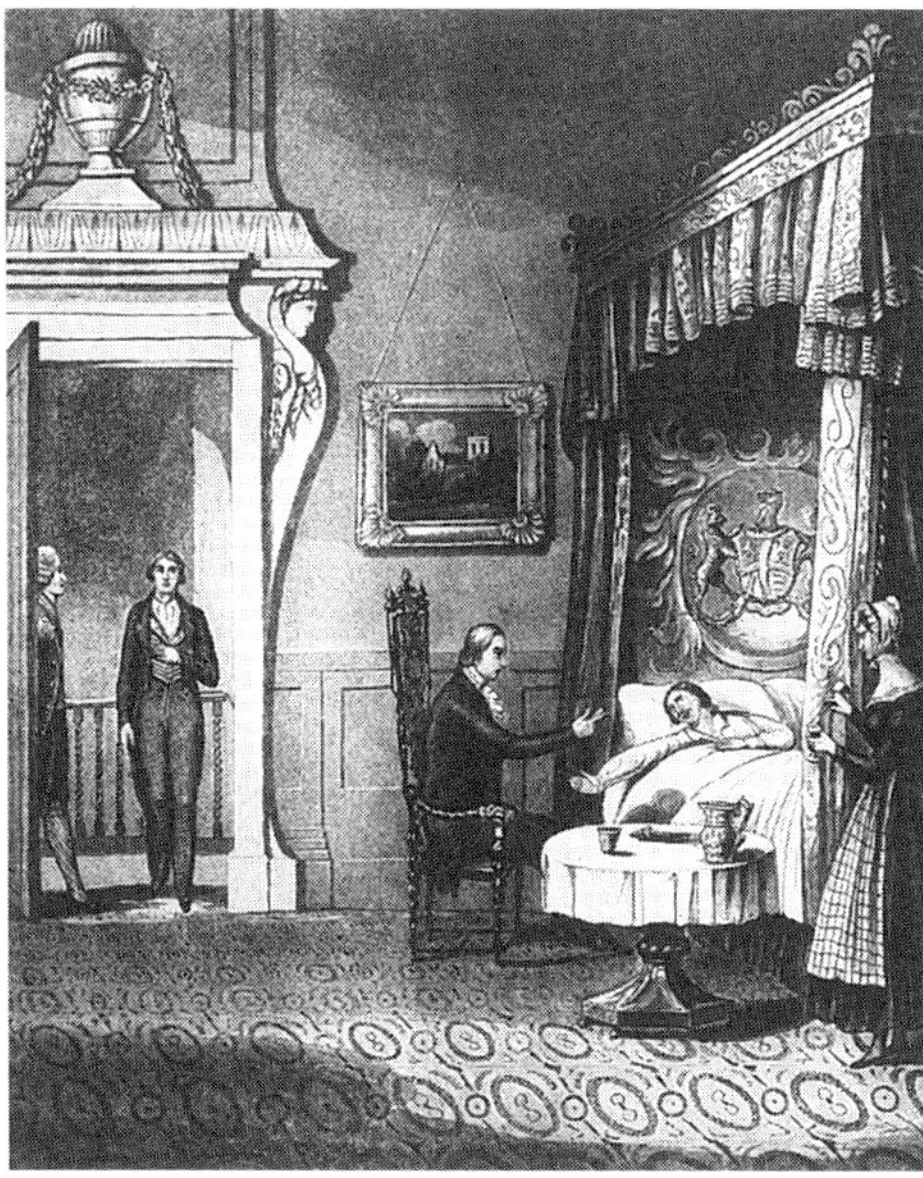

いのちの働きのうちで、気がつくものといえばかぼそい脈拍だけで、その他のあらゆる働きに気づかないようになるというのは、人間にとってこれ以上に憧れる夢があるでしょうか。

王にふさわしい孤独というものがあるとすれば、それは病に臥す寝床であります。そこでは患者が威張り放題であり、気まぐれのし放題なのですよ。頭痛に悩む王様がこめかみのあたりのズキズキする痛みを抑えようとして、しかし痛むところがあちらこちらと変わるものだから、枕をあちらこちらへと動かすようなもので――引っ繰り返してみたり放り上げてみたり、はずしてみたり、低くしてみたり、叩いてみたり、平らにしてみたり、形を整えてみたりして……それでも誰も文句を言わないのです。

人間というのは病気になるとどこまでもわがままになるものです。自分のことだけしか

考えないようになるものです。わがままをし放題にすることが唯ひとつの義務であると思いこむのです。(67)

ヴィクトリア朝の小説では病室〔挿絵81〕が、〔患者を気づかう〕偽りのない感情と〔患者の〕勝手気ままが許される平穏との、安息の地となっている。たとえばオリヴァー・ツイストはブラウンロウ氏の家のベッドに「心地よく横たえられて」「際限のない親切と心遣いで看護(68)」される。病気には破滅と恩恵という二面性があるが、その二面性が小説の語りの慣習になったのである。そしてハリエット・マーティノウが「病室のなかの生活(69)」と呼んだものに備わる潜在的な治療力については証拠が豊かにある。「これほど幸福な気持ちになったことは、あるいはありがたいと思ったことは、実に久しぶりのことです」とフロレンス・ナイチンゲールは病に臥す祖母のベッドサイドから書き送った。やがて病室のなかで五〇年ものあいだひとりの傷病兵としての生活を送ることになる、その予見となる言である。(70)

ジョージ王朝時代の患者は自己主張するのが当然であると思われていた。それだけに、文章ないしは絵画で、その強情さないしは虚弱さを揶揄されるのを免れなかった。ディケンズの読者をして逆境にある病人をいとおしいと思う気持ちにさせるのは弱さであった。抱腹絶倒が同情の涙に道を譲ったのである。

第七章　アウトサイダーと侵略者

『隔絶した世界――英米思想における市場と劇場　一五五〇年―一七五〇年』のなかでジャン＝クリストフ・アニューは社会階級のうちで近代初期に顕著であったモデルをふたつ提示している。ひとつは市場というものの考え方であり、もうひとつは世界劇場というものの考え方である。これらは、表題が示唆するように、本当に「隔絶した世界」――すなわち正反対のもの――時間が経つにつれて後者のパラダイムが前者のパラダイムに取って代わるようなものだったのであろうか。それとも、逆に、ひとつのコインの裏表――劇場そのものは外交的手腕の問題であり市場は演技術――だったのであろうか。医療は独自の見世物を市場という舞台にかけたのであろうか。この章ではこうした問題を探究していく。

一八〇〇年以前の医療は、これまで論じてきているように、かなり演劇的な用語を使って自己表現した。医療の個別部門にははっきりと指定された独自の役柄があり、それぞれが独自の（勅許により認定された）権限、記章、資格証明書、入会の儀式、そして（ありていに言えば）秘儀で飾りたてられて、他と区別されていた。しかし、公的と言えるこの外見は額面どおりに受けとめてよいものなのであろうか、それとも騒乱の時代に医業の領分を画定するとともに流動する医業のなかで秩序を維持しようとする戦略的試

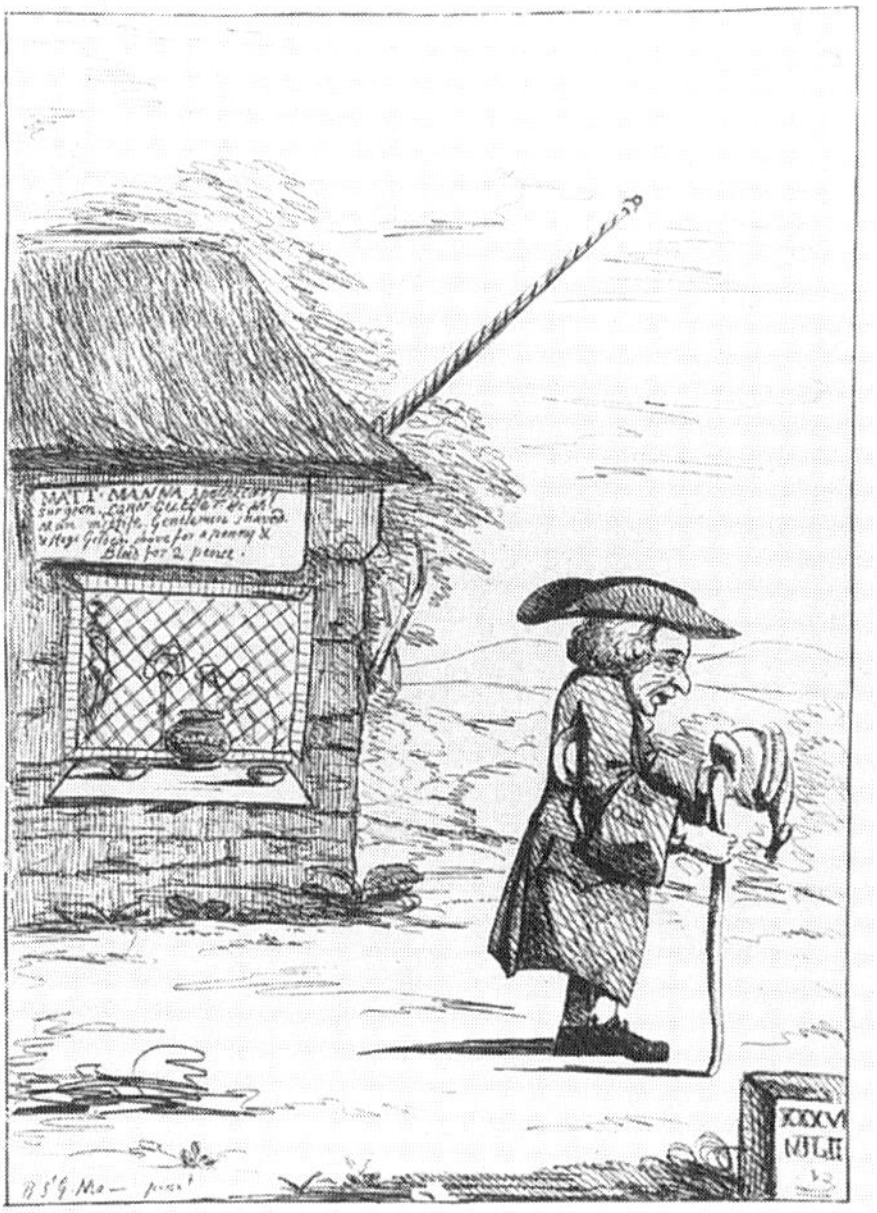

82　マシュー・ダーリー「マシュー・マナ　田舎の薬剤師」（1773年）　R・St・G・マンサーに倣ったエッチング

店の窓の上に掲げてある看板には「マシュー・マナ　薬剤師兼外科医，トウモロコシその他の刈り入れ請け負い，助産夫，紳士の髭剃りおよび豚の去勢，髭剃り代1ペニー，瀉血代2ペンス」とある．下級の薬剤師をこのように嘲笑して娯楽の種にすることは普通に行なわれていた．

みの証拠として受けとめるべきなのであろうか。

歴史家はかつてはこの解説に同調していた。厳格な階層を成す医業の頂点に（第五章で論じておいた）エリート医師を据え、外科医と薬剤師を下層に据えて、それぞれの階層がひとつ上の階層に支配されているという図を描いていたのである。内科医は、大学で教育・訓練を受けたということで、最高の威信と診察料を強要した。「医術」というのは、このように、学問と教養を要する職業なのであった。刃物で切る技術は、それが手仕事であり血を流す仕事でもあるという理由で、地位が低かった。そして薬剤師という職業は、本質的には小売商（挿絵82）にすぎないということで、底辺にあった。

しかしながら、この二〇年ほどのあいだの研究で明らかになったように、医師団体の職階制によって支配され国によって認可されたこの医業の排他的で堅固なピラミッド型の階層構造は、それで便益を得た人びとがいたにしても、現実とはほとんど無関係な、うわべを飾るだけの修辞にすぎなかったのである。イングランドにおける医療の実践は現実には――実際のところ時が経つにつれて次第に――流動化し雑多なものとなり、伝統的に合法であった領域が法的にはともかく現に存在するものや法に従って存在するものの挑戦を受けて、侵食あるいは無視されようとしていたのだ。医療分野の公認された構造がこのように不安定になり周辺に押しやられるようになったのは十八世紀になってスコットランドの大学が、とりわけエディンバラとグラスゴーの大学が、医師製造所として大成功をおさめたことによる。オックスフォード大学やケンブリッジ大学での医学教育とは異なって、スコットランドの大学の学生は内科学と外科学を両方ともに学び、基本的に新しい種族の型破りな開業医になるべく訓練されていたのである。スコットランドの大学を卒業した医者たちは、市場町や前途有望な産業の中心地に広くゆきわたり、医療のあらゆる業務を一手に引き受けた。それが、のちにヴィクトリア朝時代に主流となり二十世紀になってもイギリスの医療の大黒柱でありつづけた「ホームドクター」の原型になる(1)。ジョージ王朝時代のイングランドの開業医は閉鎖的な医師組合に拘束されることが(公式には、そしてある程度まで法的には、あったにしても)現実にはなかったのである。第五章で論じたロンドンのエリート医師であれ、地方で馬車馬のように働く平凡な医師であれ、ほとんどの医師は医療市場で、いやおうなしに、自営の企業家として行動したのであった。その市場では医療への需要が、予測不能であり変動するものであるにしても、高まりつつあり、相当の金銭的報酬が進取の気に満ちた医者あるいは精力的な医者あるいは幸運な医者を差し招いていた。エラズムス・ダーウィンのような地方医は(安楽な生活を送るのに十分な)一〇〇〇ポンドを超える年収を得ることができたのであり、市場町の下級な外科医兼薬剤師でさえ五〇〇ポンドを儲けていたであろうと思われる。経済上の自由放任主義に次第に結びつけられていったジョージ王朝時代のイングランドでは、医療は職業上および組合上の法的拘束力を振るい捨てたのだ。フランスとは、あるいはドイツの諸公国とは対照的に、勅令による官僚的な医師団体は誰に医療実践を許可するかを指図することなく、また国王によって任命された宮廷医は医業への加入を制限したり許可したり取り締まったりする権限をもたなかった。イギリスでは医者は機会があれば医療を施した。医者が従った原則は主として需要と供給の原則なのであった。[2]

開業医を描いた文学や美術はこういうことを考慮して読まれなければならない。諷刺的な絵画は（これまでの章で見てきたように）開業医を型に嵌めて、官許の職業であることを示す記章や装飾をひけらかしたり、あるいは礼服を羽織ったりしている姿で描きつづけた。尊大な内科医は鬘と杖とガレノスの胸像を添えて、外科医は粗野な肥満体で、薬剤師は前掛けをつけて店番をしている——こうした定番の描写はどれもが便法として存分に役立った。しかし、このように執拗に繰り返された描写は（次第に時代錯誤的になっていったにしても）額面どおりに受けとめてはならない。それらは主として治療業界のなかでの人名録、誰が何をしているところを示したものであるか、について大衆が抱えていた不安——あるいは少なくとも懸念——を暗示しているのである。

外科手術には、頭にかかわるのではなく手にかかわる、手仕事というイメージが潜んでいた（挿絵87）。外科医の仕事は外部疾患（皮膚の病気、ねぶと、外傷、傷害）の治療、接骨、簡単な手術であった。性病感染の治療もまたおおむね外科医の守備範囲であった。外科手術と理髪は、ともに剃刀を扱う技術であるところから、長いあいだ結合されていたのであり、ロンドン理髪外科医組合の創設は一五四〇年にさかのぼる。それが分離してそれぞれの道を歩むようになったのは一七四五年のことであった。[3] 粗暴な外科医はこれでもかとばかりに諷刺画家、喜劇役者、批評家の餌食になった。「お願いだから生きている限りは二度と＊＊＊な医者にかからないように」というのが一七八六年に、「屠殺屋ポット」の医療に耐えたあとで、ハーバート卿に与えられた助言であった。このような場合は「屠殺屋」ということばはふと口にされただけのことであったが、聖バーソロミュー病院の専属外科医であったパーシヴァル・ポットは実際には少しも粗野ではなかったのである(4)。

外科手術はかなり胡散臭い連想を呼ぶ代物であった。それを実践する者たちが愚劣であったからというのではなく、外科医がすることの大部分が血を流す、痛ましい、そして必然的に危険なものであったからであり、性病による爛れのような不快きわまる症状を手掛けなければならなかったからである。ピープスのように勇敢な人びとは、激しい苦痛に死ぬまで責め苛まれるよりはましだというので、大人しく膀胱結石の摘出手術を受けたものであった。この日記作家が無傷で生き延びたというのは本人にとって——そして、わたしたちにとって——幸運なことであった。しかしながら体内手術は、十九世紀半ばに麻酔薬と消毒処置が導入されるようになるまでは、ほとんど不可能であった。それ以前は外科医が切開することに慣れていた身体といえば屍体だけであり、検視や解剖教育のためのものであった。

しかしながら進取の気に満ちた外科医たちは、彼らの実際的な方法の長所を強調することによって、身体に手を下す実践的技術を〔経験論哲学の祖である〕ベイコン流の価値ある徳目に転化した。そこには実用的でない空理空論に縛られた内科医とはちがうのだという暗示がこめられていた。「私は実践家であって、学究の徒ではない」とスチュアート王朝末期のイングランドでもっとも有名な外科医であったリチャード・ワイズマンは誇らしげに語った——これは海軍の外科医であったジェイムズ・ハンドリーによって採用された自画像でもあった。ハンドリーは、一七一〇年に、外科医に必要なものは「震えない手、はっきり見える目……そして正直な人間であること」[5]であると断言した。

この職業の認知度が一般に低かったことの背景の一部には、外科医志望者のための教育・訓練と資格試験がうわべだけのおざなりなものであると考えられていたことがあった。そのことはトバイアス・スモレットの処女作『ロデリック・ランダム』に描かれている。スコットランド出身の若者スモレットは、一七四〇年に、貧困に追われて職探しをはじめた。そして二等外科医の助手として軍艦チチェスター号に乗り込むことになった。西インド諸島で「ジェンキンの耳戦争」にたずさわっているヴァーノン提督の軍を補強するために派遣されようとしていた軍艦である。スモレットはのちにこの個人的経験を小説の主人公に投影したのだ。

外科医の助手としての任命辞令を手に入れようとするランダムは外科医師会館に行くようにと言われる。その会館に行くと、係員に呼ばれて試験委員会の面接試験を受けることになる。いかめしい顔つきの試験官たち（挿絵88）は彼の資格証明書について尋ねたあとで簡単な愚問を発する。「もし海戦の最中に頭を撃ち抜かれた男が運び込まれたらどうしますか」。この愚劣な試験は、予想されたように、試験料の請求で終わる[6]。

こうして外科医助手としての資格をあらたに入手すると、通常であれば、戦場に赴くべく、薬剤師会館で一箱分の薬一式を購入してから軍艦に向かうところである。しかしロデリックは、外科医師会館を出たところで、あとの面倒なことは省かれて、強制徴募隊に襲われた。

わたしがタワー埠頭を横切っていると浅黒いずんぐりした男が、横腹に短剣を吊るし手に棍棒をもって、わたしのほうに歩み寄ってきて、「おい、お前、おれと一緒についてこい」と呼びかけた。わたしは、そいつのみてくれが気に入らなかったので、返事もせずに、歩調を速めて、振り切ってやろうと思った。すると男は合図の口笛を吹いた。間髪をいれずに別の水兵がわたしの前に現れ、わたしのえりをつかんで引きずりはじめた。こんな乱暴な扱いを受けて楽しいはずもなく、わたしは男の手を振りほどくと、棍棒で一撃して男を地面に叩きのめした。そして、すぐに一〇人だか一二人だかに取り囲まれたことに気がついたので、駆け引きも巧妙に立ち回りを演じたため、相手方の何人かはやむなく短剣を引き抜いて襲ってこようとした。……わたしは頭に大きな傷を負い、左頬にも傷を負った(7)。

戦闘による負傷で彼が初めて遭遇したのは、かくして、自分自身の傷なのであった。

我らの主人公はそのあと「雷号」の船上に引きずられていく。その船長が信奉する医療観は単純そのものであった。「いいか、よく聞け、神にかけて、この船では病人をひとりもだすな」。外科医の部屋に連れていかれると、そこは一辺がせいぜい六フィートしかない正方形の、薬箱やら帆布の遮蔽幕やらで囲まれた乱雑な部屋である。そこには衝撃が待ち構えていた。「船の上で人が死ぬことがあるということよりも病人が回復することがあるということのほうに驚いた(8)」。

つづいて患者呼集がある。これはオーカム〔船体の応急処置〕原理に即して行なわれる。それゆえ、この奴隷船とも言うべき軍艦の外科医マクシェインは、最初の（熱病に襲われた）患者を診察するとき、その水兵は完全に健康であると主張する。「そして船長はその患者を兵曹長の助手に引き渡し、仮病を装った罰として直ちに甲板を一二周させろと命じた(9)」。

本当だろうか——それとも作り話にすぎないのだろうか。いずれにしても外科手術は、事実においても虚構作品においても、かなり奇矯な評判をとりつづけたのである。しかしながら、時が経つにつれてそのイメージが高まるようになると、外科手術は科学の風貌を帯びるようになった。[10] ジョン・ハンターは一七二八年生まれ、兄ウィリアムよりは一〇歳年少で、一〇人の兄弟姉妹の末子であった。一七四八年に彼はウィリアムと一緒に暮らしはじめた。ウィリアムは、その当時、ロンドンで解剖学の教師として身を立てようとしているところで、弟が聖ジョージ病院と聖バーソロミュー病院での外科学授業に出席できるよう手はずを整えてやった。聖バーソロミュー病院でジョンはウィリアム・チェズルデンの生徒として受け入れられた。チェズルデンは膀胱結石切除術を他に例がないほど迅速に行なったことで有名になった人であり、外科医としてはまれなことであるが、上流社交界に親密なつながりをもつ人であった。

そのあとジョンは、自身の健康のために、スモレットと同じように、ただし陸軍の外科医としての地位を手に入れ、一七六一年に、七年戦争の軍事行動で遠征軍に加わって出航した。このときに得た経験を折り込んで著したのが、死後の一七九四年に出版された大著『血液と炎症と銃創について』である。

一七六三年二月にジョンはピカデリーのゴールデン・スクエアで開業し、広範な実験的研究を行ない、多くの主導的な科学者や博物学者と知り合いになり、一七六七年には王立学士院の会員に選出された。その翌年にはハイドパークの聖ジョージ病院専属外科医に任命された。そこですぐに彼は応用解剖学と外科学の講義をはじめた。若き日に彼のもとで訓導を受け、その後に成功をおさめた主導的な外科医や解剖学者が多数いた。そのなかには、のちに天然痘のワクチン接種を開発したエドワード・ジェンナーという優秀な生徒もいた。ジョン・ハンターが築き上げた名声は一介の外科手術医というにとどまらなかった——のちに生理学と呼ばれることになる新しい実験科学の開拓者でもあり、その創設の父と見なされることになるのである。あるときジェンナーが恩師ハンターにハリネズミの行動について質問する手紙を書き送ったところ、ハンターから「どうして考えるのかね。どうして実験してみないのかね」という返事がきた。

科学的方法が大事だったのである。[11]

ジョン・ハンターの主要論文四篇――『人間の歯の発達史』(一七七一年)、『性病について』(一七八六年)、『動物の有機的組織のある部位に関する所見』(一七八六年)、『血液と炎症と銃創について』(一七九四年)――は炎症、震盪症、導管系統の異常、性病などの外科学的主題を扱っているため、外科の擁護者たちからは、手仕事であった外科手術を科学的学問に羽化させる画期的業績であると評価された。[12] 外科手術の実践と範囲が現実に根本的変化をみたのはヴィクトリア朝時代になって麻酔とリスター流の消毒法が導入された以降のことではあるにしても、その修辞的表現はずっと以前から変容しつづけていたのである。ジョン・ハンターには、没後も、常習的に敬意が払われた。手と頭を、肉体労働と頭脳労働を、統合することが大事であるとしたベイコンの考えを彼が実現したおかげで外科的手術が真の科学に高められたと宣言されることになったからである。ヴィクトリア朝時代の外科医ジェイムズ・パジェットは、創設の父たる人物に行き当たって、「彼が外科医たちのために為したことに注目せよ」とほめたたえた。

彼が登場するまでは[外科医は]医業のなかで下等な地位に甘んじていた……外科医は内科医に従属していたのであるが、それも当然であった。というのも内科医はその職業の学識を身につけていただけでなく、高度な文化人であり教養ある紳士であり貴顕人士の同輩でもあったからだ。しかしハンタ一以降になると際立った変化が見られることになる。内科医は、いまと同様に、その地位を立派に維持していた。そして外科医はそこまで地位を向上させたのである……然り、歴史上の誰よりもハンターの貢献によって我々は紳士となりえたのである……しこうして……もし紳士の地位を保持していくのであれば……それは最高度の科学的教養を身につけることによってでなければならない。[13]

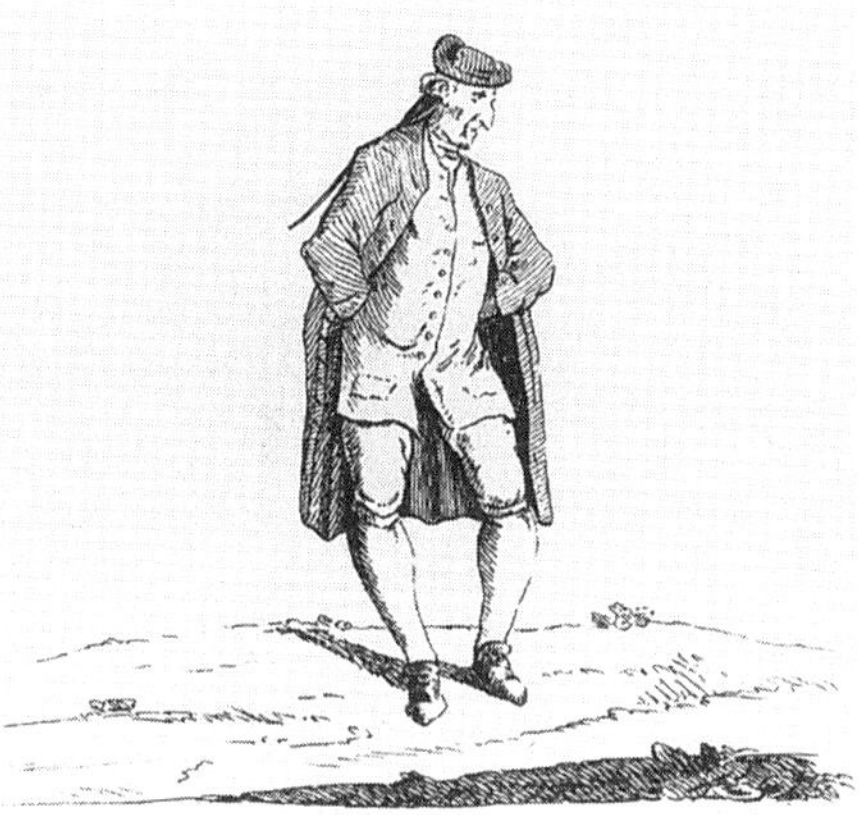

83　マシュー・ダーリー「いなせな薬剤師」(1772 年)エッチング

ダーリーの連作にある版画．薬剤師は，いかなる外見を装おうとも――この流行を追うイメージであれ，この章の前半で見ておいたような見すぼらしい正直者のイメージであれ――諷刺画家には恰好の素材となる人物でありつづけた．

このようにして屠殺業者という汚名は科学的外科医という神話に取って代わられることになった。

薬剤師の地位は伝統的に低く見られていた。小売商人であり、店舗がきたならしく俗悪でもあったからである。それをサミュエル・ガースは韻文にして次のように蔑んだ。

彼の店は内外の安っぽい小間物で
一般庶民の好奇の目を引きつける。
こちらにはひからびたミイラあり、
あちらには亀の甲羅がぶらさがる……
黴びて腐った医薬が山積みになり、
干した膀胱や抜かれた歯があった。(14)

したがって薬剤師を育ちのよくない人間として描くことは、このように、まったく当然のことなのであった。

法律では、薬剤師は内科医の下役ということになっていた。後者が処方するものを前者が調合したのである。こうした制度は潜在的に反目を伴った。薬剤師は、薬のことにかけては目上の内科医より精通していたので、自分の権限で処方したがり、そうすることで内科医の法外な料金を患者が払わないでもすむようにして、病人を喜ばせようと望んでいた。ロンドンでは、これが医師会と名誉ある薬剤師会とのあいだの論争を引き起こした——その結果として生じた「調剤戦争」については第五章で扱ったとおりである[15]。ロウズ裁判（一七〇四年）で薬剤師側が勝利したことで薬剤師は、事実上、内科医の職務を果たす権限を与えられ、それ以降というもの薬剤師は上昇傾向にある医療市場のなかで重きをなす人物ということになった（挿絵83）。こうした人間についてロバート・キャンブルは一七四七年に「外科手術を施し、助産夫となり、また、とりわけ田舎において、何度も内科医を務め、しばしば多科目診療家となり、その道で有名人になる」者どもがいると言った——すなわち薬剤師は、商人の国イギリスに出現した、新興の一般開業医だったのである[16]。

時代遅れの歴史記述が示唆するところでは、エリザベス・ギャレット・アンダースンやソファイア・ジェクス＝ブレイクその他ヴィクトリア朝中期の女傑たちによる「要塞攻撃」が成功するまでは、女性は医療から排除されていたことになっている。しかしながら女性は、実際には、近代初期をつうじて医療の実践と密接にかかわっていたのであり、子ども、召使い、家族、友人、近所の人びとを分け隔てなく治療する際に大いに必要とされていたのだ[17]。「マラリア熱が大流行しており、わたしの妻は、この病気の専門サングラードウであるため、多数の患者を抱えている……そして粉薬での治療に大成功をおさめている[18]」とジョージ・ウッドワード師は述べた。ヘンリー・フィールディングが妻のために「抜歯の第一人者」を探したとき行き着いたのは「その術にかけては大変に有名な女性」であった。名声と大金を手にする女性たちもいた。なかでもジョアナ・スティーヴンズは自家製の膀胱結石溶解剤である「リソントリプティッ

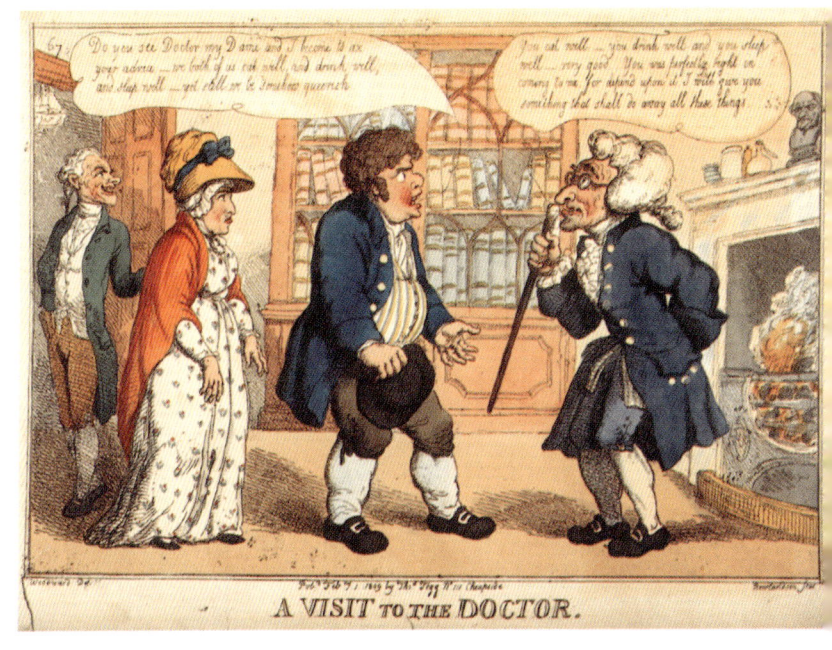

84　トマス・ロウランドスン「医者通い」(1809 年) ジョージ・ムータード・ウッドワードに倣ったエッチング　水彩つき彩色

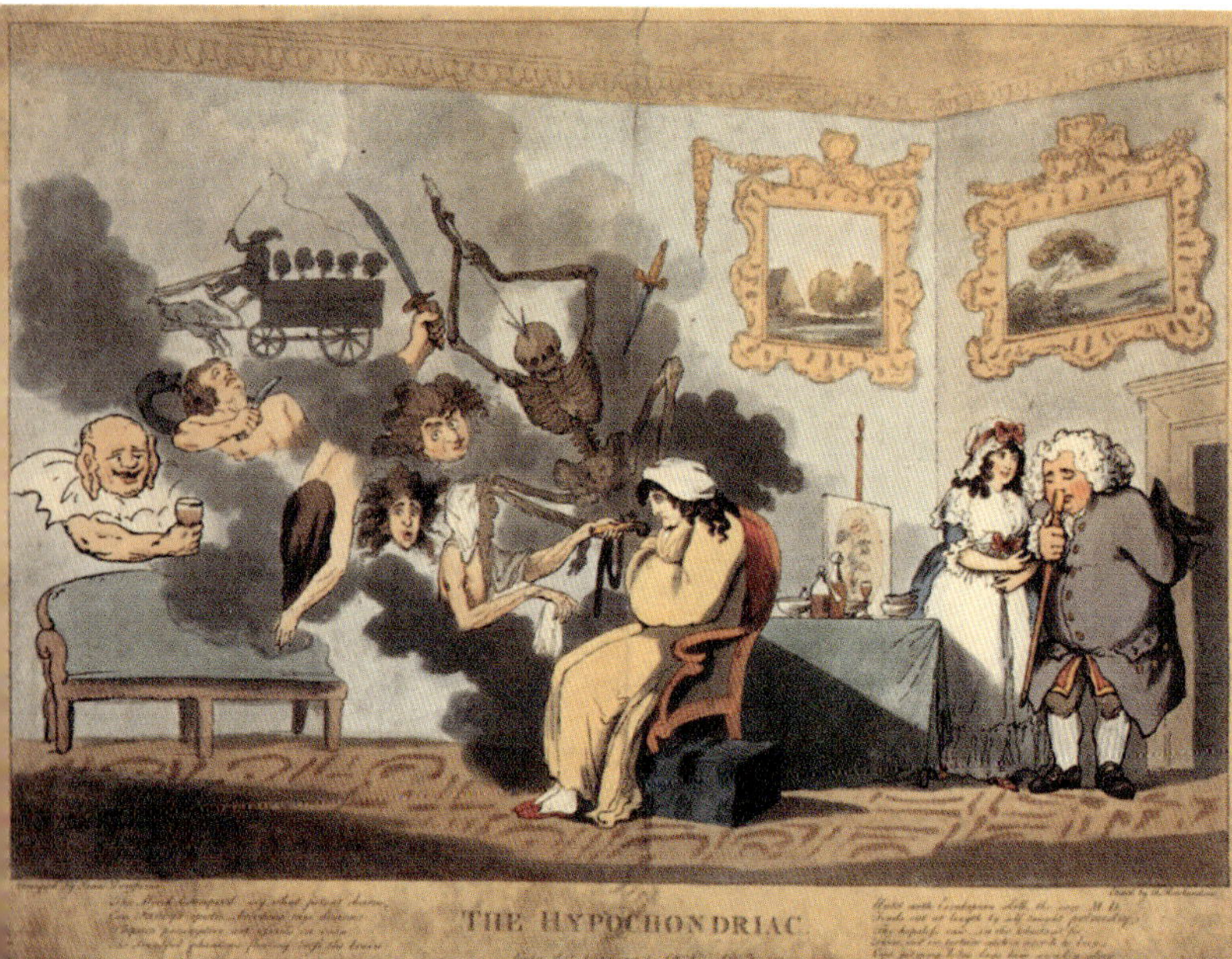

85　トマス・ロウランドスン「心気症患者」（1788 年）ジェイムズ・ダンソーンに倣ったエッチング　彩色

説明文には「精神の異常――いかなる魔法薬をもってすれば／空想の――激しい欲望を抱える――妖怪を退散させることができるのか／医者が処方する薬も施す医術も効き目なく／恐ろしい幻影が脳裡をよぎる／医神アエスクラピウスの技能を用いて賢明なる医者が／独学の器用な手先でようやくにして絶望的なる病因を／法外な料金をとってつきとめるまで／そのときには哀れを催した大丸薬が悲惨きわまる患者を／ぐっすりと眠らせて拷問の苦しみから解放してくれる」とある．この心気症患者はさまざまな幻覚に襲われている．カリフラワー状の耳をした男がグラスでワインを飲んでいる．蛇につきまとわれている男が自分の喉を掻き切ろうとしている．霊柩車の御者が馬に鞭をあてている．女性の胴体が弱々しくさかさまに浮かんでいる．狂人の顔がふたつ．剣をもつ手．食屍鬼のような老女が布と縄を握り，物陰から取りだした拳銃を心気症患者に手渡している．そして逆上した骸骨が矢で刺し殺そうとしている．

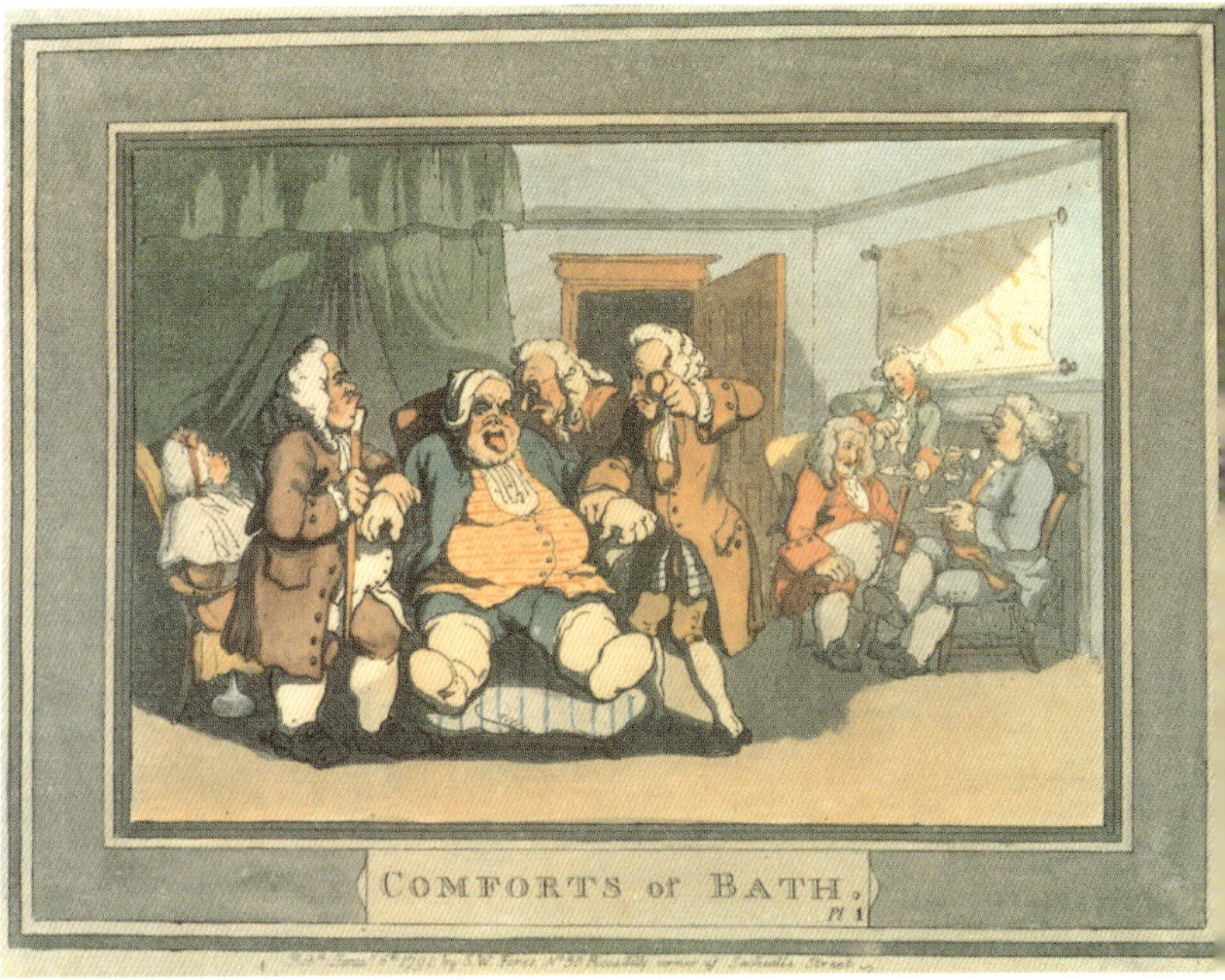

86　トマス・ロウランドスン「医者たち」『バースの楽しみ』図版 1（1798 年）
画用紙の水彩　ヴィクトリア美術ギャラリー（バース）所蔵

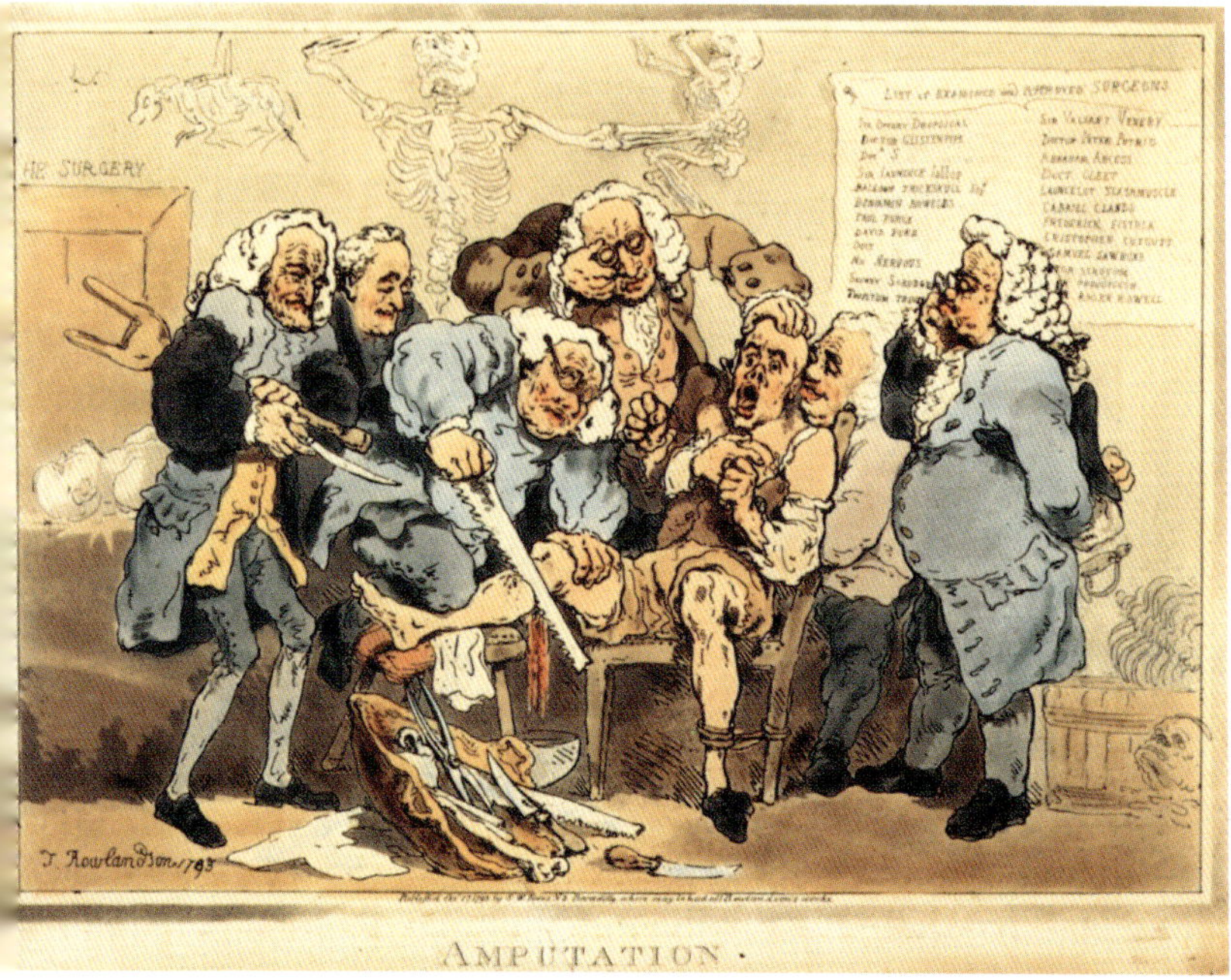

87　トマス・ロウランドスン「切断手術」(1793 年) アクアチント＆エッチング水彩

ドアの上には「手術室」と表示されている．部屋のなかには骸骨が散らばっている．壁に貼られているのは「審査に合格し認可された外科医の一覧表」で，24 人の名前があり，そのなかに「サー・ヴァリアント・ヴェネリー〔好色に耽る勇者〕」，「ピーター・ピュートリッド〔悪臭を放つピーター〕医師」，「ラーンスロット・スラッシュマッスル〔筋肉をめった切りするラーンスロット〕」，「ベンジャミン・バウアレス〔無情なベンジャミン〕」の名前がある．5 人の外科医が男の片脚の切断手術に加わり，別の外科医が彼らを監督している．大工の前掛けをつけている外科医は右膝と左手を患者の脚に押しつけてその脚を固定している．患者の他方の脚は椅子に縛りつけられている．止血用の圧迫帯がないのが注目に値する．

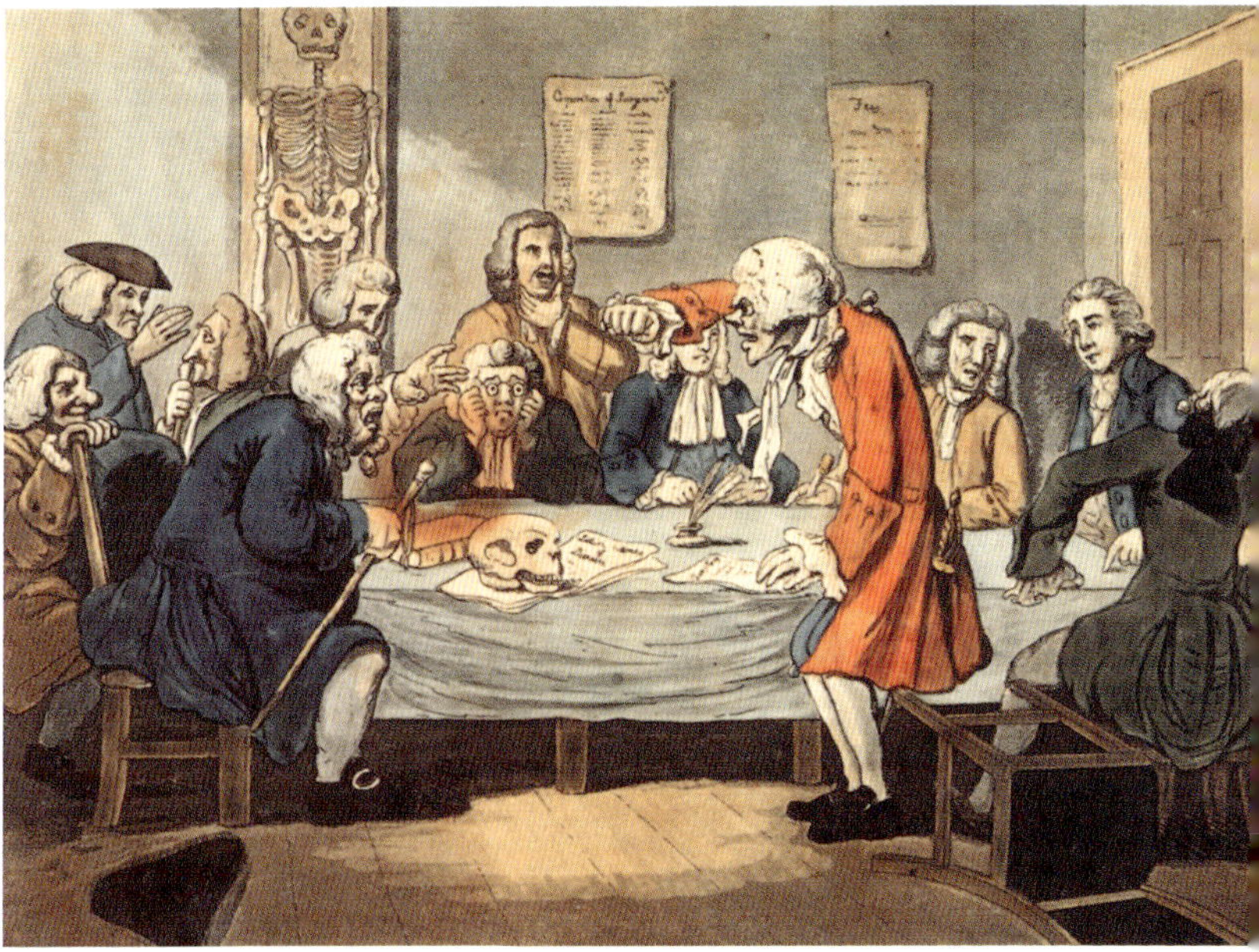

88　ジョウゼフ・スタドラー「外科医師会館でのロデリックの面接試験」（1800 年）（トバイアス・スモレットの小説『ロデリック・ランダム』に基づく）サミュエル・コリンズの絵に倣ったアクアチント　彩色

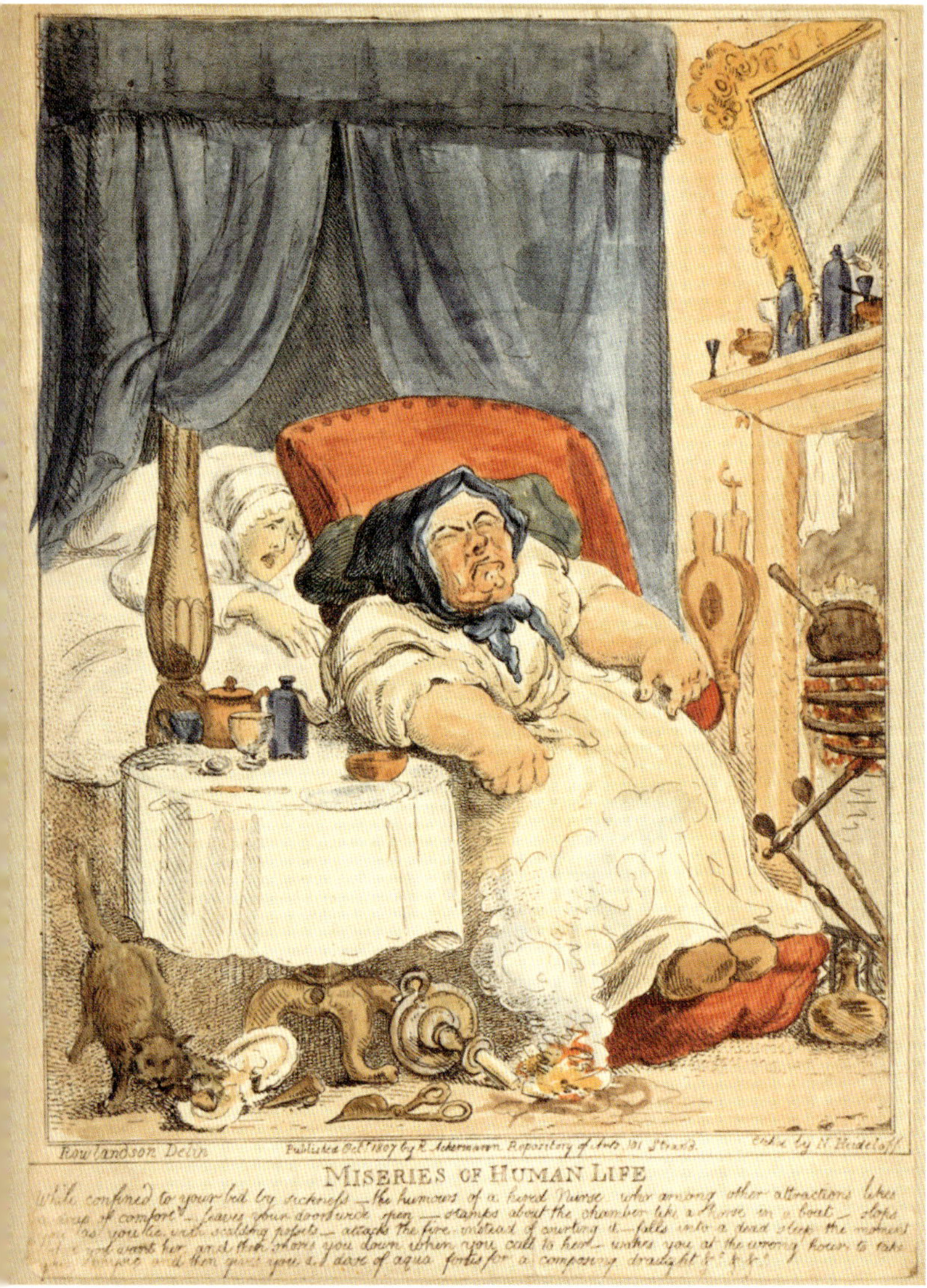

89　ニコラウス・フォン・ハイデロフ「人生のさまざまな苦難」(1807 年)
　　トマス・ロウランドスンに倣ったエッチング　彩色
猫が食べ物をあさり，蠟燭の火が絨毯に燃え移っている．

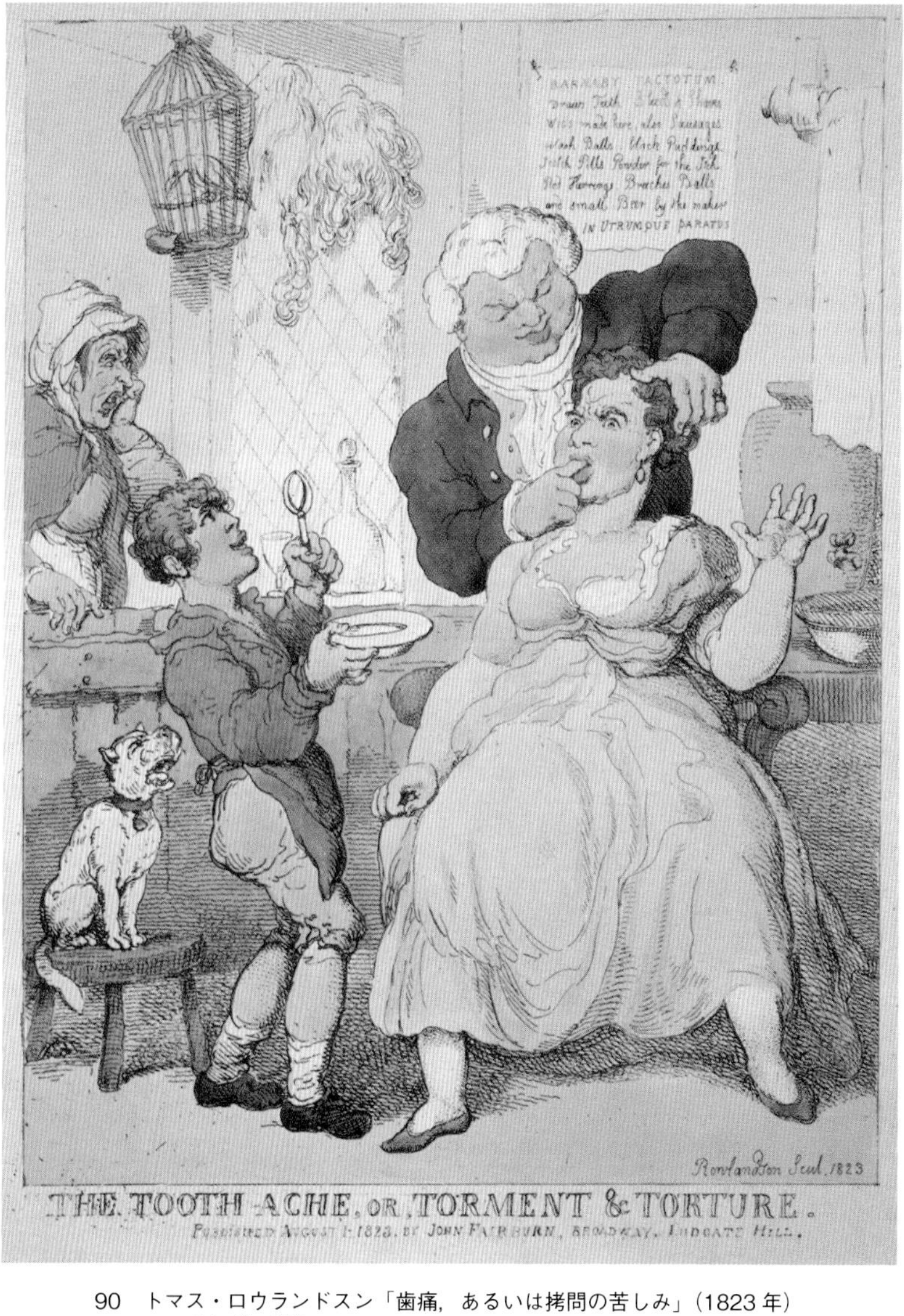

90　トマス・ロウランドスン「歯痛，あるいは拷問の苦しみ」(1823年)
エッチング　彩色

村のなんでも屋が歯を抜いている図．歯が疼いているのが明白な老女が順番を待っている．後方の壁に貼られている証書には「バーナビー・ファクトトゥム．抜歯，瀉血，髭剃り．鬘の製造，ソーセージも．砲丸の洗浄，ブラックプディング，スコッチ丸薬，痒み止め粉薬，燻製ニシン，ブリーチ・ボール，醸造所直送の弱いビール．御下命次第即応」と書かれている．女性患者は，屈強な歯医者がずんぐりした指で彼女の口のなかを調べるのに驚いて，腕を激しく動かしている．彼女のかたわらでは少年が深皿を用意して待ち構えている．

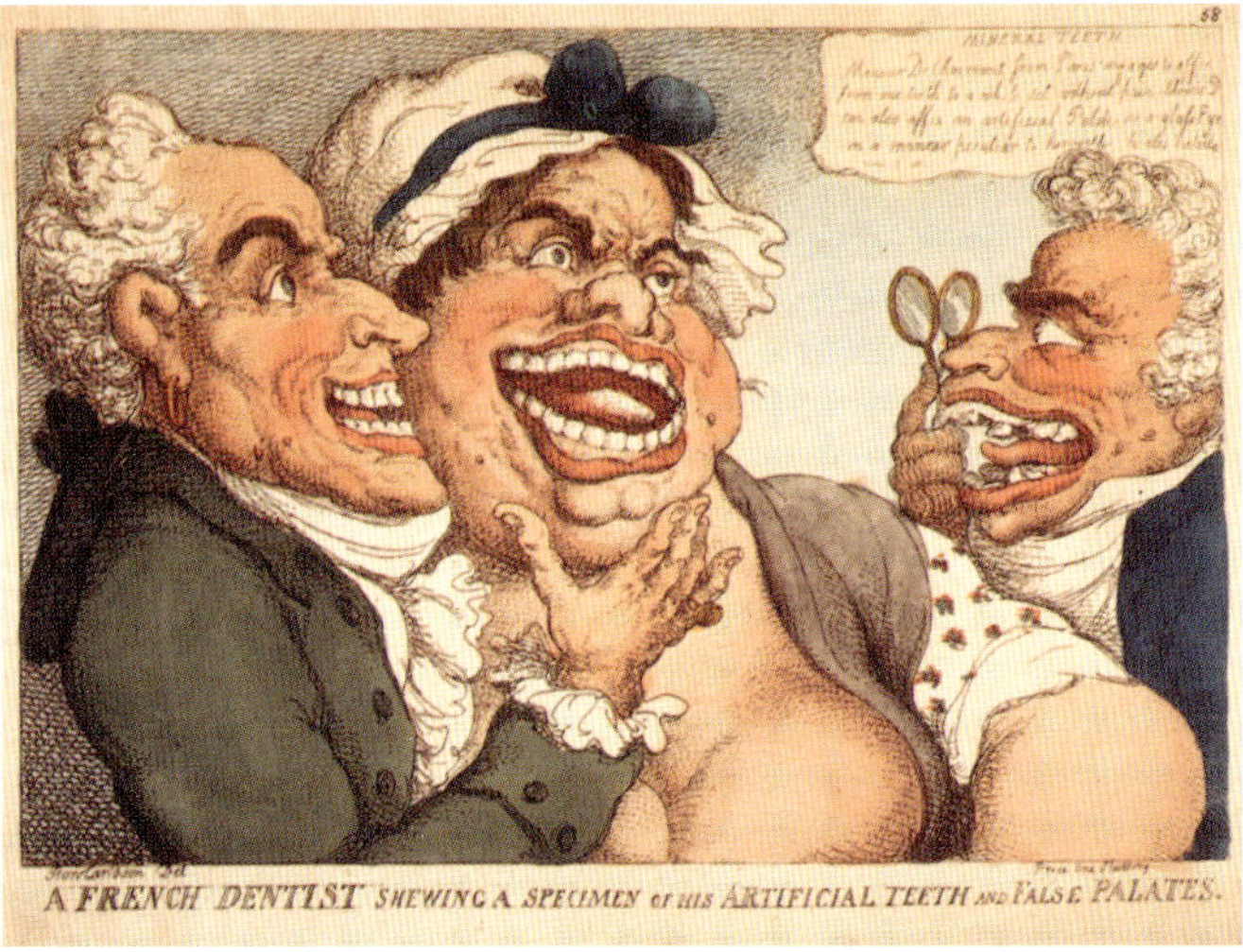

91　トマス・ロウランドスン「フランス人の歯医者が自家製の義歯と人工口蓋の見本を示している図」(1811 年) エッチング　彩色

デュボワ・ド・シャルマンが，患者になりそうな人物に，自分の義歯とグロテスクな女性患者の義歯を示して実物宣伝している．貼り紙には「鉱物製の歯．パリから来たフランス人シャルマン医師は１本の入れ歯から総入れ歯まで痛みを伴うことなく装着する．モウンズ・Ｄはまた独自の方法で人工口蓋あるいはガラス製義眼の装着もする．蒸留もする」と書いてある．

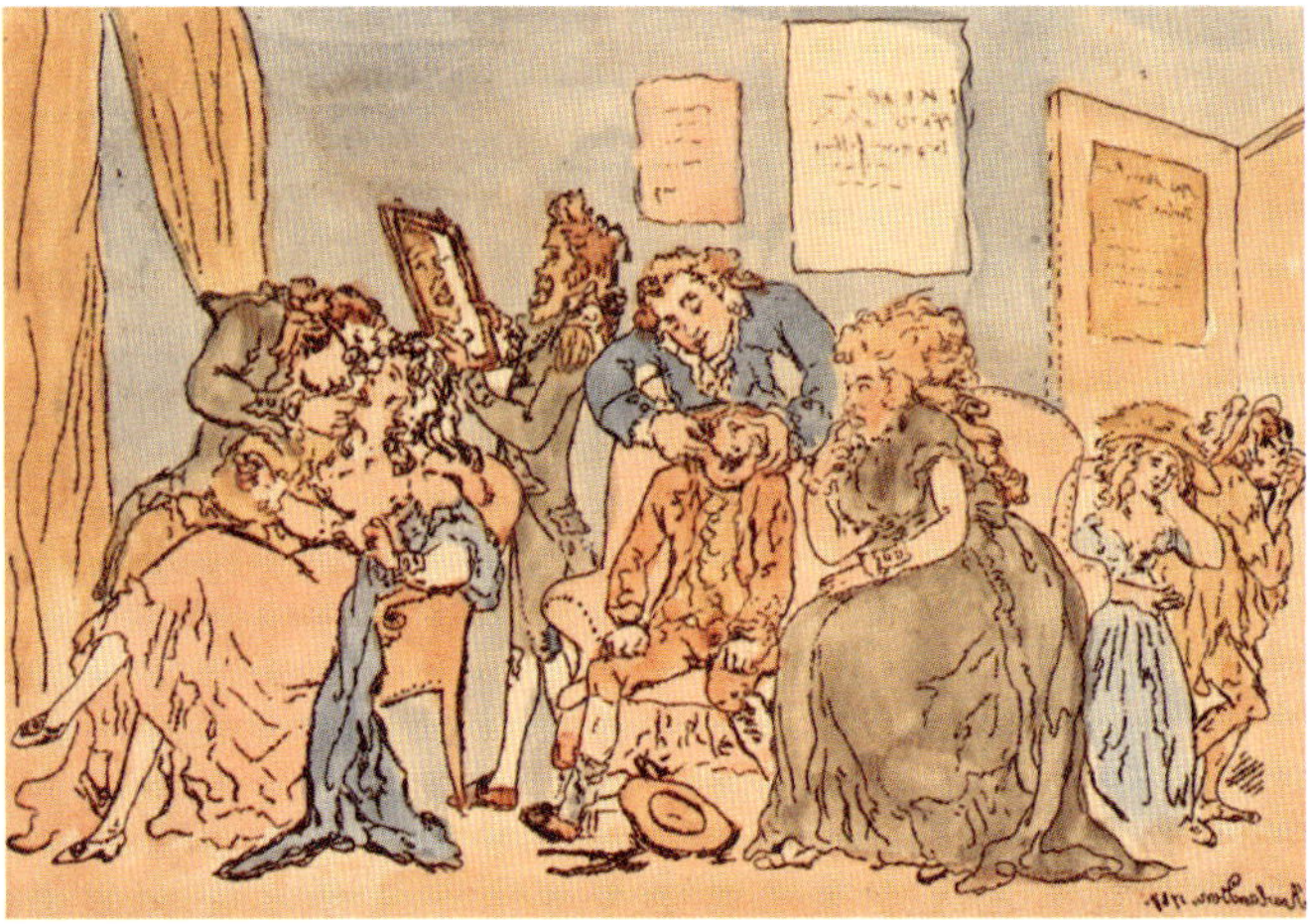

92　トマス・ロウランドスンに倣ったリトグラフ　彩色 (1787 年)

上流社交界の歯医者の歯科治療．富裕階級の人びとのための入れ歯を作るために，あるいは富裕階級の人びとに移植するために，貧乏人や子どもたちから歯を引き抜いているところ．

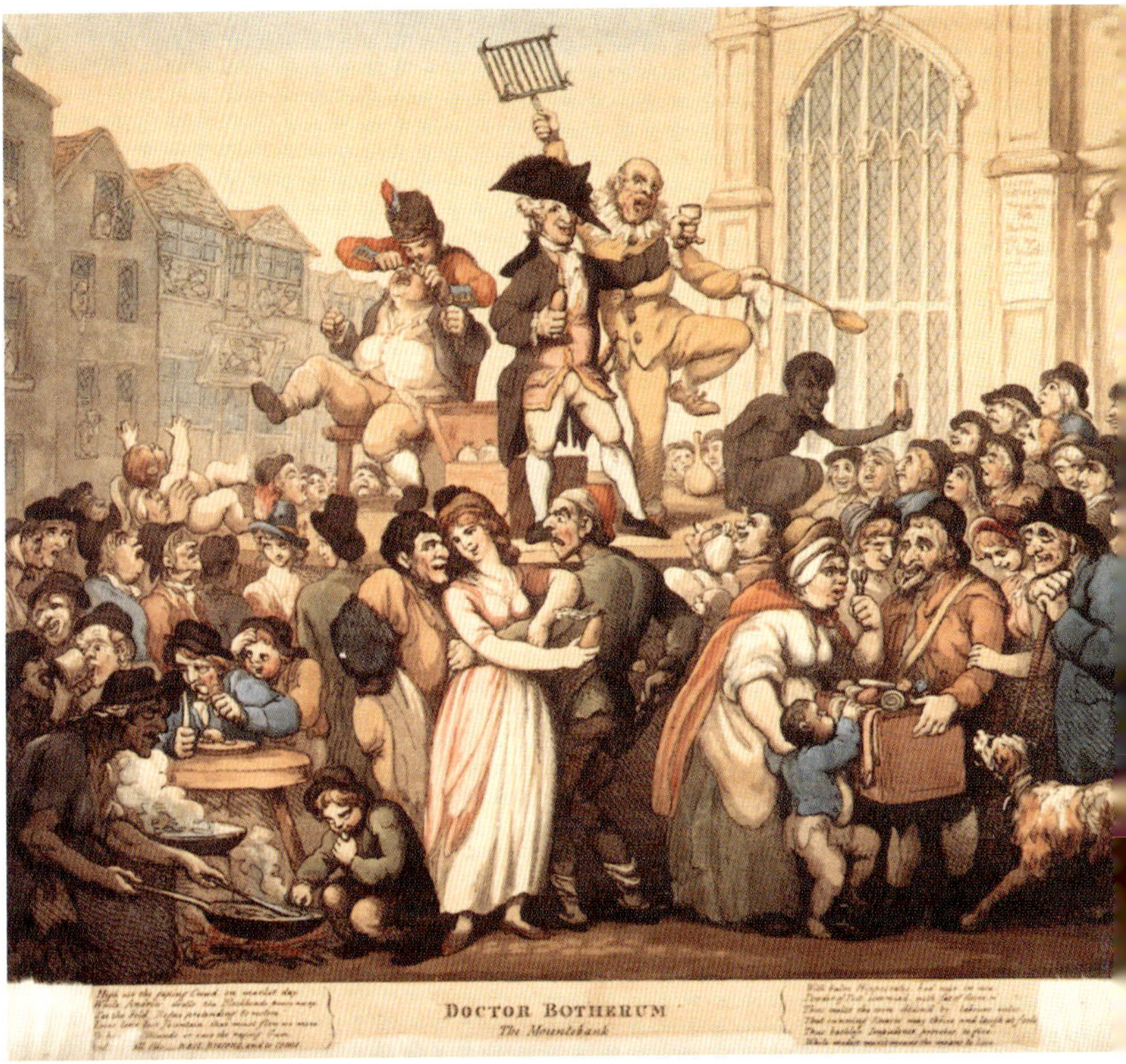

93　トマス・ロウランドスン「山師医者ボセルム」(1800 年)
エッチング＆アクアチント　水彩

説明文は以下のとおり.「市のたつ日．口をあんぐりと開けている人びとを高見から見おろしている．／アンドルーがまぬけ者の小銭を剽軽な身振りで巻き上げているかたわら，／見よ，詐欺師は大胆にも，とうの昔に涸れてしまった／愛の泉を回復してみせるとうそぶいている．／傷を癒すと，あるいは歯茎の疼きを楽にすると，／そして——過去，現在，未来の——あらゆる病気を［治癒すると］．／ヒポクラテスが使ったこともない香膏で，／鵞鳥の脂と混ぜ合わせたポストの粉薬で．——／かくして汗水たらして得た労賃が水の泡と消える．／狡猾な悪漢どもが栄え，愚か者を笑い／かくして恥知らずの厚かましい輩は金を払わせる，／そのかたわら慎ましい人びとは生活の資を失って嘆き悲しむ」．第一章にでてきた山師たちの芝居がかった描写と比較してみるとよい．

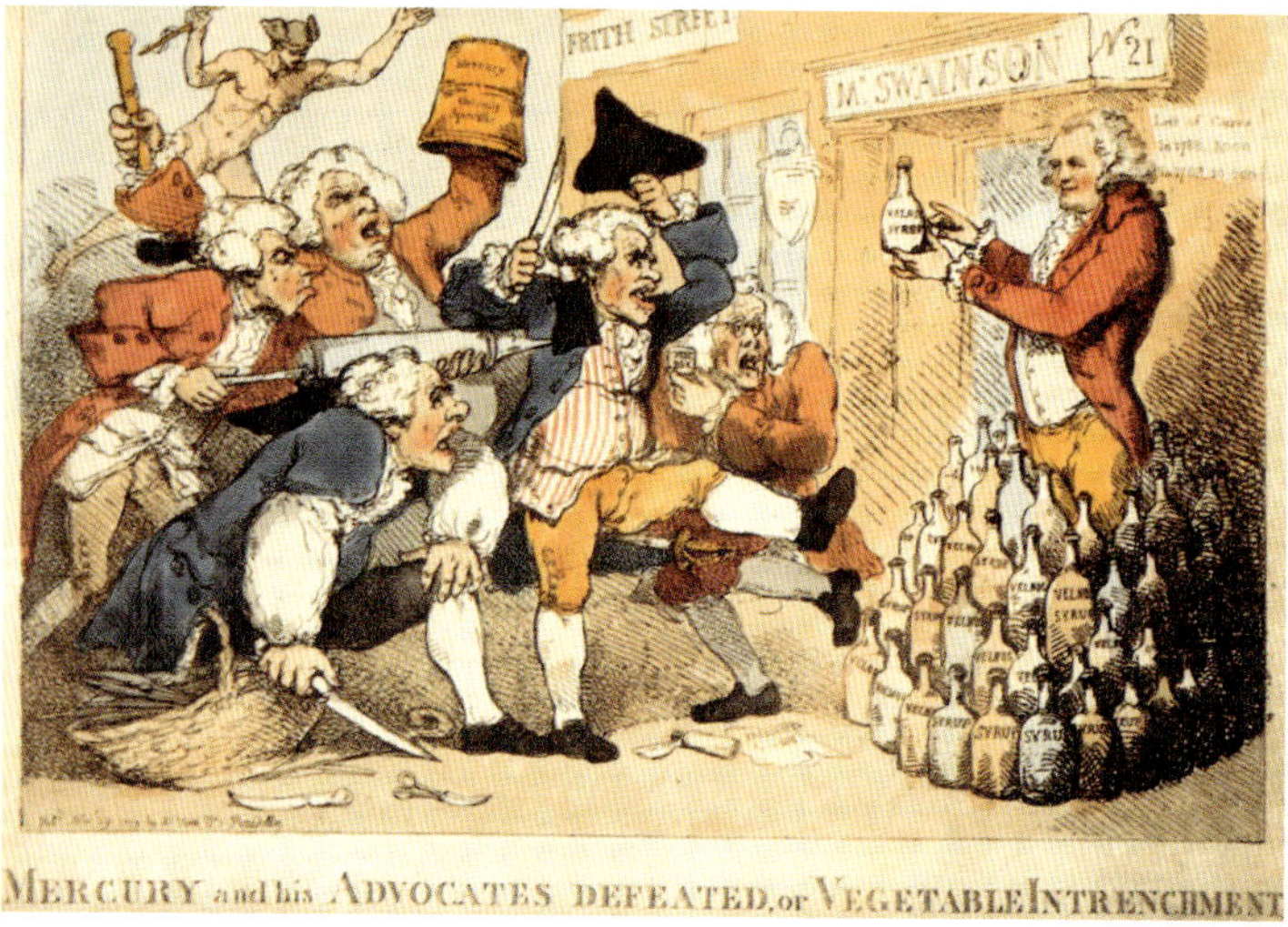
FRITH STREET
Mr. SWAINSON
No 21
MERCURY and his ADVOCATES DEFEATED, or VEGETABLE INTRENCHMENT

94　トマス・ロウランドスン「メルクリウスとその支持者たちの敗北，
あるいは植物薬の砦」（1789 年）エッチング　水彩

自家製の「ヴェルノのシロップ」を宣伝販売しているアイザック・スウェインスンが水銀治療を支持する商売敵の開業医たちの猛攻撃に遭っている．

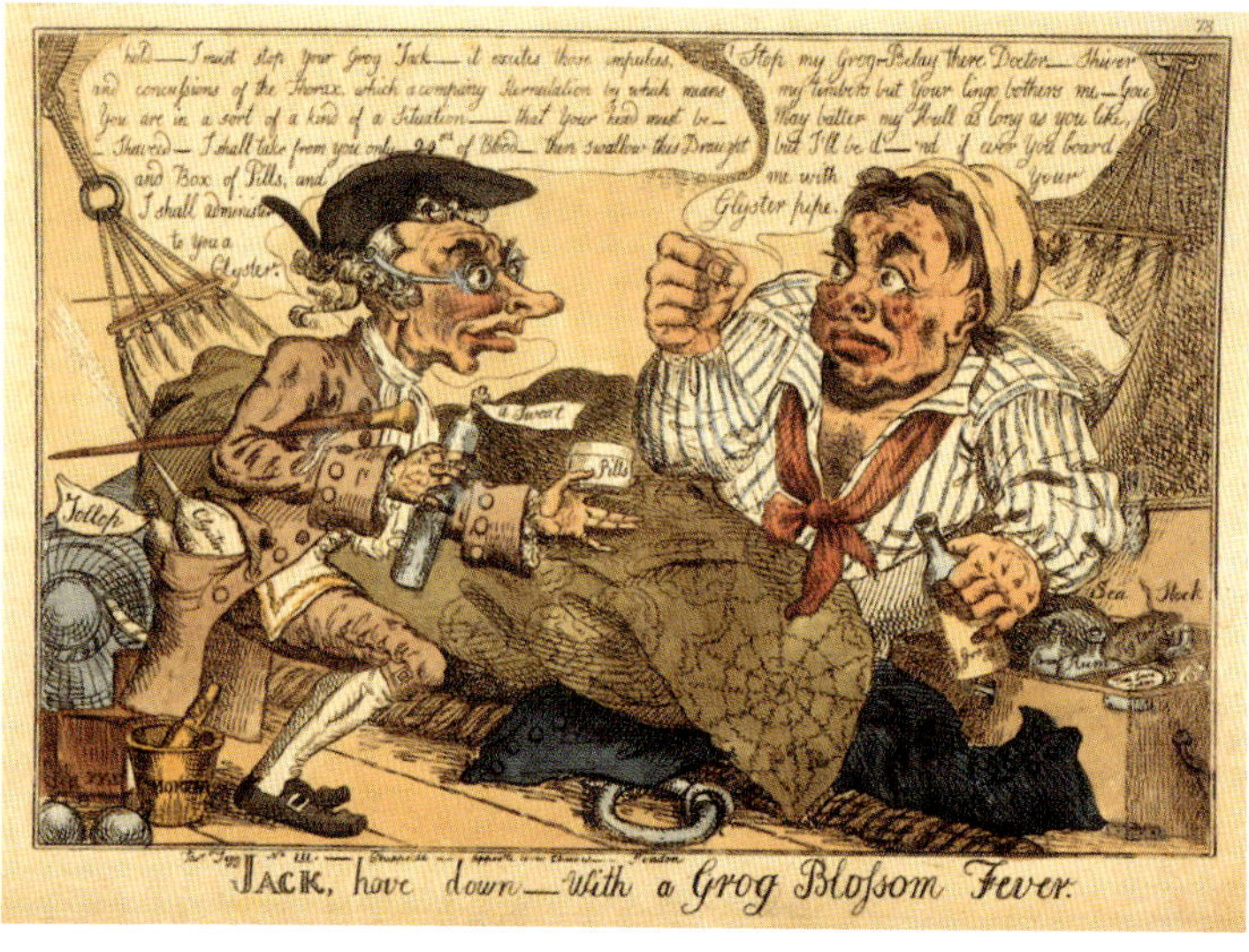
Stop my Grog—Belay there Doctor—Shiver my timbers but your lingo bothers me—You may batter my skull as long as you like, but I'll be d—n'd if ever you board me with your Glyster pipe.
Pills
Jollop
Sea Stock
JACK, hove down—with a Grog Bloſsom Fever.

95　ウィリアム・エルムズ「ジャック――グログブロッソム熱にたおれる」（1811 年）
エッチング　彩色

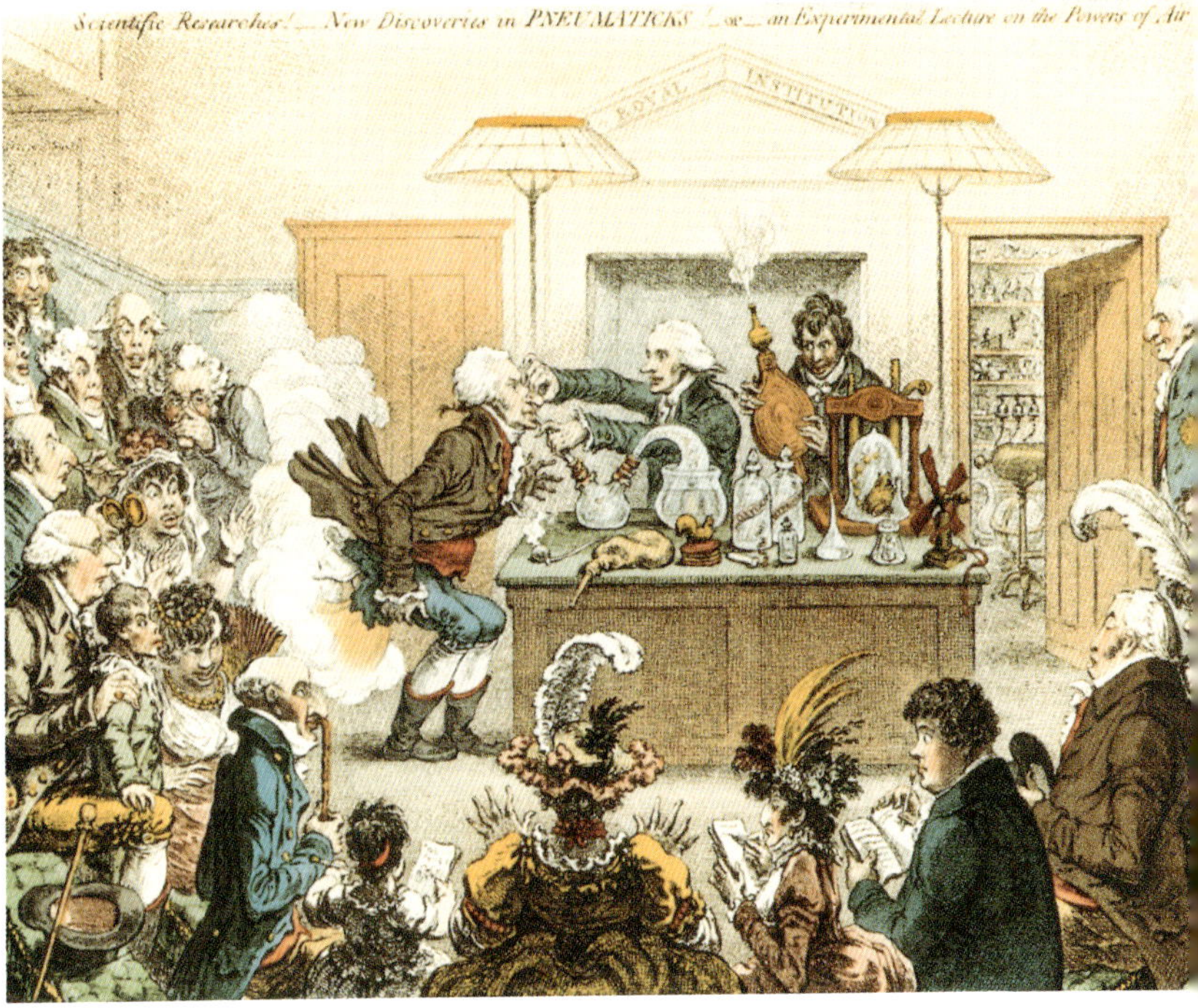
Scientific Researches! — New Discoveries in PNEUMATICKS! — or — an Experimental Lecture on the Powers of Air
ROYAL

96　ジェイムズ・ギルレイ「科学的研究！——空気力学における新発見！——あるいは——空気の力についての実験的講義——」（1802 年）エッチング　彩色

ロンドンの王立研究所の構内でトマス・ガーネット医師がサー・ジョン・コクス・ヒッピスリーに亜酸化窒素を嗅がせる実験でその効果を立証している．ハンフリー・デイヴィーが風袋をもってかたわらに立っている．観衆のなかにはスタンホウプ卿と（王立研究所の創始者）フォン・ラムフォード伯爵がいる．

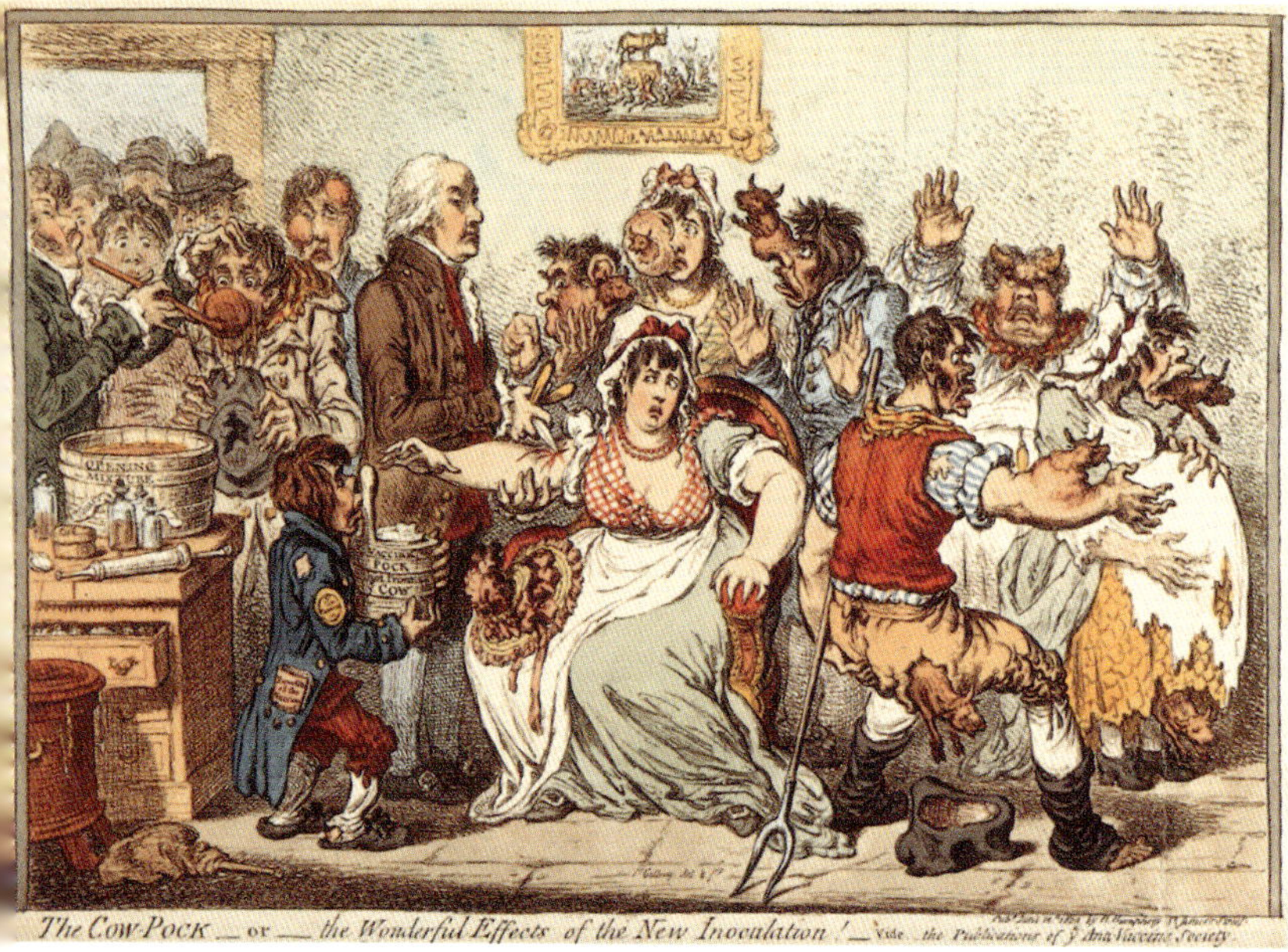
The COW-POCK __ or __ the Wonderful Effects of the New Inoculation ! __ Vide. the Publications of ye Anti-Vaccine Society.

97　ジェイムズ・ギルレイ「牛痘――あるいは――新しい種痘のすばらしい効果！　見よ．反牛痘種協会発行」（1802 年）エッチング　水彩

「セント・パンクラス天然痘および種痘病院」でエドワード・ジェンナーが，乱切器を手にして，不安そうな女性に天然痘の予防接種をしている．生活保護を受けていることを示す記章をつけている少年が「雌牛からとれたての牛痘」と表示された桶を抱えている．そのポケットから突き出ているのは「予防接種の恩典」と題された本である．少年の背後の整理箪笥の上にあるのは「事前の混合薬」を入れた容器．助手が混合薬を杓ですくって種痘の順番を待っている患者に飲ませている．容器の近くには浣腸用の注射器，箱入りの丸薬と薬瓶があり，瓶のひとつには「催吐剤」という表示がある．壁には「黄金の仔牛」と題された額入りの絵が掛かっている．

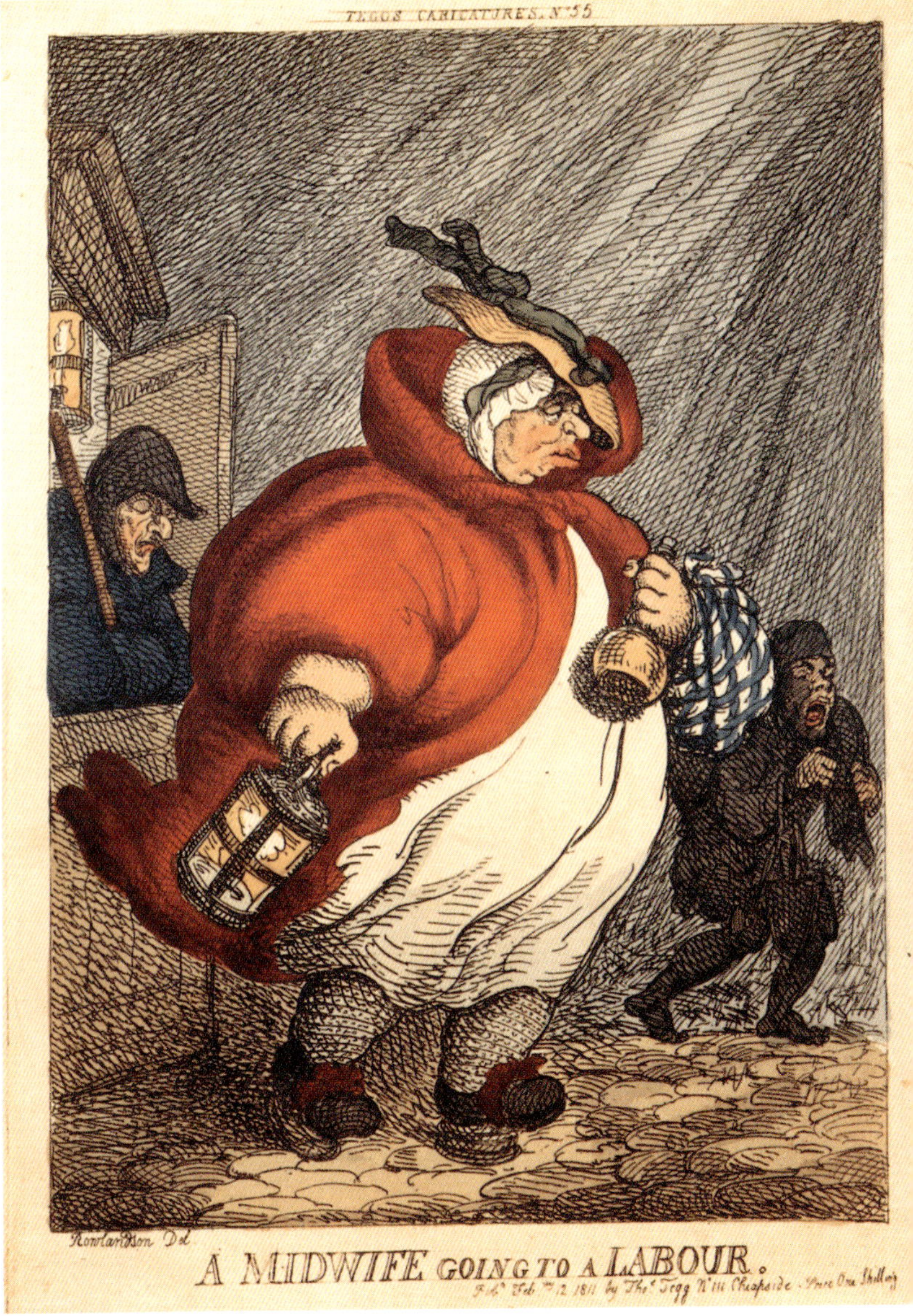

98　トマス・ロウランドスン「出産の場に向かう助産婦」（1811 年）エッチング
水彩　でっぷりと太った助産婦が嵐をついて出産の場に向かっている.

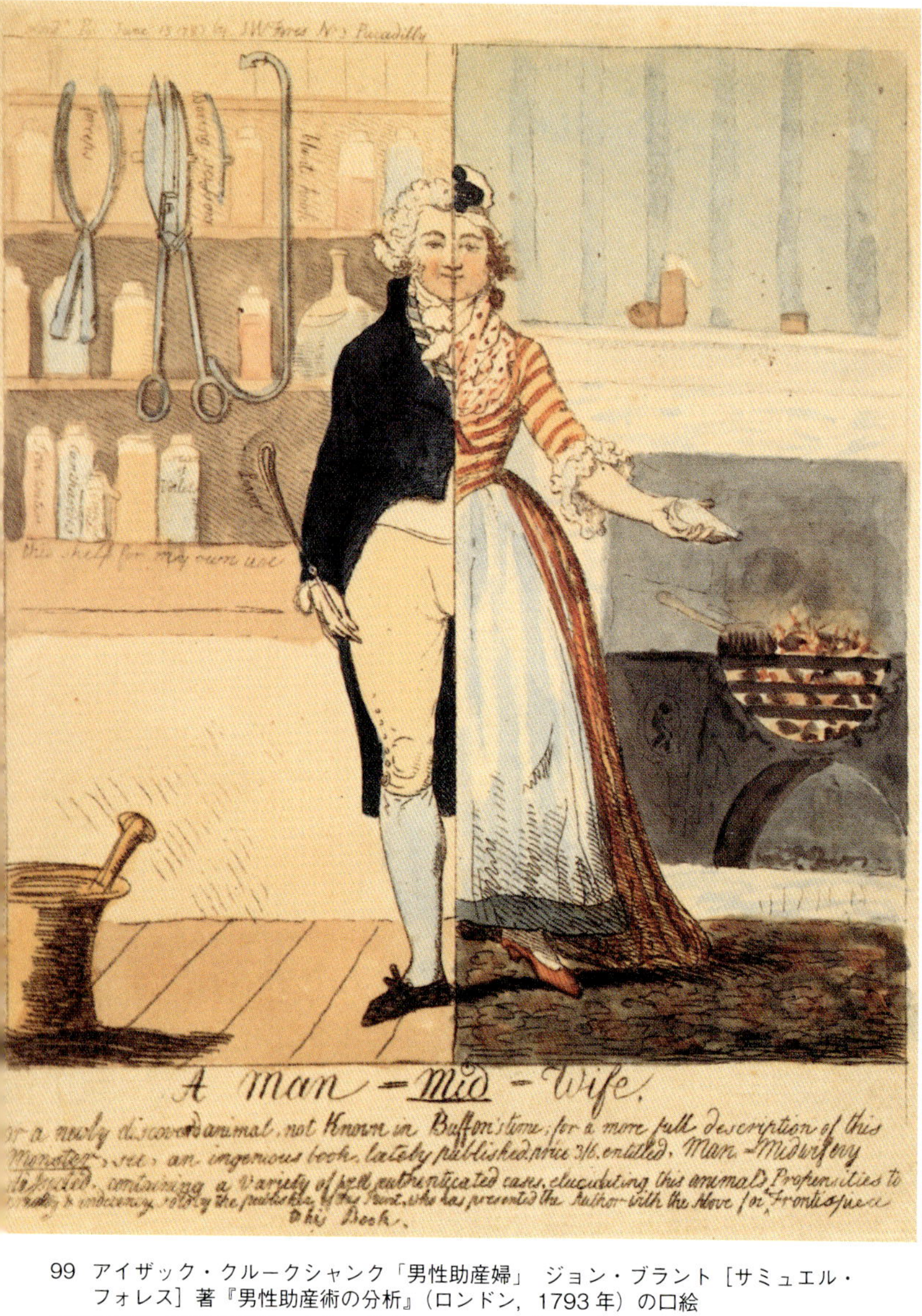

99　アイザック・クルークシャンク「男性助産婦」　ジョン・ブラント［サミュエル・フォレス］著『男性助産術の分析』（ロンドン，1793 年）の口絵

説明文には「男性助産婦，あるいはビュフォンの時代には未知であった新発見の動物．この怪物についての詳細を知りたければ最近刊行されたばかりの独創的な本『男性助産術の分析』（定価 3 ポンド 6 シリング）をご覧あれ．この動物の不作法かつ下品なまでの性癖を解明する真正であることが証明されたさまざまな事例満載．販売元である出版者は著者に上記の絵を本の口絵として献呈するものである」とある．

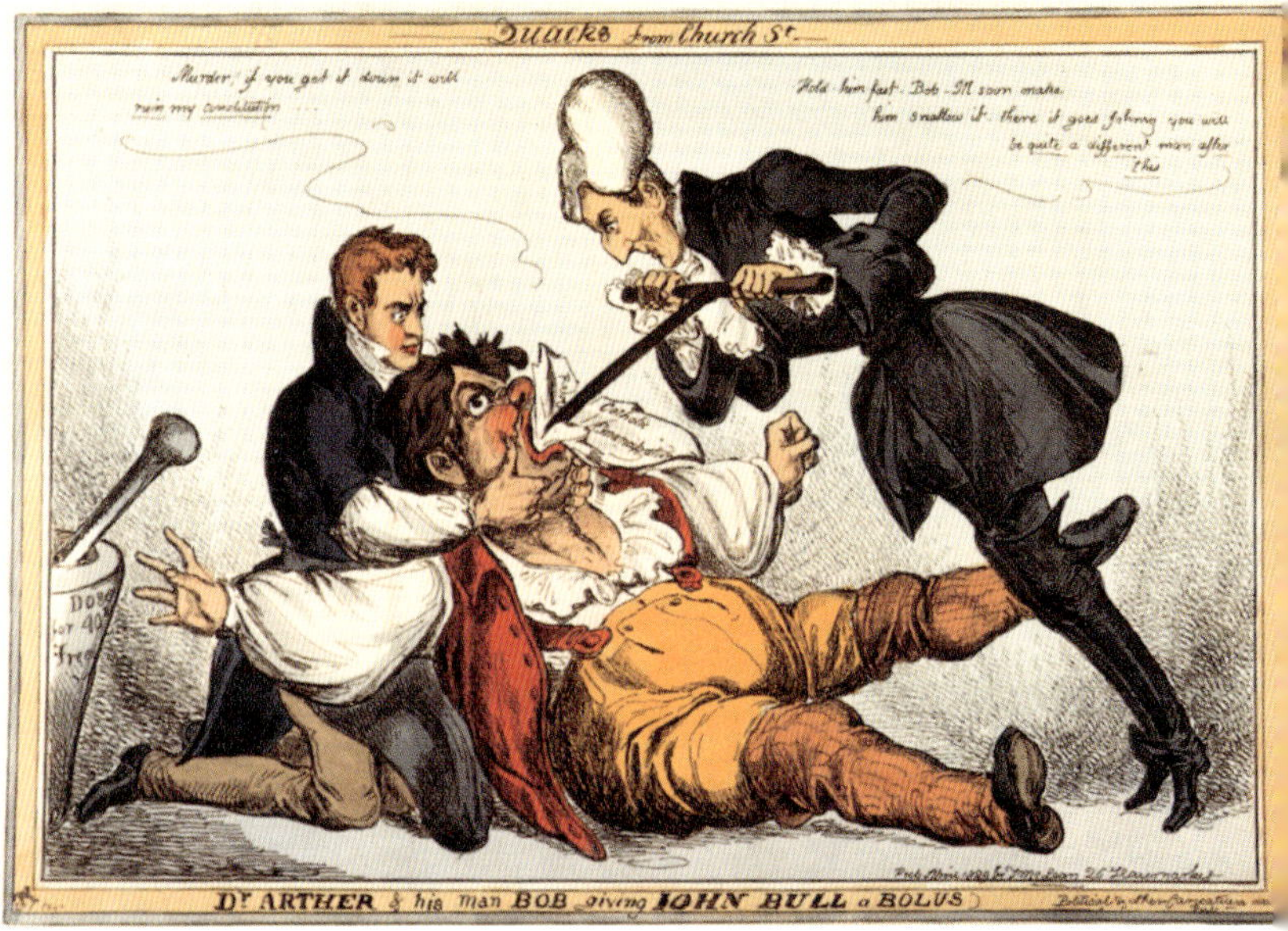

100　ウィリアム・ヒース（「ポール・プライ」）「チャーチストリートの似非医者たち　アーサー医師とその助手ボブがジョン・ブルに大丸薬を与えている」（1829 年）　エッチング　水彩

この版画はカトリック教の解放という観念を国体違反であるとして諷刺している．左下には画家のポール・プライ〔詮索好きでお節介な人〕という記章が記されている．ジョン・ブルは「人殺し！　そんなものを飲み込んだらおれの体〔国体〕が破滅してしまう……」と叫んでいる．彼の喉に無理やり詰め込まれている新聞は「カトリック教の解放」と題されている．アーサー・ウェルズリー首相（ウェリントン公爵）がロバート・ピール内務大臣に向かって「そいつを――しっかり――おさえつけてろ――ボブ――すぐにこいつを飲み込ませてやる――さあジョニー飲むんだ，これを飲んだあとはすっかりちがう男になる」と言っている．左端の乳鉢には「40 人分無料」と刻まれている．

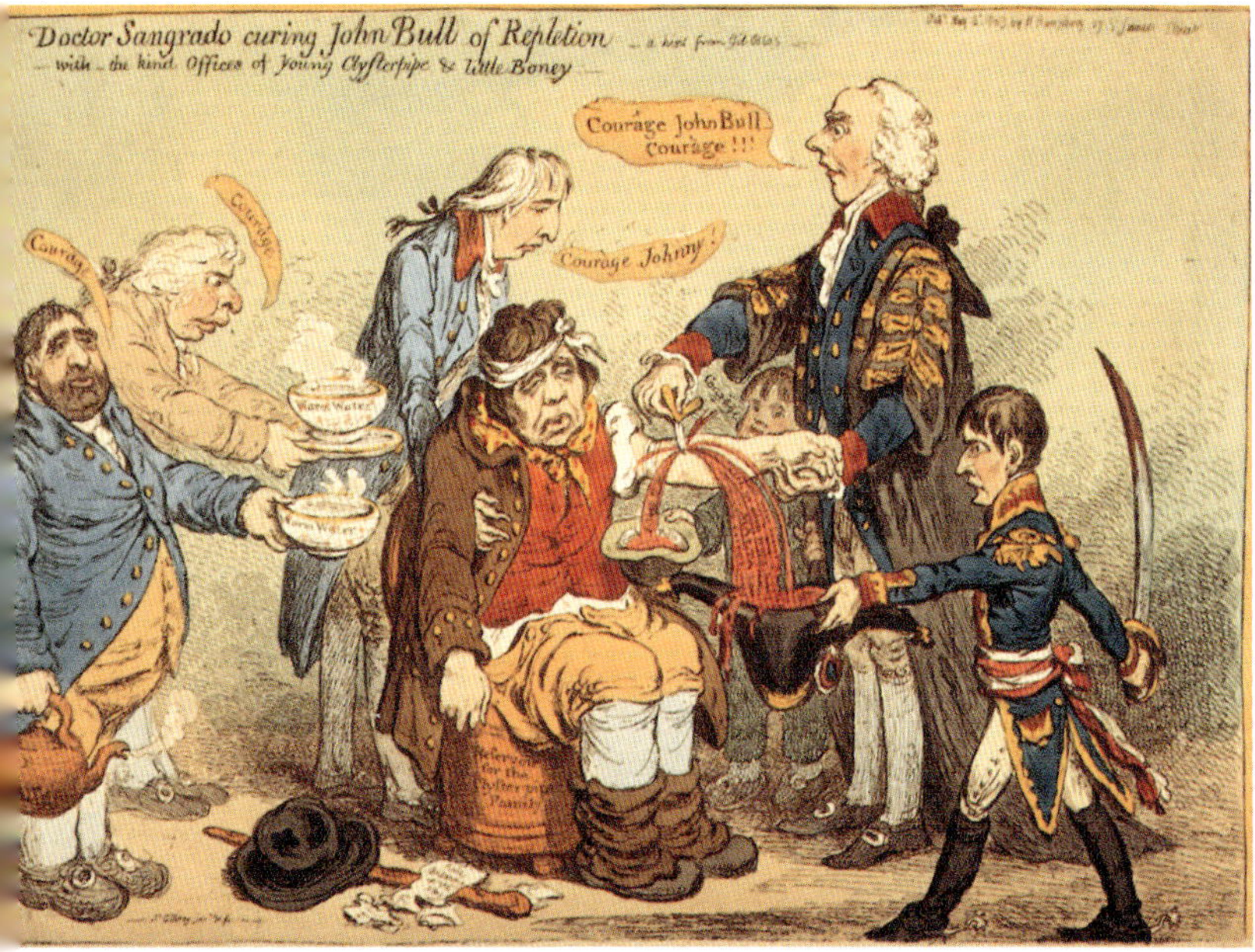
Doctor Sangrado curing John Bull of Repletion
— with — the kind Offices of Young Clysterpipe & Little Boney —
Courage John Bull
Courage!!!
Courage Johnny!
Warm Water

101　ジェイムズ・ギルレイ「若きクリスターパイプと小人ボウニーの手を借りてジョン・ブルの多血症を治療するサングラードウ医師」(1803年) エッチング　水彩

ヘンリー・アディントン首相が疲労困憊して寝室用便器に座っているジョン・ブルに瀉血を施している．急進派のホイッグ党員であるリチャード・ブリンズリー・シェリダンとチャールズ・ジェイムズ・フォックスが苦痛緩和剤として湯を供している．アディントンの息子（「若きクリスターパイプ」）と前景のナポレオンがその血（イギリスが失ったマルタ島や西インド諸島など）を帽子に受けとめている．地面には英国の愛国歌「ブリタニアよ，統治せよ」が引きちぎられている．

ク」を議会に大枚五〇〇〇ポンドで売り、また「女性の寄生虫病医」であったセアラ・ヘイスティングズやレスターのフレンチ夫人はその治療法が英国王立学士院の「学士院会報」に掲載されたとき不朽の名声を与えられた。「わたしの舌の病変が……寄生虫による病気であることは次の記事からお分かりいただけるでありましょう」とトマス・デント師はサー・エドモンド・キングに宛てた手紙にしたため、ドラクロス氏の一六九三年の『独創家のための覚書』のなかに、この寄生虫病の治療に関するセアラ・ヘイスティングズによって書かれた所見を見つけたと記した。

そこでわたしはこの時代に女性寄生虫病医というものがいるのか是非とも調べてみたいという気になった。そしてレスターにひとり有名な女医がいると聞き及び、その女性に手紙を書く決心をして、あらゆる症状をできるだけ率直に説明して書き送った。すると返事が届いた。彼女は私の病気が寄生虫病であると思うというのだ。そこで、実地検証をしてもらおうと決心して、馬車でレスターに向かった。そこに到着すると女医フレンチ夫人は、患部を念入りに調べるやいなや、すぐに、この病変は寄生虫によるものであると考えると断言した。

その翌日、彼女は手術に取りかかった……冒されている部分をランセットで突き刺して少々の血を出し、その直後に小さな舌押さえ器やら別の器具やらを使って穴をあけ、一度に五匹から六匹の虫を摘み出した。身体から出てきた虫を彼女は取り巻いて見守る人びとにはっきり見えるように示した。虫はどれもが生きていて、頭部を動かしていた。大きさは、通常の蛆虫よりやや小さめである。

こうして、八日も経たないうちに、彼女は私の舌から一〇〇匹以上の虫を取りだした。どれもがほぼ同じ大きさであったが、なかに二匹だけ異常に大きいのがあった。それが口腔潰瘍の原因になった虫である、と彼女は言った(19)。

ジョージ王朝時代のもっとも有名な開業医のなかに、当時の上流人士に好まれた温泉場エプソムで接骨医をしていたセアラ・マップがいた。彼女は、最盛期には、週に一度の割合で四頭立ての馬車に乗って上京しグリーシアン・コーヒーハウスに来て、そこで治療を施した。治療を受けた患者のひとりに王立医師会の会長であったサー・ハンス・スロウンの姪がいた。この女医は当時のバラッド形式の詩で、醜女で肥満であるところに女嫌いの詩人が注意を惹くところがあったにしても、ほめたたえられた。ある詩人は一七三六年に次のように吹聴した。

ロンドンの外科医たちよ、馬車に乗ることに
頭を悩ませ、広大な屋敷を購入する者たちよ、
恥を知れ、やめちまえ、お前たちの出る幕は
ない。エプソムの女医がお前たちをしのいだ。

デリーダウン・デリーダウン。〔意味のない繰り返しの文句〕

学問に、学校に行くことに、何の意味がある。
お前たちの医術ではどうにもならないものを、
女が理屈もへったくれもなしにやってしまう。

ペチコートの医者がいま開業をはじめたのだ。

ジョアナ・サウスコットの場合と同じように、サリー・マップもまた野暮な肥満体のなかに偉大なる能力を秘めていたのである。

看護婦もまた、ディケンズがセイリー・ギャンプを描く前にすでに、年配のだらしない女、酔っぱらいの怠慢な女として描写されていた。その見本がロウランドスンにある（挿絵89）。これは先に論じた「人生の悲惨」にある一節を図解するものであった。

あなたが病を得て寝床に臥しているあいだ――雇った看護婦が気まぐれで、「元気づけに一杯ひっかける」といったことをする他にも――あなたの寝室のドアを開けっ放しにするわ――船に乗せられた馬のように部屋のなかをドシドシと歩き回るわ――火傷するほど熱いミルク酒をこぼして寝ているあなたにかけるわ――暖炉の火を、そっと強めるのではなく、むやみにかきたてるわ――用を言いつけようと思う矢先にグッスリと眠り込んでしまうわ、そして声をかけると鼾で返事するわ――とんでもない時間にあなたを目覚めさせて薬を服用させようとしたり鎮静剤として一服の硝酸〔強い水〕を与えようとするわ、などなど。[20]

そして看護婦の信用を落とすこのイメージはその姉妹である助産婦のイメージに反映された。それをロウランドスンは巨体で、粗野で、夫から虐待を受けている女が（虐待される原因がそこにあると分かる）酒瓶をもっている姿で描いている（第八章）。この看護婦の嫌悪を催す体つきは、連想によって、伝統的

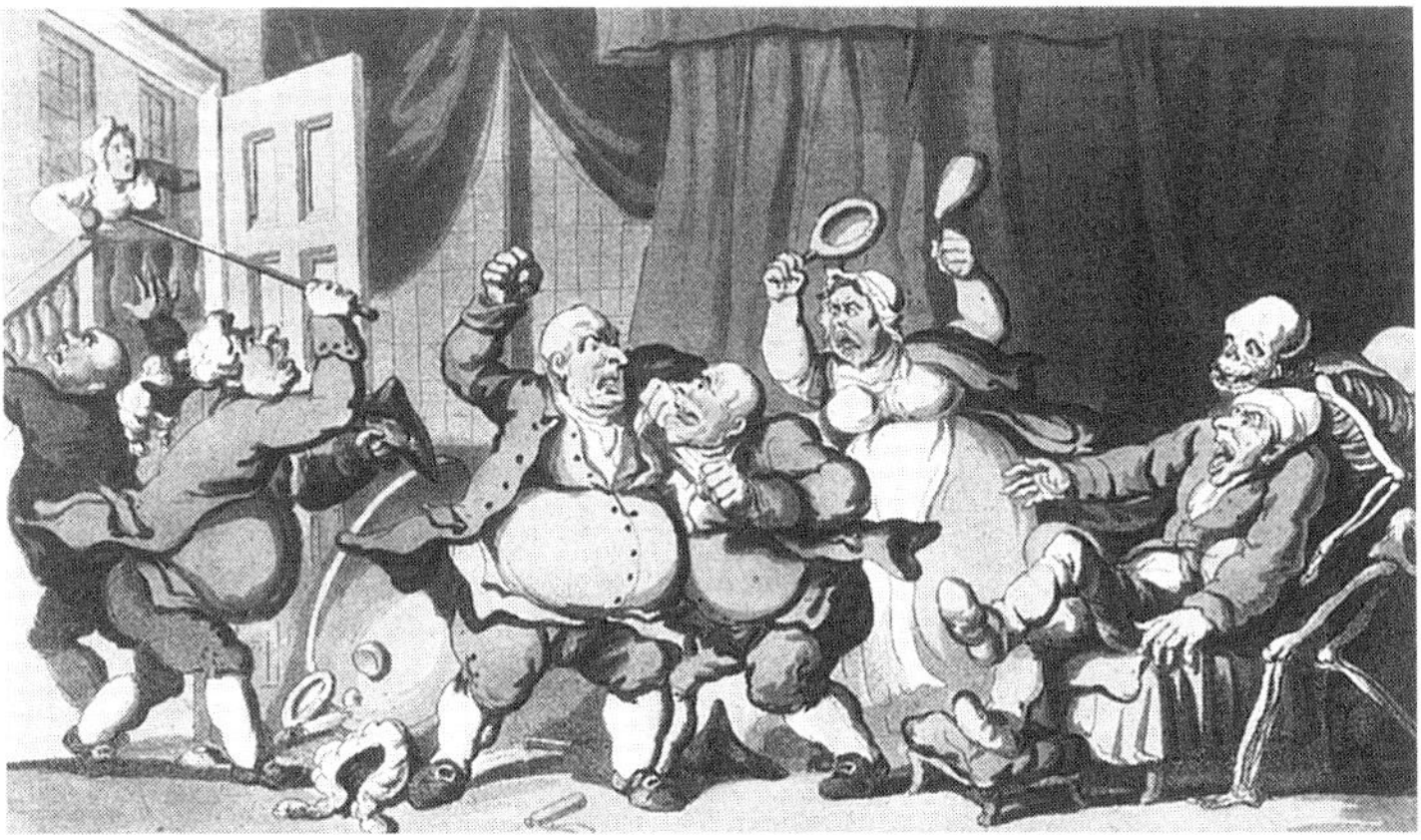

102　トマス・ロウランドスン「死の舞踏――寝室戦争」　彼の『イングランドの死の舞踏』（1816 年）の一場面　アクアチント　彩色

この絵に（ロウランドスンによって）付けられた文には「サー・サミュエルは，どうやら，／すでに 80 歳に達しているようである．／足腰が立たず，体は弱り，耳は聞こえず，目はほとんど見えないため，／肘掛け椅子から離れられない．／しかし生きているかぎりは望みがある，と下世話に言う．／そして 3 人の医者が毎日／重々しい表情で往診に来る．／看護婦も，仕事に励んで／病人が死ぬまで見守り，／その間ずっと，そしてそのあとも，／寝室の場面を支配する．／病人の食事を作り，／倦むことなく病人を看護する．／それでも医者たちは毎日来て，／診察料の金貨を持ち去る」とある．この絵の下にある文には「3 人の医者が仕事を分担するとき，死に神が医者たちに侍るのは理の当然である」と書かれている．

な分娩がいかにひどいものであったかということを暗示している。[21]

正規の資格を有する医者には威厳があった。しかし、女医による治療や看護婦による看護を受けてみると、そうした威厳が正当なものであるかどうか疑問に思われることになった。それをはっきりと表現したのがロウランドスンの『イングランドの死の舞踏』（挿絵102）である。この「寝室の場面」では老いた紳士が三人の医者とひとりの看護婦による世話を受けている。医者たちは日毎に往診に来て水薬やら丸薬やらを処方する。この行き届いた世話は、うやうやしく行なわれる仕事であるのみならず、儲けになる仕事でもある。しかし、医者たちが退出するや、この老看護婦は医者の処方薬をさっさと捨てて滋養豊かな食べ物に代える。

これが習慣的に行なわれていることを遂に知った医者たちは看護婦の背信を非難する。医者たちは罵り、看護婦は罵り返し、つかみあいの喧嘩になる。この騒ぎのさなかに死に神があらわれて、驚く患者の耳にささやきかける。

こいつらが言い争っているあいだに、
おまえにおれの処方箋を授けてやる。
苦痛もなければ代金も無用の代物だ。(22)

のちに「似非医者憲章」として知られることになったものが議会によって制定されたのは一五四二年のことであった。

今後は、いかなるときであれ、国王の臣民にして薬草薬根鉱水の特性に関する、あるいは思索ないし実践により上記のものの機能に関する知識と経験を有する者は……いかなる外傷、糜爛、腫脹、病変にも、いかなる薬草、軟膏、調合液、湿布剤、膏薬であれ、前記のいかなる病変、糜爛、疾患その他同種の病状に、あるいは結石、有痛排尿、瘧〔おこり〕に対する飲用薬を、その練達の経験と知識に即して用いまた施すことを法律上正当である……と定める。(23)

これを読むと、伝統的な施療が安泰であり尊重されていると認識されていたことが明白である――そして、事情はどうあれ、国民全員を治療するのに必要な有資格医師の数が不足していたのだ。この法律により正式の認可を受けて、このあと数世紀にわたり何千という人びとが医療に時間を割くことに、そして医療で稼ぎまくることになった。食料雑貨商人や行商人が薬品を小売りし、旅回りの商人が瓶入りのけばけばしい色をした「奇跡の治療液」を売り、鍛冶屋が虫歯を抜いた。そのうえ、どこの村にも薬草についての伝承的知識や「秘伝」に精通した「賢女」や乳母がいた（その大部分は魔女の疑いをかけられて告発されたりしなかった）。また紳士階級や聖職者は医薬の知識があることを鼻にかけ、召使いやら家族やら教区民やらを敬神の念から、義務と感じて、また必要に迫られて、治療していた。政治家ウィリアム・パルトニーは、田舎を旅していて緊急に医者の助けが必要になったとき、「それができるのは三マイル先に住む男だけでやす、優秀な内科医でやして、近在の人間であれ仔牛であれ瀉血を施しやすし、実に優れた外科医でもありやして、もとをただせば家畜の去勢を手掛けていた人でやす」[24]と教えられた。この類の間に合わせの医療は必ずしも勧められるものではなかった。牧師ウッドフォードは、老齢で退職した蹄鉄作りの鍛治屋で虫歯を抜くという男に、えらいめに遭わされたことがあった。

> リーヴズという男を呼び寄せた。この教区の住人で、虫歯を抜くという男である。七時ごろに来てわたしの虫歯を抜いてくれたのだが、いやはやなんともひどいもので、歯茎をごっそり抉り取られるやら、歯根のひとつを折られるやら……それでも、虫歯を抜いてくれたこの老人に二シリング六ペンス与えた。虫歯を抜くには年をとりすぎている、と思う。目があまりよく見えないのだ。[25]

しかし、地方の開業医のなかには技量に欠ける者がいたにしても、そして旅回りの藪医者が名うての詐欺師であったかもしれないにしても、それ以外の医者は目や歯や耳の疾患を治療する本来の技術を有していたのであり、地方都市在住の眼科医や脱腸帯固定師や歯科医などを養っていけるほど医業が活況を呈するようになる以前の時代に、有益な医療奉仕をしていたのである。そのうえ、医者のなかには並はずれた才能を有していると名乗る者が、またおそらく実際に有していた者が、少数ながらいたのである。アイルランドの紳士ヴァレンタイン・グレイトレイクスは手をかざすことによって病気を癒すことができることを発見した。その評判が広まり、イングランドにやってきた彼はチャールズ二世の宮廷でも癒しの会を催し、これを嫉妬する内科医や疑いの目で見る科学者たちをひどく驚かせた[26]。しかしながら聖職についている医者の数となるとジョージ王朝時代のイングランドはフランスやイタリアよりも少なかった。その主な理由はプロテスタントとカトリックという宗教上の違いにあったのだが、一部には似非医者が大儲けできたという事情もあったのである[27]。

医療の専門化は、十九世紀以前には、組織的に展開したわけでもなければ、合法的なものになったわけでもない。ましてや信望を得るには至らなかった。しかし、ある種の開業医たちは自分たちに適した地位を切り開いていた。たとえば歯医者は、ジョージ王朝時代に、それまでよりも優雅で報酬の多い仕事を確保した。抜歯は、右に論じたように、あらゆる種類の人びとが手を染めた仕事であった（挿絵90）。しかしながら、そもそもはフランスで、新しい優秀な種族が出現したのである。彼らは、生計の道を確保しておくため旧来の抜歯をつづけながらも、歯を抜かないで治療する方法を開拓し、上流社会で徐々に求められるようになってきた義歯仮床や——まともな顔つき、楽しそうな微笑みなどの——美的整形効果を専門的に扱うようになったのである。新旧の歯医者の違いについて一般大衆が感じていることを主題にして対照的な版画（一七八五年）にしたのはロバート・ダイトンであった。「田舎の抜歯医」では蹄鉄工が——

おそらくウッドフォードのリーヴズのような男であろう——鍛冶屋の仕事場で、屈強な仕事仲間の手助けを得ながら、大きな鉗子を使って歯を抜いている。対照的に「町の抜歯医」では優雅な貴婦人が自宅で抜歯を受けている。颯爽とした歯医者は——評判によれば、パリで修行したあとバースで開業したというイタリア人バーソロミュー・ルスピーニに似せてあるらしいのだが——これ見よがしに「現代的な」器具である歯科用スパナを使っている。そのかたわらには（この時代の版画に目立つ）颯爽とした黒人少年が道具箱を抱えて侍っている。[28]

第三章で論じたように、容姿が大切であるとされるようになると、新進気鋭の歯医者は重要な必需品とされる立派な口元を売り込むようになった（挿絵91）[29]。「かの有名なベルリンの歯科医ミセス・バーナードとミスター・デイヴィーがふたたびヨークはグッドラムゲイトの角地にあるミスター・スターディーのガラス工場に到着、皆さまにうやうやしく〔お手並みを〕披露いたします」と美しい表情を売り込む新進の歯科医のグループは大袈裟に宣伝した。その「お手並み」とはいかなるものであったのだろう。

おふたりは人間の歯の移植を、あるいは義歯の詰め込みを一本から総入れ歯に至るまで、旧来この王国で行なわれてきたものよりずっと簡単かつはるかに優れた方法により実施します。——おふたりのパールローションは歯の本来の白さと美しさを取り戻す効果抜群で特にお勧めであります。（どんなに汚れて変色した歯であろうとも）エナメル質を損なうことがありません。[30]

しかしながら、そこには階級という毒針が潜んでいた。というのは、こんにちのいかがわしい臓器移植の場合と同じように、移植となれば金持ちの歯茎に移植する前にまず健康な歯を生活困窮者から、わずかな

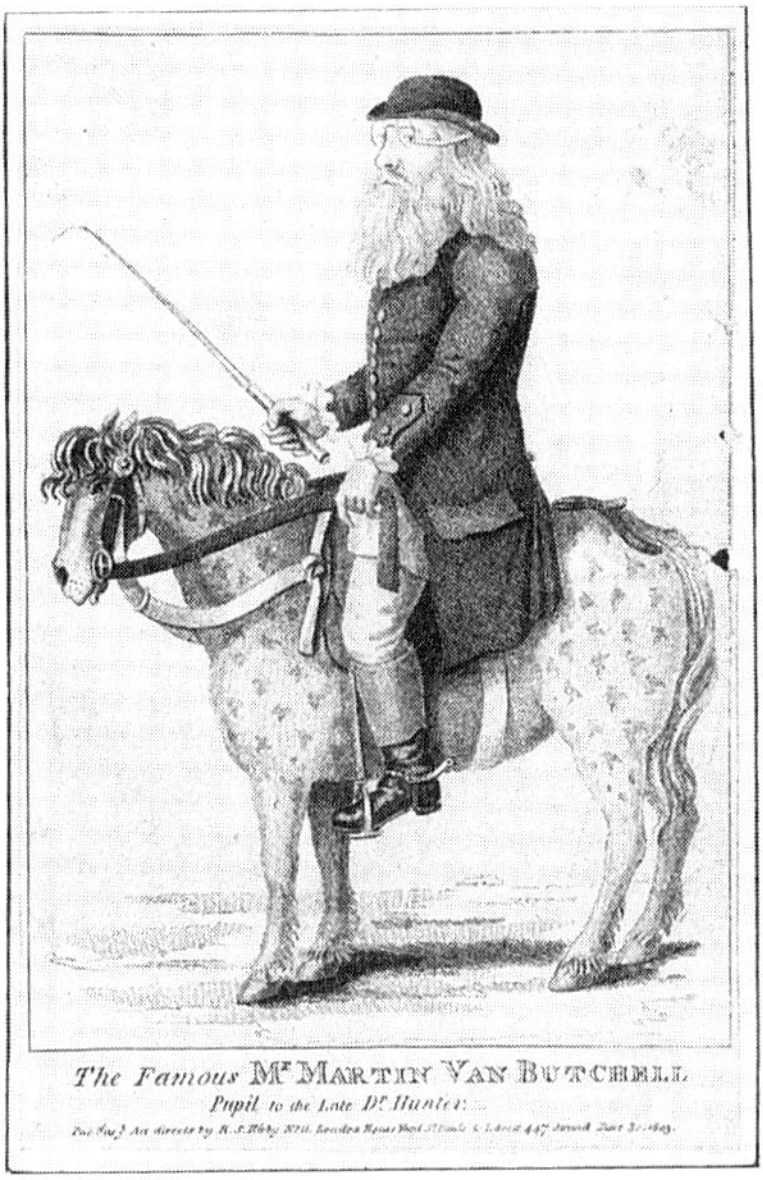
The Famous Mr. MARTIN VAN BUTCHELL
Pupil to the Late Dr. Hunter.

103 「故ハンター医師に師事した有名人ミスター・マーティン・ヴァン・ブッチェル」（1803年）点刻版画

生活費と引き換えに、抜き取ることになったからである（挿絵92）[31]。

歯科医のなかには、実際の行為から注意を逸らしながら自分に注目を集めるため、猛烈な自己宣伝に走る者もいた。（第三章で言及した）フランドルのゴブラン織業者の息子で一七三六年生まれのマーティン・ヴァン・ブッチェル（挿絵103）はイングランドに渡って十分な教育を受けた。そして、自分の歯を一本折ったあとで、歯というものに注意を惹かれたらしい。そこで他ならぬジョン・ハンターに、『人間の歯の発達史』（一七七一年）の著者として記憶されることになるジョン・ハンターに、師事することにした。

ヴァン・ブッチェルは、自分の特製品として、金の軸に蝶番でバネを取り付けた人工の入れ歯を作り、これを歯茎、歯槽、口蓋に「歯根を抜くことなく、あるいは苦痛を与えることなく」完全に装着すると公言した。見た目のよさと実用を兼ね備えたこの入れ歯は単なる「有用な装飾品」ではなく、まれに見る機能をもつ、「はっきり喋るのにもっとも役立つ」物である、と。[32]

あらゆる似非医者と同じようにヴァン・ブッチェルはイメージを大いに意識していた。一七七七年三月一日付の『セント・ジェイムズ・クロニクル』は高級住宅街にある彼の住所と仕事を高らかに布告した。

外科医兼歯科医であるヴァン・ブッチェルはグロヴナー・スクエアのマウントストリートの高台にある自宅にて日曜日を除き年中無休で午前九時から午後一時まで診療している。

玄関のドアに大理石の表札あり。診察料二ポンド二シリング。歯または歯根の引き抜き各一ポンド一シリング。義歯の装塡一本につき五ポンド五シリング。下顎全歯装着四二ポンド。上顎全歯装着六三ポンド。総入れ歯一〇五ポンド。自然歯一本につき一〇ポンド一〇シリング。前払いのこと。

(彼もまた移植にたずさわったことは明白である。)

ヴァン・ブッチェルは、脱腸帯製作者を兼ねるとともに、「(紳士がハンカチなどの小物衣類を留めておくために身につける)輪ゴム、また鉄の鐙につけるコルク製座部、サドル用のバネつき腹帯、その他もろもろの発明者」として自分を売り込み、そして「新発明の[貴婦人がたを](当然そうあるべく)——最高にしあわせにする役に立つ……スプリングバンド・ガーター」を宣伝した。一七九一年にギルレイは女優ホウバート夫人がこのガーターを着けようとしているところを描いた。この有名ではあるが容色が色褪せつつある女優——化粧で若々しく装った熟女——という、かなりスウィフト風の姿の背後の壁に掛けられている絵画は、これを見る者に、彼女の当たり役のひとつを、『ニーナあるいは愛の狂気』の一場面を思い起こさせた。このガーターによって彼女でさえまだ若返ることが、そして衰えていく輝きを取り戻すことができるであろうということが、示唆されたのである。

ヴァン・ブッチェルはギルレイが注目してくれたことをありがたく思ったかもしれないが、しかし注目されなくても別にどうということはなかったであろう。彼みずからが宣伝を画策していたからである。彼は、ロンドンの街を通るときは、大きな黒または真紅の斑点を塗りつけた白い仔馬に跨がり、長くて白い顎髭と異国風の衣装――シャツとチョッキと半ズボンと靴下を一体化した白ずくめの服――をまとい、手首につけた大きな骨――剽軽な呼び名で「ロバの顎骨」と呼ばれた棍棒――を手にして往来することにしていたのである。

オックスフォードの学監ロバート・バートンは十七世紀初めに「どこの街にも、どこの村にも、大道薬売りやら似非医者やら藪医者やらがいて、その名を騙り、この高貴にして有益なる医術がこうした卑劣で無学な輩どものせいで悪口と軽蔑の的になってしまう」と愚痴をこぼした(33)。『憂鬱の解剖』の著者であるバートンは話を誇張したのであり、彼らを一括して「卑劣で無学」と認定するのは単純化と偏見の度が過ぎるのであるが、それでも彼が全体として言わんとしていることは成り立つ。正規の資格を有しない治療者は都会にも田舎にもたくさんいて、その数は十九世紀になっても減ることがなかった（挿絵93）。広く利用されながらも侮辱されていたという点で似非医者は、売春婦と同様に、悲しい運命にあったと言える。

嘘八百を並べて彼らは大衆を惑わし、
人びとの病苦を食い物にして栄える。
名誉心のかけらもなく、貪欲で軽率、

吹聴する調合薬はどれも無用の長物——
シロップ剤も水薬も点滴薬も丸薬も。
有能な人びとが、この不埒な商売で、
カモにされるのはいかにも奇妙なり。
街路の掃除夫にふさわしい輩どもが
土地、屋敷、猟園、議席を買い漁る……(34)

大道薬売りというのは伝統的に呼び売り商人のことであった。派手な衣装をまとい、謎かけ問答をしたり太鼓を打ち鳴らしたり宙返りして尻もちをついたりする道化者とか猿とかを助手にして、市場に舞台を設営し、群衆を集めては虫歯を抜いてみせたり、甘味シロップを数本だけ無料で与えておいてから数ダースも売り捌いたりして、そのあと馬に乗ってさっさと町を出ていった(35)。トマス・ホウルクロフトは、子どものころ(一七七〇年前後)にウィズビーチで見た、そのような大道薬売りを次のように描写した。

思いがけない、大きな、面白い、そしてめったにない喜びであったため私はつい「愉快なアンドルー」と連れの太鼓叩きのあとについて町中を歩き回り、滑稽な仕種に腹を抱えて笑い転げた。
熱狂的な群衆を引き連れて舞台のところに戻ってきた彼は親方に舞台に上がれと命じられた。見ていると彼は剽軽に跳び撥ね、着地しそこね、痛いふりをして大声で喚き、鎖骨を脱臼したと言って尻を抱え、治してくれと親方に泣きつき、尻を蹴られて跳び上がり、宙返りした。治してくれた親方に心からの礼を述べ、親方が背中を向けた途端にしかめっ面をして馬鹿にした。アンドルーがここにいなかったかと尋ねる医者（とても機転のきく人だったのだろう）に当を得ながらも奇抜な返答をして、いつも大爆笑を誘うのであった[36]。

ヴィクトリア朝時代の末期になっても「セクア」という名の「アメリカ人」大道薬売りがイギリスの各地でひどく芝居がかったことを演じて大評判を呼び、アメリカの大草原で生まれたという（原住民インディアンの知恵に基づくと言われる）治療薬を売っていた。この「カウボーイ」は、実は、ヨークシャー州の出身なのであった[37]。

商売という観点から見ると、ジョージ王朝時代の似非医者のなかでもっとも革新的で進取の気に満ちていたのは、ホウルクロフトの回想にある市場で差し向かいになって売る旅回りの商人ではない――彼らの流儀は伝統的な、中世イタリアに由来するものであった。それは、とりわけ人の注意を惹く宣伝の新しい可能性を開発することによって大量販売、商標名所有権、特許薬を開拓した者たちであった。表にあらわれないこうした企業家たちは、数は少ないが、新聞や雑誌という絶好の機会を利用して、また（有料道路、郵便制度、小売り商店などの）改良された通信網や販売網を利用して、彼らのいかさま薬を天文学的な量で売りまくったのである。そうした特許薬にはアンダースンの「スコッツ丸薬」、フーパーの「女性用丸薬」、ラドクリフ医師の「有名な解毒エリクシル剤」、ターリントンの「丸薬」、ベイトマンの「肺病用ドロップ」、ダフィーの「エリクシル剤」、ストートンの「偉大なる強心エリクシル剤」その他があった。ジェイムズの香粉はほんの二〇年のあいだに約一六一万二八〇〇袋も売れたという[38]。

しかしながらカリスマ的な大道薬売りは、威勢のよさと派手な演技に支えられて、相変わらず目立つ存在であった。こうした似非医者たちは、派手な華やかさで人目を惹くがゆえに、ピューリタン的な気質をもつイングランドの文化によってどこまでも軽蔑され罵倒された。こうした輩に対して「お前たちは、メルクリウスのように、いつも手に〔二匹の蛇が絡みつき上部に双翼がある〕杖あるいは魔術師の漆器をもっていなければならず、麝香箱を頭にのせてスペイン人のように荘重に歩かなければならない」と忠告めかした叱責を言う者がいた。

お前のテーブルの上にはいつもギリシアかアラビアの著作家の黴臭い書物とコルネリウス・アグリッパの『神秘学』第四巻を広げておいて、また、その日の朝に代金として受け取ったシリング硬貨を六枚並べておいて、見る者の目を楽しませろ。(39)

似非医者は、成功するためには、イメージ操作に長けていなければならず、自分の名前をニュース種にしておくことに長けていなければならなかった。ジョシュア・(「スポット〔顔痣〕」)・ウォードは、ジャコバイトの反乱にかかわったためフランスに亡命していたのだが、ジョージ二世の赦免により一七三三年に帰国が叶ったとき、自分の帰国が広く報道されるように手を打った。「先頃パリから到着したジョシュア・ウォード氏の医薬、丸薬あるいはドロップによって行なわれた偉大なる万病治療に関する尋常ならざる広告が(氏はパリでも同様の治療を行なったのであるが)今月の新聞にあった(40)」と公言する偽善的で誇大な自己宣伝が『ジェントルマンズ・マガジン』に掲載されたのである。

ウォードは、医学教育を受けてはいなかったが、自家製の調合剤である「丸薬あるいはドロップ」を海軍の正式支給品にしてもらうことに成功し、それで名声と富を獲得した。もとは乾物屋であった彼は(これもイメージに敏感な活動である)下院議員に選出された。しかし一七一五年にジャコバイトの反乱が起こったときに亡命した。フランスにいるあいだに彼は（やがて名声を博することになる）あの医薬を考案した。この「丸薬」はヘンリー・フィールディングに大いに注目され称賛さえされた――ウォードは文壇と親交を結ぶのがとても巧みであったのだ。この丸薬の儲けを元手にして彼は、ロンドンに病める貧民のための病院を四つ寄付するなどして、尊敬される慈善家としての役を担うようになった。そして、記録長官サー・ジョウゼフ・ジーキルを治療したとき、医薬を検査する権限を医師会に与える法律からの異例な個人的免除を与えられた。また、ジョージ二世の親指の脱臼を治したとき（国王の侍医たちは、予測がつくように、痛風を誤診していたのであり、ウォードのほうが処置の手際がはるかにみごとなのであった）、宮廷への出入りを許されるようになり、セント・ジェイムズ・パークに自家用のどぎつく飾りたてた六頭立て馬車を乗り入れる自由などを含む特権をみずから開拓した。国王と似非医者が面と向かってやりとりすることができたのである(41)。

ウォードは懸命に国王の親指にマッサージ治療を施したが、彼が治療を施したのはそれだけではなかった。自分のイメージにもそうしたのである。芸術家かぶれの友人たちのひとりアゴスティーノ・カーリーニに彫らせた自分の等身大の彫像を大胆にもロンドンの王立美術院に寄贈したのだ。一般に信じられているところによるとウォードはこの彫刻家を年間契約料を払って雇い、彫像をアトリエに置かせておいて、顧客がいるときに彫像に取り組んでいるふりをさせたらしい。王立外科医師会にはトマス・バードウェルが描いた寓意的肖像画が掛かっている。この肖像画は、この得体の知れない利己主義者の一般的イメージに特徴的な、自己権力の拡大と奉仕が色濃く混在している様子をとらえている。病める貧乏人の群れをウォードのところに導き、彼の慈善行為に対する支払いにあてる財布を差しだしている「ブリタニア」の姿が描かれている。ウォードのほうは「人間愛」を体現した人物――かたわらにふたりの子どもを従えながら赤ん坊に乳を飲ませている母親――を指さし、その財布は自分にではなく彼女のところに届けるように指示している。「時」を体現する人物は、カーテンを引いて、「死に神」と病める生活困窮者とのあいだに立ちはだかるのがウォードであることを顕示している。そこには次のような韻文が添えられている。

寛大なるウォードよ、汝のもとに
慈悲を求める人びとが詰めかける。
困窮者、病人、脚や目が不自由な
人びとが汝から救いを与えられる。(42)

人目を奪う自己宣伝技術を編みだす似非医者の才能には際限がなかった。聖トマス病院でウィリアム・チェズルデンに師事したジョン・(シュヴァリエ〔勲爵士〕)・テイラーは腕のいい眼科医であった。しかし彼は正規の外科医の職につくことを避け、人を眩惑させるほどの想像力を駆使し、はなばなしく生きることに徹して、渡りの医者になった。そして大いなる才能を発揮し、興行師が美辞麗句を弄して享有する声望を、巧妙な英語散文体を考案することによって思いのままにした。それは仰々しい専門用語を(「目の私はする講義を驚異に関して」というように)語順を転倒させたラテン語風の構文に組み込むものであった。彼は「真にキケロ風の、驚異的なほどに困難な、我らの言語ではこれまで試みられたことのない」喋り方をしているのだと主張した(そういう一面はたしかにあったと言える)。ラテン語風の言い回しがまだ羽振りをきかせていたのである。(43)

テイラーはまた自分の肖像をたくさん、ときには華麗に、ときには滑稽に、描かせた。諷刺画家トマス・パッチが描いた絵では、助手が患者を押さえつけていて、テイラーが患者の片方の目を手術で摘出し、その目をフォークに刺して高々と掲げている。この似非医者のフロックコートには数々の目玉がちりばめられている。それは彼が眼科専門医であることを宣伝する一方で、患者の視力を奪うことによって生計を立てていることを暗示してもいる。ジェイムズ・グレイアムの肖像の多くが剽軽なものであったり茶化したものであったりするのと同じように、テイラーのこの類の諷刺的肖像画はおそらく、あらゆる評判はよい評判であるという格言と軌を一にするもので、テイラー自身が黙認していたものであっただろう。

ヨーロッパの各地を興行して回ったテイラーが上流社交界に受け入れられるようになったことは三巻本の自叙伝に書いてある。スコットランド人ジェイムズ・グレイアムもまた上流階級入りを目指した人であった。星回りの悪い一七四五年にエディンバラの馬具製造人の息子に生まれたグレイアムは、地元の大学でモンロウ・プライマス、ブラック、ワイアット、カレンなどに師事して医学を学んだ。ただし、本人は大学を卒業したと主張しているが、実は中退であった[44]。一七七〇年に結婚し、ポンテフラクトに居を定めたが、やがてアメリカに移住した。その地で彼は、シェリーの祖父の協力を得て、医者を開業し、ベンジャミン・フランクリンと出会い、電気医療の心酔者になった。ヨーロッパを旅して回り、一七七〇年代末には上流が集うバースで開業し、そこで（彼の弟と結婚することになる）歴史家キャサリン・マコーリーや、デヴォンシャー公爵夫人ジョージアーナなど上流の患者を抱えることになった。バースで成功をおさめた彼はロンドンで運試しをしてみる気になった。ストランド街から少しはずれたところにある上流の人びとに愛好されたアデルフィに一七八〇年に「聖アエスクラピウス神殿」を開くと、講演と音楽や展示などの手段に医療を組み合わせて、電気療法を宣伝し流行させたのである。

この神殿の部屋という部屋には彫刻、絵画、ステンドグラスの窓、その他の目を奪う装飾品とともども電気器具、ライデン瓶、避雷針、絶縁ガラス柱、「電気の玉座」、化学器具が飾られていた。そして音楽と芳香がみなぎっていた。入口の間には、聖地巡礼をそれとなくほのめかすように、松葉杖やらカリパス副え木やらが飾られていた。それらは、いまは回復したため、もう必要としなくなった患者たちが奉納品として捨てていったものということなのであろう。グレイアムは「偉大なるアポロの間」で講演し、秘薬を売り、適齢期の「健康の女神たち」を助手にして展示品を実演して見せ、代金をせしめるのであった。

グレイアムを有名にしたもののひとつに「天上界の寝台」があった。男性の陰萎と女性の不妊を阻止するため一晩五〇ポンドで貸し出されたという不妊治療の具である。

縦一二フィート横九フィート、熟練職人のみごとな技によって多彩な色模様を施された燦然たるガラスの柱四〇本に支えられている。この寝台を覆う超天上界のドームは内側にかそけき楽の音と気分を浮き立たせる電気の火力によって発散される、活力を刺激し回復させる感化力のおおもととなる、さわやかな、かぐわしい、この世のものとも思えぬ芳香、かおり、精油が漂い、外側が燦然たる鏡板で覆われている。(45)

色物の絹の敷布で覆われたマットレスには「巨富を投じてイングランドの種馬の尻尾から作ったもっとも強靭でもっとも弾力ある毛」を詰めてあった。噂によると、この神殿の外には群衆が集まり、いかなる有名人がこのサービスを受けるのかを見ようと鵜の目鷹の目であったという――こんにち映画スターやポピュラー音楽の歌手に対してファンがとる行動と比較してみるとよい。

これだけ派手にするのは高くついた。そのため、やがて、債権者に罵られたグレイアムはアデルフィを立ち退いてペルメルに引っ越し、そこで発生についての「淫らな」講演を立案して大衆の目を引きつづけようとした。そして、もっとも精彩を放ったのがこれであるが、ますます多くの「健康の女神たち」を助手にして、万病に効能ありとする泥浴の擁護者となり、ヒンズー教の苦行僧のように裸になって何日間もたてつづけに泥のなかに埋まることを繰り返し、埋まったまま断食したり講演したりするのであった。この目的にいちばんふさわしい泥は「ハムステッドの丘の頂でとれる新鮮で氷のように冷たい土」であるが、忙しい人の場合には泥炭を胸に巻き付けてその上からシャツを着ているだけでも何もしないでいるよりはましである、と主張した。

ロウランドスンはグレイアムが肥満した患者に指図している姿を描いた。患者が服を脱ぎ、松葉杖を手放し、鬘をとって、背中をこすってもらう快楽に浸ったあとで泥の溝のなかに埋められようとしている図である。他の客たちはさまざまに脱衣の途中であったり苦悩の最中であったりし、ひとりの紳士が椅子駕籠から降りて不自由な足を引きずりながら同様の運命にあおうとしている。男の客と女の客を隔てているのは一枚の薄膜だけで、厚地のカーテンが落ちかかっているのは、それが慎みや美徳に不意に襲いかかってくる様子を無言のうちにあらわしているのである。(46)

「わたしは(彼の呼び方で言うなら)土風呂から生じる利益に関する彼の講演に出席した」と噂好きなヘンリー・アンジェロウは記した。近隣のパントンストリートでグレイアムの泥浴実演を見たあとのことである。そこには

男たち「や」多くの女たちが立錐の余地なく集まり……彼の上品な講演に耳を傾けていた。部屋の中央には土が盛られており、その真ん中に穴が掘られていて、そのなかに腰掛けが置かれていた。わた

したちはしばらく待たされていた。やがて待ちきれなくなって「先生、先生！」と繰り返し呼びかけた。ようやく彼が下着姿で登場した。彼は一礼すると椅子に腰掛けた。すると、ふたりの男がシャベルで盛り土を穴のなかに入れはじめた。彼は、土がみぞおちに近づいてくると、シャツをまくり上げつづけ、ついにはすっかり脱いでしまい、土が顎までできたときには生マレタママノ姿になっていた。そこで彼は講演をはじめ、土風呂がいかに優れた特質を有するか、いかに活力を取り戻すか云々について語り、上品な貴婦人がたの慎ましい赤面を呼び起こすに至った(47)。

アンジェロウのようなお喋り好きたちは熱心に結託して似非医者の神秘的雰囲気づくりに手を貸した――ただし、他になにか新聞や雑誌で大きく取り沙汰されることがあれば、そんなものはさっさと忘れてしまったのである。

債権者たちから財産を売却してでも負債を返済しろと迫られたグレイアムは、一七八三年に、旅回りの役者の一座と同じように、あるいは（ありていに言うなら）巡回説教師と同じように、自分の治療薬と信条を売りにだす旅に出た。みずから「生まれ変わった」と称した彼は「主ＯＷＬ（O Wonderful Love の頭字語）のしもべ」と名乗って、特異ながらも情熱的な福音主義派のキリスト教を伝道しはじめた。時が経つにつれて彼は偏執狂的になり、真正の寄席芸人的メシア〔救世主〕へと変貌した。後期にはキリストの身なりを装ったため――街路で衣服を脱いで裸になり、着ていたものを貧乏人に与えたのである――狂っていると言われることもあった。この情熱家――医者、役者、説教師――がもし老齢に達するまで生き長らえていたらどうなっていたか知るよしもないが、彼は一七九四年に早世した。

グレイアムの生涯は、そして彼と同類の人びとの生涯は、ありきたりの医学的＝歴史的分析を受けつけない。彼らの「実相」のすべてが修辞、空虚な幻想、巧みなイメージ作りと誇張の表明だからである。マスメディアにのって有名な医者たちと同じようにグレイアムは、たわいのない物語や漫画や諷刺や皮肉や噂話に士気を鼓舞されて、乱暴狼藉を糧に成功し、退屈しのぎの本当めかした風貌を絶えず作りだし作り直ししていたのだ。ペテンと醜聞と社会的幻想が彼らの成功の秘訣なのであった。

正規の資格を有しない医者のなかには際立つ富で人目を引く魅惑とゴシップの世界に押し入る者たちがいた。尿分析でならしたセオドー・マイアーバークは「ドイツの君主のそれに匹敵する財産」を享受していると言われた[48]。はじめはパン焼き職人であったナサニエル・ゴドボウルドは若返り薬「ベジタブルバルサム〔植物性の芳香性軟膏〕」を販売して成功し、ついには三万ポンドで田舎の屋敷を買うに至った。もとはウールの服地屋であったアイザック・スウェインスンは「ヴェルノのベジタブルシロップ〔植物性シロップ剤〕」を取得し、年に（驚くなかれ）二万本の瓶入り混合液を売ると豪語し（その三分の二は直接あるいは間接に医者仲間からの注文であると彼は申し立てた）、それで五〇〇〇ポンドの年収を手に入れた[49]。

こうした男たちは上流社交界という鏡の国のなかで親交を深めたかもしれない。ウィリアム・リードはそもそも仕立屋（これもイメージを大事にする職業）であったが、眼科医となって成功し、財を成し、アン女王を治療し、「陸軍と海軍の兵士の眼病を無料で診療したため」それを多とする女王によって一七〇五年にナイト爵を授けられた。彼はグラブストリートの〔貧乏な二流〕詩人を雇い、後世に名を残すべく『眼科医』（一七〇五年）という詩を書かせた。

イギリスの君主にその価値を判定され

アン女王ご自身のお引き立てによって
聖なるお手編みの花冠を頭上に戴いた
リードは称号で呼ばれる偉大な眼科医！

ふたつの世界を股にかけた彼は主人役として知識階級を接待するとともに、その一方で知識階級に皮肉られる対象にもなったのである[50]。

このように痛罵され嘲笑されるのは似非医者に必然なことであった[51]。しかし買手危険負担が合言葉になっていた自由市場ではラドクリフやウッドワードといった正規の資格を有する医者たちもまた（第五章で示したように）同じように営利本位や自己宣伝の狂態に頼ったのである。似非医者が特効薬を誇大宣伝したのはもとよりであるが、何十人という正規の開業医たちも特許薬や秘薬の販売で儲けたのであり、直接間接を問わず広告することに良心の呵責を覚えることがなかった。エドワード・ジェンナーは、のちに天然痘ワクチンの人道的開発者として不朽の名声を残すことになるのだが、その彼が新しい専売特許の吐酒石を市場に売りに出すと言いだしたとき、彼の師であるかの偉大なジョン・ハンターは「君の吐酒石はあらゆる吐酒石のなかで最高の吐酒石であるとわたしが吹聴してやる……それをジェンナーの吐酒石とでも、あるいは君の好きなように、呼ぶがよい[52]」と言って、一か八かやってみろと勧めたのである。正規の医者も藪医者も同じ穴の狢であるという当てこすりは多くの寸劇の背後にある、あるいはたとえばロウランドスンによる医者同士の殴り合いの描写（挿絵94）[53]の背後にある、教訓であった。その場面は――その当時すでにロンドンの娯楽の中心地であった――ソーホーのフリスストリートで、登場人物は（先ほど論じたばかりの）アイザック・スウェインスンである。この似非医者は商品の「ヴェルノのベジタブルシロップ」の瓶を店先に山積みし、それをバリケードにして立てこもっている。彼に敵対するのは理髪外科医と薬剤師の神聖ならざる同盟軍で、この手に負えない藪医者に商売で負けたことに激昂している。正規の医者たちは、このように似非医者たちと喧嘩騒ぎを起こすとき、自分たちの品位を似非医者のレベルに引き下げたのであり、その結果、どちらも似たりよったりであるという非難を十分に正当化することになった。それはまたホガースの「葬儀屋の面々」（挿絵104）の主旨でもあった。下のほうに居並ぶいかめしい、尊大な、医師会所属の医者たちと上のほうにいる悪名高い似非医者たち――先ほど論じたばかりであるが、ジョシュア・（「スポット〔顔痣〕」）・ウォード、サリー・マップ、そしてジョン・（「シュヴァリエ〔勲爵士〕」）・テイラーの三人――とのあいだには本当になんらかの違いがあるのだろうか。その答えは否である。なぜならホガースの題句が「エト・プルーリマ・モルティス・イマーゴー（いずこを向いても死の顔ばかり）」とあるからだ(54)。

似非医者が自己宣伝する芸人であるとして謗られた環境のなかでは、「似非医者嫌い」の類の人びとによる激しい反似非医者攻撃もあれば、正規の医者のペテンが攻撃の的にもなったことは当然と言うべきである。『メディキーナ・フラゲラータあるいは医術の譴責』（一七二一年）、グレゴリー・グリスターという雅号で書かれた『医者に服用させる薬』（一七五九年）その他の辛辣な皮肉は「医術の秘法」やら「ほとんど意味のない大言壮語」やらを激しく非難したのである。似非医者はいつも詐欺師として謗られたのではあるが、皮肉屋はあらゆる職業をバーナード・ショー的な見方で見ていたのだ。ベン・ジョンスンからバトラー、ゲイ、スウィフト、ポウプを経てヘンリー・フィールディングに至るまで、この世は「似非医者だらけ(55)」なのであった。

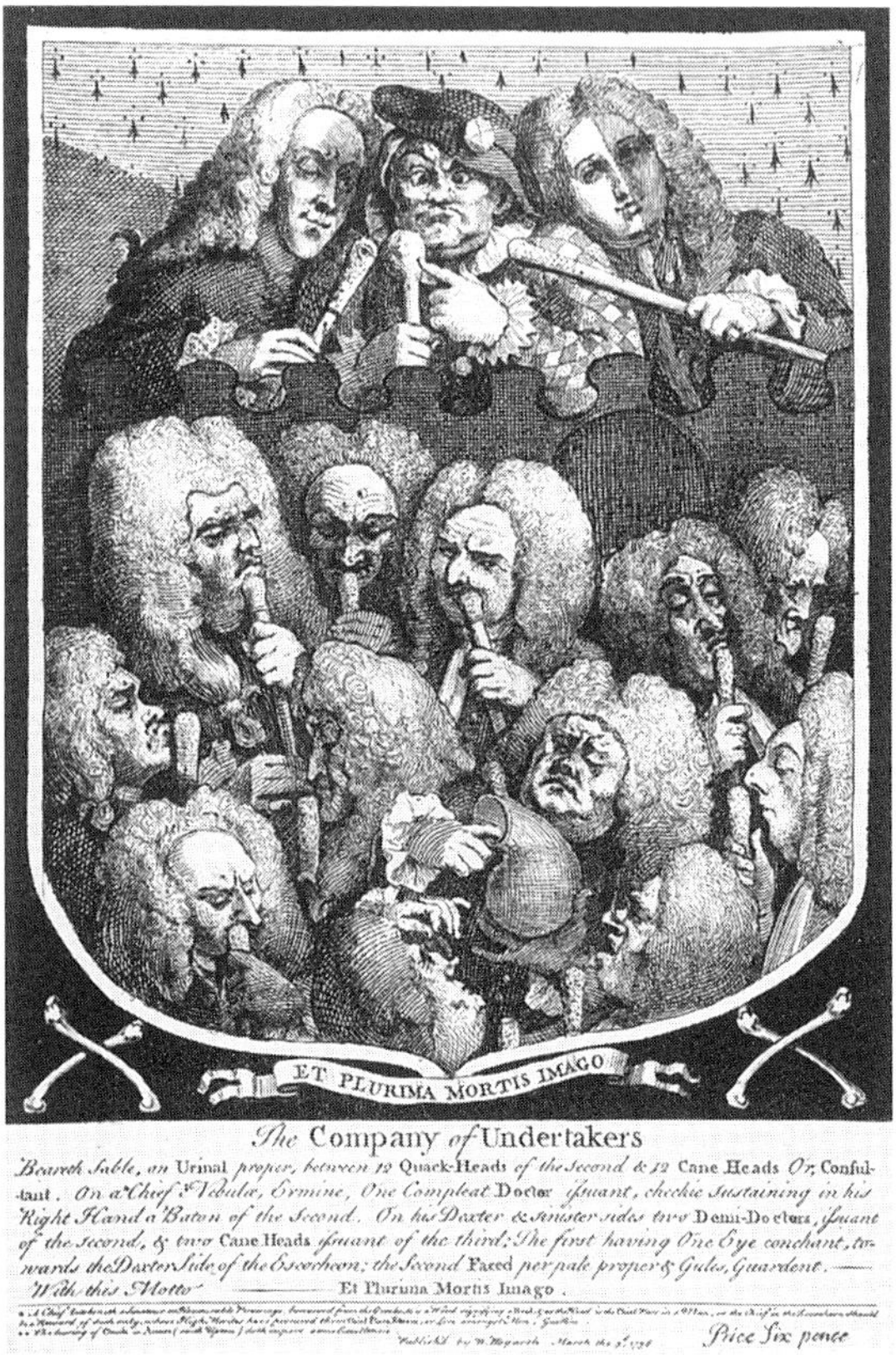
ET PLURIMA MORTIS IMAGO
The Company of Undertakers
Beareth Sable, an Urinal proper, between 12 Quack-Heads of the Second & 12 Cane Heads Or, Consultant. On a Chief Nebulæ, Ermine, One Compleat Doctor issuant, checkie sustaining in his Right Hand a Baton of the Second. On his Dexter & Sinister sides two Demi-Doctors, issuant of the second, & two Cane Heads issuant of the third; The first having One Eye conchant, towards the Dexter Side of the Escocheon; the Second Faced per pale proper & Gules, Guardent.
With this Motto ——— Et Plurima Mortis Imago.
Price Six pence

104　ウィリアム・ホガース「葬儀屋の面々」（1736 年）自作画に倣った版画

この架空の紋章のなかでホガースは，紋章というものの愚劣をとおして，医者と似非医者を，そして彼らの似非学問を諷刺した．楯形紋地の上部三分の一に描かれている上半身の三人は悪名高い似非医者たちの肖像である．左端にいるのが愚昧な「シュヴァリエ〔勲爵士〕」・ジョン・テイラー（1708 ごろ— 1772 年）という眼科医あるいは「司教，皇帝，国王御用達の眼科医」で，目の模様がつけられた杖をもっている．彼が片目を閉じて色目で見ている相手は（ハーレクインの衣装をまとった）「クレイジー・サル」・マップ夫人という接骨医で，骨の形をした杖を指さしている．右端にいるのはジョシュア・「スポット〔顔痣〕」・ウォード医師である．その名は顔に生まれつきの痣があるところに由来する．楯形紋地の下部は 12 人の尊大な医者たちの人物研究で占められており，その大多数は杖の握りの部分に鼻をあてて深い思索に耽っている風を装っている．小便が一杯に入っている溲瓶を抱えている者がいる．彼はこれから小便を味見して検査しようとするところであり，ふたりの同僚が眼鏡越しにそれを覗いている．医者は全員が黒い服と後ろ髪の長い鬘をつけている．

営利本位の資本主義が勝利し消費社会が出現したさなかにあって開業医の仕事が流動的になってきた時代に、医者の仕事のさまざまな部門の公的名称と既定の役割が一般大衆の不安の的になった。開業医たち自身が――そして、理由はまったく異なるけれども、諷刺家たちもが――医業に特有の小道具、象徴、標章（内科医の鬘、外科医の鋸、薬剤師の擂粉木と乳鉢）を強調したいと思っているかもしれない。こうしたイメージは、それらを批判する人びとの手にかかると、開業医に医療規則を守るよう注意する手段とされた。自己宣伝というイメージは、営利本位の社会の至る所で変化が起こっているのであるから、（いつも流行に依存してきたことがはっきりしている）専門職業人が成功するためにはイメージを刷新する必要があるという明確な認識を与えたのである。

第八章　職業上の諸問題

近代初期の医療は不安と不信の念をかきたてた。それは、しばしばユーモアに移し替えられることがあったにしても、決して表面的なものではなかった。「外科医のフォーブズ氏が数人の患者を殺しに行くところに出会った」とウィリアム・ホランドは一八〇〇年に日記に記した。しかしこの教区牧師自身が同胞であるこの医者の「殺人的」医療に日常的に頼っていたのである（そして、この外科医がこの聖職者をどのようにかついでいたのか不思議である）[1]。これよりもっと慇懃ではあるかもしれないが辛辣な点ではひけをとらないゴードン公爵夫人のあけすけな厭味のひとつが噂好きな画家ジョウゼフ・ファリントンによって伝えられた。「彼女が言いますに、わたしたちの医者は先頃気分がすぐれないため外出もままならず、そこでわたしたちがどうしているかを知るため使いを寄越しました。そこでわたしは彼が病気になってからというものわたしの家族一同はとても元気でいますと返事を送ってやりましたの[2]」。

懐疑的な態度をとることとは、もちろん、医業そのものの歴史と同じくらい古くからあった。新約聖書には「医者よ、汝みずからを治療せよ」とあり、箴言には「死と医者は大変親密な間柄である」という一般大衆への警告があった。「医者が三人いれば、そのうちの二人は無神論者である[3]」とラテン語にあるように、伝説的に医者の不信仰を説く評判があっても役には立たなかった。「有神論者でさえあり、そのうえ

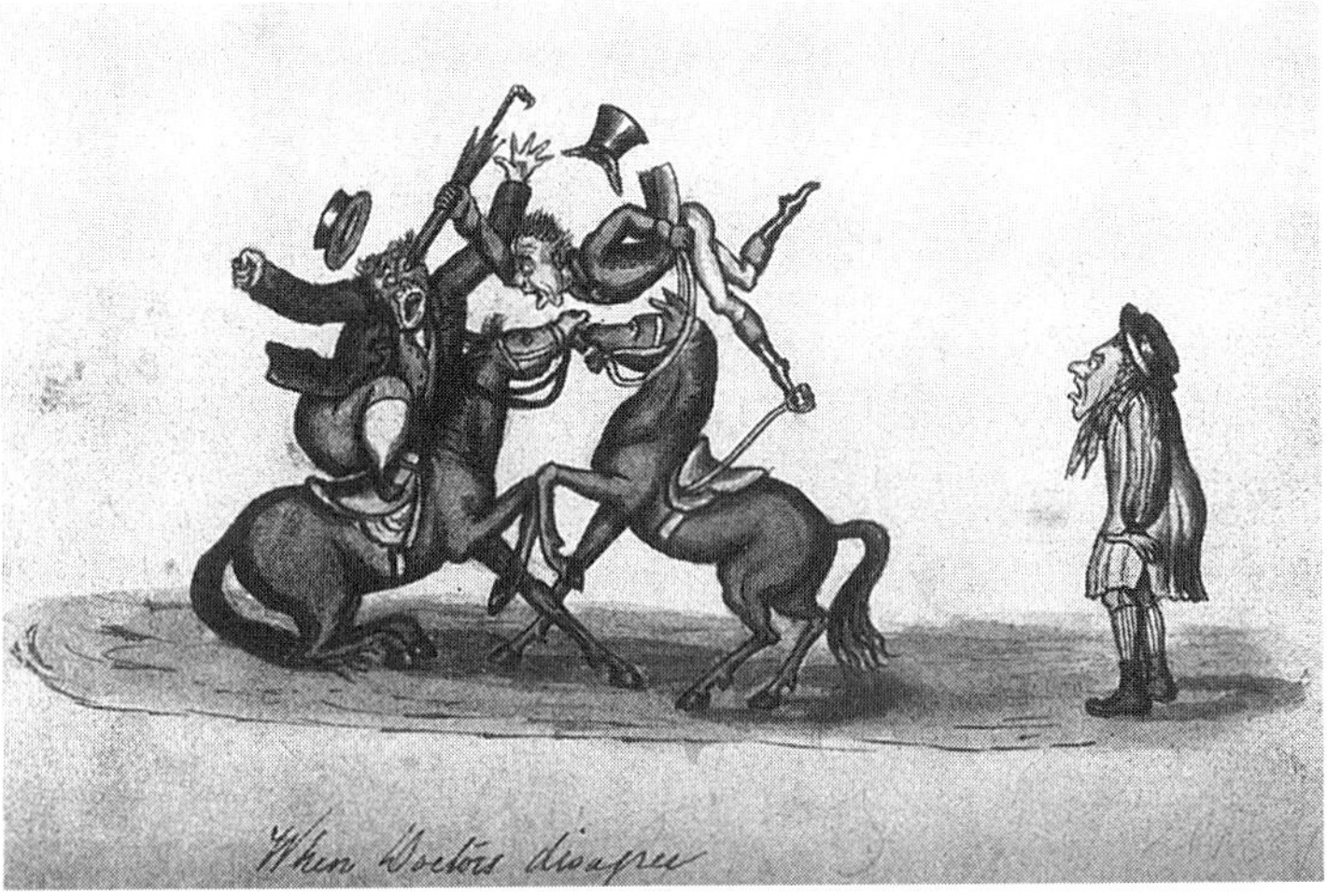

105 「医者の意見が一致しないとき」 日付のない水彩画
馬上のふたりの医者が激しく対決している様子は，医業のなかで意見の不一致が生じたときに敵愾心が誘発されることを示している．

にキリスト教徒でもある医者は実にまれな存在であろう[4]」とコウルリッジは思いに耽って述べた。医業が急激に広がり、過度に繁栄すると思えたとき、批判が沸き上がった[5]。

一般的によくない医業の評判は医者同士の対抗意識によってさらに煽り立てられた。十八世紀に入ると診療所の戦いが起こった[6]。ロンドンの外科医はのちに理髪師と分離した。また一七七四年には「ウォリッククレインの戦い」が起こった。医師会内部の戦いで、すでに見たように、これを舞台にかけたのがサミュエル・フットの『二本の杖をつく悪魔[7]』であった。似非医者がはびこり、そしてのちには（たとえば同種療法などの）代替医療が盛んになり、そのため統一戦線を組むことができない状態であった（挿絵105）。

対抗意識をもつ医者たちはいつも張り合っていたようである。それは、裕福な患者が別の医者の見立てを、また別の医者の見立てを……という具合に何度でも医者を代えることを習慣にしていたからである。一七六五年に悪性の熱病に倒れたときデイヴィッド・ギャリックは「八人もの医者にかかった」と告白し、「それでもこうして生きており、いくらかやつれてしまったけれども元気である」[8]と茶目っ気たっぷりに付け加えた。マンデヴィルの作品の登場人物ミソメドンは、「もっとも偉大な医者たちが医術のもっとも本質的な事柄を論じて意見が一致しなかったというのはいかにも奇妙なことである」[9]と嘆き悲しみ、わざとらしく驚いて目を白黒させた。

医者たちの意見が一致せず、あなたやわたしのような
健全な決疑論者が疑うとき、誰が決めるのであろうか。[10]

とポウプは反響を返した（答えは死に神）。

医者は、口先では団結心に敬意を払うと言いながら、互いに面と向かって言い争い、裏にまわっては陰口をたたく、という評判であった。ファリントンは外科医サー・アンソニー・カーライルがある晩餐会で誰彼かまわず誹謗中傷する様子を記した。

彼はレノルズのことを軟弱な男であると言い、それゆえ賢明と洞察が必要とされる事柄になると判断することができない男であると言った。レトソムのことは、理解力はレノルズより上であると認めたが、下劣な男であると決めつけた。――ジョージ・フォーダイス医師のことは、酒の飲み過ぎでいのちを縮めたと言った……サー・フランシス・ミルマンのことは、良識のある大変有能な男であると認めはしたが、十分な経験の持ち主であるかどうか疑わしいと言った。アッシュ医師のことは、医術に

もっとも通暁しており、おまけに尋常ならざる記憶力に恵まれてもいると評した。――先頃他界したフレイザー医師のことは、内臓を損ねるほど酒を飲み、それがもとで体をこわしたのだが、最近は酒を控えていたと言った。――ヴォーン医師のことは、感じのよい物腰の男ではあるが、あまり精神力に富むとは思えない男であると言った。(11)

こんな調子でだらだらとつづけるのであった。病人はどうすればよいというのであろうか。

医療のさまざまな部門は互いに不倶戴天の敵とばかりに悪口を言い合った。「いかなる医術にもそれに敵対する医術があった」とジョージ王朝初期のロンドンの外科医ダニエル・ターナーは認めて相手の警戒心を解いたうえで要点に迫り、「目の不自由な人に視力を与え、耳の不自由な人に聴力を与え、関節がはずれたり折れたりした骨……を修復し、人体の脆弱な構造を変えて平常の健康と活力をもたらす(12)」術である外科学に「ひとりといえども［敵対する者が］いる」というのは「まことに奇妙なことである」と怒髪天を衝く勢いでつづけた。ターナーは、このようにして自分の専門とする外科術の尊厳を擁護したのではあるが、それにもかかわらず、実際に外科手術を施す人びとのことをあまりよく思ってはいなかった。「［ロンドンの］多数の住民は」外科医を僭称する「大多数の無知蒙昧な輩の悪だくみによって身体を損なわれたり破滅させられたり」していると率直に認めざるをえなかったのである。なかでも大道薬売りは「国民に共通の敵」であり、接骨医は「人殺し」であり、理髪師は始末に負えない一党のなかでも最悪の悪党なのであった。「床屋の店の看板柱に深皿の枠がついていないのを、あるいは外科医を僭称するなんらかの標示がついていないのを、見ることはきわめてまれなことである」――そのような偽りの見せかけをしてはいるが、ほとんどすべての理髪師は実は「外科学の門外漢(13)」である、と煽情的な暴露をしたのである。
居丈高な医者たちが公然と反目し合う――あるいは公然と反目し合うことを楽しんでいたのかもしれない――様子が、ジョージ三世が一七八八年に正気を失ったとき露顕した。国王が狂気であるかどうかについて、ましてや回復するかどうかについて、意見の一致をみることさえもできない侍医たちが感情を剝き出しにして口論するのにショックを受けたベッツィー・シェリダンは「医者という種族のなかでの大戦争と戦争の風評」と喘ぐように言った。このとき呼ばれて国王の治療にあたったのがトーリー党員の癲狂医フランシス・ウィリスであった。その当時は地方の精神病患者収容所の管理者にすぎず、おまけに（得体の知れない）聖職者にすぎなかったウィリスを、ロンドンの貴族的な開業医たちは冷たく鼻であしらった。そのなかには（すでに論じた）あの洗練の極みとも言うべきリチャード・ウォレンというホイッグ党員がいた。ウォレンは、自分の出世をかけて、ホイッグ党を支持する皇太子を摂政に任命しようと画策していた。そのため、精神に異常をきたした君主の健康に関する両派の日報は正反対のものになった(14)。両派の対立はときには、ミードとウッドワードの場合のように、決闘に至ることさえあった。十九世紀のスコットランドの外科医グランヴィル・シャープ・パティスンはすぐに発砲したがることで有名であった(15)。

病気を治すためには治療法に対する不信の念を一時的に停止して口に出さないことが必須の要件であるが、両派の喧嘩騒ぎはそれに水を差すものとなった。それに輪をかけたのが、国王の病状をまったく理解できない開業医たちの無能であった。そのため患者は困惑した挙げ句に摂政擁立の陰謀にただ屈するしかないかもしれないという危険があった。専門職にある人間の「見立ての開陳」が、舞台の上で役者が朗々と語る場合と同じように、ことばの力を利用して聞き手を畏怖させるものであることは言うまでもないが、それは、極端になると、医者のことばは専門用語で煙に巻くだけの純然たる曖昧模糊にすぎないのではないかという疑惑の念を解き放つことになる。

演劇作品そのものが、この巧妙な手口を暴くもっとも優れた手段になっていた。蛇の道はヘビ、というわけである。医者の「正体を暴く」のにもっともふさわしいのは劇作家ではないだろうか。トマス・ミドルトンの十七世紀初めの劇『慇懃なる口論』では決闘で負傷した大佐が寝椅子に横たわっている。その妹が、取り乱して、「治る見込みはあるのですか」と尋ねる。

外科医　ありますとも、キリスが奇跡的に損傷を免れていますから。
妹　キリスって、なんのことですか。
外科医　カヴァ・ヴェーナ〔大静脈〕のことです。この傷でしたらオルソファグになることはまずないでしょう。心配は無用です。しかし、ひとたびディアフラグマ〔横隔膜〕、小さなインテスティーネス〔小腸〕、あるいはスピューナール・メドゥル〔脊髄〕、あるいは高貴な部位のエムンクトリエス〔排泄器官〕の根幹に達しますと、ただちにシュンコペー〔気絶〕の惧れがあります。脇腹が背中のほうに後退し、血尿になり、膿便になり、その色が強い刺激性のあるものになりますな。
妹　わたしにはなんのことやらチンプンカンプンですわ。(16)

ここに戯画化されているような医者の、怒りをあらわして守勢にまわる攻撃性は、フィールディングの『ジョウゼフ・アンドルーズ』のなかでもとらえられている。主人公を治療した外科医に教区牧師アダムズが「彼の傷の具合はどうですか」と尋ねる場面である。外科医は、「あなたに傷のことが分かるというのですか」と憤然となって応酬したあと、この聖職者を辱めてやろうとする魂胆で、皮肉めいたことばをポンポンと放つ。旅行したことはおありですか？　病院で治療にあたったことがあるのでしょうね？　ガレノスやヒポクラテスを学んだことは？　ことばによる攻撃で打ち負かされた教区牧師は、謙虚に、「患者の容態についての見解」を教えていただけると大変ありがたいと外科医に応じる。外科医は「彼の容態は死んだも同然ですよ」と怒鳴り返して、もったいぶった解説をはじめる。「頭部の打撲傷が後頭部の内膜を演説[17]〔言い間違い〕しまして、頭骸骨膜に密接する根源の微小な不可視の神経を折衝〔言い間違い〕してます」。ある負傷した男について、ジョン・ウィルスンは「私が推測するところでは、最大の危険は……外科医の難解な用語のなかに潜んでいます[18]」と言わしめている。

理解不能なことを喋る開業医と呆れて物も言えない聞き手とのあいだのやりとりは喜劇の常套になった。たとえばウィリアム・エルムズは「ジャック――グログブロッソム熱にたおれる」（挿絵95）で、病気に罹っている水兵とその医者とがそれぞれの隠語で話すため互いに理解できないでいるところを描くことによって、専門家の話が裏目にでる様子を生き生きと表現した。痩せた古風な医者が大砲のかたわらで、酒に酔った水兵が病気でハンモックに寝そべっているのを前にして、しゃがんでいる。それぞれが奇抜な服を着て（部外者の耳には）チンプンカンプンなことを言いながら自分の職業を身振りで表現している。医者は正装用の三角帽と粉をふった鬘と眼鏡を誇示している。左手には薬箱、右手には「発汗剤」と表示された瓶をもっている。伝説となっている杖を小脇に抱え、ポケットからは浣腸剤と「ジョロップ」の瓶をのぞかせている。彼のかたわらには擂粉木と乳鉢が、そして大砲の弾（口語で「ピル〔丸薬〕」と呼ばれていた）がふたつある。「しっかりしろ、ジャック――わたしがグログ熱を抑えてやる」と医者が大声で言う。

> それはソーラクス〔胸郭〕の衝動と震動に刺激を与え、それに伴ってスターニュテイション〔嚔〕を起こし、それによってあなたはある種の一種の状態になる——髪の毛を剃り落とさなければなりません——あなたの血を抜き取りますが——二〇オンスだけです——そのあとでこの水薬と箱入りの丸薬を飲み込んでもらいます、そうしたらあなたにクリスター〔浣腸〕を施しましょう。

水兵の制服である横縞のシャツとネッカチーフを身に着けた船乗りが返答する。

> おいらのグログ熱を抑えるだって——やめてくれよ先生——べらぼうめ、あんたの喋る医者ことばはわけが分からん——おいらのハル〔船体＝体〕を好きなだけバター〔連打〕してもかまわねえが、あんたのグリスター管をボード〔横づけ〕されたりしたらたまったもんじゃねえ。

隠語で喋る者はこのようにして隠語で仕返しされる——そして、どちらも馬鹿げて見えることに変わりはない。

イギリスの医者たちは親切にも先を争って考えられるかぎりの医療サービスを売り込もうとしているのだが、その多くは広く認められているようにかなり胡散臭いものである、とドイツ人旅行者フォン・アーヒェンホルツは述べた。

癲狂院を経営している人がいて、いつでも受け入れますよと言う。白痴専用の下宿屋を営む人もいる。人柄のよい助産夫は特定の状態にある女性患者に最大限の注意を払い、他人には絶対に秘密を漏らしませんと約束する。医者はあらゆる種類の病気を、ごく小額の料金で、治療しますと申し出る。(19)

医療市場は生き馬の目を抜く競争の場でありえた。目端が利く開業医は似非医者の秘訣から学び、口八丁の自己宣伝家となり、金儲けの機会があれば手当たり次第に利用した。オックスフォードの医者で、多数の通俗医学書の著者でもあるウィリアム・ロウリーは、自分の名前を吹聴しまくることで有名であった。ある新聞には次のような記事が載った。

数日前、キャヴェンディッシュ・スクエアはハーリーストリートの相当の資産家である紳士ハンキー氏が不幸にもふとした間違いで紅茶茶碗になみなみと注がれたグーラード鉛精剤を飲み込んでしまった。天然のもっとも有害で確実な毒のひとつである。ハンキー氏はこの驚天動地の状況のもとで、即死を覚悟しながらも、堅忍不抜に身を持したらしい。しかしながら氏は、同地在住の著名な医師ロウリー氏の練達の助けを得て、死の淵から救われたのである。ハンキー氏がいまは完全に健康を回復していることを一般読者にお伝えできることは本紙の喜びとするところである。(20)

この大袈裟な賛辞がすべてロウリーの仕組んだやらせであったことは明白である。

医者に対する不平不満のなかで一般的であったのは、当然ながら、欲得ずくで働く医者の破廉恥ぶりであった（挿絵106）。サマセット州の教区牧師であるウィリアム・ホランドは「フォーブズ氏の請求代金を

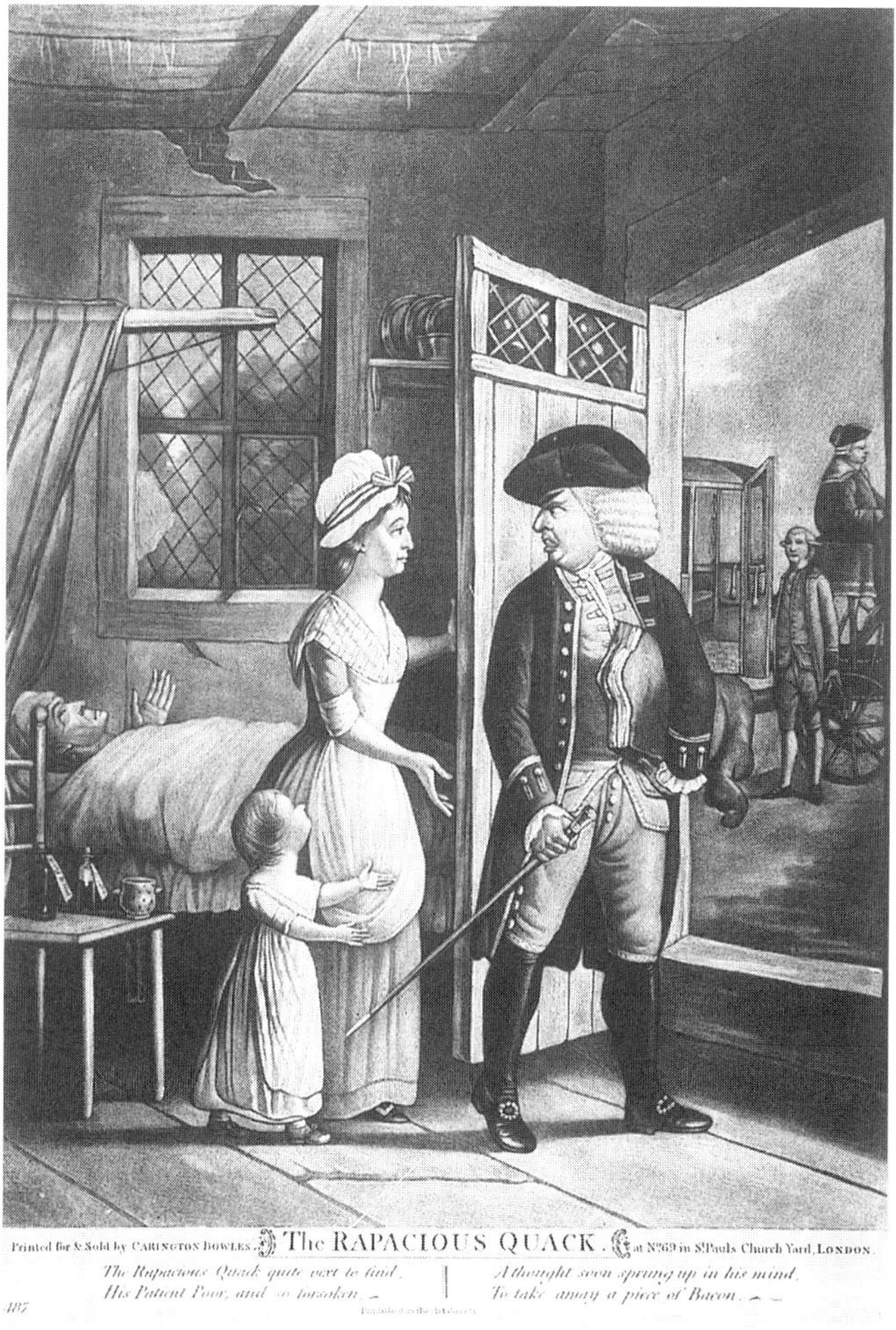
Printed for & Sold by CARINGTON BOWLES, The RAPACIOUS QUACK. at No69 in St Pauls Church Yard, LONDON.
The Rapacious Quack quite vext to find,
His Patient Poor, and so forsaken.—
A thought soon sprung up in his mind,
To take away a piece of Bacon.—
487

106 「強欲な似非医者」 年代不明 メゾチント

貪欲な開業医が貧乏な家族に診察代として一脚のベーコンを要求している．質素な美徳の団欒の場としての貧しい農場労働者の家庭が有力者に搾取されるところを描いた感傷的場面というジャンルが18世紀末に人気を博したが，この絵はその典型的な図である．「強欲な似非医者は，患者のあまりにも貧しく／侘しい暮らしぶりを知って驚くが，／すぐに一切れのベーコンを持ち去るという／考えが頭に浮かぶ」という韻文がついている．

支払った。代金の請求にかけては空恐ろしい男で、途方もない額をふっかけてくる」[21]と不平を述べた。

自身が開業医でもあったバーナード・マンデヴィルは強欲を冷笑する詩を書いた。

医者は患者の健康の衰えなどより
名声のほうを重んじ蓄財に励んだ[22]。

また医者は金儲けに夢中になっている男の鋳型に嵌められていた。

病気なんですけどと医者に言ってみれば
医者はただ処方箋（請求書）を書くだけ

——このようにマシュー・プライアーはこうした事情をひと言で片づけた[23]。

医者の収入は人びとの妬みを買い、人びとを魅了した。ラドクリフやミードやアシュリー・クーパーの財産は町中の話題になり、開業医のなかには金儲け好きであるため屈辱を味わう者もいた。医療担当の宮廷人であったリチャード・ウォレンは朝、鏡で舌の具合を調べるとき、なにげなしに片方のポケットからもう片方のポケットに一枚のギニー金貨を移す癖がある、という噂であった。バースの街を歩いていくケイレブ・パリーの姿はいつでもすぐ分かる、財布の小銭をジャラつかせて歩くからだ、と取り沙汰された。それからしばらくして流布した逸話によると、ロンドンの有名な外科医ジョン・アバーネシーは、ある機会に診察料として半ギニー与えられたとき、跪いて床を捜し回りながら、「残りの半ギニーはどこだ[24]」と言ったとのことである。

その当時も、いまと同じように、患者が枕元にいてほしいと望むのは、「プリームム・ノーン・ノケーレ〔まず第一にわたしは危害を及ぼしたりしません〕」というヒポクラテスの誓いにあるとおり、安心できる、思いやりのある開業医であった。医学を刷新することに熱心な、あるいは〔もっとよくないのは〕実験することに熱心な医者のことを思うと不安な気持ちになることもあっただろう——そうした不安を体現して小説のなかの人物になりおおせたのがあの、夜中に墓地を往来することで悪名高い、フランケンシュタイン博士であった。その作者メアリー・シェリーは主人公フランケンシュタインに「わたしは解剖学に精通し、そして教会付属の墓地は、わたしにとって、いのちを奪われ虫の餌食になった死体の置き場にすぎなかった[25]」と回想させている。

人類を救済することより学問の進歩を優先する医者のことを怖れる一般大衆の不安に語りかけたのがトマス・ベドウズであった。「エクスペリメンタリスト〔実験主義者〕」を医者の鑑であると推賞すれば非難を受けることは、そしてそれによって、「エンピリシズム〔藪医者療法〕」との語呂合わせ的連想で、似非医者の汚名を着せられることは、百も承知していた人物である[26]。古くからの友人であるエラズムス・ダーウィンに混合気体を治療用薬剤として使用する自分自身の実験のこと——その一部については後述——を詳しく話しているときベドウズは「わたしはある人びとからは愚かな企画者であると謗られ別の人びとからは強欲な藪医者であると非難されることになると予期しておかなければならない[27]」と告白した。反動的批判が「人道主義」として罷り通りうる、と彼は見ていたのである。「他人のいのちと苦しみを弄ぶことができると思われている男たちに対する防護的な憤りの感情が……一般大衆をして医術の（いわゆる）実験に反対するように仕向けたのである」[28]。このブリストルの医者が骨身に沁みて知っていたように科学的独創性は、とりわけ「あてずっぽう」めいたところがあるものは、フランス革命の時代のイギリスを蔽っていた「非常事態」という狂乱めいた雰囲気のなかで、疑惑に包まれたのであった。彼は反動的な『反ジャコバン・レヴュー』のなかで諷刺による人身攻撃の的になる。同誌は彼の混合気体による実験を麻酔状態の乱行であると示唆したのであった[29]。

ベドウズの助手をしていた若者ハンフリー・デイヴィーは、ベドウズに指示されて、一七九九年に亜酸化窒素を使った実験を開始した。四月までには純粋な亜酸化窒素を手に入れていた。そして、その気体を吸い込んでみることに決めた。四月一六日に三クォートの量の亜酸化窒素を吸入した。その結果「感慨無量となり、感覚による識別能力と自由意思による行動能力を失った。それは酒に酔うときの第一段階で覚えるのによく似た感情であった」。その翌日には四クォートの量を吸入してみたところ、三〇秒後に感覚が前日と同じようになり、「そのあとで……特に胸と手足に、実に快い震えが走った[30]」。さらに実験を重ねたデイヴィーはのちに酩酊状態になった。

快い感覚が増大するにつれて徐々にわたしは外部の一切の事物とのつながりを失っていった。鮮明なイメージが次から次へと目に浮かび、すばやく脳裡をよぎり、文字どおり斬新な知覚を生みだすような仕方でことばと結びつけられていった。わたしは概念と概念があらたに関連づけられあらたに調節された世界のなかに存在していた。わたしは学説をたてた。新発見をしたような気がした……わたしはキングレイク医師に向かって大声で「存在するのは思考だけだ！——宇宙は印象と概念と快楽と苦

痛で成り立っている！」と言った。(31)

この実験は大評判になった。ロバート・サウジーは六月五日に旧知の友人に手紙を送り「驚異的作用をもつ気体が……ほとんど譫妄状態とも言える快い感覚を誘発し、あとで憂鬱な気分に陥ることもない」と伝えた。そして――まだ悪名高い反動主義者にはなっていなかった――この詩人は、その翌月に、弟に向かって熱狂的に語った。

ああ、トムよ、デイヴィーがすばらしい気体を発見したぞ、酸化性気体だ。ああ、トムよ、私はそれを少しばかり吸ってみたのだ。すると笑いがこみあげてきて、手先やら足先やらがうずうずしてきた。いまはそれを呼ぶことばがないからどう名づけたらよいのか分からないのだが、デイヴィーは現に新しい快楽を発明したのだ……トム、天上の空気はこの驚異的作用をもつ歓喜の気体にちがいないぞ、きっと。(32)

この気体にまつわる熱狂的騒ぎは、当然ながら、駄法螺としてやすやすともじられることになった。(33) デイヴィーがひとたびブリストルを離れて流行の先端をいくロンドンに移り、アルビマールストリートにあらたに創設された王立研究所に着任したとき、とりわけ諷刺的もじりは盛んになった。ギルレイは「科学的研究！」（一八〇二年）（挿絵96）でこうした実験を諷刺した。それはこの研究所を場面にしたもので、講義台の上には空気ポンプやら気学器具やらが乱雑に並んでいる。化学の講師であるガーネット医師がサー・ジェイムズ・ヒッピスリーを実験台にして実例による説明をしている。ヒッピスリーのズボンは引火による破裂でズタズタにはち切れている。講師の横で風袋を抱えて立っているのがデイヴィーである。デイヴィーの前には蛙を入れた空気ポンプ、「水素」と「酸素」と表示されたふたつの容器、風車、豚の膀胱、静電気発生装置などがある。次の章で見ていくことになるが屁は、あらゆる種類のものが政治諷刺漫画の常套手段になっていたのである。[34]

医療の刷新でもうひとつ、一般大衆から疑いの目で見られたものに人痘接種があった。そして、ジェンナーの抗天然痘ワクチン接種はとりわけ危険なものであると表現することができた。それが動物と人間とのあいだの境界を脅かしたからである（挿絵97）。接種を受けたばかりの人間は、おそらくは急速に作用する「事前の混合薬」に促されてのことであろうが、即時に徴候を示し、身体各部からグロテスクな牛型腫瘍を発している。ひとりの妊婦は——メアリー・トフトの投影か！——すでにスカートの下からごく小さな牛を出産している。両手を上にあげて恐怖におののいている夫は頭から角をはやしている。夫の頭に角がはえるというのは（第二章で論じたように、昔からある「イマジニスト的」手法で）その妻が浮気したことを示すのであるが、その結果この奇怪な出産になったことが明白である。壁に掛かっている絵には一頭の牛をのせた祭壇の前でへりくだる崇拝者たちが描かれている。これは（イスラエルの民の崇拝用の偶像としてアーロンが黄金の仔牛を作るという）聖書の物語に言及するものである——これも政治諷刺漫画で大いに利用された月並みな主題である。[35] この版画には、御多分に洩れず、反偶像崇拝的、聖像破壊的メッセージが記号化されているのだ。いまでこそジェンナーは医学史に残る偉大な人物として偶像化されているかもしれないが、その評判はいつもそうであったというわけではない。たとえばバイロンはジェンナーを恥知らずなエリシャ・パーキンズとひとまとめに扱って平気であった。

多様な奇跡的治療法が世間に広まり関心を惹く！
牛痘、トラクター、直流電気療法、気体療法が
次から次へとあらわれ、俗人の目をみはらせて、
期待を膨らませるだけ膨らませ――泡と消える。[36]

もうひとつ、十八世紀末に開発されたものに実験的電気療法があった。これが、医者は禁忌を破っている、いのちを司るという神だけの力を僭越にもわが物にしている、という不安を煽った。とりわけ精神異常の症例の場合に猛烈なショック療法が試されていた。ベドウズの友人であるエラズムス・ダーウィンは、患者のひとりに対して試みた自分の治療法について、「胆汁が遮断されるのは総胆管の麻痺または活動停止によるものであるかもしれない、そして胃に取り入れた刺激剤が効果を発揮していないようである、と推定してわたしは容量およそ一クォートの被覆した瓶から肝臓に強烈な電気ショックを一〇回施すことを指示しました[37]」と書いた。こうした電撃的侵略は、衰弱した身体に人為的手段によってあらたな活力を与えることができるという、あらたなるプロメテウス的野望の合図である――それは王立動物愛護協会があらたに人工呼吸への信用を奨励したことと軌を一にする動きであった。[38]

これに関してはガルヴァーニの有名な実験がとりわけ「電撃的」な影響を与えた。一七九二年に刊行された『筋肉の動きにおける電気の効果について』のなかで、このイタリアの動物学者は死んだ蛙の脚を鉄のバルコニーから銅線でつないで宙吊りにした実験の模様を、蛙の足が鉄枠に触れるとその脚がピクッと動いた模様を、記したのである。死体にいのちを蘇らせたと思えるため大きな騒ぎを巻き起こしたこの実験のあとにつづいたのは、ガルヴァーニより年少の同時代人でパドヴァ大学教授であったアレッサンド

ロ・ヴォルタである。その著『動物電気についての書簡集』は同年に刊行された。筋肉は電気で継続して刺激を与えれば連続して痙攣させることができることをヴォルタは証明したのである。電気と生命の本性との関係をこうした研究が示唆したことは強い緊張感を帯びることになった。キリストの「復活」の可能性に関して神性を冒瀆することになるのが明らかであることは言うまでもない。

こうした実験による研究が実を結んだのは一八〇三年一月一七日にロンドンで人体に適用されたときのことであった。このとき、ジョヴァンニ・アールディーニが殺人犯トマス・フォースターの死体に直流電気を通したのである。その死体は絞首刑を執行された直後にニューゲイト監獄から奪取されウィルスンの解剖学教室に急送されたものであった。二四〇枚の亜鉛板と銅板を積み重ねたガルヴァーニの電堆に取り付けられた導線がこの犯罪人の口と耳に留められたとき「顎が震えはじめ、隣接する筋肉が恐ろしく引きつり、左の目が実際に開いた」と報告された。導線は、耳と直腸に留められると、「さらに強く筋肉を収縮させ……ほとんど蘇生の様相を呈するほどであった[39]」。こうした実験は文学や美術で喜劇的恐怖やゴシック調恐怖の怪奇幻想を流行させることになった。そうした不気味な怪奇物語の最たるものが『フランケンシュタイン』(一八一八年)である。

それは「雨の多い不快な夏であった、そして、ひっきりなしに降る雨のため、わたしたちはしばしば幾日も家のなかに閉じ込められていた」。これはメアリー・シェリーが一八一六年にジュネーブの片田舎で恋人パーシー・ビッシュ・シェリー、従姉妹クレア・クレアモント、クレアの恋人バイロン卿、バイロンの侍医ジョン・ポウリドーリと一緒に過ごした月日の回想である。土砂降りの雨で室内に閉じ込められた彼らはドイツの怪談に興じた。「これらの物語を聞いているうちにわたしたちの心のなかにまねしてみたいという遊び心が湧いてきた。ふたりの友人(そのうちのひとりのペンから出た物語はわたしにはとても及びもつかないほど世間の人に受け入れられるものであろう）とわたし自身がそれぞれに自作の物語を、なんらかの超自然的出来事に基づく物語を、書いてみることに同意した」。シェリーとバイロンはすぐに自作の物語を提出したのだが、一八歳であった（当時の名前で言えば）メアリー・ゴドウィンは筆が進まなかった。しかしダーウィンその他の電気実験の話を考えているうちに「生物の構成部分を製造し、寄せ集めて、生命のぬくもりを与えることができるかもしれない」という怖い考えが浮かんできた。そうした思いが頭のなかを駆けめぐる状態で彼女は寝床についたのであるが、「頭を枕にのせたとき眠りにつけず、考えるとも言えない状態であった。わたしの想像力は、命じられたわけでもないのに、わたしを支配して導き、通常の夢の境界をはるかに超えた鮮明なイメージをわたしの頭のなかに次から次へと生むのであった」。彼女はそこに横たわって、「わたしたちの本性の不可解な恐怖心に語りかける、そしてゾクゾクするような恐怖を起こさせる……血を凍らせる、そして心臓の鼓動を速くする……」物語を捜して思案するのであった。

わたしは——目を閉じて、しかし心の目はしっかり開けたままで——邪悪な術を学ぶ青ざめた学生が、自分が部品を寄せ集めて作りだしたもののかたわらに跪いている姿を見た。ぞっとするほど醜いお化けのような男が大の字に横たわっているのを、そして次には、なんらかの強力な機械装置の働きによって、生命のしるしを示すのを、そして半死半生のようなぎこちない動きで動くのを見た……彼は、恐怖にかられて、自分が手作りしたこの唾棄すべき作品から一目散に逃げだすであろう。放っておけば、彼が送り込んだ微かないのちの火花が消えてしまうだろう、そんな弱々しい生気を与えられただけのこの怪物は死物に成り下がるであろう、と彼は望むであろう。そして彼は黙して語らぬ墓が、初めは生命の発祥と見なしたこのおぞましい亡骸の束の間の存在を、永遠に消し去るであろうと信じて眠りにつくであろう。彼は眠る。しかし目を覚まされる……見れば、あの恐ろしい怪物が枕元に立ち、ベッドの垂れ幕を開いて、黄色い、涙ぐんだ、しかし思索するような目で見おろしている。[40]

かくして、生命の火花によって、メアリーが彼女の「ぞっとするほど醜い子孫」と呼ぶ作品『フランケンシュタイン』が誕生した。それ以降この名前はあらゆる種類の医科学的無節度をあらわす略称になった――それは、皮肉なことに、女性が想像力をほとばしらせた証拠のさらなる一例にもなるのではあるが。

一般大衆の不安はまた腑分けの実践に対しても高まった。その理由は、一部には、解剖学者があさましくも、そして不法にも、「死体盗掘人」とかかわっていたためである。劇場では外科医に対する暴動（「タイバーン暴動」）が頻繁に上演されたのだが、これは仕事仲間の死体が荷車で外科医師会館に運ばれ解剖人の手で冒瀆的行為を受けさせられることに対する庶民の強く激しい抵抗を示している――この反感をホガースは連作『残酷の四段階』（第二章）の最後の版画で描いた。医学的解剖というのは蛮行の拡大版、公式に是認された蛮行にすぎないのではなかっただろうか。[41]

上流社会の人間の死体がそのような目に遭うことはめったになかった――死体盗掘人たちは国会で委員会の委員たちに、金持ちの死体を掘りだしたことはめったにない、「とても深く埋葬されているからである」と説明した。ただし、それで死体の不法な調達や墓場荒らしにまつわる怖い話が終わるわけではなかった。『ジェントルマンズ・マガジン』は「セント・ジョージの牧草地で肥料用の糞を拾い集めようとしていた男が堆肥を積み上げた場所でひとりの女と八人の子どもの死体を見つけた。ズタズタに切り刻まれたひどい状態で、おそらくどこかの若い解剖学者の仕業であろうと思われる。こういう軽率で無思慮なことをする輩は厳罰に処して当然である」と報じた。[42]
この記事を書いた記者は、解決法として、もし医者が本当に腑分けをする必要があるのであれば内科医や外科医の死体をメスにかければよいではないか、と提案した。

なぜなら……こうした紳士連中は切ったり刻んだりバラしたりすることを屁とも思っていないのであるから、解剖学的知識を刷新する好機を彼らに存分に提供しうる方法を慎ましく提案申し上げる次第である。
まず、外科医師会館をこの大首都の医師団全員のための公立の学園ないし学校にすることである。
次に、あらゆる内科医、助産夫や助産婦（私は老女性医師を排除したりしない）、外科医、薬剤師、似非医者、抜歯医、医学生、日雇い職人、徒弟、労働者を、死んだらすぐに、上記の会館に運んで解剖にふすのである。

［署名］L・R

サウジーの「外科医の警告」（一七九六年）はこの提案について遠回しに評するものになった。

いろいろな死骸を私は切り刻んできた、
そして、いま、いよいよ私の番がくる。
しかし、兄弟よ、あなたがたの面倒を

見てやったのだから、私の面倒を見て……

そして、もうすぐ私の徒弟たちが来て
私を切り刻み骨をバラすことであろう、
そして、死人の墓を荒らしてきた私に
自分の墓のなかでの安息はないだろう。

私が死んだら、同胞たちよ、お願いだ、
鉛の柩に入れて墓に埋めてもらいたい、
そして鉛管工がインチキをしないよう、
頼むから絶対に柩の重さを計ってくれ。(43)

墓の盗掘は申し分なくゴシック風の煽情的暴露記事向きのものであった。ひとつの典型的な版画には、死体盗掘犯が夜警に邪魔されている光景が描かれている。盗掘犯は盗んだ死体を大型のバスケットに入れて運ぼうとしているのだが、邪魔されてそれを落とす。そのかたわら解剖学者ウィリアム・ハンターが逃げていく（挿絵107）(44)。法律違反と威嚇と復讐がひとつの多義的なイメージのなかに結合しているのである。

「袋詰めにして盗む」男たちと解剖学校の所有経営者たちとの不穏当な親交が最新ニュースになるにつれて「死と医者たち」を組み合わせた成句が文筆や絵画で繰り返された。外科医ブランズビー・クーパーは「死体盗掘人」が解剖室のあたりを「颯爽と動き」まわり「講師たちに愛想よくお辞儀している」姿が

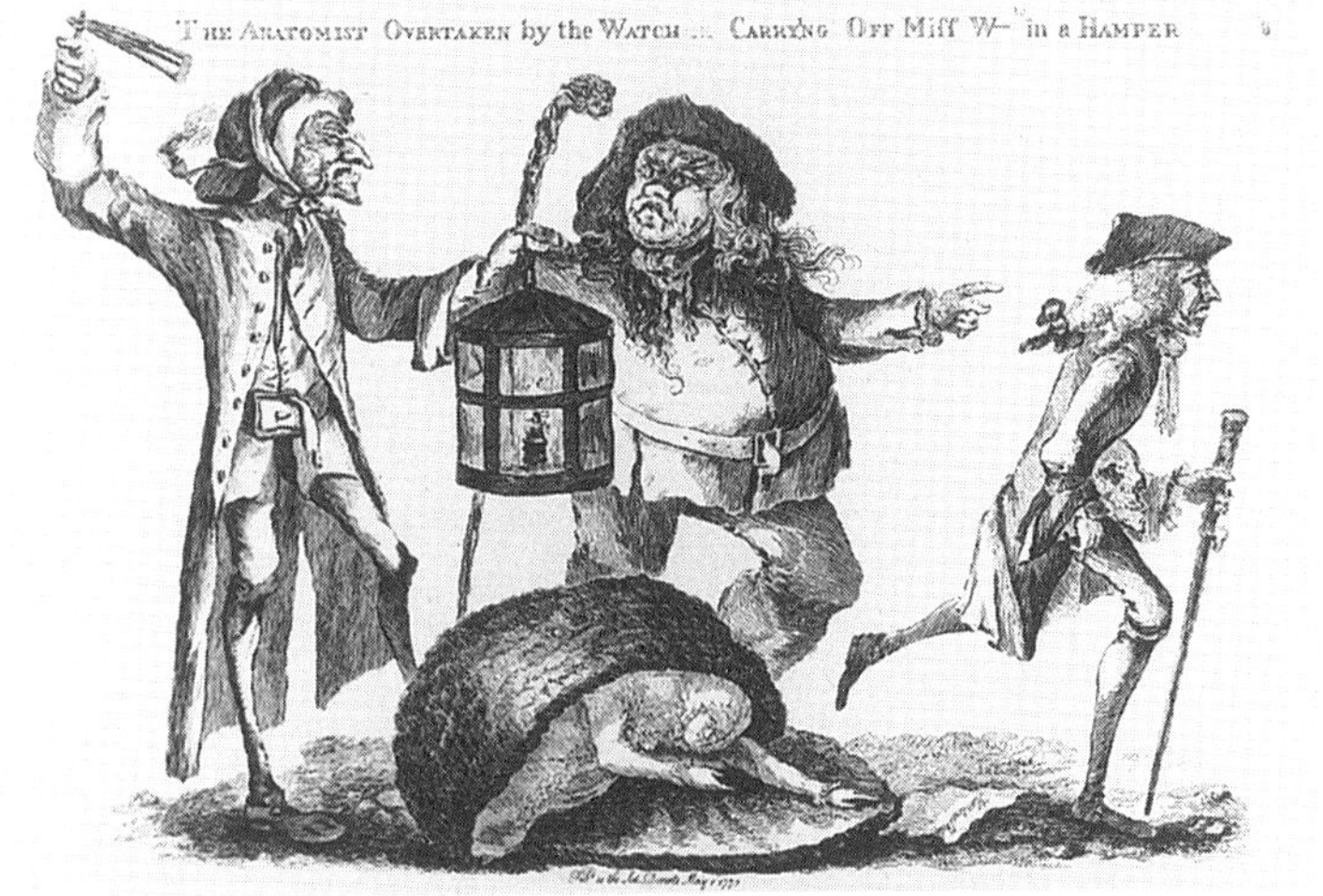
THE ANATOMIST OVERTAKEN by the WATCH ... CARRYING OFF MISS W—ts in a HAMPER

107　ウィリアム・オースティン「W—ts 嬢を大型バスケットに入れて運び去ろうとするところを夜警につかまった解剖学者」(1773 年) 製版つきエッチング

地面に落ちている紙切れには「ハンターの講義」ということばが書かれている．18 世紀のロンドンにいくつか私立の解剖学校が創設されたため解剖用の死体の需要が増大した．それがレザレクショニスト（すなわち新設学校で使う死体を盗んでくる死体盗掘人）の雇用につながった．大きな角灯をもっている夜警が死体盗掘人の肩をつかみ警報用器具を鳴らしている．埋葬用の経帷子に包まれた女性の死骸が大型バスケットから転がり出ている．死体盗掘犯は髑髏をもって逃走する解剖学者ウィリアム・ハンターを指さし，責任をハンターにかぶせようとしている．

見られることを認めた。こうした暴露記事に刺激されて書かれたのがトマス・フッドの「メアリーの亡霊――哀愁のバラッド」である。墓を荒らされ遺骸を解剖学者たちのあいだで分配された哀れなメアリーの亡霊が許嫁の男に向かって語りかける。

わたしはあなたに嫁ぐと誓
いました、
　でも運命はそれを許
　しません。
わたしの手はいまベルさん
のお店で
　アルコール漬けにな
　ってます。
頭がどこにあるのか、分か
りません、

　でもカープ医師が知ってます。
胴体はすっかり荷造りされてピック
　フォードの荷車に積まれます。
雄鶏がないてます、出発の時間です、
　ウィリアムさん、お別れです。
心臓はサー・アストリーのものでも
　わたしの心はあなたのものよ。(45)

一八三二年の解剖法によってバークとヘア流の墓荒らしや人殺しの脅威は確実になくなった。しかしそれは労働者一般を、貧民収用施設で死ぬことになろうとも慈善病院で死ぬことになろうとも、いよいよもって考えうる運命に晒されているという気持ちにさせたのである。(46)

医療は、大昔から、一般大衆の想像力のなかで不可避的に肉体の知識と結びつけられてきていたのであるが、王政復興期以降になると医療行為の性的いかがわしさが強調され問題視されるようになった。性愛を描く版画や詩歌は「医療」という語を二重の意味をもつものとして、見せかけとして、あるいは婉曲語法として、便宜的に性描写に利用した。医療と好色とのあいだの類似点は、たとえばジョン・エリスの『驚愕』にあるように、猥談の主要な要素になった。ひとりの娘が、浣腸を施しに来ることになっている薬剤師を待っている。しかし、薬剤師の代わりに、彼女に惚れている男が彼女の部屋に忍び込んできて

「薬剤師の仕事」を引き受ける。

（この女性と深い馴染みの男である）
ティマンテはそっと二階にのぼり
誰にも気づかれることなく通路を
通り抜け、ドアにかんぬきを掛け……

椅子の上にある器具を見つけると、
それを無邪気に取り上げて、男は
何に使うものかと思案した挙げ句、
その仕事を自分で引き受けようと
決心し、そして実際にやってみた(47)。

流行した医療のなかには性的危険の理解を高めるものがあった。顕著なものとしては、十八世紀末に熱狂的大流行を呼んだメズメリズム〔動物磁気催眠術〕がある。通常は他人の身体に触れるのを遠慮するものであるが、メズメリズムにはこの遠慮を消滅させる脅威があった。これを批判する人々は催眠「暗示」に怒るようになり、「タッチング〔触診〕」がいつの間にか「タッチングアップ〔痴漢行為〕」になってしまうとほのめかしたり、催眠術師の「手さばき」技術には両面性があるとほのめかしたりした。著者不明の『田舎の医者への動物磁気に関する手紙』（一七八六年）は、ある催眠術師の助手（「まれに見る才能に

恵まれた娘」）の手にかかって治療を受けた著者の経験を次のように報じた。その娘は

私に凭れ掛かって片方の手で自分の体を支え、もう一方の手を使って私の胸のあたりを触ったり、その手を軽やかにさまよわせたりしたのだが、その摩擦は決して不愉快なものではなかった。ときどきは胸骨から逸れて下に伸び、剣状突起の軟骨部に向かい、ショートリブに向かう。そして、そのあと折にふれ無関心な様子で腹部に沿って恥骨の方向に手を這わせる。これが、私のあらゆる種類の感覚が生来かなり鋭敏なものであるからして、くすぐられているような、むず痒いような、複雑な効果をもたらした。しかしながら、彼女の興味深い探究を妨げるつもりはなかったので、私は大人しく身を委ねることに決めて、じれながら彼女の手が触れるのに耐えたのであった。

この「危機」の「とろけるような感覚」に、直観的に感得される「超自然的発出」に、「破滅的な魅惑」に、そして「恍惚の譫妄状態」に、誰が抵抗できたであろうか。(48)

医者とその助手は、このように、暴力的治療によるのみならず性的にもまた、人の身体を脅かすものの代表であった。（第四章で調べたような）医者を好色親爺として登場させたり病床での診察を色情的なこぜりあいにしたりする寸劇の類なら何十とある。ロウランドスンが描く医者たちはおよそヒポクラテスらしからぬ流儀で患者をジロジロと見つめたり、患者の体をまさぐったり、患者に浣腸を施したりする。「医療殺人、あるいは医者の倍量投薬による一石二鳥」（挿絵108）では医者は、椅子に座っている死人のように青ざめた老患者の脈を片手でとりながら、その背後では若々しく美しい乙女の首に腕をまわし（この乙女は女中なのであろうか、それとも老患者の娘なのであろうか）、乙女の目をしげしげと見つめ、ずんぐ

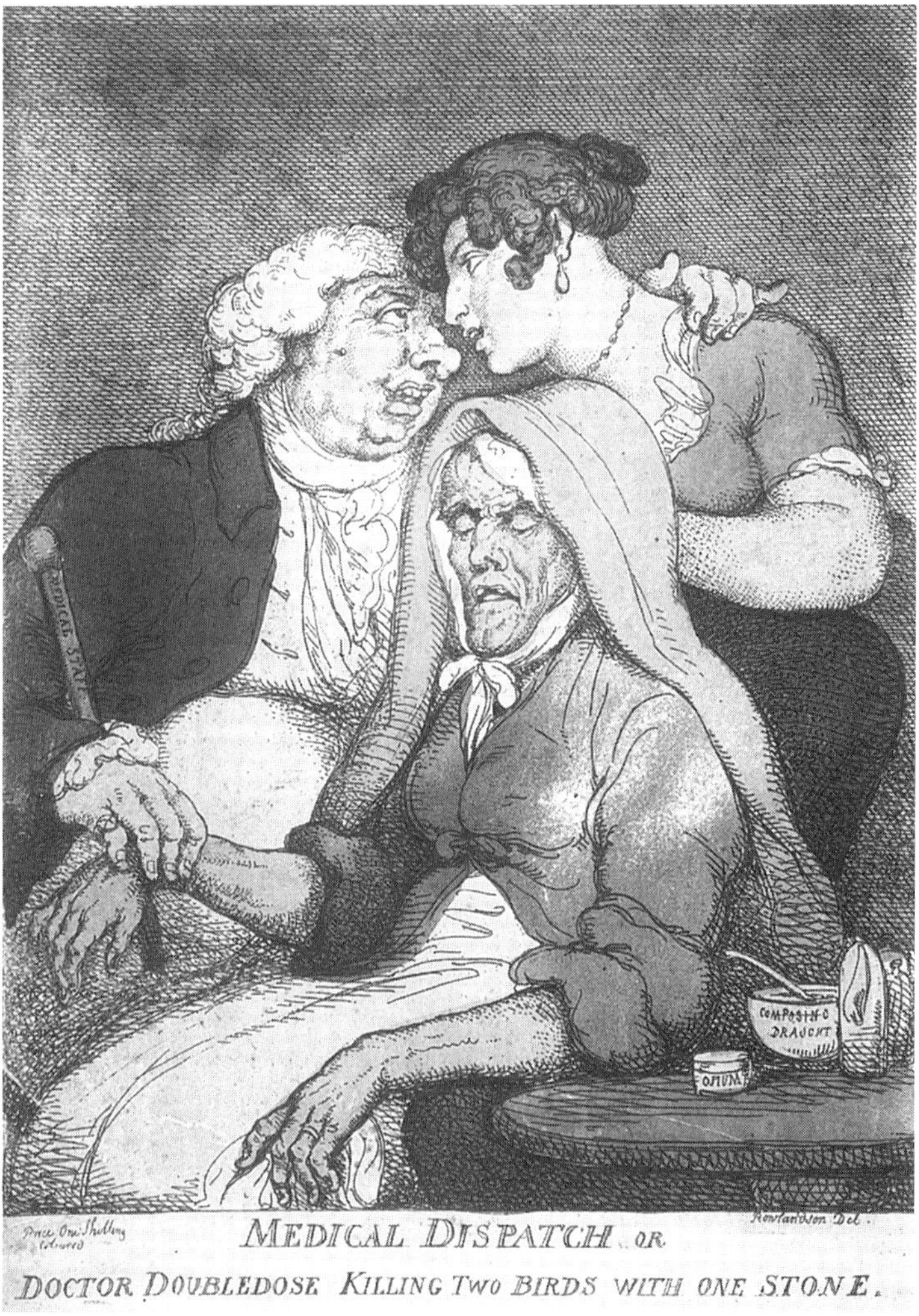
MEDICAL DISPATCH or
DOCTOR DOUBLEDOSE KILLING TWO BIRDS WITH ONE STONE.

108　トマス・ロウランドスン「医療殺人，あるいは医者の倍量投薬による一石二鳥」
（1810年）　エッチング　水彩

りした顔つきをデレッとさせている。老婆の死が差し迫っていることは阿片と鎮静剤が手近に置かれていることでいよいよ確実になっている。ピチピチした娘は有頂天と悲嘆とのあいだを、この世を去ろうとしている者への涙と開業医の注目を浴びていることへの感嘆とのあいだを、行ったり来たりしている。このように仮面舞踏会のなかでは性欲と医療が融合する。身体検査は姦淫のモチーフになり、そして開業医の商売道具——杖、浣腸、ランセット、噴射器、浣腸管——は（ときには猥談になりかねないほど滑稽な）色情的気配を帯びる。『トリストラム・シャンディー』の場合がそうであったように、淫らな意味合いを含む多義的なことば遣いは増殖するのである——もっとも時折は、医者が患者の陰部をじっと見つめたり、そこに注射器の内容物を注入したりして、猥褻であることが明白になり、何ひとつとして想像力にまかされることがないこともありはするのだが。

性的に胡散臭い行為を、とりわけ不法な堕胎であるとか内密の出産であるとかを、医者がそそのかしているとグラブストリートの三文文士連中が暴露した(49)。グラフトン公爵夫人は、恋人であるオソリー卿の子種を宿したとき、以前の出産で産科医を務めてもらったことのあるウィリアム・ハンターにひそかに接触して協力を依頼した。名前は伏せておいたのだが、ハンターはその人がグラフトン公爵夫人であることを推定した。彼は絶対に口外しないことを誓約させられた。出産予定日が間近になったとき公爵夫人はサリー州のクームに引きこもった。陣痛がはじまると彼女はハンターを呼びにやった。彼は赤ん坊が生まれた直後に到着した。そして赤ん坊とその母親が共に安泰であることを確認した。彼の任務は、そのあと赤ん坊を（疑惑を招かないように）ロンドンの自宅に連れ帰ることであった。自宅には、授乳に適した乳母の手配がすでになされていた。ハンターはこの新生児の健康に責任をもつと、そして乳母が正規の報酬を受け取るように請け合うと約束していたのである。こうした事実が判明したのは彼女の離婚裁判がロンドンで大きな騒ぎを巻き起こしたときのことであり、そして裁判のあとで発行された煽情的な小冊子のなかでのことであった。

ハンターは同様の奉仕活動をボリンブルック子爵夫人にもした。夫人が（以前に正嫡の子どもたちを出産したとき助産夫役をしてもらったことのある）外科医トパム・ボウクレアの子種を宿したときのことである。そのときにも陰謀めいた作戦が遂行された。「彼女が産褥の床につくことを秘密にしておくため、あらゆる手段が講じられた」とハンターは事後の夫人の離婚裁判で証言した。彼の往診は、その都度、秘密裡に行なわれた。そして彼は

雨が降っているときも、そこに行くことを下僕たちに知られないように、いつも歩いて行った。そして当該のボリンブルック子爵夫人は、依然として秘密を保持するために、証人に向かって、証人が手紙を書くときは、あるいは夫人が病状について証人に手紙を書くときは、手紙が偶発的事態で紛失する場合のことを考えて、手紙のなかで名前を書くときは双方ともに偽名を使うことにすると告げた。

ハンターは夫人の妊娠期間中に数回往診し、分娩に立ち会い、夫人に薬を送り届けた。医療は、このようにして、高度なメロドラマに転じた。それを暴露したのが離婚裁判を報じる出版物で、人びとはこれを目を皿のようにして読んだのである(50)。

助産は医療の部門として認知され、助産婦は正式に認可された職業であった。そして助産婦として開業するためには（善良な人物であることを証明する）主教の認可証が必要であった。出産に立ち会うにふさわしい人物であるかどうかの規準は、医療技術であるよりは、道徳的に見て品行方正であるか、宗教的に

見て正統派的信仰心の持ち主であるか、ということであった。なぜなら助産婦は私生児の出産、堕胎、嬰児殺しなどに加担しているのではないかという疑いの目を向けられやすかったからである（挿絵98）[51]。

十八世紀の上流社会では男性の産科医が助産婦の正式資格を問題にし、助産婦に取って代わった。彼らは旧来の「産婆」を無知であり技量に欠けると悪しざまに評したのだ。助産婦は反撃した。エリザベス・ナイヘルは、男性による助産を痛烈に非難した『助産術についての一考察』（一七六〇年）のなかで、助産術は女性だけに与えられた天恵である、職業のなかには本来的に女性に限定されるものがある、という考えを表明した[52]。

男性助産婦の登場は、このように、さまざまな社会的緊張を生むことになった[53]。ジョージ・クラブは、元来は開業医であったのが転職して教区牧師になり詩人になった人であるが、『教区戸籍簿』（一八〇七年）のなかで、村の旧来の助産婦と新来のグリブ医師とのあいだの戦いを物語り、女性と男性とのあいだの、自然と科学とのあいだの、田舎と都会とのあいだの二極対立を強調した。名うてのグリブはこの助産婦を愚かな老女たる「自然」と結びつけて辱めた。

そして「自然」とは何者か。ねぼけまなこで及び腰の、
ゴシップを広めるのに手を貸すいけすかない奴のこと。
そういう奴と手を組むなどはわたしの体面にかかわる。
技量がわたしの護符であり、勇気がわたしの友である。
自然の奴隷などにはならない、わたしの主たる喜びは
自然をさげすみ、戦いに勝利してわが道を進むことだ……[54]

ところが次は産科医が諷刺の標的になった。助産婦はもとより批判的な男性からも、本やら小冊子やらで、男性による助産は不貞な妻と淫らな助産夫の隠れ蓑にすぎない、とりわけ夫の権利を非道にも侵害するものである、という強い批判が浴びせられたのである。フランク・ニコルズが匿名で刊行した『王立ロンドン医師会の風紀係に宛てた胎児の陳情書』はホガース風とも言える「男性助産婦の変遷」を描いた。産科医は「わたしたちの女房どもを最後にはしばしば破滅に至らせるような扱い方をすることを、またわたしたちの女房どもと（そのうち容易に無遠慮になり、無遠慮が猥褻になり、猥褻が放蕩になるような）接触のもち方をすることを」許されている、とニコルズは不平を鳴らしたのである。[55]

もっともゆゆしい罪は、フィリップ・スィックネスの『男性助産術の分析』（一七六四年）によれば、女性の陰部を指で触診することであった。触診はウィリアム・スメリーのような有力な産科医が、自分たちの「秀逸な」診断法と分娩法にとって必須の要件であるとして、強く勧めていたものである。[56] スィックネスにしてみれば、そういうことを述べる人を引き合いに出すだけでもう十分な非難にあたると考えられた。こんな不作法なことが正当化されてよいはずがない、というわけである。

スメリー医師は、その著書『助産術についての考察』の九一ページで、女性の生殖器について述べるくだりで、「陰核は、その包皮とともに、恥骨の中部および前部の上にある陰唇のあいだに見いだされ、陰核の下部からは小陰唇が隆起し、外側および下側に広がって外骨の両側面に至り、大窩ないし船状窩と呼ばれる一種の溝窩ないし溝を成し、性交時に陰茎を、あるいは触診時に指を、膣へと導く」と述べている。[57]

女体の構造はまさに助産夫の指の都合に合うように神によって作られているとでもスメリーは言うつもりなのであろうか、とスィックネスは噛みついた。女は太古の昔から分娩に成功してきているのであり、「三千年後になればスメリー医師が生まれて触診の技術が完成される、などとエジプトのあわれな女性たちは思いもしなかったのである」[58]と彼は主張した。する必要のあることは女によって完璧にうまくなされうる。そうであれば手癖が悪い男性助産婦などに頼ることはないではないか。なにかしら不吉なことが起こりつつあることは明白である、ありていに言うならこんなものは「触診紳士」の奴らと淫乱な貴婦人たちとのよからぬもくろみを隠すための煙幕である。触診などすれば情欲の炎を燃え上がらせることにならないはずがないではないか――「もし男性助産婦がこうした状況にあって平然としていられるというのであれば、彼らはわたしの与り知らぬ人類ということになる！」[59]。

これと同じように産科医を激しく非難する見解は他の著作物にも見られる。『助産夫の仮面を剝ぐ』（一七三八年）は、実例という触れ込みで、ある妊婦が助産夫に診察を依頼した事例を韻文にしている。

　その女性がお金を欲していたのは
　本当だ、それからもうひとつ……、
　前者のほうは手に入らなかったが、
　後者のほうは首尾よく手に入れた。[60]

女は男を誘惑した。男はその誘惑にかかり、女に言った。

……できるだけのことはしてあげます、
そして男であるところを証明してみせましょう。
思慮分別と技術で信用を保っているのですから、
思慮分別と技術をあわせもつ男であるところを。
ただし指示に従ってもらわなければなりません、
あなたの場合は検査を受けていただかなければ。
そこで男は、女を敬慕する気持ちを表明すべく、
女の前にひざまずいて、やおら検査をはじめた。(61)

しかしながら性交のあとで女は、無理やりてごめにされた清純な乙女を装って、お金を要求した。そして、男が支払いを拒否すると、この医者を強姦の罪で裁判に訴えたのである。

産科医の仕事をめぐる混乱と論争の最たるものは、産科医が半ば男、半ば女の、両性具有の性的倒錯者であるというところにあった。それはサミュエル・フォレスが著書『男性助産術の分析、あるいは家庭かかりつけの産科医。男女両性に有用。あらゆる種類の出産の苦しみの男性および少年の助産夫による制御方法の表示つき。また彼らの狡猾で猥褻で残酷な実践方法の表示つき。彼らに対抗する方法を妻帯者に教授。前途有望な才能を有する女性に十全な知識を与えて男性産科医を無用の長物にするための計画。さまざまな論拠と引用を付して男性による助産が個人的にも家庭的にも国家的にも有害であることを証明する』の口絵に使ったイメージである。フォレスは女性に対してと同じように産科医に対しても激しい不信の念を抱いていた(挿絵99)。この口絵は、人物を縦に二分して、(意味ありげに右側に立たせている)あ

りふれた助産婦の仕事と（不吉にも左側に立たせている）助産夫の仕事とを対照している。前者の仕事は手でなされ、その手には病人用のパン粥容器ないし給食用の碗が握られている。左半分に描かれている男性は、これとはまったく対照的に、怪しい装備品――スメリーが描写した類の恐ろしい器具――やら薬剤やらに囲まれていて、そのなかには開業医の「個人的使用」と表示された棚の上に媚薬やら惚れ薬やらまであり、これが彼のもくろみに非難を浴びせることになる。(62)

フォレスとクルークシャンクは鋭敏にもミッドワイフ〔助産婦〕の「ミッド〔中間〕」というところに目をつけてこれを利用し、助産夫〔男性助産婦〕というのは両性具有者である、ことばそのものが矛盾している、相容れない要素の不適当で異常な結合である、要するにフランケンシュタインなみの、ただし今度は医者の邪悪な想像力によって生みだされた、怪物の再来に他ならないとほのめかしたのだ。(63)性交に至る可能性があるとほのめかされ告発されたため医療は、その結果、不安と笑劇が交差するスキャンダルにまみれた茶番劇に転じ、ポルノグラフィーものというあらたに出現したジャンルの一部に堕したのであった。(64)

この章で述べてきた話題はすべてが、特に新聞や版画で提供されたり煽情的に扱われたりしたときに、大きな驚きと不安を呼び起こした。それゆえ当然とも言えるのであるが、十八世紀後半になると、医療側からの弁護的答弁として、たとえばジョン・グレゴリーの『医師の義務と資格についての講話』（一七七二年）であるとかトマス・パーシヴァルの『医学倫理』（一八〇三年）などといった、表向き医療倫理を説く書物が数多く出現したのである――それは医者の側からの反撃であり、公報活動の展開であり、団結した行動であった。(65)世間の人びとにとって大事なことは医療が信頼できるものであるかどうか――ありていに言うなら、特に医者が正直であるかどうか——ということであった。常に厳格なキリスト教徒であったサミュエル・ジョンスンは「病人に向かって、不安を与えてはいけないという配慮から、嘘をつくということは断じて許されることではない」と主張した。

その結果がどうなろうとあなたの責任ではない。あなたは真実を語らなければならないのだ。それに、危険な状態にあると病人に告げた結果がどうなるか、あなたには確実なことは分からないのである。病状が悪化して危機に至ることもあるだろうし、それで治ってしまうこともあるかもしれない。あらゆる嘘のなかでわたしがもっとも嫌いなのは医者がつく嘘である。いままでにわたし自身がさんざん医者から嘘をつかれてきたと信じているからだ。[66]

ジョンスンの厳格な要求はその大部分がトマス・ギズボーンの『大ブリテン島における上流階級および中流階級の人間の義務の研究』(一七九四年)のなかで是認された。これは医者の義務についてかなりの紙幅を割いている本である。しかしながら意義深いのは、その著者が福音派の牧師であり、医者ではなかったことである。[67] 開業医はいかなる反応をしたのであろうか。

マンチェスターの医師トマス・パーシヴァルの『医学倫理』は、この問題について、どちらかといえば煮え切らないところがあった。融通がきかず柔軟性に欠ける率直さは、最大限の治療効果をあげるために世間に順応しなければならない医者には、必要なものではないとパーシヴァルは見なしていた。医者は、嘘をついてはならないが、治療のために、重篤な患者の場合、多少は真実を割愛することがありうる。ことばの威力を知り、ことばが気休めを与えることを知っていたパーシヴァルは、「医者は、病後の見通しは暗いなどという悲観的なことを言いたがってはならない」のであり、「病人に希望と慰めを与えてやるべきである」、というのも「意気銷沈している人を元気づけることによって、医者は……消えようとする生命の火を蘇らせることができるかもしれない」からである、と勧告した。重要なのは、医者が正直であり率直である態度を装うことであり、それによって患者に医者を「感謝し尊敬し信頼する」気を起こさせることであった。よい医者とは、根本的に、もっとも優れた劇を演じる人、そしてその役を演じきる人でありつづけたのである。(68)

第九章　政治体を診断する政治家

前章までは、病気や死や医者についてさまざまな意味が生みだされるときに、格言や物語、芝居や諺などとともに、目に見えるイメージが果たした役割を探ってきた。そうした知識は伝承となって、健康がいつも危険に晒されていた時代に、そして自分の運命が自分の力ではどうにもならなかった時代に、人生を導く指針となっていた。

病気が、そして医療の実践が、そうであったのとまったく同じように、政治もまた言語や視覚イメージを裏腹に、皮肉をこめて、多義的に用いる慣用表現を生みだした。特に検閲の影に怯える社交界では、王侯や権力筋のことを話題にしたり、ましてや批判したりすることは逸脱行為になりえた。しきたりや法を破り、口にしてはならないことを主張したりほのめかしたりすることになりえたのである。こうした状況のもとでは絵画は、ことばでは許されないことでも伝えられるという点で、より雄弁であっただろう。それが伝える内容は、医療と政治が連鎖するとき、その潜在的破壊力を増すことになった。身体にまつわる言語的表現や視覚的表現は政治色を帯びるようになり、政治にまつわる言語的表現や視覚的表現は医療色を帯びるようになった。それが、このあとの探究の主題になる。

わたしたちには身体をとおして世界を表現したい、世界をとおして身体を表現したい、という欲求がある。その欲求を言語そのものは、第二章で見たように、比喩をとおして具現化する。政治という舞台では、何世紀にもわたって国会議員に、議会での動議に、党派からの追放（たとえば一六四八年の「プライドの追放」——これは「残部議会」をあとに残した）に、そしてなによりも「国体」についての世評にさりげなく言及するのが習慣になっていた。そのため、そのような言い回しに万遍なく包含されている政治的地勢図の比喩に、わたしたちの耳も目も鈍感になってきているほどである[1]。

現状を象徴するために、あるいは合法化するために、あるいは批判するために、人間の骨格を総動員するというのはいつも使われる手であった。その昔、十二世紀に、ジョン・オブ・ソールズベリーは君主の地位を説明するにあたり「国家というのは人体である」と断言した。

その国家のなかで、君主は頭の場を占める……立法機関は心臓の場を占め、それが善行や悪行を促進する。目と耳と舌の機能は判事と地方長官によって保証される。「将校」と「兵卒」は手になぞらえられる。君主の正規の補佐人は脇腹である……いつも地面に触れている足は農民である[2]。

政治体というものをこのように説明した中世では君主は、政治的＝解剖学的用語で、国家の「頭」としてたとえられ正当化された。それは、非常に重要な身体的相関であったが、議論の余地がないわけではなかった。なんといってもアリストテレスとその学徒たちにとっては（頭ではなく）心臓こそが、生命のあらゆる作用の原動力であるのみならず、知性の座でもあったからである。この臓器が「その他一切の器官の主導者であり生命の起源」である、とトマス・ヴィカリーはアリストテレスの考えに依拠して主張した。

このエリザベス朝の外科医は、先の比喩を逆転させ、政治的秩序に依拠して生理機能を解釈した。

彼［心臓］は、あらゆる器官の主であり王である者として、胸部の中心に単独で据えられている。そして主なり王なりのおかげをこうむって生きている臣下たちがその主なり王なりに服従すべきであるように、身体のその他一切の器官は心臓の下僕なのである。なぜならその他一切の器官は心臓のおかげをこうむって生きているからであり、さまざまな方法で再び彼［心臓］に仕えるからである。(3)

心臓が最高位にあるとするこうした見解は、ジェイムズ一世の治下、憂鬱を解剖したロバート・バートンによってさらなる支持を得た。

高貴なる者［臓器］たちのなかに主要な部位が三つある。そこに所属し、そこに仕える者たち、頭脳と心臓と肝臓である。その位置に従って、全身に、三領域が三層構造を成している。まず頭について言えば、そこには動物特有の臓器が収容されており、脳そのものが収容されていて、その脳は神経によって余所に感覚と運動をもたらし、そして心臓の（いわば）諮問機関であり秘書である。(4)

ヴィカリーやバートンは心臓を君主とした。この考え方をウィリアム・ハーヴィーが反復したことは驚くまでもない。ハーヴィーは血液循環の解明者であるのみならず忠実な王政主義者でもあったのだ。彼がその著書『心臓の運動について』（一六二八年）を王権神授説の支持者である君主チャールズ一世に捧げたことがそれをよく物語っている。そのなかで彼は次のように主張した。

動物の心臓はその生命の礎、その小宇宙の太陽であり、あらゆるものの成長がそこに依存し、あらゆる力と活力がそこから溢れだす源である。これと同じように国王は王国の礎、その小宇宙の太陽、共和国の心臓であり、そこからあらゆる権力とあらゆる慈悲が発する源である。(5)

身体をこうした忠実な王政主義者風に、絶対王政主義者風に解釈することは、一六八八年以降になって世の中の風潮が啓蒙運動の影響で批判的になり立憲主義的になると、はやらなくなり信頼を失うことになった。(6)やがてアダム・スミスがこの身体の比喩をふたたびもちだすことになるが、それは、国王を神聖化するためではなく、自著『諸国民の富の本質と原因の探究』(一七七六年)で唱えた自由市場経済を追認するためであった。そこに重要な意義がある。この著書は、フランスで重農主義者が好んだ中央集権主義的な、統制政策による重商主義的な、考え方に対する反論なのであった。「思弁的な医者のなかには人体の健康が一定の食餌療法と運動を厳格に守ることによってのみ保持されうるなどと考えた人もいるようである」とグラスゴー大学の教授であったスミスは述べた。

その場合、少しでも禁を犯すたびに、その程度に応じてなんらかの病気ないし異変が必然的に生じることになるという。しかしながら経験則が示すところによると人体はしばしば、少なくとも外見上は、完璧な健康状態を実に種々様々な養生法のもとで保持しているように思えるのである。そのなかにはおよそ健康によくないであろうと一般に信じられているものもある。しかし人体の健康状態には、それ自体のなかに、健康を保持するための未知の原理がある、まことに不完全な養生法であっても、その悪影響を、多くの点で、未然に防いだり修正したりすることのできる未知の原理がある、と思えるであろう(7)。

スミスのこの反駁を換言すれば、生物医学のもっとも優れた考え方によれば人体は、医者が頻繁に処方する刺激剤やら下剤やらに攻めたてられさえしなければ、結局は、生理的摂理が働いて体そのものの本来の健康状態を保持するというのであるから、それと同じように市場もまた、独自の平衡維持作用――「自然の治癒力」の経済的相似物――を妨げなければ、結局は、自動調整が働いていちばんよく機能するのである、ということになる。スミスは論争相手のフランス人に医学的干渉の愚を指摘してやることを愉快に思った。

ケネー氏は、自身が医者であり、それも大変に思弁的な医者であるが、どうやら……政治体について……それが一定の厳格な養生法のもとでのみ、完全な自由と完全な正義という厳密な養生法のもとでのみ、成功し繁栄するという考えを抱いたようである。政治体においては、個々の人間が各自の状態を改善するために常に払っている本来の努力が政治経済の、ある程度は、偏頗でもあり過酷でもある悪影響を、多くの点で、未然に防いだり修正したりすることのできる保持原理であるということを考慮しなかったようである(8)。

身体は、このように、政治の教材として、数世紀にわたり果てしなく徴用されてきた。そしてまた、当然ながら、政治諷刺の武器として多くの方面に用いられた(9)。これは芸術そのものの慣習によって促進されてきたものである――二十世紀になって抽象芸術に突き進むようになる以前には、芸術は本能的に感情を

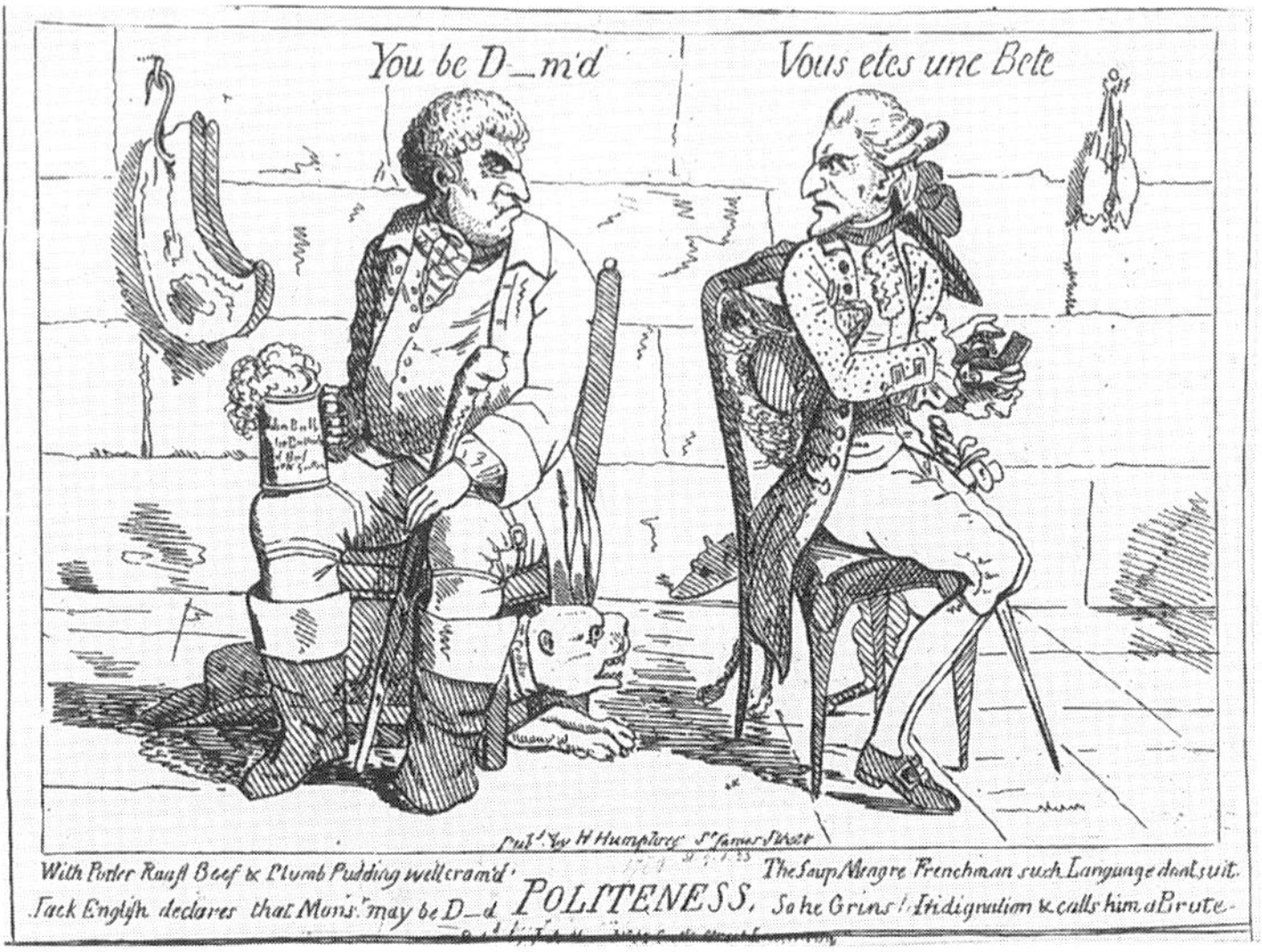
You be D_m'd
Vous etes une Bete
With Porter Roast Beef & Plumb Pudding well cram'd
Jack English declares that Mons.r may be D—d
POLITENESS.
The Soup Meagre Frenchman such Language dont suit.
So he Grins In Indignation & calls him a Brute.

109　ジェイムズ・ギルレイ（?）「慇懃」（1779年（?））　版画
大英博物館（ロンドン）

韻文には「黒ビールとローストビーフとプラムプディングを腹に詰め込んだ／ジャック・イングリッシュが貴殿は死ぬであろうと宣言する／スープだけの痩せ細ったフランス人にはそういう乱暴なことばは似合わない／だからニヤリとした笑いに憤慨をこめ相手のことを野蛮人と呼ぶ」とある.

沸き立たせる表現形式で人間の姿を描いていた[10]――しかしそれはまた思考の習慣と比喩的表現のしからしむるところでもある[11]。提喩法と換喩法によって人体は即座に臣民あるいは市民を、国民を、そして人類そのものをあらわす。もし漫画家がイギリスとフランスとの戦争を例示したいのであれば（挿絵109）、そのアイデアを煮詰めて対照的な体格のふたりの男にするのは簡単なことである――太ったジョン・ブル風の人物〔イギリス人〕が貧弱なフランス人に向かって身構えているところを描くだけでいい[12]。漫画の魔術にもっと創意工夫を凝らして地図を制作するとイギリスがあっという間にひとりの人間になる。王国の地図がジョージ三世の肖像と重なり、国王が文字どおり国と一体のものとなってしまう（挿絵110）――

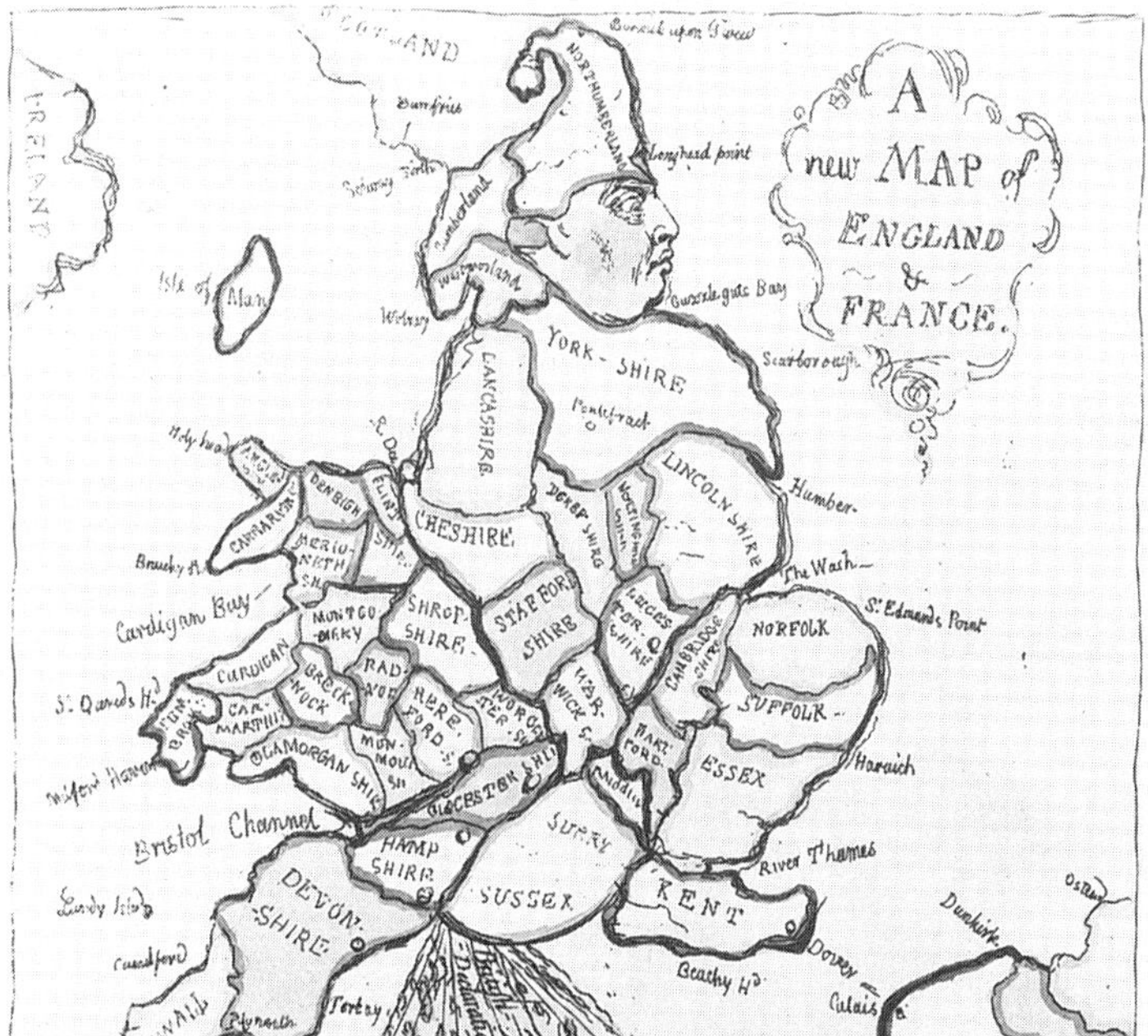

110　ジェイムズ・ギルレイ（ジョン・ショウバート原画）「イギリスとフランスの新地図」（1793 年）　版画　彩色　大英博物館（ロンドン）

イギリスの地図（ジョージ３世の糞便学的肖像画でもある）への説明文には「フランス侵略——または——ジョン・ブルの尻から船攻撃」とある．

そして軍港ポーツマスがイングランドの肛門になる[13]。

　本書の初めでバフチンの説を参照したが、そこで示唆したように身体は、政治諷刺漫画のしきたりのなかでは、二重の役割を演じていると識別できる場合がある。罪もないのに冷酷にも医学的＝政治的な諷刺の標的にされることもあれば、逆に、その仕返しとして憎悪と軽蔑を激しく表現する有機体になることもあるだろう――したがってグロテスクな版画や下劣なユーモアのなかでは全般的に、またその他もろもろの卑猥な修辞的表現のなかでも、強烈な放屁になりうるのだ[14]。

　政治を諷刺する版画は、いささか誇張して言うなら、大昔からのありとあらゆる美術的技法を利用した。第二章で触れたように、戯画は人間的なものと奇怪なものを、人間と獣を、併置したり合成したりする――ときによっては人間と果実を併置したり合成したりすることさえあるのは、パリの『ル・シャリヴァリ』の創設者シャルル・フィリポンがあの有名なルイ・フィリップの子孫を梨に描いてみせたとおりである。こうしたしきたりのなかでは大きさの、規模の、そして（それゆえに）権力の不調和は諷刺作家のみならず諷刺漫画家の恰好の餌食にもなる。ホガースが『ガリヴァー旅行記』の挿絵を描いたのも不思議ではない。

　しかしながらホガースが政治諷刺漫画の発展のなかで果たした役割ははっきりしたものではなかった。なぜなら彼は自分に、諷刺漫画家の役割ではなく、「道徳的主題」の版画家の役割を配したからである。最高の道徳解説者であった彼は、片手間仕事であからさまに政党政治とか著名な国会議員とかに手を染めたりすることはめったになく、手を染めることがある場合でもそれは、無派閥で急進的自由論を説いた政治家ジョン・ウィルクスとの確執におけるように、主として個人的な恨みを晴らすためのものであった[15]。

　イングランドで政治諷刺漫画が確立したのはホガースのおかげというよりはジョージ・タウンゼンドの

おかげであった。のちに初代タウンゼンド侯爵になった人物である。格式ばらない自由な表現法を用いて諷刺的肖像画を最初に政治に適用した人である、とホレス・ウォルポールは折り紙をつけた。トマス・ロウランドスンとジェイムズ・ギルレイは右のふたりを師と仰いだ。ロウランドスンは風味をきかせたユーモアたっぷりに人間の弱みを批評し、無作法でおそらく最後には痴呆症にかかったと思われるギルレイのほうは、諷刺的肖像画に象徴的表現を融合し、その両者に丹念な〔吹き出しの〕説明文や題銘をつけて、高度に政治的な諷刺に専念したのである。フランス革命とナポレオンの時代に旺盛な愛国心に溢れていた、そして人間として不完全なサンキュロット〔下層階級の過激な共和主義者〕や「ちんちくりんのナポレオン」を痛烈にグロテスクに描いた――これもまた解剖学的な〔悪意をこめた〕両義性の例になる――ギルレイは国内で内輪もめしている政党を軽蔑し、ピット支持者とフォックス支持者を共に懲らしめ、そのかたわら魯鈍な大衆を衝撃的なイメージで浮かび上がらせた(16)。

諷刺漫画の力づよい画風がこうして出現した。政治諷刺の版画は、そもそもは〔おそらく訴追されないように裏をかくためであったのだろう〕意味が不鮮明で、不可解で、抽象的であったのだが、次第に辛辣で痛烈なものとなり、俗悪で下品であることを喜ぶ身体の伝達表現に変えられていった。たとえばスウィフトの「マグナファルタ〔大放屁〕――〔マグナカルタ〔大憲章〕のもじり〕」という中傷的な「意気を銷沈させる」ユーモアを諷刺漫画家たちは不快な糞便学的様式で表現したのである。屁というのは、いつの世にも人気のあるものであるが、たとえば〔「膨脹性熱気」というイメージで描かれるような〕気球が発明された時代、政治家がそれに乗って空高く浮かび上がった時代には、いろいろな方面に適用できることが分かった。「でか尻」という添え名を幅広い政治的連立の形容語句として使うことが、絵画で地口をしてみようというときには、とりわけ、「でか尻」の政治家が必ずするであろうと思われるのは国民の上

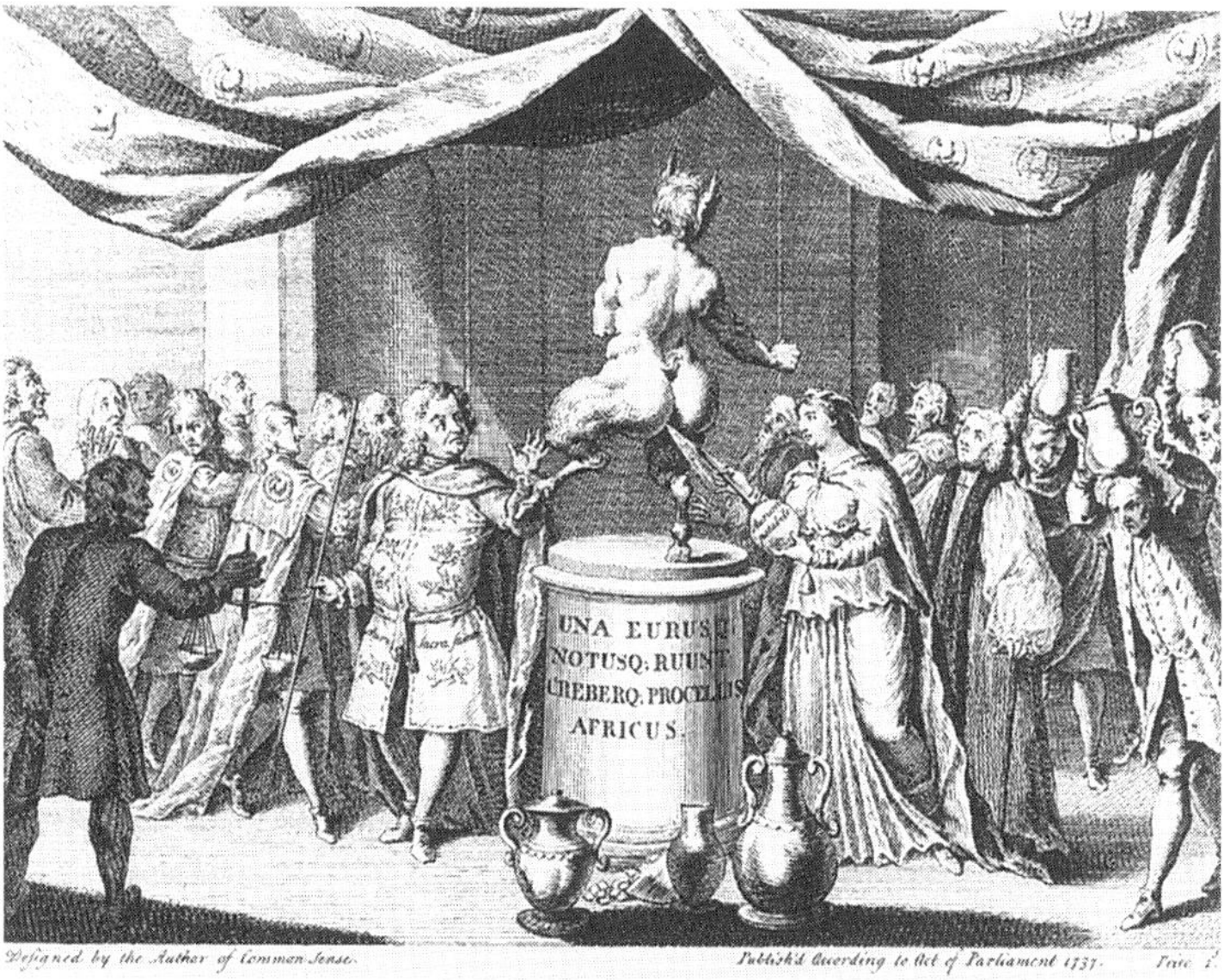
UNA EURUSQ:
NOTUSQ: RUUNT
CREBERQ: PROCELLIS
AFRICUS.
Designed by the Author of Common Sense.
Publish'd According to Act of Parliament 1737.

111　「黄金の臀部の供宴〔臀部には「残部議会」という意味もこめてある〕」(1737 年)
（良識ある作者によって図案化された）エッチングつき直刻凹版画

台座の上のサテュロスが手品師を蹴飛ばす一方で女性司祭が浣腸の管を挿入しようとしている．これは「黄金の臀部」と呼ばれる劇を描いた版画で，国王ジョージ２世と王妃カロラインと首相サー・ロバート・ウォルポールを諷刺したものである．女性司祭（王妃カロライン）は夫である国王に浣腸器で「アウルム・ポタービレ（飲用の黄金）」を注入する．その背後にいるのはウィンチェスターの主教であり著名な国王支持者である（脚の不自由な）ベンジャミン・ホウドリー（同時代の喜劇作家ベンジャミン・ホウドリーとは別人）．左端で天秤のバランスをとっているのは「ヨーロッパ随一のバランスとりの名人」ウォルポール．頭上に瓶をのせている従者たちはその瓶を神像の足元におろす．部屋は「黄金の臀部」の紋章をつけた上院議員で一杯になっている．天蓋も同じ紋章で飾られている．

に糞便をかけることであるという考えを伝えようとするときには、抵抗しがたい誘惑になったのである[17]。

それよりもいくらか不可解であり、またはるかに無礼であったのは、国王の臀部の図解（挿絵111）、ジョージ二世陛下――というよりは尻ー下――の宮廷儀式の下品な戯画、であった。この尻の判じ絵はハノーヴァー朝二代目の君主の治世下で人気を博した裏返しの聖像であり、ランプステーキ〔牛の尻肉のステーキ〕クラブというのが宮廷で国王に尻を向けられていた貴族たちによって作られていた。官杖を揮っているウォルポールが儀式を取り仕切っているようであり、ここでは女性司祭に描かれている王妃カロラインが胆汁症の夫に浣腸を押し込んでいる。

政治が絶え間なく大衆演劇に転じられた時代に、[18] 尻は政治の象徴としてよく使われたもののひとつであり、〔尻の穴に鼻を突っ込むのを厭わないほどの〕ご機嫌取りがウォルポールが政権を固めるときに流行した。その様子は「偶像崇拝あるいは昇進への道」（一七四〇年）（挿絵112）に見て取れる。そこには二重の批判が含まれていた。この絵は首相の尻に接吻することによってのみ出世が可能になることを示しているのだが、その説明文ではその一切の責任をジョージ二世にかぶせている。しかし、仮にウォルポールの尻が不正な利得と卑劣な権力の象徴であるとするなら、別の版画ではこの首相自身もまた「後ろからひと突き」の受け手側として悪意のこもった描かれ方をしているのである。その版画ではフランスの枢機卿フルーリが背後からウォルポールに屈辱的浣腸を施しており、またウォルポールの非嫡出の娘レイディー・チャーチルが父親の御内帑金を愛撫するという近親相姦罪を犯している。

尻は畏敬の念を起こさせる、そして著しく正義に反する、権力のトーテムでありつづけた――大臣たちの見苦しい勢力を意味するか、あるいは厚かましい意義申し立ての道具になった。[19] 一七七五年のアメリカの漫画「政治家たちの便所議会」には公衆便所で用を足しているふたりの男が描かれている。ひとりはトイレットペーパーにするために議会の決議案を引き裂いていて、もうひとりはサミュエル・ジョンスンの『課税であって暴政ではない』に論駁する小冊子を読んでいる。壁を飾る落書きにはチャタム卿が熱したタールを一面に塗られ鳥の羽をつけられた姿〔私刑の一種〕で登場している。

胸にわだかまるスコットランド人嫌いという偏見も同じように「便所のなかの間抜けなスコットランド

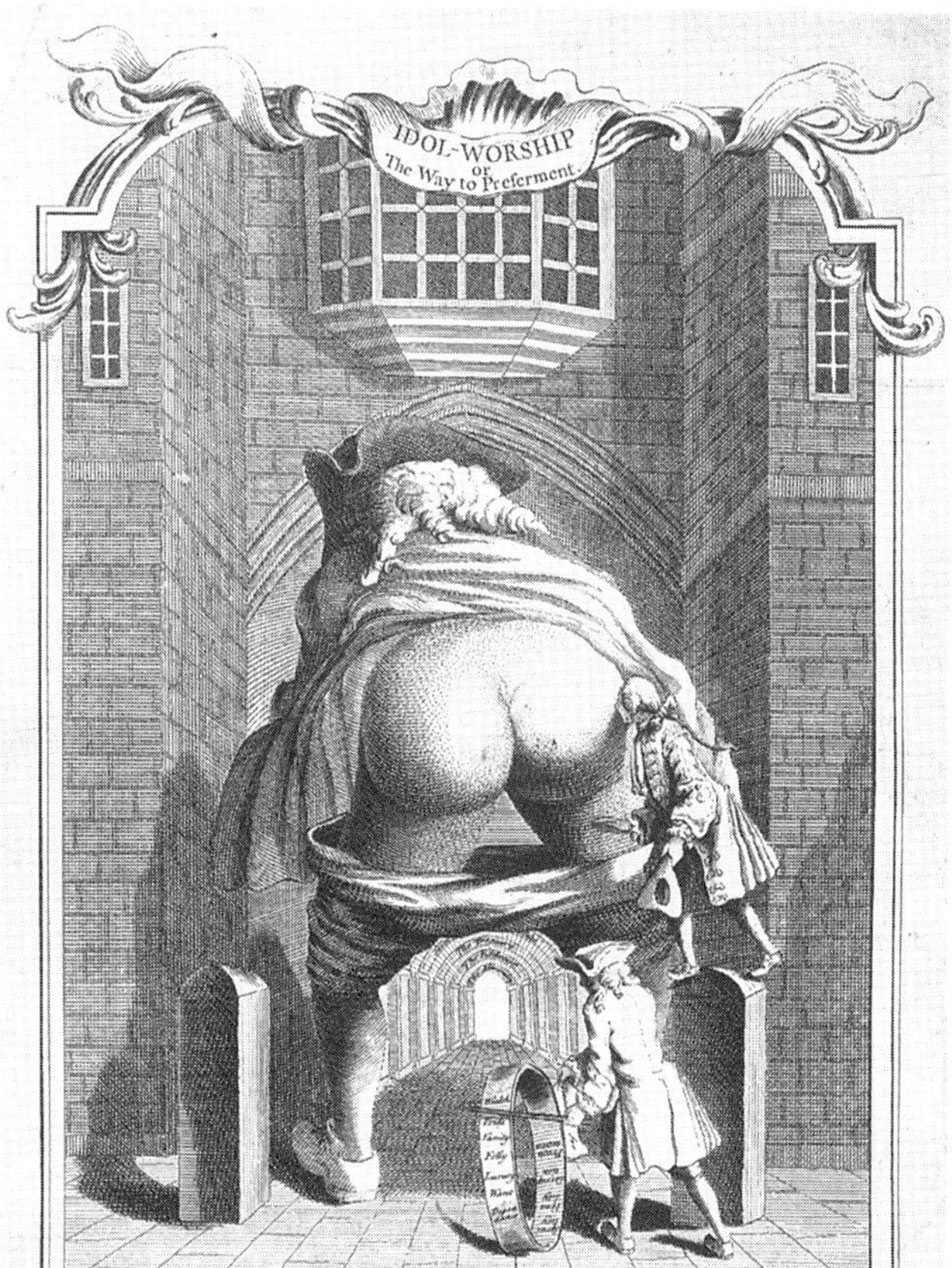

112　「偶像崇拝あるいは昇進への道」（1740 年）版画　大英博物館（ロンドン）

引用文は，ジョージ２世とヘンリー８世を比較して，国王にはその国務大臣の政治行動に責任を負う義務があるとしている.「そしてヘンリー王はみずから偉大なる偶像となった．それに匹敵するものは天上界にも下界にもなかった．その頭は雲をつき，伸ばした腕は全土を覆った．両脚はまた門柱のようで，あるいは国のあらゆる公職の扉の上に跨がるアーチのようで，外に出る者は誰もが，あるいは中に入る者は誰もが，その下を通り，偶像を崇拝する敬虔な目で上を見て，そして裏口の側柱〔臀部〕に接吻した（『歴代国王年代記』）.

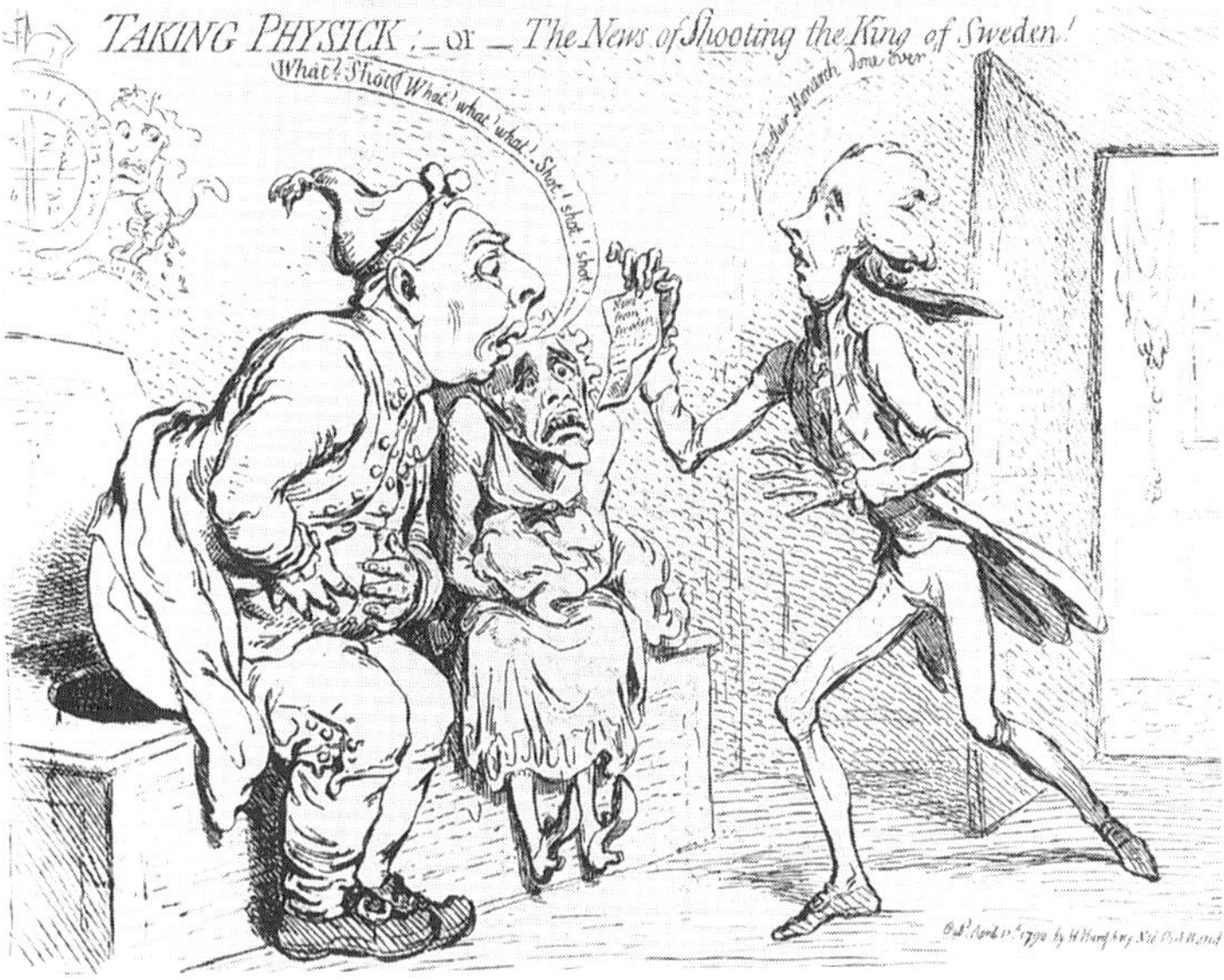
TAKING PHYSICK ; _ or _ The News of Shooting the King of Sweden!
What? Shot! What! what! what! Shot! shot! shot!
Monarch done over
News from Sweden

113　ジェイムズ・ギルレイ「下剤の服用あるいはスウェーデン国王殺害の報」（1792 年）エッチング

便器に腰掛けている国王夫妻が痩せ細った首相ウィリアム・ピットから連絡を受けてひどく動揺している．駆け込んできたピットがもたらした知らせは「スウェーデンからのニュース」で「またひとり君主が殺られた！」というもの．ショックを受けた国王は膨れた腹をつかみながら「なんだって？　撃たれた？　なんだって？　なんだって？　撃たれた！　撃たれた！　撃たれた！」と口ごもる．国王の寝帽のバンドに書いてあるのはガーター勲章の標語．

人」などの版画にあるイメージによって維持された。この版画では紋切り型のスコットランド人が共同便所の座席にあいている穴に両脚を突っ込んで野蛮人ぶりを発揮している。王座に座っているのが他ならぬ国王であるとき、この糞便学的な調子はユーモアを辛辣なものにするのに役立った。ギルレイ（挿絵113）は国王夫妻が排便しているところに首相ピットが取り乱して駆け込んできて「スウェーデンからのニュース」をもたらし、「またひとり君主が殺られた！」と金切り声で叫ぶ図を描いた。道化の帽子と瓜二つの王冠をかぶったジョージ三世は、しどろもどろになりながら、「なんだって？　撃たれた？　なんだって？　なんだって？　撃たれた！　撃たれた！　撃たれた！」と言うのがやっとで、そのあいだも排便をやめられないでいる。便所の壁に描かれている王家の紋章のライオンが脱糞しているのはその背信的模倣である。ギルレイが完璧に描いたこの反転と転覆の奇想天外な喜劇のなかで、便所と王座が一体化する。そしてわたしたちはスウィフトの調子のよい詩、

あまたの王さまが、驚きのあまり、
玉座にいながら、雲古をはじめた[20]。

を思いだし、そして「得意絶頂で玉座におさまるもっとも偉大な君主といえども自分の尻で座らざるをえない[21]」というベンジャミン・フランクリンの警句を思い浮かべることになる。

要するに、漫画の世界では、体は――ということは、連想によって、政治体は、ということになるのだが――不断に打擲され処罰されているのである。国家の象徴となる胴体は拷問にかけられる。そして死体は傷害を加えられ解体される。「植民地の縮小」と題された版画が、四肢（すなわちアメリカ植民地）を喪失したことによって手足を切り取られたブリタニアの様子を描いているのは、こうした事情による。

だが政治体というのは、バフチンが言うように本来的に、それ自体が奇形で残忍で狂暴な怪物であるのかもしれない。その奇怪な身体はしばしば暴徒を、あるいはフランス革命ではサンキュロットたちを、表示する。墓場を荒らし死体を盗掘した鬼のようなイングランド人はフランスの恐怖政治の背筋も凍るイメージを見て「他人の不幸は蜜の味」とでも言うべき喜びを味わった。そしてその醜怪な道具立ては消えることなく反革命運動の想像力のなかに存続した。ジョージ・クルークシャンクが「急進的改革者、すなわ

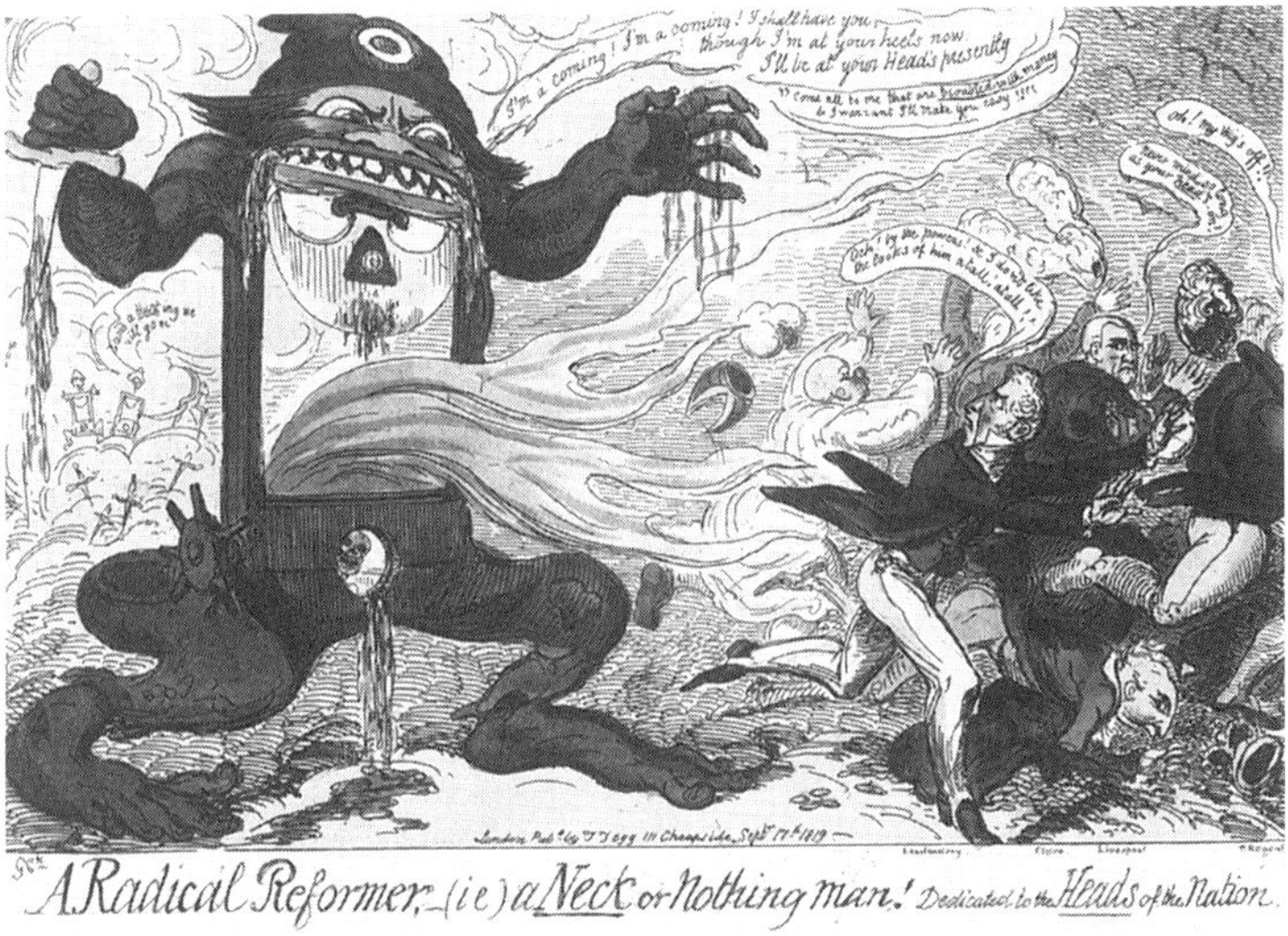
I'm a coming! I'm a coming! I shall have you though I'm at your heels now I'll be at your Heads presently
A Radical Reformer, _(i.e.) a Neck or Nothing man! Dedicated to the Heads of the Nation.

114　ジョージ・クルークシャンク「急進的改革者，すなわち首だけの男！　国民の指導者たちに捧げる」（1819年）版画（彩色刷り）　大英博物館（ロンドン）

ち首だけの男」（挿絵114）を制作したのはそれに促されてのことであった。これは、改革とはまことに血なまぐさいものであるが、しかし正義の流血である、という非常に巧妙な両面価値をもつ絵になっている。政治的国民を率いる指導者たち――摂政王、リヴァプール卿、カースルレイ卿、エルドン卿――が財宝を放棄していのちからがら逃げていくあとを胴体がギロチンになっている怪物が短剣をかざし炎を吐きながら追いかけていく様子を描いた版画である。

怪物と手足切断〔国土分割〕はさらなる悪夢（すなわち解剖）を想起させることにもなりえた。公開処刑というのは人の体面を傷つけることを狙った刑罰であり[22]、すでにホガースの『残酷の四段階』の最終場面で見たように、解剖には絞首台を彷彿とさせる厳粛ながらも冒瀆的な感情的含意のあれこれが満ち満ちていた。ロウランドスンはこうした不気味で血なまぐさい要素に変化をもたらす先駆けになった。摂政政治の危機が一七八九年

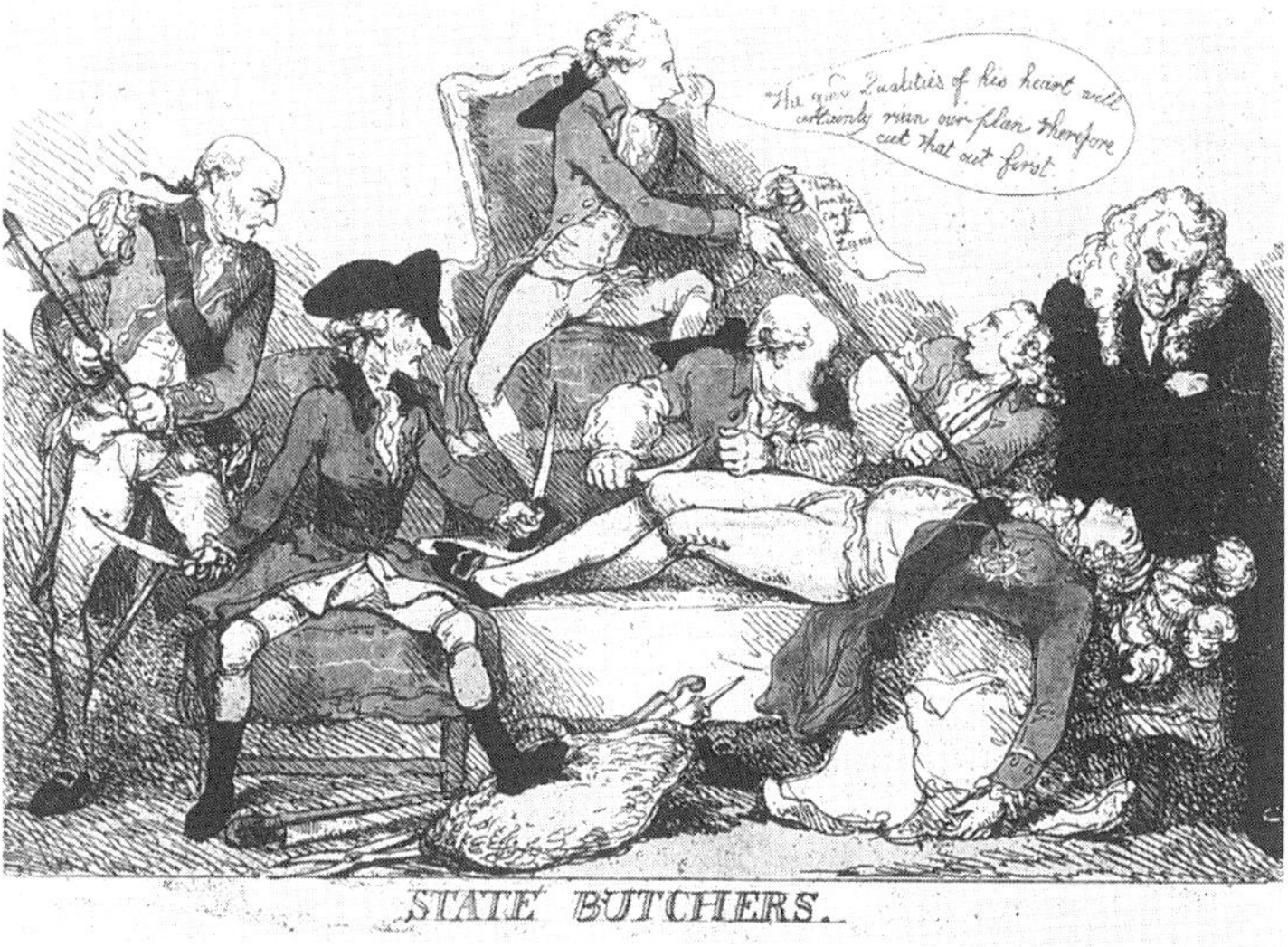
The good Qualities of his heart will
certainly ruin our plan therefore
cut that out first
STATE BUTCHERS.

115　トマス・ロウランドスン「政府の屠殺屋たち」（1789年）エッチング　水彩
手術台の上の皇太子を取り巻く閣僚たちがウィリアム・ピットに指図されてナイフを振るっている．精神異常のジョージ3世の代理を摂政に務めさせる問題をめぐっての危機を諷刺したもの．ピットが，「ロンドン市は5万ポンドを添えて感謝の意を表する」と書いてある紙を差しだしながら，彼を支持するヘンリー・ダンダスに向かって，「こいつの善なる心臓は必ずおれたちの計画の邪魔になるからまずそいつを摘出してしまえ」と言っている．

に頂点に達したときに制作された「政府の屠殺屋たち」（挿絵115）では冷酷な小ピットが、ホガースが「残酷の報い」（挿絵15）のなかで外科医を描いた場面をいくらか反響している節があるのだが、外科医組合長の座についている。そして杖を皇太子の心臓に向け、それを切除するようにと指示している。「こいつの善なる心臓は必ずおれたちの計画の邪魔になるからまずそいつを摘出してしまえ(23)」。その他の閣僚たちは鋭利なナイフを用意して待ち構えている。そのうちのひとりで皇太子の足元にいるグラフトン公爵は左右それぞれの手に抜き身の剣をもち、片足を外科医用の袋にのせている。その袋からは鋸と大鋏がこぼれだしている(24)。

「政治の解剖」は人気が途絶えることがなかった。これには名作がいくつもあるが、そのひとつが「ふたりのB＊＊＊の行状」と題された版画である。この表題を見ればわたしたちの注意が語呂合わせに向けられることになるのは言うまでもない。「B＊＊＊」というのが「ブラザーズ〔兄弟〕」を意味するのか、「ブッチャーズ〔屠殺屋たち〕」のことなのか、それ以外の意味なのか、読者は勝手に思い浮かべることになる。ホイッグ党の首相ヘンリー・ペラムが「解剖」——ブリタニアの開腹手術——をしているかたわらで兄であるニューカースル公爵は彼が「アンダーテイカー・ジェネラル〔総請負人〕」であることを認定するリボンを見せびらかしている（ここにも語呂合わせがある。「アンダーテイカー」というのは葬儀請負人を意味するとともに政界での世話役をも意味したからである）。その背後ではハノーヴァーの白馬がブリタニアの血を飲んでおり、地面には「ジブラルタル」や「ケープ・ブレトン」と刻印された手足が散らばっている——「ケープ・ブレトン」というのはアーヘン条約（一七四八年）に基づいてフランスに割譲されたばかりの土地であった。この版画では、ハノーヴァー朝攻撃の矛先が左側にいるドイツ人傭兵によって折り曲げられローマ皇帝の胸像に向けられていることから、ジョージ二世を罪に陥れることになる。

政治家を政府の屠殺屋（国民にナイフを突き刺す人〔＝国民を裏切る人〕）とする修辞的表現がもっとも辛辣な扱いを受けたのは一八三二年のことであった。それは大改革法案の年であるばかりでなく、解剖法の年でもある。この解剖法とは、前章で記したように、バークやヘア流の「死体盗掘人」による墓荒らしをやめさせるため、病院で死亡した人で引き取り手のない人の死骸を外科医が解剖することを法的に認可した、あの法律のことである。[25] しかしながらそれは、医学的に言えば進歩的な方策ではあったが、民衆を切り刻んでよいとする白紙委任状を外科医に提供するものであるという非難を——そして、漫画用語で言うところの「必要ナ変更ヲ加エレバ」、大量殺傷を野放しにしてもよいとする白紙委任状を政治家に提

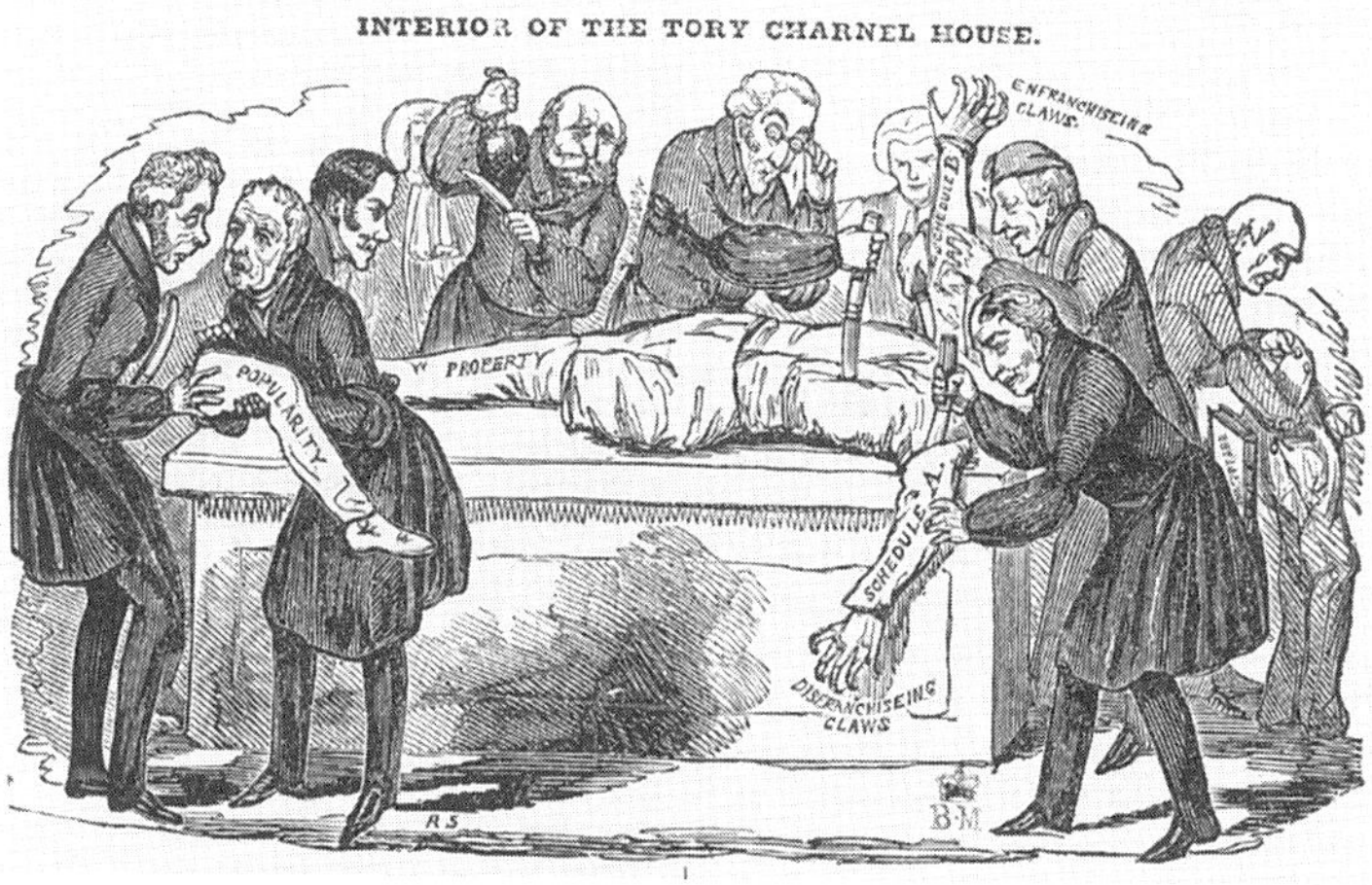

116　ロバート・シーモア「トーリー党死体安置所の内部．法案の解剖」（1832 年）
木版画　大英博物館（ロンドン）

死体置き台の上に置かれたジョン・ブルが 1832 年の大改革法案によって定められた選挙権の拡張に賛成する陣営と反対する陣営とのあいだで分割されている．バッキンガム公爵は「スケジュール A」（「選挙権剝奪爪」）と表示されている左腕をおさえて切り離している．左脚（「評判」）はハロウビー卿によって切断された（卿はそれをのちにニューカースル公爵になるヘンリー・ペラムに示している）．この法案の通過に尽力したホワーンクリフ卿が「スケジュール B」，（「選挙権賦与爪」）と刻印されている右腕をもって切断している一方，右脚（「資産」）にはいまのところ誰も手をつけていない．（前首相で法案に反対している）ウェリントン公爵は鼻眼鏡を調整してジョン・ブルの胸部にナイフを突き刺している．心臓はカンバーランドがすでに取りだしてしまった．もうひとりの老医師（大法官であるエルドン卿，改革に反対している金持ち）は患者のズボンのポケットに手を突っ込んでまさぐっている．

供するものであるという非難を——招きかねないものなのであった。ロバート・シーモア作の版画（挿絵116）のなかでは〔チャールズ二世時代の政権であった〕キャバール政府のトーリー党所属上院議員たちが大改革法案を表象する死体のまわりに群がって、それを上院でズタズタにしていたのとまったく同じように、腑分けしている。バッキンガムは左腕を切り落とし、ホワーンクリフは右腕を切り落とす。ハロウビー卿は左脚を叩き切って、それをニューカースルに示している。カンバーランドは心臓を取りだし、ウェリントンは胸部にナイフを

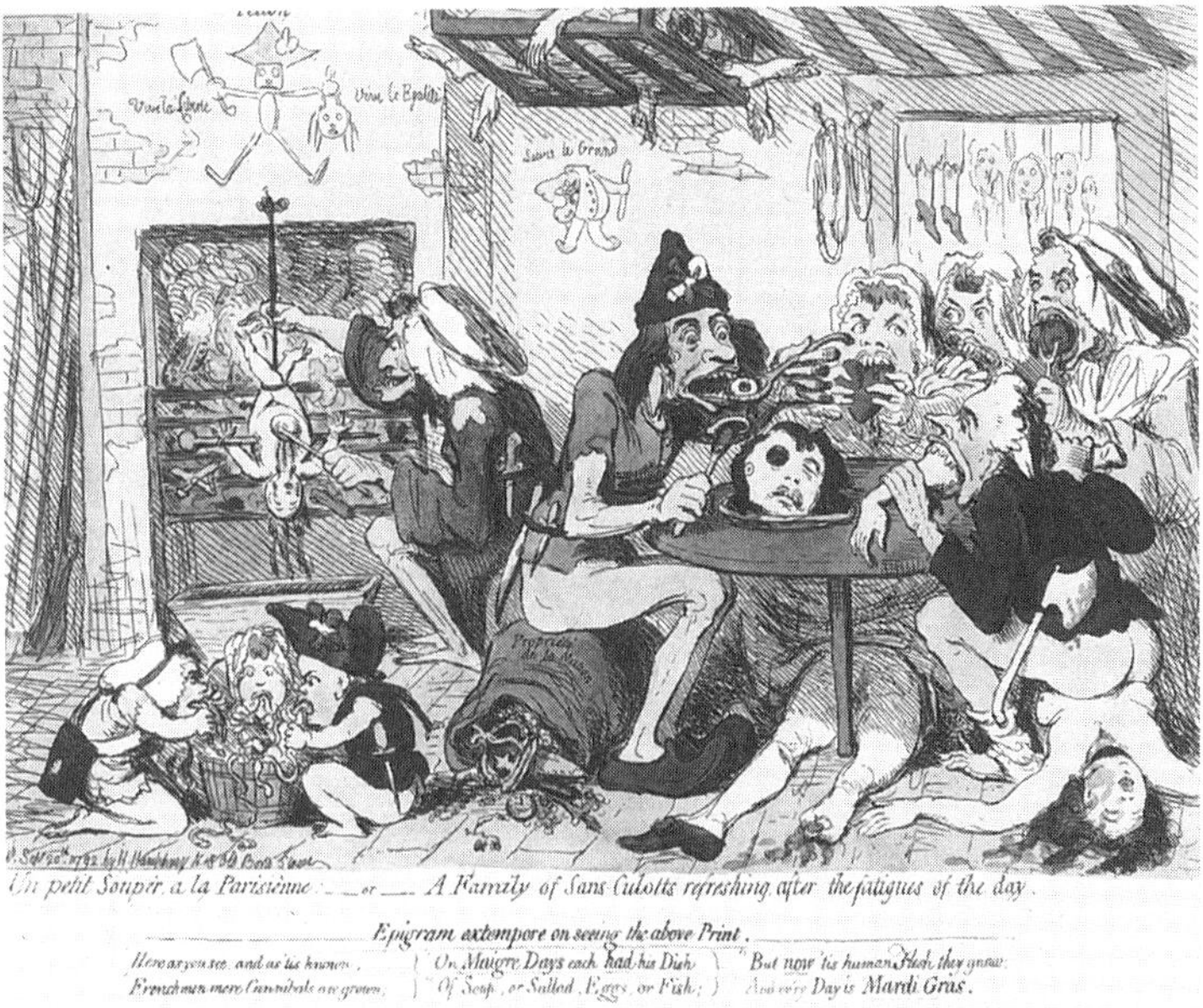
Un petit Souper a la Parisienne : — or — A Family of Sans-Culotts refreshing after the fatigues of the day.
Epigram extempore on seeing the above Print.
Here as you see, and as 'tis known, Frenchmen were Cannibals are grown;
On Maigre Days each had his Dish Of Soup, or Sallad, Eggs, or Fish;
But now 'tis human Flesh they gnaw, And ev'ry Day is Mardi Gras.

117　ジェイムズ・ギルレイ「ささやかな食事，パリ風——あるいは——一日の労働のあとで元気を取り戻すサンキュロットの家族」（1792年）版画（彩色刷り）　大英博物館（ロンドン）

絵の下には「上の版画を見ての即興諷刺詩：この絵に見るように，そして知られているように，／フランス人は人食い人種に成り下がった；／肉なしの精進料理の日には／スープ，サラダ，卵，または魚を食べたものである；／しかしいまでは人肉を齧り，毎日がマールディ・グラー〔告解火曜日〕のお祭り騒ぎだ」と書いてある．壁には国王を弑逆したペティヨン・ド・ヴィルヌーヴを称賛する落書きがある．

突き刺している。ふたりの主教が見て見ぬふりをしているかたわらでエルドン卿は被害者のズボンのポケットに手を突っ込んでまさぐっている(26)。

解剖よりもっと神聖冒瀆にあたるのは人肉嗜食であった。そしてその標準的典拠になる漫画が「ささやかな食事、パリ風」（挿絵117）であった。一七九二年九月の大虐殺に刺激を受けたギルレイは忌まわしい、人間に悖る、サンキュロットの家庭を描写している。パリの人食人種たちが人間の生命中枢器官を腹に詰め込み、そのかたわらでは血に飢えてでもいるかのように赤ん坊をタレをつけながら暖炉の火で炙っている。フランス革命は、スウィフトの『貧民児童利用策私案』を投影しているかのように、文字どおりみずからの子どもたちを貪り喰っているのだ、と思いたくなる。革命という政治活動を突き詰めて（貪るように喰ったり喰われたり、糞をしたり糞をかけられたり、というような）卑しい獣欲的なものに、原始的なものに還元したのはギルレイの天才であった——そして彼の病的な性癖であった、とポールスンは論じている。食べ物と糞便が彼の苦悶する想像力につきまとい、そして彼の絵画作品のすべてを支配していたのである。(27)

漫画家たちはこのように政治を解剖し、それが残酷演劇であることを、ひっきりなしに身体を乱暴に扱う残酷演劇であることを暴いたのである。しかしながら、もっと具体的な特色もはっきりと表現されつつあった。政治が、医療との類似点をとおして、この本で詳細に扱っている医者への不信を比喩や模式で表現することをつうじて、記号化されたのだ。こうした文彩のなかで政治家は開業医になり、大衆は戦争や徴兵、貧困や課税という病気によって苦しめられる患者になった。衰弱し病んだ政治体はその医者たる指導者によって「多量の」薬を飲まされている姿で——通常は悲惨な目に遭わされている姿で——描かれている。外科手術が施され、瀉血が施され、患者が下剤ないしは嘔吐剤をかけられ、それでもどうにもならないときには、得てしてそうなりがちなのだが、最後には検死ということになる。

こうしたなかでいつも苦しめられることになる主要な人物がジョン・ブルであった。それをジョン・ブルワーは次のように解説している。

十八世紀の漫画や戯画での大衆の描き方はふたつの強力なイメージと緊密に結びついているように思われる。ふたつというのはジョン・ブルとサンキュロット（あるいはジャコバン）のことである。ブ

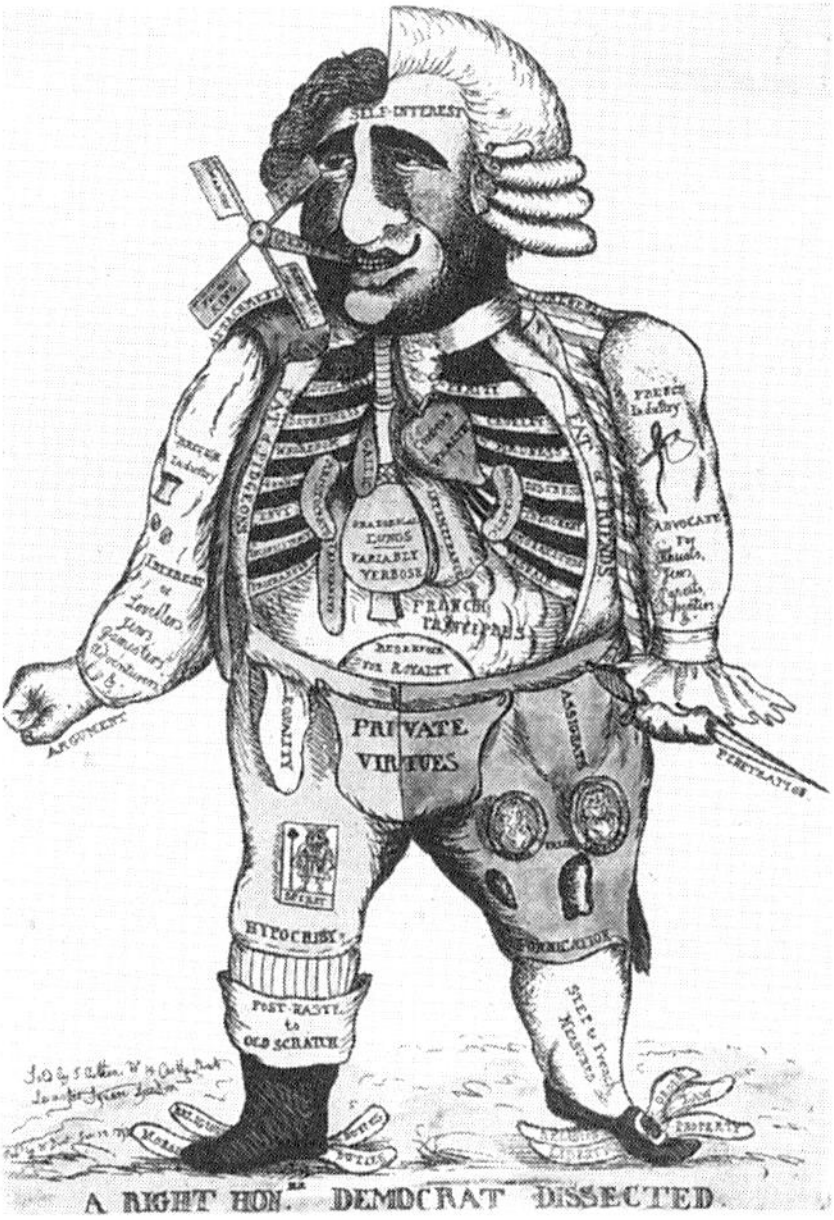

118　ウィリアム（?）・デント「民主政体論者閣下の解剖」（1793年）版画（彩色刷り）

この人体のさまざまな部分が（個人的でもあり政治的でもある）ありとあらゆる偽善と不道徳を表示している．大英博物館（ロンドン）．

ルのほうは、イギリスの政治生活という重荷を負って男らしく働く、頑強な農夫（通常は田舎者）として描かれた。一方のサンキュロットは痩せ細り、悪魔のようで、色欲旺盛で愚かであることが如実なにたにたした笑いを浮かべている。急進的平民の脅威を体現していて、見るからになんとも悪魔的であるが、あるいは愚かで滑稽であるのかもしれない[28]。

ジョン・ブルは、ヴィクトリア朝中期になると横柄な、肥満した、自己満足の紋切り型で描かれることになるが、この時代にはまだ英雄扱いされることもなく、感傷的に描かれることもなかった。ジョージ王朝のジョン・ブルは、農夫の下劣な狡猾さを備えた田舎者の典型で、野暮であり、愚かであり、しばしば酔っぱらっている姿で描かれたのである。どこまでも騙されつづけ辱められたブルは、なにかしら輝くような特質を有していたにしても、それは馬鹿なろくでなしの輝きなのであった。それゆえ往々にして病気で苦しんでいるように見えても驚くにはあたらない。とりわけブルは国の医者〔＝政治家〕の世話を大人しく受けさせられていたのであり（挿絵100）、「マスケット弾丸」とか「ウェリントン・ドロップ」[29]とか「カトリック丸薬」とか「ボナパルト完敗」丸薬などという「妙薬」を服用させられていたのである。

課税は数多の医学的比喩を生みだすきっかけになった。ときには、一七九三年のウィリアム・デントによる人体解剖図（挿絵118）のように、ジョン・ブルの骨格そのものがピットによって課された租税その他さまざまな関税の蔓延を示す診断図に転化されて描かれている。患者が怒りにまかせて喚いているのも当然である。ピットはまたヘンリー・フューゼリーの『悪夢』を諷刺的に模倣した作品のなかで被告人にもなった。そこでは、この国王代理人が精神的衝撃を受けた被害者の生き血を啜っている夢魔として登場しているのである。

吸血以外にも、国民の活力を搾り取る方法はいろいろある。「ペシャンコにつぶれる製粉所のなかのジョニー」ではジョン・ブルが絞り機で食事を与えられている。戦争と物価の暴騰とイギリスの同盟国への巨額の軍事的報酬金とで国庫が空になろうとしていた年（一七九六年）に特別税を搾り取ろうとしている図である。ピットと海軍会計局長官メルヴィル侯爵が普段は太っているジョン・ブルを「乱費」および「課税」と表示された二枚のローラーに挟んでペシャンコにつぶしている。[30]

ひとつ飽きのこないジョークがあった。飽きがこないというのは、それが本当のことのように思えるからである。それはジョン・ブルが瀉血を施されるというジョークで（挿絵101）、ここではサングラードウ（文字どおりの意味は血液医師という、ルサージュの小説『ジル・ブラス』のなかで瀉血をする医者）が内閣の隠喩になっていて、この内閣がランセットをふるいながら国民からその血液（すなわちギニー金

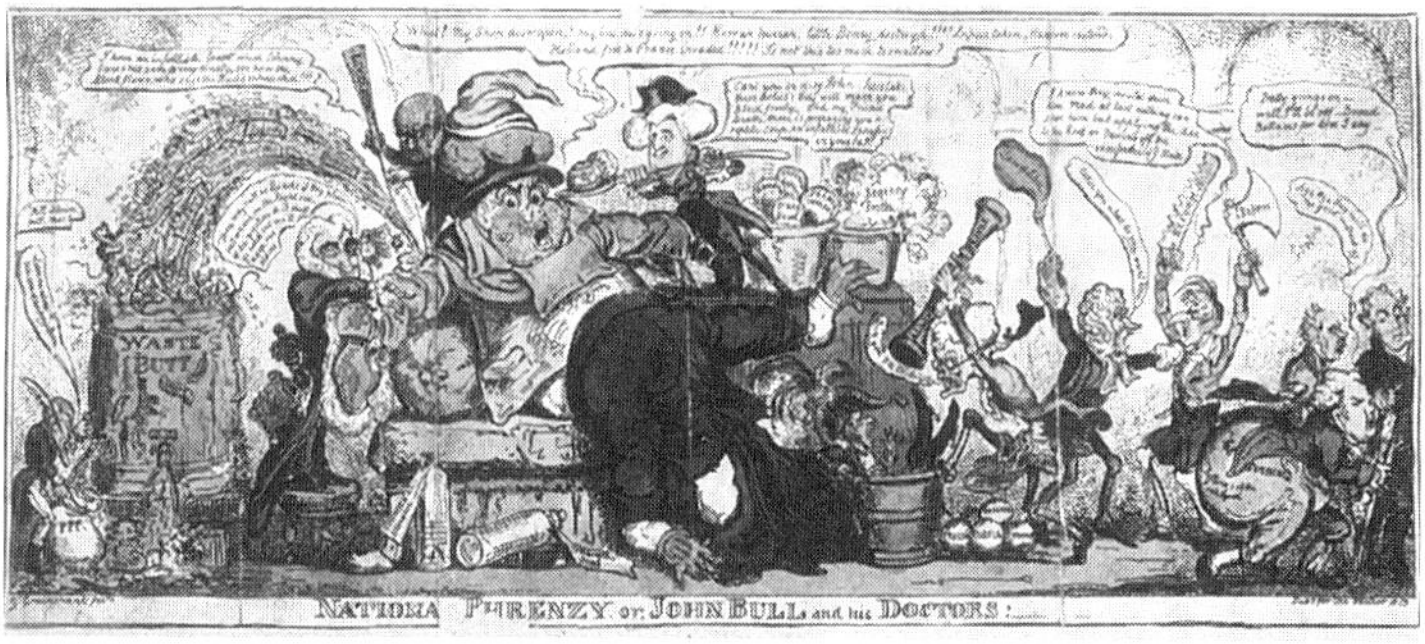

119　ジョージ・クルークシャンク「国民的熱狂あるいはジョン・ブルとその医者たち」（1813年）　エッチング　水彩

大法官エルドン卿がジョン・ブルの脈を診ている．首相リヴァプール卿はブルの腕をランセットで切開して放血している．その結果としてほとばしりでる給付金，報酬金，その他の支出が廃棄物樽に降り注ぐ．ブルの足元にある瓶には「ウェリントン・ドロップ」という表示がある（ウェリントン公爵はスペイン半島でフランス軍討伐に躍起になっていた）．外務大臣カースルレイは「安物パン」とか「ボナパルト完敗」と表示されている大丸薬をシャベルですくっている．「摂政政治の泡」と一緒に燕下させようという魂胆なのだ．「同盟の棍棒」をふりまわしている医者（死に神）は乳鉢のなかでナポレオンを叩きつぶして「爬虫類スープ，絶対確実な特効薬」を作ろうとしている．急進的博愛主義者フランシス・バーデットは共に「改革」と表示されている外科用の鋸と斧をもち，ジョン・ブルを救うには「根源を斧で断ち切るか国家の無用の長物を鋸で切り落とすか」しかないと公言している．彼に反対しているのは鬘をつけた判事である（バーデットは下院議員になろうとした最初の試みをめぐって告訴したことがあり，また最近になって下院議長の命でロンドン塔に投獄されたことがあった）．ピットを支持するウィリアム・グレンヴィルは，その大きな背面に「名目だけの過分の聖職禄」と表示されている人物だが，握りの部分が黄金でできている医者の杖をもち，「たいした出来事」であると公言しながら，立ち去ろうとしている．

貨）を奪っている。静脈切開術（瀉血）は正当な治療法であるとされていた。血液が過剰になると脳溢血や熱病の原因になると考えられていたからである。国家もまた同様に裕福でありすぎると健康によくない、と国家の医者たる政治家が考えていたのは明白である。国家の医者たちがジョン・ブルに瀉血を施している模様を描いたジョージ・クルークシャンクの版画（挿絵119）にも、これに類似した様子がでてくる。口を大きくあけているジョン・ブルの血（黄金）が残さず流されて、それが欲の深い同盟国への報酬金になっていく。「お前たちはあちこちの静脈を切開して絶え間なくわたしの血を流出させたからわたしの政体は永久に弱体化されてしまっているようで心配である。わたしは急速に衰弱していて必ず急進行の消耗性疾患で死ぬだろう、と友人たちが言っている」と彼が呻いている。ジョン・ブルの血は、政治を諷刺する漫画家にとっては、いつでも使える題材であった。一八一〇年代にジョージ・クルークシャンクは少なくとも六回はこの「ジョン・ブルと医者たち」というテーマに立ち戻った(31)。

ジョン・ブルが冒瀆的医療を受けるのは閣僚たちの手にかかってのことであるというのが一般的ではあったが、しかしいつもそうであったというわけではない。俗受けする政治家たちもまた過激な外科手術の達人として諷刺の的になった。「ジョン・ブルに新しい政体を与える急進的似非医者」のなかでジョージ・クルークシャンクはこの国民的英雄を、すでに両脚が切断され、義足をつけられた姿で描いた。木製の義足の片方には「普通選挙権」、もう一方には「信仰の自由」という表示がある。彼は急進派の貴族サー・フランシス・バーデットが施す瀉血を受けているところであるが、そのかたわら彼の支持者である国会議員ジョン・キャム・ホブハウスが彼に健康増進強壮剤を与えている。ジョン・ブルの枕には「空約束」および「改革者の見解」という言葉が記されており、また肘掛け椅子は「勘違いの自信」を物語っている。急進主義者たちは「ブルさん、あなたは贅沢三昧の生活をしてきました。しかしわたしたちがわたしたちの計画に即してあなたの政体を良好な状態に戻したあかつきには、体質改善は完璧になされることになります――!　ですから二度とふたたびいかなる飽満にも煩わされることはなくなるでしょう」と説明する。これに対して長患いのブルはこう答える。

それはそうかもしれないが、紳士諸君、しかし君たちはわたしの静脈からまっとうな血を余すことなく取り去ってしまった。わたしの誠実な支柱を奪い去り、その代わりに木偶の坊をふたつ取りつけた。

こういう裏切りをされたらわたしの政体は、改善されるどころか、死んでしまうだろう。

これに対して急進派の外科医たちは次のように即答する。

ご心配は無用です、ブルさん、わたしたちはあなたの両脚を切断することが必要であると考えました、代用の義足がお気に召すことでしょう、この「革命の大丸薬」と「背信の煎じ薬」は無害であるばかりでなく体内の消化管〔国民〕の全般的平等を回復することでしょう、そしてわたしたちが全身〔体制〕の急進的改革を達成するのに妨げとなるやもしれないいかなる障害をも除去することでありましょう。(32)

テーブルの上には強烈な政治的下剤——コベットのヘレボア殺鼠剤、ウーラーのブラック・ドロップ、カートライトの万能油脂、ハントの粉末剤、ワトソン医師のホワイト&コンフォート剤（ワトソンは薬剤師であり煽動家であった。ケイトーストリートの共謀を指揮したのは彼の息子である）が待ち構えている。大瓶に入っているバーデットの混合薬は「ホイットブレッドの黒ビール」で調合されている。その近くにはさらにふたつの特効薬——「発汗促進剤」と「ミスター・ブル用アヘン剤」——がある。その時代の主導的急進主義者たちの名前にちなんで名づけられた、実に致命的な多剤投与である。

急進主義者はさらに工夫を凝らした描写をされることにもなった。名うての似非医者として描かれたのである。この冗談めいた扱いは延々とつづいた。たとえば一八一二年のカトリック解放危機を背景にしてクルークシャンクは「いかさま医、または反目展示箱」を発表したのだが、そこに登場する農夫はジョン・ブル、いかさま医たちは（「絶対保証つき万能薬――改革」を売っている）サミュエル・ホイットブレッド、（道化師姿の）シェリダン、グレンヴィル卿、グレイ卿で、彼らはブルに「カトリック解放」包帯を巻いて口を封じようとしている。ホイットブレッドのポケットというポケットには薬瓶が一杯に詰まっていて、そのなかには、またもや、「ホイットブレッドの黒ビール」がある。これは、彼がもとをただせばビール製造業者であったことへのほのめかしであることは、言うまでもない(33)。

大道薬売りたちは――たとえばドイツ出身の尿検査士であるとか、イタリア出身の解毒剤行商人であるとか――外国の出身者であることが（あるいは外国の出身者であるふりをすることが）よくあった。そのためイングランド出身でない政治家たちは似非医者として描かれるのが日常であった。そうした扱いを受けた被害者のなかでも最たる人物はスコットランド出身のビュート卿であった。若き日のジョージ三世の寵臣であった彼は一七六二年に国家財政委員会首席委員に任命されていた。すでに第一章で遠回しに言及しておいたように、「公儀の似非医者」とはこの「ペテン師」への、そしてその愛人と想定された女性（ジョージ三世の母親である皇太后。綱渡り師が墜落する姿で描かれた）への、何百とある非難のひとつであった。この版画では右のほうで水夫がキルトをまとったスコットランド人を襲っている(34)。別の版画ではビュートは特効薬を売る大道薬売りとして登場した。「南部の皆さん、お初にお目にかかります」と彼はスコットランド方言まるだしで呼びかける。

あなたがたの病気のことはよーく知ってます。わが国に特有の病気でありますが、オートミールの食べすぎによるものであるとは申しません。あなたがたを悩ませているのは黄金疥癬であります……ご覧ください皆さん、ここにあります袋のなかに入っているのは黄金ハッカドロップという抜群の効能をもつ治療薬でありまして、これを服用すればたちどころに楽になります。[35]

この版画では皇太后は、賢明にも綱渡りをやめて、ウェールズの帽子を被りカーテン〔政治的垂れ幕〕の隙間から覗いている。

一八〇〇年ごろ、諷刺漫画家はヘンリー・アディントンという天与の贈り物に恵まれた。のちにシドムス卿になった人物で、しばらく首相を務めたあと長らく内務大臣を務めたという、逆出世とも言える一風変わった経歴の持ち主である。癲狂院を運営する医者の息子であったアディントンは必然的に「政治的医者」という綽名をこうむることになり、薬剤師、医者、薬種屋、看護婦、大道薬売りなどの装いで一三〇を超える版画に登場し、重要な役どころを演じた。ギルレイ作の『ジョン・ブルの多血症を治療するサングラードウ医師』〔挿絵101〕のなかで「クリスターパイプ〔浣腸管〕家用貯蔵容器」と表示された室内用便器に衰弱した様子で腰掛けているジョン・ブルに瀉血を施している医者はアディントンなのである。この諷刺漫画には主眼点がふたつある。ひとつは対フランス戦争を支援するための法外な課税に対する抗議であり、もうひとつは、「クリスターパイプ〔浣腸管〕家」からの連想によって、アディントンが実入りの多い閑職を十代の息子のために勝手に操作したことへの嘲笑である。[36]

クルークシャンクはアディントンをだしにして成功した。最高位の政治家が実は一介の医者の息子であるという無上の滑稽感を利用したのである。[37]

わたしの名前は「お医者さま」だ。バークシャー丘陵の上で
わたしの父は患者たちに瀉血を施した――賢明な男である。

その父が常に心掛けていたことは貯えを増やすことであり、
自分の長男――わたし――に不自由させないことであった。
しかしわたしは政治の世界のことを聞き及び、どうしても
下院議員になってその議席に座りたいという気持ちになり、
幸運に恵まれて、父が駄目だというその議席を手に入れた。
およそ一三年前のこと、あるいはわたしの指が薬の調合を、
はたまた瀉血のほどこし方を、学び終わりもしないうちに、
わたしはピットに取り入った。阿諛追従のかぎりを尽くし、
こうして議長におさまった。手に負えない下院議員どもを
威風堂々と、かつまた議長職の叡智に富む鬘を頭につけて
抑えこむことができるのは、あるいは混乱きわまる議場に
静粛をもたらすことができるのは、わたし以外にはいない……
当初の目的を達したいまわたしが目標とするのは唯ひとつ、
この地位を堅持する――そして卑しい名に箔をつけること！(38)

クリスターパイプ医師は（「ロンドンがあればこそのパディントン〔地区名〕であるように／ピットがいればこそのアディントンである」とはやされたように）世間一般では地位も名誉もない取るに足りない人間であると謗られていた。そのクリスターパイプ医師を中傷するために医療にまつわるさまざまな仕掛けが用いられた。アディントンは、ときには、たとえばクルークシャンク兄弟作の「間抜けな男たち」のな

かにあるように、薬剤師の乳鉢を頭に被る姿で描かれて嘲笑された。その乳鉢には「ジョン・ブルのための薬」とか「回状丸薬」という札がついていた。それは一八一九年に内務大臣であった彼が発送した悪名高い回覧状をほのめかすものである。その回覧状で彼は、イングランド諸州の統監たちに、秩序を維持するために、そして義勇農騎兵団を待機させておくために、必要なあらゆる手段を講じるよう求めたのだ——それは、その翌月に勃発したピータールー大虐殺を促すことになったと、のちに見なされることになった指令であった。その名はつきまとった。そしてそのあと数々の版画に登場している。たとえば「名だたる院での大騒ぎ」のなかでは彼は空中を飛んでいる姿で描かれた。「いまは亡きブルのせいで私の脳味噌に回状の捻じれが生じた——うちの店にあるすべての丸薬、浣腸剤、催吐剤、水薬、大丸薬を服用しても——もとに戻らないのではないかと心配だ」。ついには、ウィリアム・ホウンの苛烈なほどに過酷な小冊子『ジャックが建てた国政の院』(一八一九年)のなかで、ジョージ・クルークシャンクが「医者」と題した小さな木版画でシドムスとカースルレイとキャニングの三人が寄り集まっている様子を描いた。それは冒頭で次のように述べる。

これがかの回状で有名な医者、
戯言、偏屈、恥知らずの悪党。(39)

アディントンはしばしば国体を診察する医者ないしは似非医者として、患者を放血して死に至らしめる運命にある医者ないしは似非医者として描かれた。そうであれば他の政治家たちは、それを受ける側に立つ、ウェストミンスターの病人として描かれた。その典型がチャールズ・ジェイムズ・フォックスであった。なにしろフォックス〔狐〕という名前そのものからして、イソップ流に、動物の面相に描くことがいくらでも可能であったのだから、政治諷刺漫画家の夢の実現というところである。(40) このホイッグ党員には賭け事を好み、女遊びに耽り、飲酒に溺れ、民衆を煽動するという性癖があったため、漫画家は彼を一種の二重人格的人物として描くことが許された。貴族でもあり平民でもある、放蕩者の「迷える一員」に転じた貴族の議員、である。そして、迷える一員として、別の版画（ウィリアム・デント作）のなかでは、フォックスの死骸が、腑分けするために裸にしてみると、およそ考えられるかぎりのあらゆる個人的かつ政治的な欠点で蝕まれていることが発見されるというのは適切なことであった。とりわけ身なりもかまわず髪にも櫛を入れずにいる無頓着な様子は、政治の方向を衝動的に転換することは、そして一七八九年以降になるとフランス革命をしきりに支持したことは、漫画家たちが彼を迷える一員としてのみならず迷える精神として、すっかり正気を失っている人間として、表現する誘い水になった。ある版画（挿絵120）は彼をベドラムの小部屋で毛布に身を包んでいる姿で描いている。(41) 藁でできている王冠を被り藁でできている王笏を握っている彼は誇大妄想の被害者である。「わが友サムよ、わたしがあらゆる望みを遂げたことが見えないか?」と彼は、小部屋のドアの隙間から口をポカンと開けて見ている訪問者を引き止めて尋ねる。フォックスとノースの連立がすっかり信用を失ったため、ホイッグ党が将来は権力と成功を掌中にするという希望は妄想にすぎないことが明白であり、それで彼はひとりベドラムでの「居場所〔地位〕」を得ることになったのである。(42) それからちょうど五年後にピットが、「精神異常者のための病院」と題されたエッチングのなかで、ロウランドスンによって同じような状況に置かれて描かれた。病院の小部屋のなかで室内用便器の上にしゃがんでいるこの首相が、小枝づくりの小冠を被って、玩具の王笏を握っている。彼の上には「自分が国王の後継者であると思って発狂した」と記されている。性的な暗示がこめられてい

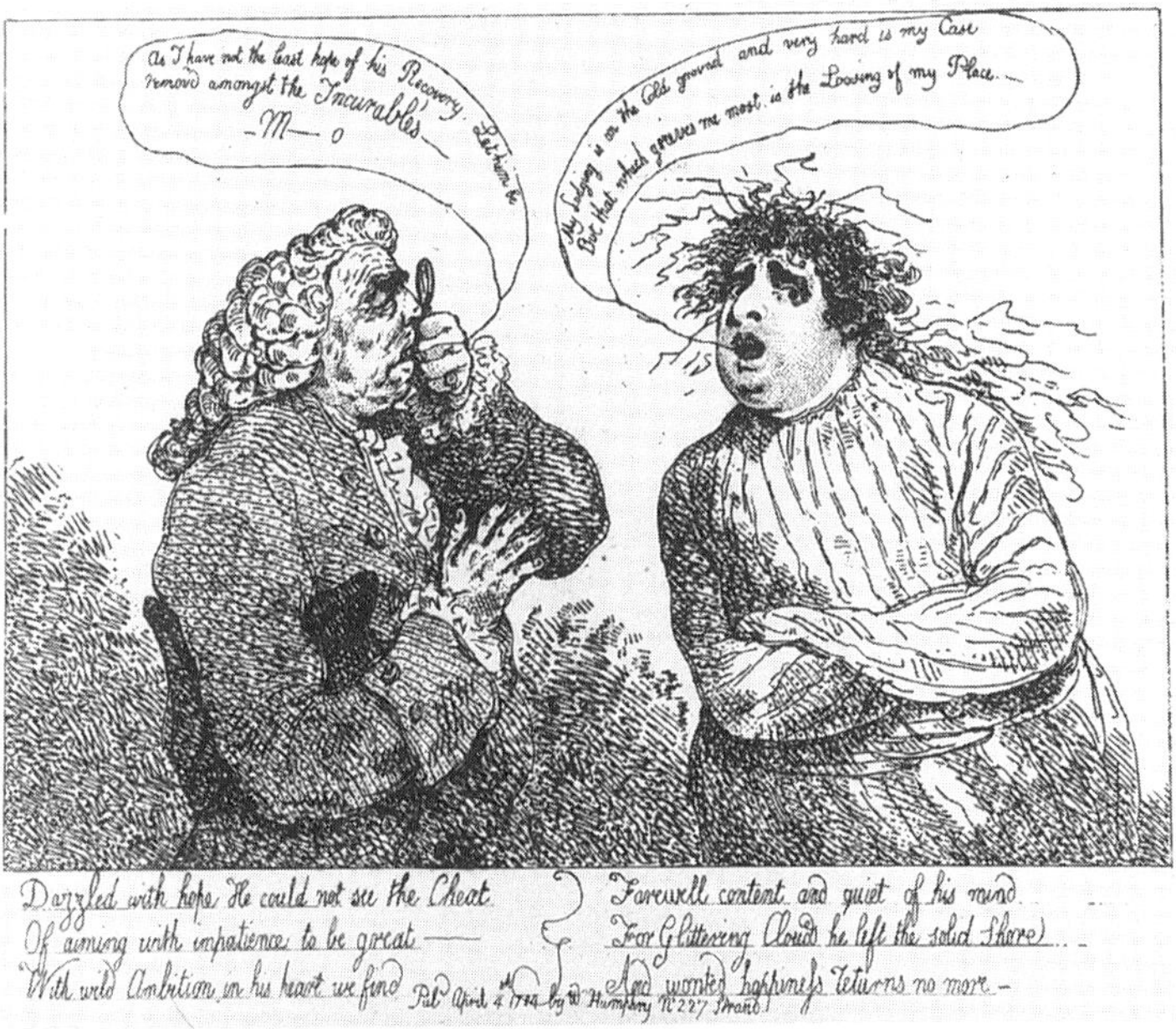
As I have not the least hope of his Recovery Let him be removd amongst the Incurables —M—o
My Lodging is on the Cold ground and very hard is my Case But that which grieves me most, is the Loosing of my Place.—
Dazzled with hope He could not see the Cheat
Of aiming with impatience to be great—
With wild Ambition in his heart we find
Farewell content and quiet of his mind
For Glittering Clouds he left the solid Shore
And wonted happiness returns no more.—
Pub April 4th 1784 by W Humphry No 227 Strand

120　トマス・ロウランドスン（1784年）無題　エッチング

短命に終わったフォックス＝ノース連立の崩壊を諷刺したこの1784年の版画では，医師モンロー（ベドラムの担当医）が拘束服を着せられている乱れ髪のチャールズ・ジェイムズ・フォックスを診察している．フォックスは「寝泊まりしている部屋は床が冷たい地面で病状はきびしい／しかしもっとも心が痛むのは地位を手放したこと」と歌う．医師モンローは「彼が回復する見込みはまったくないのだから，不治の病人と一緒の部屋に移すことにしよう――」と宣言する．下のほうには，これにつづいて，「――期待に幻惑された彼には性急に王座を／狙うことの不正が見えなくなっていた／心中に高望みを抱いていたのが見て取れる／満ち足りた平静な精神状態よ，さらば／きらびやかな雲を目指して彼は堅固な陸地を離れた／いつものしあわせはもう戻ることはない」と書かれている．

るのであろうか、その隣の小部屋には「政治的疼き」で狂気に追い込まれた女性がいて、どちらの「被害者」も「不治の病人」と宣告されている。

この政治的病気の物語を狂気で締め括るのはふさわしいことである。なにはともあれそれはジョージ三世が狂気に陥った、エドモンド・バークがほとんど精神病者であると認定できると見なされた

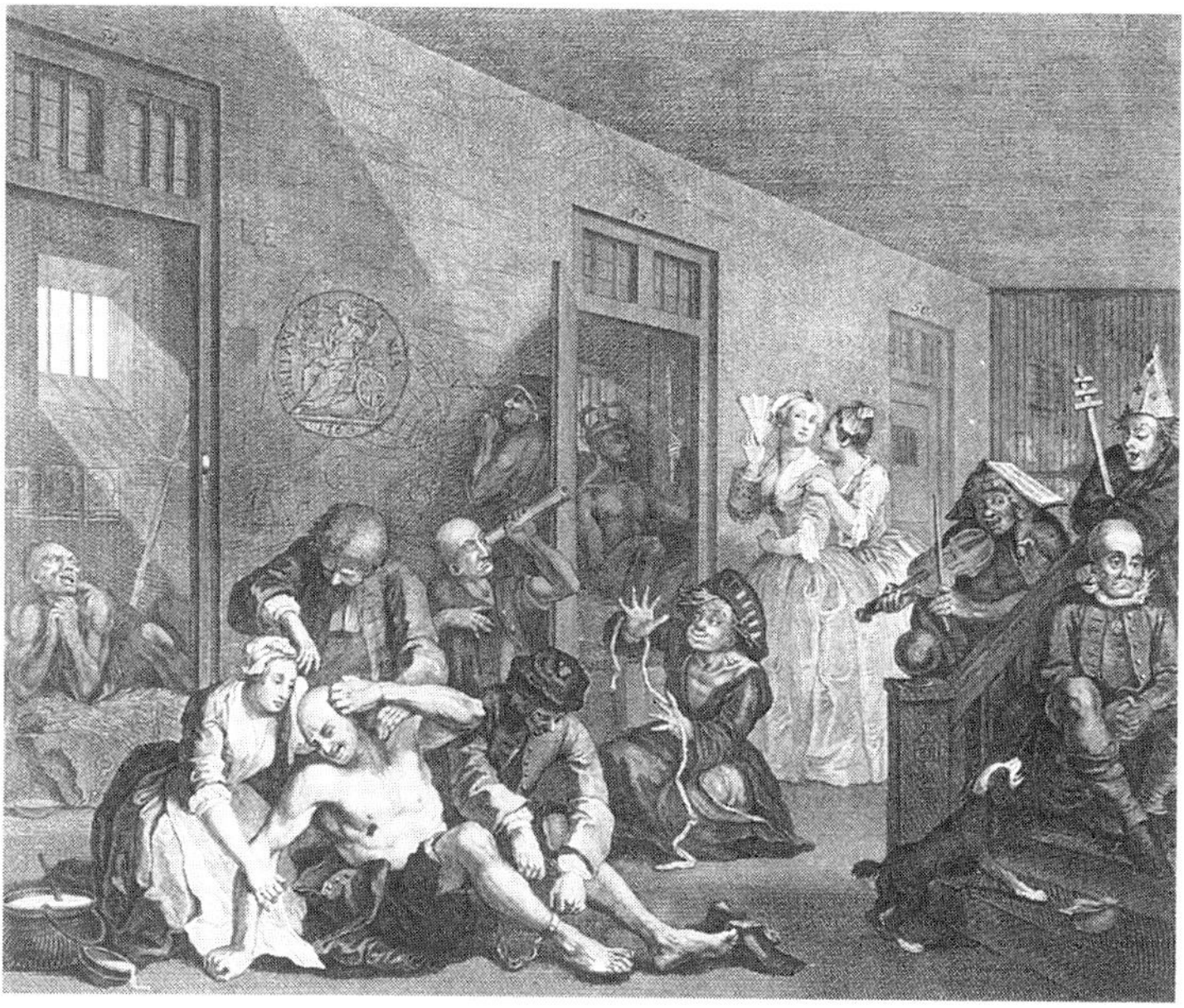

121　ウィリアム・ホガース『放蕩者の変遷』場面Ⅷ　1735年の版画に倣った1763年の版画
後方にいる狂った画家は背後の壁にブリタニアの肖像が刻まれている半ペニー青銅貨を描いている．

――「わたしが知るかぎりもっとも雄弁な狂人である」とギボンは皮肉った――、そしてカースルレイ卿とサミュエル・ロミリーとサミュエル・ホイットブレッドが共に喉を切り裂いた、またフランス革命とナポレオンの政治が猛威をふるう流行病であると診断された、そういう時代だったのだ。先に第四章でほのめかしておいたようにこの国がホガースによってベドラムと改名されたのもさして驚くにはあたらない。彼は、一七六三年版のシリーズ版画『放蕩者の変遷』の最終場面（挿絵121）で、一見したところベツレヘム病院の内部に見えながらも標識を巧妙なトリックで「ブリタニア」と読めるように書いた絵を提示したのである。[43] このように政治とは病気のことであり、そして政治家とは国政が瓦解して病気になり〔得てして致命的ではあるにしても〕大胆な外科手術になる領土におけるドクター・デス〔死に神〕なのであった。

第十章　ヴィクトリア朝での展開

十九世紀のイングランド人は改革の時代の先頭に立っていることを誇りに思っていた。それを典型的に示すのは、一八二三年に創刊された急進的な雑誌『ランセット』である。創刊者は外科医であり民主政体論者であったトマス・ワクリー（挿絵122）。彼は、刀で斬りまくるというよりは喇叭銃で撃ちまくるといった勢いで、当時の医療体制全般を向こうにまわして公然と非難し、義務を怠りながら権力を濫用し診察料を不正に得ていると告発した。医師組合やロンドンの病院は不条理と情実の巣窟である、病人は粗略に扱われ、虐待され、下手な手術を受けさせられている、と喧嘩好きなワクリーは責めた。こうしたことが書かれているページを読めば、イングランドの医療が末期症状にあったという印象を受けても許されるであろう。(1)

そして人びとが、こうした状況にあっては、いかさま師やペテン師の客になるのも不思議ではないとすれば、ワクリーが狙いを定めたのは正統派の医療だけではなく（彼が言うところの）「通例・異例を問わず、とにかく似非医者」でもあった。(2) 彼の標的になった似非医者のなかではジェイムズ・モリスンほど激しい非難を浴びた人はいなかった。もっとも成功した似非医者である――彼の「毒はガブガブと嚥み下されている」(3)と言われた。一八三六年にワクリーは「モリスンの丸薬による殺人」（挿絵123）という毒々し

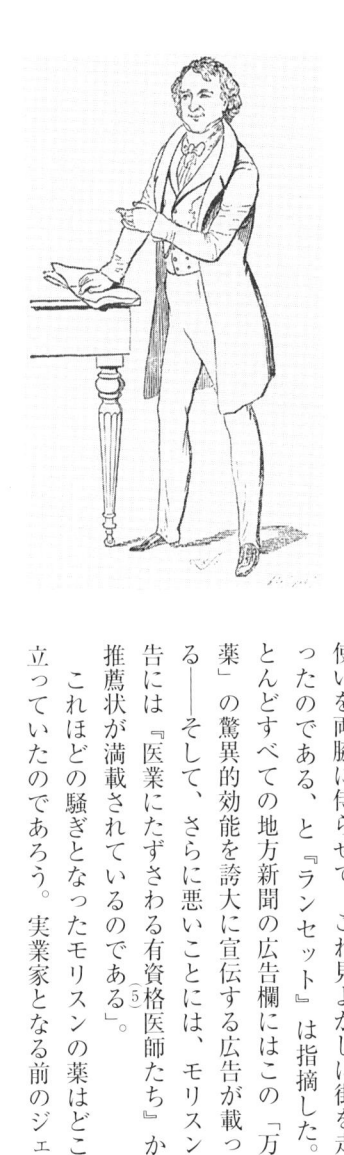

122 W・W,「トマス・ワクリー議員」 木版
これは『ランセット』の創刊者ワクリー(1793-1862) を示す版画である.

い書き方をした。ある人が死んで、その人が、検死陪審の結果、他ならぬこの売薬を服用していたことが判明したときのことである。『ランセット』は怒りをあらわにしてこの大似非医者の「生命破壊活動」を譴責し、彼の主張を大衆がほめそやしていることに恐怖の念を表明した。その主張とは「人間の精神の妄想」に他ならない、と決めつけたのである(4)。

モリスンは、(のちほど見るように)容赦なく誹謗された当時の医学界の大立者たちと同じように、屋根に宝冠をのせた馬車に乗り、仕着せを着せた召使いを両脇に侍らせて、これ見よがしに街を走り回ったのである、と『ランセット』は指摘した。「ほとんどすべての地方新聞の広告欄にはこの「万能丸薬」の驚異的効能を誇大に宣伝する広告が載っている——そして、さらに悪いことには、モリスンの広告には『医業にたずさわる有資格医師たち』からの推薦状が満載されているのである(5)」。

これほどの騒ぎとなったモリスンの薬はどこが際立っていたのであろう。実業家となる前のジェイム

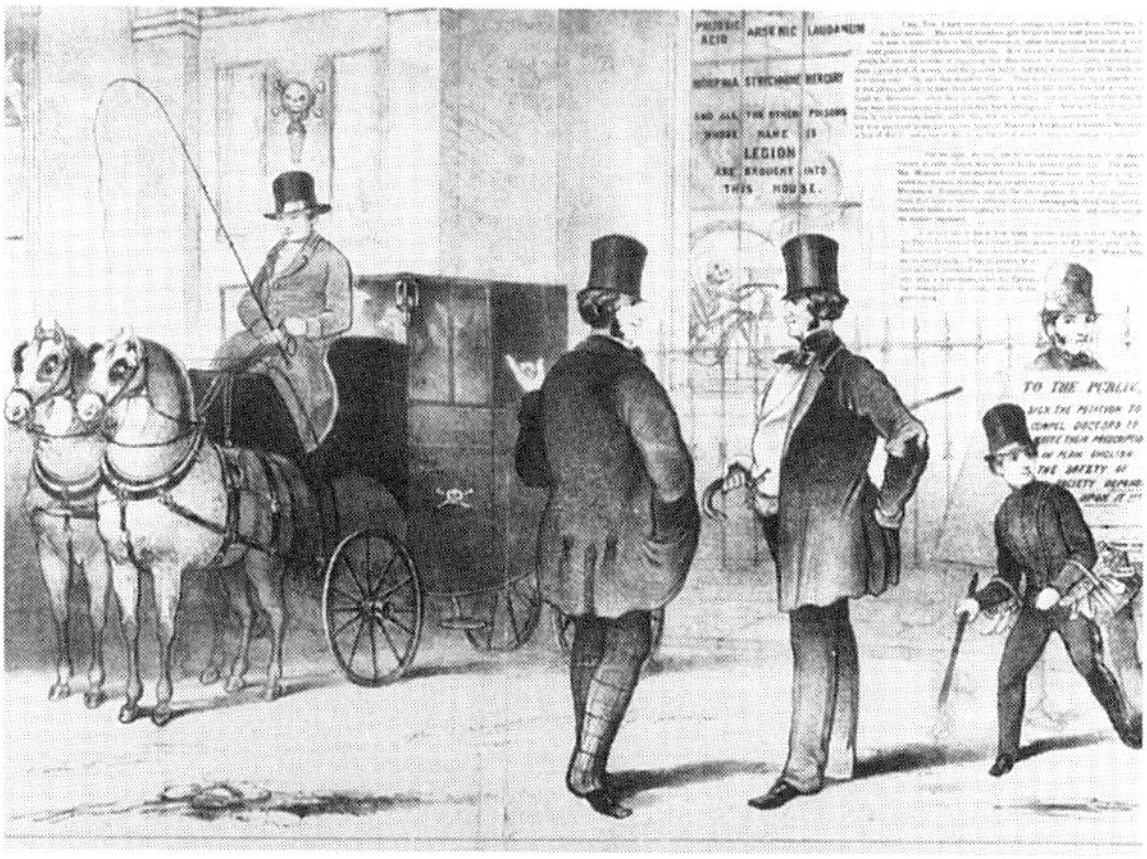

123 「ヒュゲイアンの挿絵　No. 5」（1848 年ごろ）リトグラフ

これは，丸薬販売人であり「ヒュゲイアン〔療法師〕」を自任するジェイムズ・モリスンが言うところの医療体制の絶望的状況をあらわした図である．背景には施薬所の窓があり，そこには骸骨が，そしてその隣には「薬局方」と表示された壺が描かれている．説明文は「医者どもは，あらゆる種類の悪弊によって金儲けする者どもと同じように，改心しようとしない」と述べたあとで，モリスン流の医療の主要原理を詳述していく．ふたりの紳士から発せられる台詞は次のとおり．「おい，トム，この医者の自家用四輪馬車が，この一か月というもの，毎日，同じドアの前に止まっているのを見かけるんだがね．医者の従者は財布を診察代金のギニー金貨で膨らませていて，当の金持ちの患者はベッドに横たわっていることに満足しており，病気は治らないまま，上流の医者が推し進める治療法を疑おうともしない．これで分かるように，裕福な人びとは大金を要する治療を受けなければ病気は完全には治らない，金のかからない治療を受けて治ったりしたくない，という間違った考えを抱いているのさ．まったく，鼻持ちならないことだ．彼らはね，驚いたことに，科学者に診てもらわないことには気がすまず，あれこれと心地よいことばで耳をくすぐられるのを好むのさ．そんなことばは当の医者ども自身が，寄り集まっては，馬鹿にして笑っているというのに．つい先日のこと，ある医者から聞いたのだが，連中は自分たちがまったくの無知であることをようやく学びはじめているということだ．ところで，ときには少々はめをはずすこともあるわたしがどうして驚くほどの健康を保っていられると思うかね．それはね，わたしが信頼できる医者をポケットのなかに忍ばせているからなのさ．モリスンの植物性万能丸二箱をね．一箱はナンバー 1，もう一箱はナンバー 2 で，これらを服用しているおかげでわたしは若い雄牛のように頑健でいられるのだよ」．これに対して，もうひとりの紳士が応じる．「君の言うとおりだが，しかし医業に寄せる金持ち階級の信頼は残念ながら揺らいでいると言わざるをえない．ミスター・モリスンやイギリス健康組合の仕業で医者どもはすっかり信用を失ってしまったから，もう一度仕事をはじめようとしても簡単にはいかないだろう．メズメリズム〔催眠術〕やらホメオパシー〔同種療法〕やら，その他もろもろのパシー〔療法〕やらがあって，身のまわりには怪しげなペテン療法がうようよしていると金持ちは考えはじめている．そこで彼らはこの問題を自力で調べてみようということになり，医者を見捨てようとしているところだ」．すると最初の紳士が答える．「ジョン・ブルが薬代に払う費用は年間で一体何百万ポンドに達するものか是非とも知りたいものだ——医者のなかには，外国人が商うペテン薬を使ったインチキ療法で 2 万ポンドもの年収を得ている奴もいるということだし，それにはミスター・モリスンも関与しているという噂まである．そりゃあ彼だって良い品物を売っている以上は世間並みの関与はしているだろう——でもね，彼の方式はわれわれの精神を解放してくれたんだ——そのことは特筆に値する」．サンドイッチマンの広告板には「皆さん．医者は処方箋を分かりやすい英語で書かなければならないとする請願運動に署名してください．社会の安全はそれにかかっています!!!」と書かれている．

ズ・モリスンは病弱であった。そこで手当たりしだいに正規の医者にかかり、治療を受けたのだが、その甲斐がなかったため、医術に絶望した。ここまではありきたりの筋立てである――これとまったく同じ経験をしたことのある人ならいくらでもいるだろう。しかしながら、ここから先の対応がモリスンの比類のないところであった。なぜなら彼は医業を軽蔑するようになり、断固として熱烈に憎悪するようになって、医術の全面的革命を執拗に求めるようになったからである――彼の著作物のひとつの扉には「古い医学は完全に間違っている」という特徴的な宣伝文句が記されている。医者というのは無用の長物である――彼自身の医療史がそれを証明していた。医者は、健康と病気の本源について何も知らない、意味不明瞭なことばや新造語で飾り立てた派手な専門用語で素人を幻惑して自分の無知を隠す。医師会に寄生する医者だけが医療を施すという制度をきっぱりと粉砕する潮時である。医者というのは無知で欲得ずくであるばかりではない。危険でもある。彼らが多種類の薬を過度に投薬する習慣は（つまるところはそこに彼らの儲けがあるわけだが）、そしてなによりも彼らが――重金属や人造化学薬品など――毒性ある医薬に無頓着で甘いことは、ほとんど犯罪的である。(6)

ここまでの因習打破にはとりたててモリスンに独自と言えるものはない。実際のところワクリー自身が医業を攻撃したのとよく似ているとも言える――急進派の衣装を剝ぎとられたと編集者が憤慨したのは、それゆえであろう。モリスンが斬新であったのはその断固たる処方箋にあった。モリスンは、自分自身が健康を取り戻した理由を自分なりに理解し、それに依拠して、医療のための新しい十戒を提唱したのである。この十戒には知っておかなければならないことのすべてが語られていた。

1　生命の本源は血液にある。

2　血液は血液を作る。
3　身体の一切は血液に由来する。
4　あらゆる体質は基本的に同一である。
5　あらゆる病気は血液の不純から、換言すれば身体に宿る苛烈な体液から、生じる。
6　血液を悪化させるこの体液には三つの源がある。母から受け継いだもの、人から感染したもの、個人的なものの三つである。
7　痛みと病気は同一の根源を有している。それゆえ両者は同義語と見なされてよい。
8　植物による浄化こそが病気を根治する唯一有効な治療法である。
9　胃と腸はどれだけ浄化してもしすぎることにならない。
10　精神と身体とのあいだには密接な関連が存在するため、一方の健康は他方の平穏を導く。

きわめて簡単に言うなら、モリスンが旧来の医療に異議を唱えて提唱した健康改善法では、いかなる病気であれその原因は唯ひとつ――悪い血（なんと象徴的なことであろう）――なのであり、治療法は唯ひとつ、植物性の下剤を用いて強烈かつ頻繁に浄化する〔便通をつける〕ことなのであった。

自分の診断に応じてモリスンは完璧な下剤を製造した。「植物性万能丸」である。この丸薬は効力に応じて二種類（ナンバー1とナンバー2）に分けて売られた。その成分は天然の生成物だけ――アロエ、ヤラッパの塊根、コロシントウリ、ガンボージ、酒石の精製部分、大黄の根茎、ミルラ樹脂――であった。これが万病に効く（とりわけコレラに効く、とモリスンは主張した。コレラは一八三一年に襲ったことがあったのだ）。そして安全な薬であるから必要とあれば（皮肉な言い方ではあるが）大量に――一日に三

○錠まで——服用してもかまわない。

モリスンは、服用量の多い特効薬を市場で売って生計を立てているかぎりにおいては、古い流派の似非医者であった。しかし彼はまた新しい流儀を作ろうとしてもいたのである。それは、さまざまな方面で、将来における医療の発展を予期させるものであった。彼は、正規の医療は疫病のようなものであるから受けてはならないと、そして、実利的な根拠に基づくのみならず原理的にも一定の信念として受けないようにと、以前の異説提唱者たちよりもっと執拗に、もっと首尾一貫して、もっと根気強く一般大衆に教えたのだ。概して専門職についている人間というものは偉そうにふんぞりかえって暴利を貪る詐欺師であり、そして医業にたずさわる人間というものは結託して健康を収奪する輩である。健康管理というものは、政府公認の医療によって神秘的なものにされてしまっているが、本当は単純なものなのである。こう主張するモリスンは、正統派の生理学や病気説を退けて、急進的な代替案を公表し、彼が説く真正の健康哲学と彼が作る特効薬とのあいだには緊密な関係があることを大衆の頭に繰り返し叩き込んだ。以前の特効薬売りたちがしたことはせいぜいが病人を説得して商売品の特効薬を嚥下させる程度のことであった。ところが、モリスンは自分の哲学をも一緒に嚥下することを大衆に求めたのである。彼は誰にも理解できる単純な、魅力的な、健康的生活の姿を描いて、それを受け入れるようにと彼の時代に求めたのであった。

少なくともモリスンは医療観の改宗を説く医療伝道師となり、ポピュリズム的な説教師が熱弁をふるったあのヴィクトリア朝初期の時代に、医療の光景を福音の伝道活動へと転化したのである。「イギリス健康組合」を設立した彼は十九世紀の改革派が組合とか協会とかに寄せた情熱を利用した最初の似非医者であった。彼は「ヒュゲイスト〔健康の女神に仕える者〕」と自称した——こう名乗ることで彼は医者のふりをしたがる似非医者とはたもとを分かつことができた。そして『ヒュゲイアン・ジャーナル』という雑誌を発刊することによって改革を推進し、さらに大量の書籍やら小冊子やらを発行して大衆に雨霰と浴びせた。ジョージ王朝時代の他の似非医者とはちがって、モリスンは健康を売る仕事を聖戦に転化したのである——そして多大なる成功をおさめた。彼の市販薬はバーナムとベイリーの時代にふさわしい薬なのであった。ワクリーとモリスンは共にその時代の医療の正体を暴露してみせた。ワクリーのほうは古くからの因習にランセットを突き刺す手術をして因習を打破することで満足した。モリスンは独自の新しい手術教室を作りだしたのである。

　ワクリーの医療批判は明らかに自己本位のものであり、それゆえ少々割り引きして受けとめなければならないのではあるが、しかし彼の診断の一要素は一歩先を進むものであった。彼は医療が内輪揉めをしているという事実を嘆いたのだ。医業は、内科と外科と調剤術とに分割されたまま廃退し対立したままでいるうちは、それぞれが自己永続化のことだけを考える人びとに先導されているうちは、その本来の権威を享受することはないであろう——もっと言うなら、似非医術を相手にして道徳的に高い地位をとらえ、それを保持していくことはないであろう。医業が、国会のように、公式にも構造上からも再編されるまでは、病人が守られることはなく、不正を行なう開業医が黙らせられることはなく、大衆が報われることはないであろう。この世紀になって初めの二〇年ほどのあいだは医療を規制する法律を変えるための数々の法案が、実際に、議会に提出されたのであるが、しかしほとんどの法案は通過せず、通過した法案もその多くは医師会の要望に好意的な議員たちの画策によるものであった。医師会は、バーク流に、現状を保持するためには一定の改革が不可欠であることを認めていたのである。

　その特徴をよく示しているのは一八一五年の薬剤師法であった。これは、薬剤師として開業するための正規の資格を、薬剤師会が発行する許可証（ＬＳＡ）を有することであると明確に定めたものである。この許可証を取得するためには年季奉公、規定科目の履修、病院での経験、試験に合格することが必要であるとされた。それは開業薬剤師たちにとっての小さな勝利をあらわすものであった。なぜならそれは正規の資格を有する薬剤師とそれ以外の、薬剤師のまねをする薬品小売商その他の卑しい医療商人とのあいだに明確な法的境界を画するものであったからである。しかしながら、この法律が成立した結果、宥和とはならず反訴となり、医薬業界内部は分裂したままで、薬剤師組合は相変わらず嬉々として運営をつづけたのである。

一八三〇年代になると議会改革の影に覆われた雰囲気のなかで、そして一八三一―三二年のコレラの全国的流行の影に覆われた雰囲気のなかで、「イギリス医師会」が開業医のための強硬な団体として浮上した。その目的とするところは各地の医師組合を民主的基盤に据えて、その門戸を医療従事者全員に開放する、というものであった。しかし医療界の昔からの守備は堅く、依然として現状を保持しつづけていくのに十分なだけの議会での政治的影響力を保っていた。(7)

医業の改造がようやく達成されたのは十九世紀半ばになってのこと、一八五八年に医療法が成立したときのことであった。この法律は、改革者たちを懐柔し、医業を保護し、いかなる部門も損害をこうむることがないように請け合うという、巧妙な折衷案であった。王立の医師会や外科医師会や薬剤師会を満足させるため、イングランドの医療の三部門構成は廃止されることなく、各部門は無傷で生き残ったのである。しかしながら、この区分は、一般開業医を懐柔するために、実際上は無意味なものになった。将来は、全国医療協議会（GMC）の後援によって整備される唯ひとつの全国的名簿、医師登録簿、だけがあることになる。これは「正規の」医療従事者と亜流の医療従事者とを截然と区分し、前者に相当の特権を与えるものであった。この名簿には、上はハーリーストリートの優雅な診察医から下は村のさびれた薬剤師に至るまで、法的に認められたあらゆる医療従事者が掲載された。この登録簿の重要な意義がその排他性にあったことは言うまでもない。なぜなら上下を問わず正規の医療従事者全員の名前が「部内者」として隙間なく並び、隊列を成してあらゆる「部外者」――同種療法師、植物医療師、似非医者、接骨医、地方巡回医その他――を向こうにまわしたからである。排除された医者たちは、まさしく排除されたという事実によって、自動的に「分派集団」を構成することになった。国会は、医者には絶対にできないことを成し遂げたのである。分裂していた医業三部門の統一を、それ以外の共通の（敵とは言わないまでも）他者と対峙させることによって、正式に、そして少なくとも象徴的に、成し遂げたのだ。

この改造は一過性のもので終わりはしなかった。その理由は、一部には、それが医業界ですでに進行していた変化を具体化するものであったからである。医業の新しい集団形成がはじまっていたのだ。ロンドンの最上流の内科医や外科医は医師組合が与えてくれると思われていた古めかしい鎧をもはや必要とはしなくなっていた。彼らは医者としての権威ある卓越した豪奢な地位を確保しつつあったからである。ハーリーストリートで開業することの際立った特色はロンドンの主要な病院からの診察相談に専門医として応じることである（挿絵124）。彼のもとに差し向けられてくる患者は、彼が以前に割りのいい仕事を斡旋してやったことのあるかつての教え子からの紹介状を携えてくる患者であった。こうした特質があったため、旧来の医師団体がやがて牙を抜かれて無力化したあとになっても、医業の階層構造は揺るがないままであった。(8)

しかしながら、ロザハイズあるいはロザラムの一般開業医にとっては、ヴィクトリア朝中期に制定された法律によって認定される医者という職業――半閉鎖的事業――はほとんどありがた味のないものであったかもしれない。彼の（一八七〇年代まで医師という職業は男性に限られていた）将来展望はほとんど全

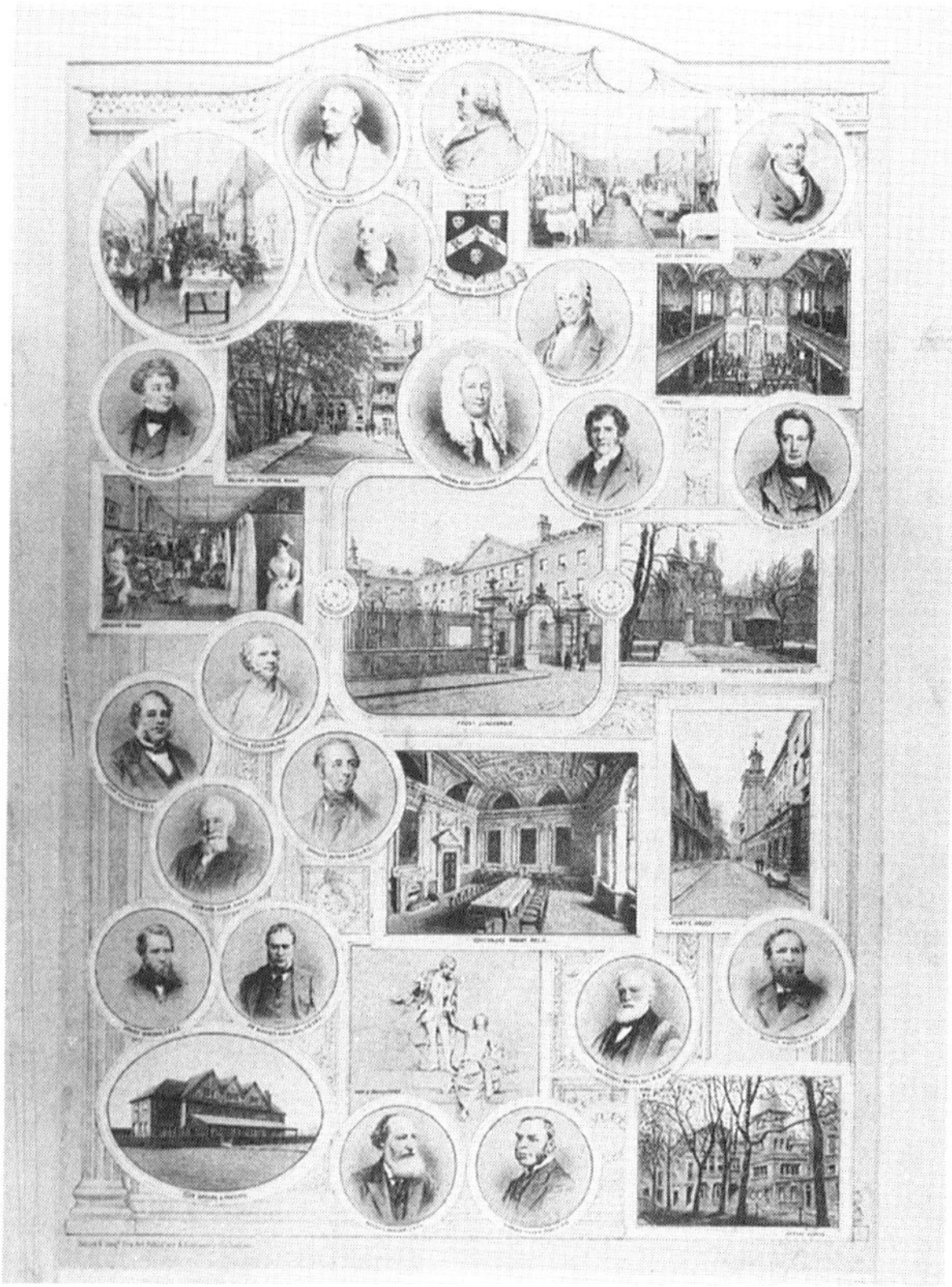

124　ベイノン会社，マイクル・ハナート（1870-82年に活躍）に倣った彩色リトグラフ，ロンドンのサザークに所在するガイズ・ホスピタルの歴代の外科医と内科医を，建物の外観・内観とともに，示している．

ここには（左上から）臨床病棟，アストリー・クーパー病棟，マーサ病棟のバルコニー，付属礼拝堂，ブライト病棟，正面の中庭を囲む建物，居住用カレッジと学生のクラブ，理事会室，ウィリアム・ハントの家，クラブの敷地とパビリオン，歯科学校などの写真が載っている．居並ぶ人物はウィリアム・ハント（1645生），ウィリアム・ソーンダーズ（1743-1817），ウィリアム・バビントン（1765-1833），サー・アストリー・パストン・クーパー（1768-1841），大ベンジャミン・ハリスン（1777-1856），ジェイムズ・ブランデル（1790-1878），トマス・ガイ（1645-1724），リチャード・ブライト（1789-1858），トマス・ベル（1792-1880），トマス・アディスン（1793-1860），ジョン・ヒルトン（1804-1878），チャールズ・アストン・キー（1793-1849），エドワード・コック（1805-1892），ジェイムズ・ヒントン（1822-1875），サー・ウィリアム・ガル（1816-1890），サー・サミュエル・ウィルクス（1824-1911），ウォルター・モクスン（1836-1886），アーサー・ダーラム（1833-1895），チャールズ・ヒルトン・ファグ（1838-1883）．このような図はヴィクトリア朝後期になると次第にありふれたものになるのだが，そこには由緒ある病院の血統と伝統にあらたなる改革された職業意識をこめた自尊心が窺える．

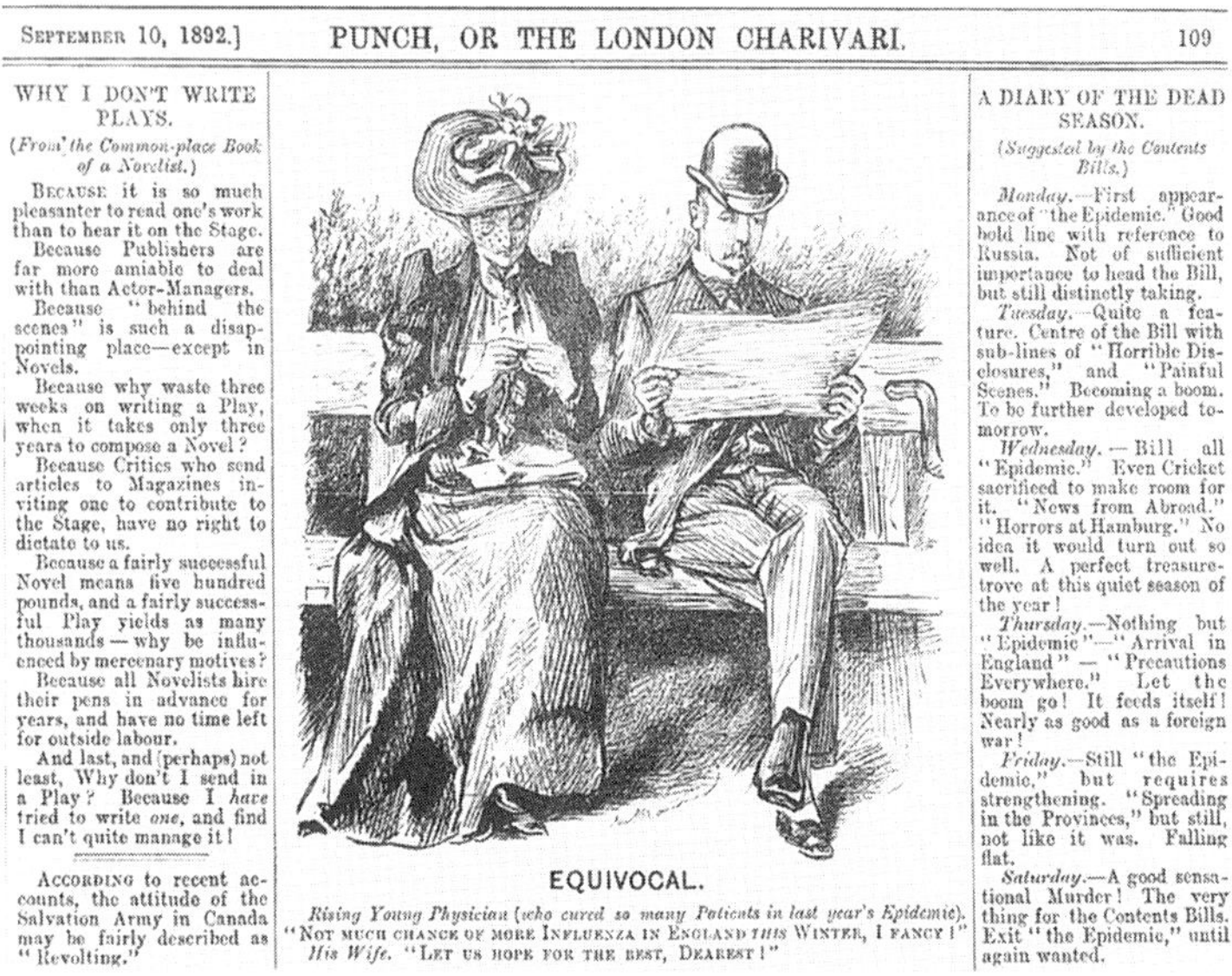

SEPTEMBER 10, 1892.] PUNCH, OR THE LONDON CHARIVARI. 109

WHY I DON'T WRITE PLAYS.

(*From the Common-place Book of a Novelist.*)

BECAUSE it is so much pleasanter to read one's work than to hear it on the Stage.

Because Publishers are far more amiable to deal with than Actor-Managers.

Because "behind the scenes" is such a disappointing place—except in Novels.

Because why waste three weeks on writing a Play, when it takes only three years to compose a Novel?

Because Critics who send articles to Magazines inviting one to contribute to the Stage, have no right to dictate to us.

Because a fairly successful Novel means five hundred pounds, and a fairly successful Play yields as many thousands—why be influenced by mercenary motives?

Because all Novelists hire their pens in advance for years, and have no time left for outside labour.

And last, and (perhaps) not least, Why don't I send in a Play? Because I *have* tried to write *one*, and find I can't quite manage it!

ACCORDING to recent accounts, the attitude of the Salvation Army in Canada may be fairly described as "Revolting."

EQUIVOCAL.

Rising Young Physician (*who cured so many Patients in last year's Epidemic*). "NOT MUCH CHANCE OF MORE INFLUENZA IN ENGLAND *THIS* WINTER, I FANCY!"
His Wife. "LET US HOPE FOR THE BEST, DEAREST!"

A DIARY OF THE DEAD SEASON.

(*Suggested by the Contents Bills.*)

Monday.—First appearance of "the Epidemic." Good bold line with reference to Russia. Not of sufficient importance to head the Bill, but still distinctly taking.

Tuesday.—Quite a feature. Centre of the Bill with sub-lines of "Horrible Disclosures," and "Painful Scenes." Becoming a boom. To be further developed to-morrow.

Wednesday.—Bill all "Epidemic." Even Cricket sacrificed to make room for it. "News from Abroad." "Horrors at Hamburg." No idea it would turn out so well. A perfect treasure-trove at this quiet season of the year!

Thursday.—Nothing but "Epidemic"—"Arrival in England"—"Precautions Everywhere." Let the boom go! It feeds itself! Nearly as good as a foreign war!

Friday.—Still "the Epidemic," but requires strengthening. "Spreading in the Provinces," but still, not like it was. Falling flat.

Saturday.—A good sensational Murder! The very thing for the Contents Bills. Exit "the Epidemic," until again wanted.

125　ジョージ・デュモーリエ「曖昧なやりとり」　木版画
『パンチ』1892年9月10日号から

説明文には「(昨年の流行病で数多の患者を治療した) 新進気鋭の若い医者：『今年の冬はイングランドではインフルエンザの見込みはたいしてなさそうだね！』その妻：『そうならないことを期待することにしましょう，あなた！』」とある．

面的に需要と供給という市場要因に依存していたのである。人によっては万事が順調ということもあった。大聖堂が所在する都市で開業している古参の医者で、寄付や無償奉仕によって維持されている地元の病院で名誉内科医を勤める者であれば、収入にも地位にも恵まれていたことであろう。しかし、そういう人は少数派であった。多くの開業医にとってはヴィクトリア朝時代の風当たりは冷たかったのだ。医者が供給過剰になろうとしていたからである（挿絵125）。サウスシーで開業した若き日のアーサー・コナン・ドイルが探偵小説を書くようになったのは患者がひどく少なかったからである。医者として満足できる暮らし向きのあれこれを、社会的地位にふさわしい結婚をして家族を養う能力を、中年になる前に手に入れる医者は多くはなかったのだ。たいていは、一年五二週二四時間待機で、過労状態にあった。社会的に上位の患者には絶対に慇懃な対応を――あるいは往々にして経験しがちであったように、卑屈な対応を――しなければならず、紳士気取りの俗物にも診察料の支払いを渋る患者にも耐えなければならず、貸し倒れにも慣れなければならなかった。十九世紀はこのようにパラドックスを生みだしたのである。一般人の運命は、国民の安寧にとって医療と公衆衛生がきわめて重要であることを国家がようやく認識したまさにその時代に、危険に晒されたままでいたのだ。

ヴィクトリア朝というのは理想主義と英雄崇拝の時代であった（そして、必然的に、落ちた偶像が散乱している時代であった）[9]。「学殖ある専門職三つのうちで、無私無欲という徳性となると最高度に達しているのは医者である」と一八五六年一月二五日の『ザ・タイムズ』は、いくらか皮肉なほめ方で、お世辞を述べた。

聖職者の強欲さについてはきびしいことが言われている。特定任地に赴いている聖職者は豊かな禄を食んでおり、原始教会の貧困ぶりとは奇妙な対照を成しているのである。法律家についてはさらにきびしいことが言われている……しかし社会のあらゆる階層のなかで内科医と外科医ほど報酬目当てという動機にとらわれないでいる階層はおそらく他にはないであろう[10]。

ヴィクトリア朝の小説では、スモレット流の粗暴な医者が（悲劇的な欠点をあわせもつにしても）もっとも高い理想をもつ医者に取って代わられた。一八一五年に制定された薬剤師法の産物である一般開業医

——アンソニー・トロロプの小説『ドクター・ソーン』の主人公であるドクター・ソーンのような男——が小説や随筆のなかで英雄に祭り上げられたのである。[11]

一八三八年に出版されたハリエット・マーティノウの『ディアブルック』の中心人物であるエドワード・ホウプは独身の開業医で、地元の住人から「この町でもっとも他人を励まし元気づける人間ふたりのうちのひとり」[12]であると評される。彼の医療奉仕は、上は大地主——興味深いことにサー・ウィリアム・ハンターと呼ばれている——から下は口さがない女に至るまで、その地域のあらゆる階層の人びとに高く評価されている。彼が患者に接する態度はいつも快活であり前向きである。誰もが彼を信用して秘密を打ち明ける。そして彼はその秘密を絶対に他言しない。コレラが町を襲うと大地主は、感染の恐怖におののき、自分の地所にバリケードを築いて立てこもってしまい、道徳的な指導力を発揮するのはホウプと教会区牧師だけである。医者としてコレラの蔓延を防ぐために打てる手だてはほとんどないのではあるが、この開業医はみずから範を示して人びとを奮い立たせ、衛生学や強制隔離や健康によい食事や清潔な服装などをつうじて、できるかぎり救済の手を精力的に差し伸べるのである。

この小説では、最後の山場になると、ホウプ自身が病の床につくのだが、それでも彼は起き上がってマチルダという死にかかっている若い女性を往診する。その女性は、開業医としての彼の仕事を破滅させようとして悪口を言いふらしたことのある女の娘であった。キリスト教的愛の擬人化——新しい牧師としての医者——であるホウプは、この娘を救うために全力を尽くすと言明する。娘は、手当ての甲斐なく、死んでしまう。しかし、打ちひしがれた母親は、娘の死は自分自身に対する天罰であると解釈して、自責の念にかられる。コレラに見舞われ罪を清められたあとで、町は立ち直り結束を固める。そして、以前にも増して人びとから敬愛されるようになったこの善良な医者はふたたび開業医の仕事に戻るのである。

エドワード・ホウプは、ヴィクトリア朝の医者という英雄の、人としての優れた資質を具体的に例示する人物で、すでに見てきたように、以前の小説にはまったく登場することがなかった人物である。取り柄のない人びとから非難されながらも——そして恋愛運に恵まれずにいても——みずからの苦しみを乗り越え無私無欲に献身することによって地域の人びとの病気を癒し、孤軍奮闘のなかで道徳的指導力を発揮する。

ジョージ・エリオットの『ミドルマーチ』は一八七〇年代に書かれたものであるが、その舞台はコレラと改革に席捲された一八二九—三一年に設定されている。その主人公である医者ターシアス・リドゲイトは「医者の仕事というのは、そうあってしかるべきであるように、知識の獲得と社会の福利とをもっとも直接に結びつける、世界でいちばんすばらしい仕事であった[13]」と信じている。この主人公は、偏見と陰口を見下す理想主義者であり、他人に対してそうであるようにみずからに対しても厳格である。人道主義的改革者であるリドゲイトは、堕落した町の住民や時代遅れの医療体制とは関係なく、固い信念で仕事をしようと努力する。彼もまた恋愛運には恵まれない。

リドゲイトは、医学研究に傾倒することに明らかに示されているように、前途有望な知性の人である。新しいフランス流の医学研究様式で組織病理学の実験に取り組むことにより「世界のために偉大な仕事」をしようと懸命に努力し、新しい高熱性疾患病院を管理することにより「ミドルマーチのためにささやかながらもよい仕事」をしようと奮闘する。彼の夢は、「ロンドンの陰謀、嫉妬、社交的阿諛追従に巻き込まれない」でいるために、彼が英雄として崇めるエドワード・ジェンナーのように、地方で仕事をしながら偉大な発見をすることである。時代に先駆けて（これも外国での新機軸である）聴診器を使うとともに実験主義者でもあった（第四章および第八章の論考を参照）彼はまたコレラの治療法についても斬新な考えをもっていた[14]。しかし彼の判断には無邪気と高慢と自信過剰という欠点があった。

医療改革者にして科学者にして民衆の活力の大黒柱たらんとするリドゲイトは、自分の洞察力に絶大な信頼を寄せている。同僚の医師たちの診断をそっけない態度で嘲笑したり無視したりして、彼らの敵意を取り除こうともしない。また、他の開業医たちが頼みとしている千篇一律な医薬の調合を軽蔑したりする。レイディー・チェタムが主催する社交サークル（第六章参照）の素人の民間伝承医療を馬鹿にしたことは言うまでもない――その意味では彼は、現代の医学を熱望したトマス・ベドウズの生まれ変わりと見てよいであろう。「ミドルマーチでは若い医者は患者の気に入るようにしなければならない」とリドゲイトは教えられる。しかし彼はそうした忠告に従おうとはしない[15]。伝統的な療法の代わりに、薬効を強めたり弱めたりする確立された治療法の代わりに、彼はなりゆきを見守る療法や自然の治癒力のほうを好んだ[16]。

しかしながら、彼の理想主義的な計画は借金と惨めな結婚によって挫折する。そして彼は、世間の習わしから超然としていようと思いながらも、既得権益の暴虐な力に屈する。銀行家ブルストロウドとつきあいがあるが、ブルストロウドが実は詐欺師でありペテン師であり殺人犯の可能性すらあることが暴露されると、リドゲイトは医者の仕事をつづけていくのが危うくなる。そして、妻ロザムンドが断固として遊び歩くのをやめないため、彼を批判する人びとに合わせる顔がなくなり、ミドルマーチにとどまることもできない。そこにとどまって評判の回復に努めたいと思いはするのだが、敗北を認めて言う。「もう自信がなくなった……世間がするようにするしかない」。流行の先端をいくロンドンの専門医としては死んだも同然のその後の人生は、彼が高貴な使命感を抱いて医者になり「世間とは」異なる独自の道を歩もうとしていたがゆえに、哀れにも虚しいものとして描かれる。彼が世界に寄与するものは、「偉大な仕事」とはならず、愚にもつかないあの貴族病すなわち痛風に関する学術論文となる。そして彼は「いつも自分のことを落伍者と見なしていた。その昔やろうと思っていたことをなしえていなかったからである」[17]。ジョージ王朝時代の小説に登場する医者が、たとえばスモレットが描いた医者が、個人的悪徳に蝕まれているとするなら、ヴィクトリア朝時代の小説に登場する医者は、世界を改革しようとする高貴な試みの前には障害物が大きく立ちはだかることを例証するものとして使われる傾向が強かったのである。

あの英雄崇拝の時代に、医者という職業は次第に伝記化されるようになった。これが慣習になるきっかけとなったのはジョン・エイケンの『大ブリテン島における医業の伝記風回想録』[18]（一七八〇年）やベンジャミン・ハチンスンの『医者の伝記』（一七九九年）その他の参考図書であった。専門職としての品格があらたに理想化され追求されたのであるが、それは肖像画の描き方にも反映され、やがては写真という媒体にも反映されることになる。ヴィクトリア朝の著名な医師たちの顔写真が、たとえばハーバート・フライの『国立肖像写真館』（一八五八年）のような、民間に流布した一般的写真集に掲載されるようになったのである。

他にもその名が知られた医学界専門のシリーズとして『全国の著名医師の写真集――その著作の分析的短評つき』（一八六七―八年）や『全国医師名鑑――写真による実物肖像添付』（一八七三―五年）があった[19]。こうした書籍のなかでは、ロンドンの大学の廊下や吹き抜け階段に居並ぶ肖像画の場合と同じように、医者は一様に、学究の徒であることを示す緋色を除けば灰色と黒ずくめの服をまとった（顔に威厳をつける髭を誇示したスチュアート朝の人びと以降初めてのことであるが）いかにも謹厳実直そうで立派な様子で描かれた[20]。各方面でもそうであったように、ここでもチューダー朝やスチュアート朝時代の道徳的美意識への（大量複製という新技術に助けられた）回帰があったのである。

だが、こうした版画や写真集のおかげで同時代の名士たちの肖像が広範な人びとの手に入るようになった一方で、それらは専門職についている人間の倫理的行動指針をめぐって巻き起こった騒ぎのなかで攻撃の的になることを免れなかった。人目を引くことは、いつものことながら、清教徒のきびしい非難を招くことになったのである。そして実務にたずさわっている医者の肖像画を公刊することは不届きな虚飾であり自己宣伝であり専門職を軽んじる軽挙であるとして咎める向きもあった。

売名行為をすることには良心の呵責があったが、それには歴史があった。さかのぼる一八三八年三月に『ランセット』は「医師の肖像画廊」に着手した。これは短命に終わったが、そこにはリトグラフによる挿絵つきで伝記風の論評が載っていた。それから二年のうちにトマス・ジョウゼフ・ペティグルーが『医師肖像画廊――医学の進歩に貢献したもっとも著名な内科医、外科医その他の伝記』という本をだした。歴史上の人物や同時代の人物六〇人の伝記と肖像画を掲載した本である。ペティグルーの成功に倣って『ランセット』は一八五〇年から一八五一年まで第二シリーズを刊行した。競争相手の『メディカル・サーキュラー』は一八五二年に、銀板写真法で撮影した写真を使って、独自のシリーズを開始した。

医者だけを対象にしたこのような肖像画入りシリーズの最初のものは論争的で些事にこだわる向きがあった。驚くほどのことでもないがワクリーは一八三八年の『ランセット』に添付されたペン画の肖像を使って医療機関の腐敗と無能をこきおろした――浅薄に要約された伝記が不当なものであると一般に思われていたのである。たとえばロンドン・ホスピタルの上席外科医であったサー・ウィリアム・ブリザード(挿絵126)は、「大学人特有のしかめ面」と「病院勤務医特有の野暮ったさ」でよく知られていたため、「惨めな姿」で晒されることになった。

ワクリーが痛烈に批判したのとは対照的に、ペティグルーは『医師肖像画廊』に掲載する伝記を書くに

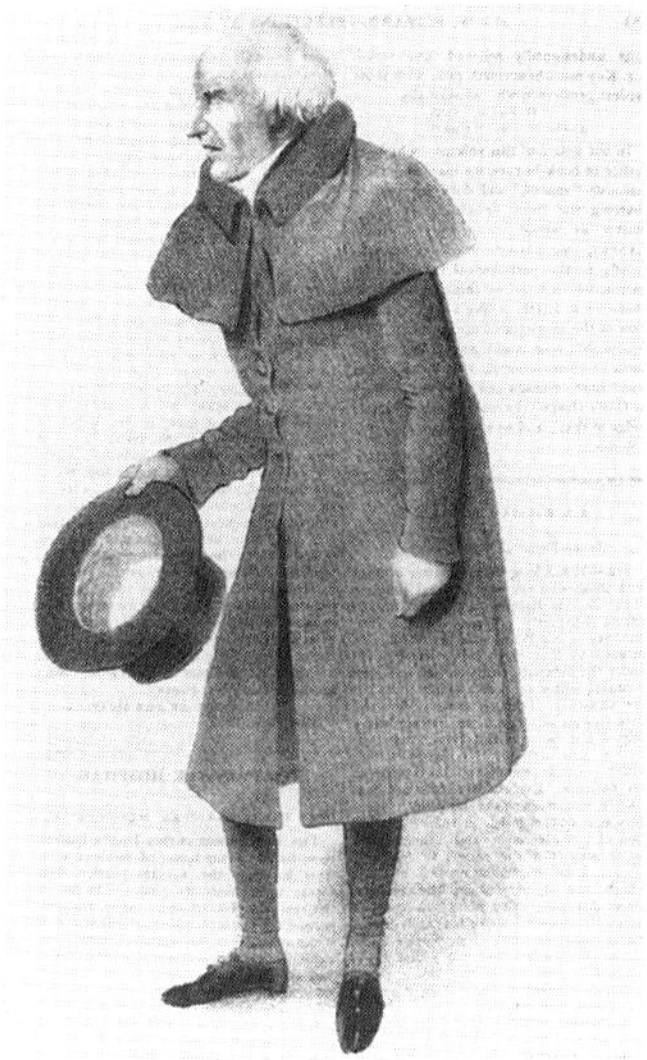

126　J・K・メドウズ「サー・ウィリアム・ブリザードの肖像」『ランセット』1833年6月15日号
1743年に生まれて1835年に没したブリザードは，ロンドン・ホスピタルで外科医を勤めた人であるが，折り目正しい服装で知られた旧派の医者であった．

あたってはるかに中立的な、それどころか高雅な、語り口を採用した。彼は、「個人」の伝記ではなく「専門職業人」の伝記を書くことが目的であり、そのためには阿諛追従することも悪意をこめることもしない、と述べた。

倫理的関心をひけらかす人びとの悩みの種は、雑誌に掲載された個々人は言うに及ばずその編集者や発行人までもがこのような有名人シリーズで利得を得ようともくろんでいることであった。編集者や発行人は医業の主導的人物たちへの世間の関心に乗じて発行部数を伸ばそうとしている、また、掲載された個々人のほうも、そのつもりがあろうとなかろうと、世間に名が売れることで金銭的利益を受けるであろう、と言われていた。こうしたことは世間の目に晒されている職業にとっては、とりわけ一八五八年に全国医療協議会が設立されて以降にわかに職業倫理とか患者に対する礼儀とかそれ自体の一般的イメージとかを気にするようになった職業にとっては、重大なことであった。[21] しかしながら、そのような批

127　サー・レズリー・マシュー・ウォード（「スパイ」）「サー・フレデリック・トリーヴズ（1853-1923）の肖像」（1900 年）　リトグラフ　彩色

トリーヴズはヴィクトリア朝後期からエドワード朝にかけてもっとも令名を馳せた外科医のひとりであり，著名な医者であるとともに文人でもあった．戴冠式直前のエドワード7世に虫垂切除術を施したことで有名であり，「エレファントマン〔象男〕」ジョウゼフ・メリックの「保護者」でもあった．

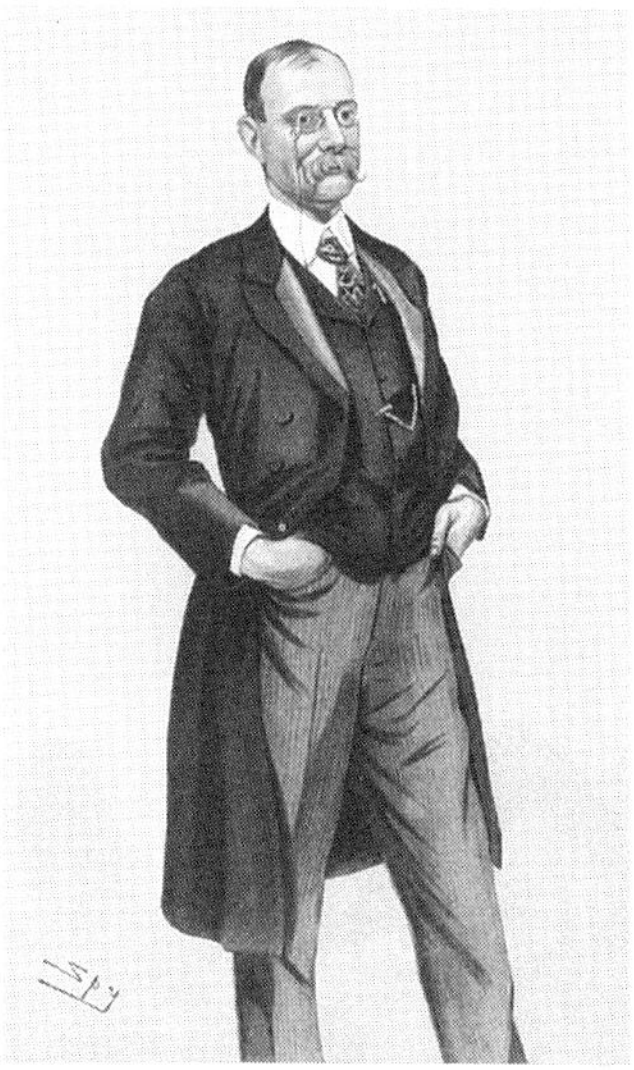

判や非難があったにもかかわらず、肖像シリーズは姿を消すことなく、エリート医師たちは基本的には編集に協力することによって発行を是認したのである。

全体的に見て、開業医は思いやりのある、尊敬に値する、仰ぎ見られるべき、あるいは少なくとも社会的に受け入れられるべき人物としてヴィクトリア朝の小説や美術に登場した。ハーリーストリートという町名は重要なものになりつつあったのだ。そしてヴィクトリア朝のマスコミ人種たちは医者という職業を偶像化した。そのことは『ヴァニティー・フェア』その他に登場する上流社会の医者たちの肖像が堂々とした、実物以上に立派な人物になっていることを見れば、さらに明らかになる。それらは「猿」とか「スパイ」とか呼ばれた戯画作家たちによって描かれた（挿絵127）[22]。ジョージ王朝時代の後期は、とりわけ一八一一―二〇年の摂政時代は、諷刺戯画の黄金時代であったのだが、そのジャンルを専門にする定期刊行雑誌を生みはしなかった。そのような刊行物の出現を促したのは一八三〇年にフランスで登場したシャルル・フィリポンの

『ラ・カリカチュール』であり、その続刊である日刊の諷刺新聞『シャリヴァリ』であった。[23] 一八四一年七月一七日に初めて街頭の新聞・雑誌販売所で売りに出された『パンチ』は、フランスの先駆者に敬意を表して、「ロンドンのシャリヴァリ」という副題をつけていた。[24] それはイングランドの従来の諷刺からの意義深い出発であり発展であった。それが大評判を呼んだ主たる要因は割り付けを刷新したことにあった。これより前に出ていたヘンリー・メイヒューの『ロンドンのフィガロ』が同一の書体と大きさの活字を用いた、あまり見栄えのしない、単調な観を呈していたのに対し、最初から『パンチ』は、至る所に滑稽な絵をふんだんにまきちらして、はるかに変化に富む構成に仕立てていた。[25] さらに、摂政時代には下品な言動が罷り通っていたのだが、それがヴィクトリア朝になると家庭内での上品な礼節に取って代わられたため——「過ぎにし歳月の滑稽本をわたしたちの妻や娘たちに見せてはならない」とウィリアム・サッカレーは述べた——良質のユーモアに富む堅実な家庭向け出版物には絶好の機会が開けた。『パンチ』はその溝を埋めたのである。それは、少なくとも初期には改革の時代に同調して政治批判の論調を熱望する向きを満足させる面があったにしても、それ以前の出版物とは異なり、下品で粗野な表現を使わないようにした。[26] 台頭しはじめていた中産階級が好むもの夢中になるもの切望するものは、「教えること」と「改善すること」と「愉快な気持ちにさせること」の三つを自己に課していたパンチ氏のものでもあった。

初期の挿絵は、主として黒ずんだ小さな絵で、記事の添え物になっていた。それが、後日、記事とは無関係に独立した戯画になった。初めのうちは、印刷されたことばが主で、挿絵は副次的なものと見なされていた——ありていに言えば図案画家は、社会的に、記者とは同等に扱われていなかったのである。[27]

『パンチ』はそのような「ブラッキー〔黒ずんだ小さな挿絵〕」に加えて「ビッグカット〔大きな挿絵〕」をも掲載した。パリの『シャリヴァリ』を模倣して一ページ全体をユーモアに富む絵に割いたのである。

そもそもは「パンチ氏の鉛筆画」と題されていた――「時事漫画」という用語が採用されたのは一八四三年七月からのことである――この定例の諷刺的スケッチは実に大きな反響を呼んだ。小さな挿絵も「鉛筆画」も、共に、政治家、国王、専門職についている法律家や医者、町なかの生活、社会の慣習など、さまざまな題材を取り上げた。そして中産階級の居間、育児室、家族、日常的に取り組んでいる仕事や熱中していることなど、家庭的な場面を描いたものに人気があった。医療と政治にかかわる最初の「ビッグカット」が掲載されたのは創刊号であった。『動物磁気――イギリスのライオンに催眠術をかけるサー・ルーバーブ・ピル』のなかでロバート・ピールは偶然に見つかった自分の綽名を呼ばれたその反響音によって「ルーバーブ・ピル」に変身させられた(28)。このフロックコートを着た似非医者の姿の背後にある容器には「大政治的電池」という表示があり、そこには「年金リスト」や「新税」といったさまざまな時事問題の名称が刻印されている。それらは彼が、首相メルボーン卿の後継者になったら、すみやかに処理しなければならなくなる問題なのである。

創刊号ではピールは、ウィリアム・ニューマンの「ミスター・サンチョ・ブルと国政診断医」のなかで、まことに伝統的なやり方により、「国政診断医」の地位にまで高められてもいた。そこでのピールは、凝った外套と鬘をつけており、でっぷりと太ったジョン・ブルが目の前に供されている食べ物を賞味しようとするのを止める。「ドン・キホーテからの引用」と題された説明文には「贅沢な品々に囲まれてはいるが、医者は、サンチョが相伴に与るのを許そうとはしないで、召使いたちが料理を運んでくる都度、片づけるようにと命じた」とある――ここに登場する無頼の召使いは、見るからに悪党といった風情のジョン・ラッセル卿である。現代の保守党の創設者である彼はこれ以降――国政診断医はもとより子どもや看護婦など――さまざまな装いで『パンチ』に現れることになった。

146 PUNCH, OR THE LONDON CHARIVARI. [APRIL 6, 1861.

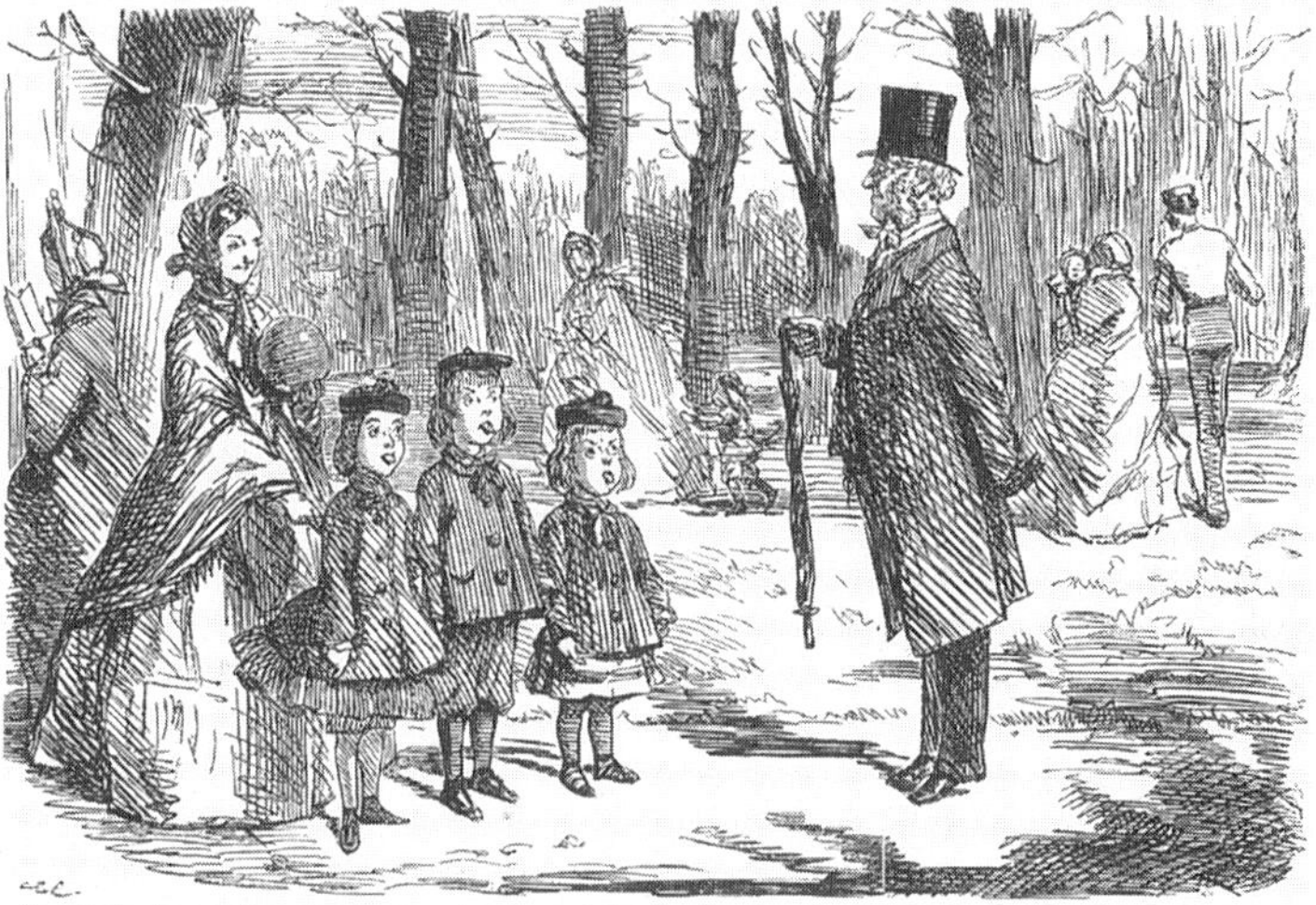

FORCE OF HABIT.—(A TABLEAU FOR FAMILY PEOPLE ONLY.)

ADOLPHUS, GEORGE, AND LOUISA, ARE PLAYING IN KENSINGTON GARDENS—TO THEM THE FAMILY DOCTOR UNEXPECTEDLY. A. AND G. AND L. GO THROUGH THE EXPRESSIVE PANTOMIME OF PUTTING OUT THEIR TONGUES AS A MATTER OF COURSE.

128 「習癖——(家庭的人間だけのための情景)」(ジョン・リーチに倣った)木版画)『パンチ』1861 年 4 月 6 日号

『パンチ』は、広く中産階級の価値観や意見を擁護しながらも、どれひとつとして医療政策を表明することはなかった。医者や医療問題に関する記事は、大部分が、歴代の才能ある図案画家たちの眼識に委ねられていたのである。ここで彼らの個々の特質と特有の表現様式を手短に見ておくことにする。

一八四四年にジョン・リーチが出現した。その出現は定期刊行物に挿絵を描く画家たちにとって新時代を画するものになった。彼はあらゆる先人を凌駕し、その並はずれた才能によってそれからの二〇年のあいだに三〇〇〇に近い絵を生みだしたのである。そのなかには約六〇〇の時事諷刺漫画が含まれていた(29)。リーチは政治物のスケッチを大量生産することを好まなかった。そして一八五〇年代までに政治物から離れて本当に愛好する題材を選ぶようになり、それを

『パンチ』の主要商品に仕立て上げた。家庭生活と召使い、狩猟、休日などの情景のことである[30]。こうした好みの特徴をよくあらわしているのが、一八六一年四月号に掲載された時事諷刺漫画「習癖――(家庭的人間だけのための情景)」(挿絵128)である。その構図の特徴は一群の子どもたちを配しているところにある。ケンジントン・ガーデンズで遊んでいる子どもたちはアドルフスとジョージとルイーザで、この三人は、一家がかかりつけにしている医者がたまたま通りかかったとき、いつもの習慣から舌を(下品にではなく、うやうやしく)突き出した。その情景がとらえられている。この絵にいくらかなりとも辛辣な気味を添えているのは、この医者がおそらくはリーチ自身でありえたという事実である。彼は聖バーソロミュー病院で医学を学んだことがあり、そこで解剖図をみごとに描く才能を発揮して評判になった。しかしながら父親が財政的に窮乏したため彼は学業をつづけることができなくなった。破産した家族を支えるため、二一歳の誕生日を迎える直前に医学の勉強を諦め、成人して以降ずっと父親を養っていくことにしたのである(その父親は息子より長生きした[31])。

偉大な画家ジョージ・デュモーリエが最初の絵を寄稿したのは一八六〇年一〇月のことであった。彼もまた、リーチと同じように、大人になる前に将来の進路を変更したことがあり、科学者になるのをやめて絵描きになることにし、その技術をアントワープとパリで習得した。『パンチ』の編集者マーク・レモンに紹介された彼はこの定期刊行物に挿絵を寄せることに同意した[32]。そして、リーチが死んだあと、一八六四年にスタッフに加わった。

デュモーリエの手にかかると医者はもっとずっと純化された様相を帯びるようになり、審美家の様相に近づきさえした(挿絵129)。デュモーリエが描く医者は、リーチが描く医者より育ちがよく、その際立った態度はロンドンの上流階級の応接間にいても(あるいは応接間喜劇のなかにいても)違和感がないであ

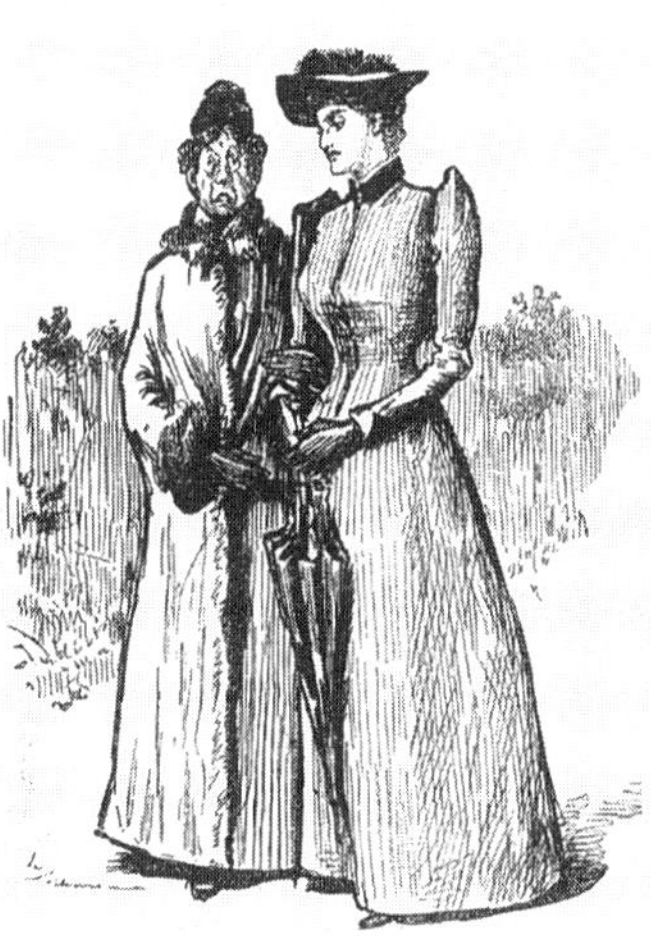

129　ジョージ・デュモーリエ「外見の重要性」 木版画 『パンチ』1892年7月9日号
説明文には「でも，ジェイン叔母さま，どうしてマシャー医師をお呼びにならないのですか？　この郡ではいちばん賢明なお医者さまですことよ」「おや，とんでもない，呼べるはずなどないでしょう．神を冒瀆するような服を着ている人ですよ！」

ろう——屈託のない表情と平然とした物腰をしている彼らの外見には、荘園生まれの人間の目にも、ジェントルマンらしくないところはほとんどないのである。こうした版画に多く描かれているところであるが、ヴィクトリア朝の典型的な医者をデイヴィッド・パイパーは「上のほうは髪が薄い……が下のほうの藪を栽培することによって埋め合わせている。つややかな顔立ち、フロックコート、長ズボン、手袋、汚れのないシルクハット、ただし鞄には聴診器で膨らんだ形跡がない[33]」と評した。デュモーリエはヴィクトリア朝の医者が社会的野心を——あるいは自負を——増大させていく様子を映しだし、それを、そっとからかうところがあるにしても、おおむね是認していた。

　時が経つにつれて、デュモーリエの影響のもとに、『パンチ』の諷刺の標的は——ジョージ王朝時代や摂政時代にはいつも対象であった——医者そのものから（とりわけ下層階級の）患者の無知と鈍感さに推移していった[34]。しばしばデュモーリエは、そして他の漫画家たちは、一般の人びとが医者の診断ないし診察を理解できないでいることを知って、自分の機知を発揮するにふさわしい主題であると思

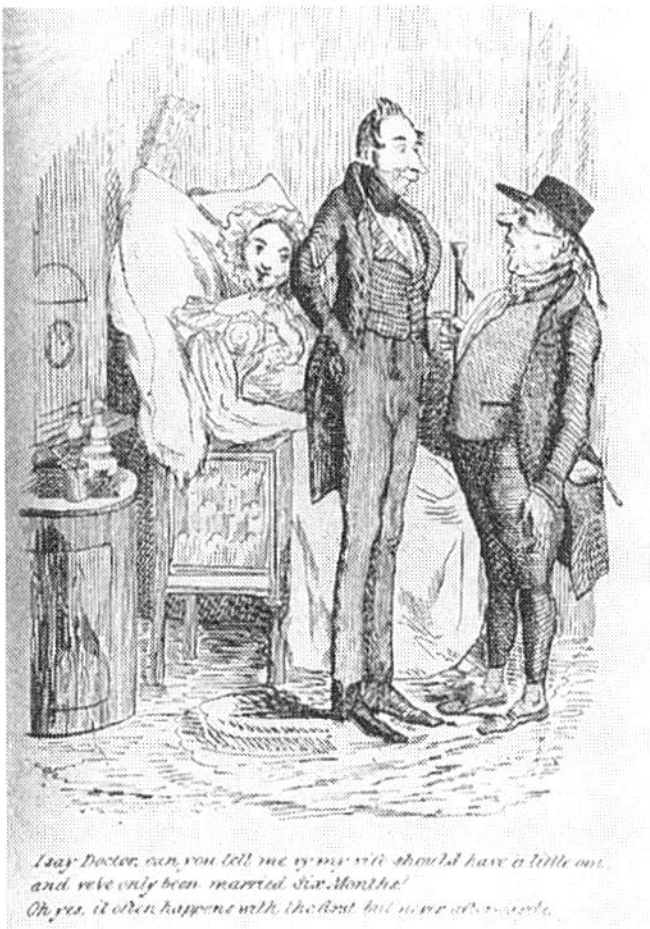
I say Doctor, can you tell me
and we've only been married Six Months!
Oh yes, it often happens with the first

130　この年代不詳の木版画は，『パンチ』の時事諷刺漫画ではないが，ヴィクトリア朝中期のユーモアを示唆している．説明文には「あのー，先生，家内が赤ん坊を産むべきであるという理由をお聞かせ願えますか．わたしたちは結婚してまだ6か月しか経ってないのですが」／「ええいいですよ．初産にはよくあることでして，ふたり目からは絶対にないことです」とある．

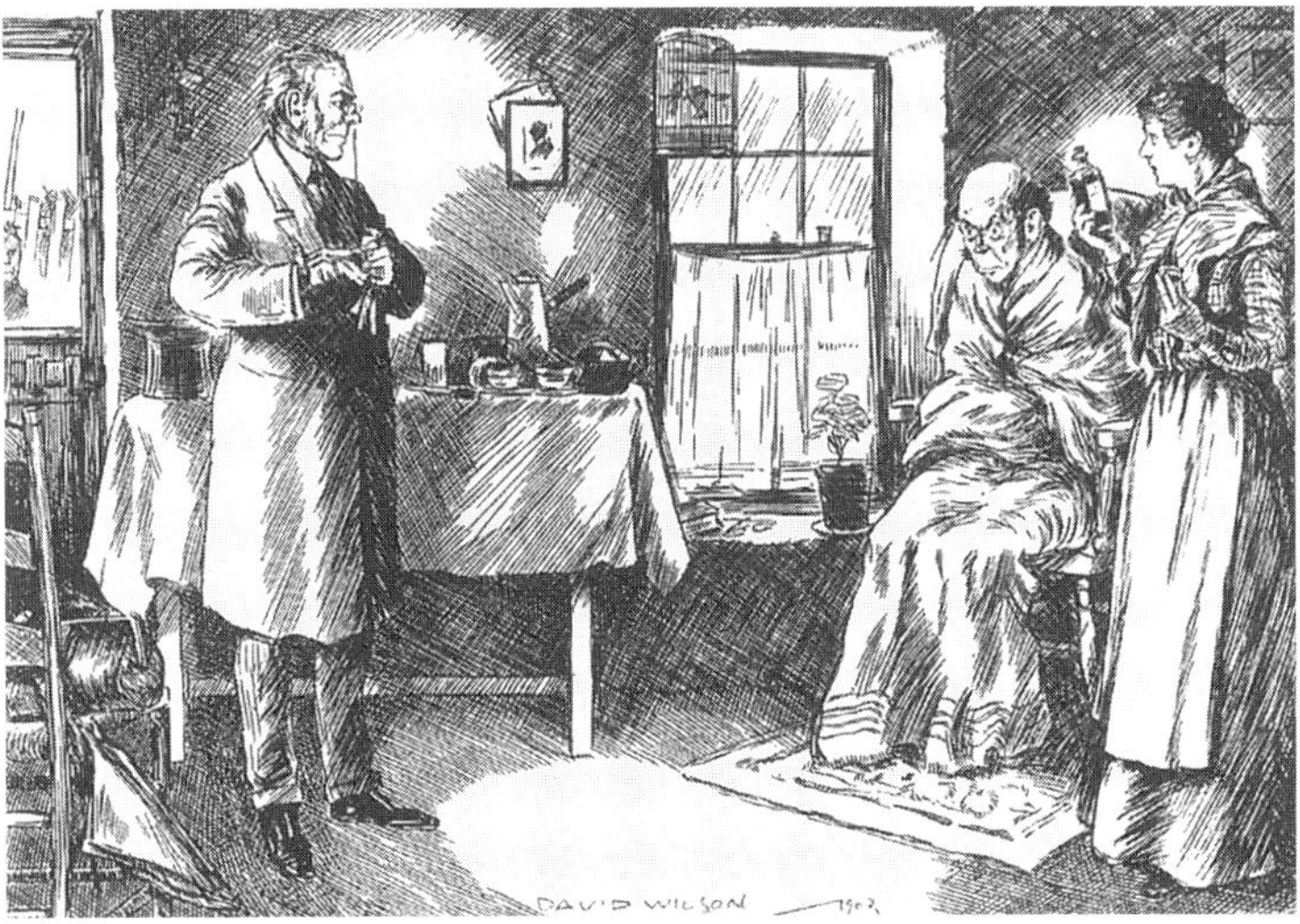
DAVID WILSON

131　デイヴィッド・ウィルソン　木版画　『パンチ』1903年10月7日号
次の会話がある．医者「ところでオブライエンの奥さん，ご主人は薬をきちんと服用してらっしゃるのでしょうね，どうです」／オブライエン夫人「それがですね，先生，わたしにはさっぱりわけが分からないんですよ．ラベルには『1日3回1錠宛服用』と書いてあるんですけど，1錠をどうしたら3回も服用できるものかどうしても理解できないんです」

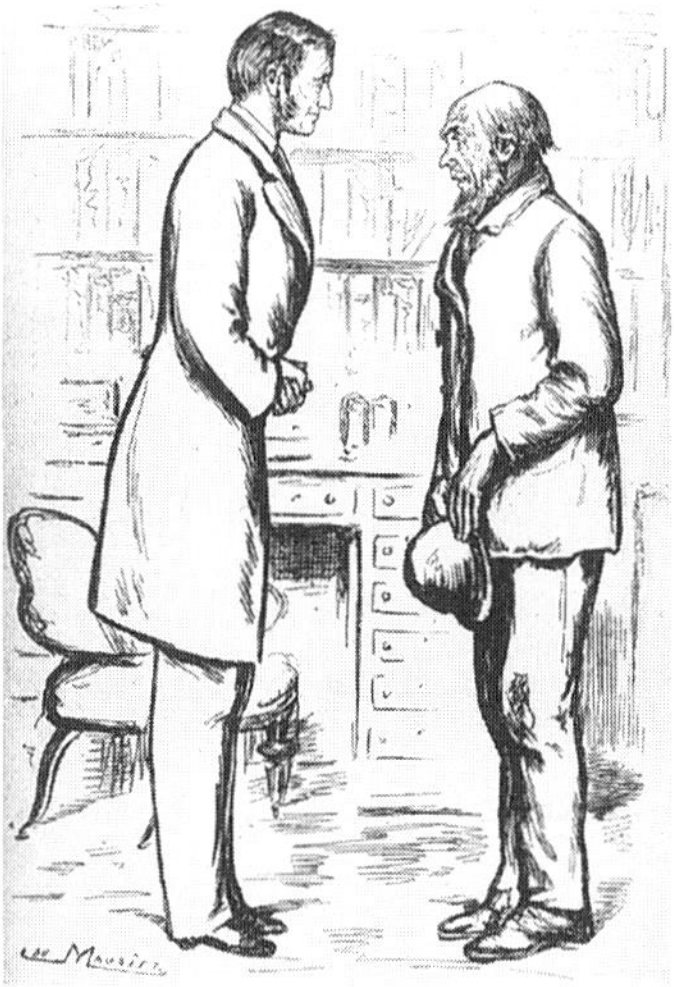

132　ジョージ・デュモーリエ「診断」木版画 『パンチ』1875年1月23日号
次の会話がある.「あなたの疾患についてお話ししましょう. あなたはアクニー〔にきび〕を患っているのです！」／「アクニー〔「ハクニー」(ロンドンの地区名) の訛り〕ですって！　こないだの医者もそう言ってたっけ！　そんな所に近づかないでいればよかった！」

ったのである（挿絵130）。病院の一室を場面にした「明解な診断」という題の版画では、庭師が次のように言わされている。

あのですね、お嬢さん、専門用語でどういうかは知りませんが、わたしの面倒を見てくれた若い先生がね、「あなたの隣のベッドに寝ている人は、あなたが頭のなかに抱えているものを胃腸のなかに抱えている、と申してます」なんてことを言うんですよ。

何十という諷刺漫画がこの調子で労働者階級の患者の無知を利用して茶化し、しばしば彼らを文盲で非論理的なアイルランド人や吝嗇なスコットランド人にすることで愚昧度を倍増した（挿絵131）。ロンドンの下町の住人の場合は、同じように下賤な人間に描かれることがあるにしても、ときには世俗的な洞察力を有することになった（挿絵132）。

チャールズ・キーンは一八五一年に『パンチ』に加わり、一八八〇年代になっても挿絵原稿を提供していた。

リーチやデュモーリエと同じように彼もまた当初は別の――法律関係の――道に進むつもりであった。それゆえ専門職についている人間の曖昧で不安定な地位というのが彼には、リーチの場合と同じように、大事なものであった。一六歳になるまでに彼はすでに絵を描くことへの愛着を発現していた。『パンチ』に移籍して最初の署名入り挿絵が掲載されたのは一八五四年六月三日号であったが、リーチや（『不思議の国のアリス』の挿絵画家である）テニエルやサッカレーなどのお偉方が「囲んでいるテーブルに呼ばれて、仲間に加わるようにと言われたのは一八六〇年になってのことであった。[35][36]

キーンは笑いの種を見つけるのが得意ではなく、他人を頼りにしていたが、しかし彼がその種をもとに絵にすると、その絵は大変な好評を博した。ユーモア溢れる瞬間を凍結するコツを彼は身につけていたのである。「時宜を失した冗談」というのは絶えることのない人気を保っている歯医者ジョークのひとつであるが、そこにつけられている説明文では歯医者が「旦那さん！　そんなに口を大きく開ける必要はありません。外から簡単にやれますから、大丈夫です！」と断言している。両手を両膝のあいだに挟まれ、その両膝を固定されて動けないでいる気弱な患者の両目には恐怖がありありと浮かんでいる。歯医者のほうはといえば、あらかじめ上体を前屈みにして、「わたしを信用しなさい」という風に頭をもたげ、歯科用器具というよりはスパナに見えるものを握りしめて、いまにも患者の顎の手術に取りかかろうとしている。恐怖に身をこわばらせる患者というのは『パンチ』を飾る歯医者ものの挿絵のなかでももっともありふれた図である。そこに心理的洞察力をこめた絵柄と、ジョージ王朝時代の歯医者ジョークの身体的粗雑さとのあいだには、著しい相違がある。[37]

「『パンチ』の伝統のなかで育った」ハリー・ファーニスがこの週刊誌に雇われたのは一八八〇年のことであった。アイルランドでまだ学校に通っているあいだに彼は、元祖に敬虔なる敬意を払って「学童版パ[38]

ンチ」と名づけた手書きの雑誌を作り、編集し、挿絵を書いた[39]。ファーニスの気風は『パンチ』の画家たちよりジョージ王朝時代や摂政時代の先人たちに近く、社会についての見方や特定の公人をからかうやり方は辛辣であった[40]。「ドクター・デュービタンズ〔疑わしい医者〕」では、発狂している様子の医者がうっかり「しまった、彼に与える薬を間違えた」と口走るのであるが、ここでの「彼」というのは極度の、そしておそらく末期的な、苦しみにとらわれている幽霊のような幼児である。背景には不吉な灰色の影が忍び寄り、幼児の顔には恐怖が刻まれている。この冷徹な図のなかで、医者は狂人の様相を呈している。ファーニスがヴィクトリア朝の偏狭な因習に縛られていなかったのは確実である。彼はユーモアと辛辣な機知を歯に衣を着せることなく表現した。そのため彼の傑作諷刺漫画のなかには世間の強い怒りを買うものがあった[41]。

「すでに当代随一の地位にあるユーモア挿絵画家[42]」たるフィル・メイは三〇歳のときに『パンチ』に加わり、一八九五年二月に「テーブルの一角を占める〔重役の一員としての〕」身分を与えられた[43]。彼が入社した時期は、偶然ながら幸運にも、新しい写真製版法の導入時期と重なっていた——これは、メイが警句的挿絵の名手であっただけに、また木版画に頼っていたら彼の躍動的な描線の魅力が大いに損なわれていたであろうと思われるだけに、絶妙のタイミングであったと言える[44]。彼は概して題材を街にたむろする人びと——腕白小僧、浮浪者、浮浪児、新聞売りなど——に求めた。典型的な例（挿絵133）では次のような説明文がついている。

患者「先生、わたし暖かいところに転地療養してみようと思うんですが、どうでしょう」

医者「とんでもない、わたしはそれだけはあなたにお勧めしないように努力しているのですぞ」

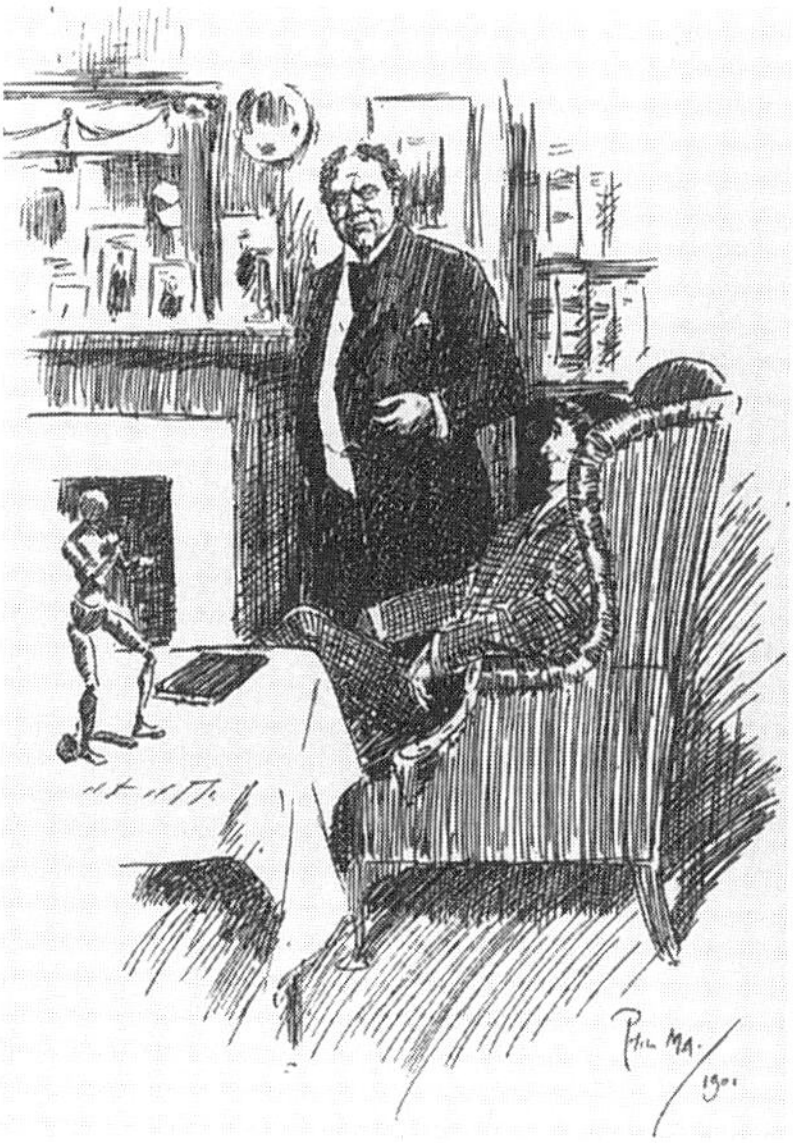

133　フィル・メイ　木版画『パンチ』1901 年 10 月 30 日号
安楽な肘掛け椅子と画家のマネキン人形が患者のライフスタイルをほのめかしている．説明文にはこうある．患者「先生，わたし暖かいところに転地療養してみようと思うんですが，どうでしょう」．医者「とんでもない，わたしはそれだけはあなたにお勧めしないように努力しているのですぞ」

ここに見られるように、ファーニスの頭のおかしい医者とはまったく対照的に、メイの医者は優雅そのものである。高い襟を立て、胴着をつけ、コートの胸ポケットにハンカチを差し込んだこの医者は冷静沈着であり、ことば遣いは控えめであり、保守的であり、まったく恐れ入るほどの思慮分別の持ち主である。

『パンチ』に登場する医者のイメージは一八四一年から一九一四年にかけて相当に変化した。初めの四〇年間は、画家たちは「学究派の伝統」と呼ばれてきたものを守っていた[45]。肖像画の装いを凝らした挿絵は、大部分が、尊大に構えるところがあるにしても、外面的形質の面からも人相学的な面からも医業についている人びとがそう見られたいと望んでいたような姿を表現したものになっていた[46]。

それと同時に『パンチ』は、医業および医療政策のなかで生じていた発展について、それを笑いの種にしたかなり保守的な実況解説を掲載した。

その例として、ごく手短に、ひとつの問題に目を向けておくことにする。それは、女性解放運動という一般的な動きを背景にした、医者を職業にする女性の出現である。

女性は、第七章で指摘したように、いつでも治療の実践にたずさわってきていたのであるが、一八〇〇年に医療業務から排除された。その最大の理由は、大学から締め出されていたからである。若い女性は高等教育に不向きである、と反動思想家たちは警告した。卵巣に支配される女性にふさわしい場所は妻として母としての家庭にある。頭脳を使いすぎると活力が子宮に向かわなくなり、その結果、不妊になりヒステリー症になる――とにかく医者は女性に向く職業ではない、というのであった。

イギリスで最初に資格を得た女性はエリザベス・ギャレットであった。さまざまな法の抜け穴を利用して一八六五年に薬剤師会の資格免許状を入手し、それによって医師登録簿への登録を確保したのである。医療業界に女性を受け入れるようにと求めることに根気強い努力を傾注した彼女は、一八七〇年までに、個人で開業して手広い医療を実践し、ロンドンに聖マリア女性診療所を設立し、パリ大学から医学の学位を受け、資産家であるジェイムズ・アンダースンと結婚した。一八七四年のロンドン女子医学校の創設に尽力し、そして、役所仕事のさらなる手抜かりにより、イギリス医師会への入会を認められもした。この医師会は、一八九二年まで、女性を正式に入会させることを認めなかったのである。

教育権をめぐる主戦場はエディンバラ大学であった。ソファイア・ジェクス＝ブレイクが組織的活動を展開したおかげである。ロンドン大学への入学を拒否された彼女は、そのあと一八六九年に、他の四人の女子学生とともに、エディンバラ大学への学生としての入学を許可された。しかし彼女たちは、大学評議員会に苦情を申し立てたため、卒業資格を剝奪され、その代わりに単なる「習熟証書」を与えられた。そのため学生騒動が起こり、その騒動のなかでこの決定に反対する訴えがなされた。訴えは最初は認められ

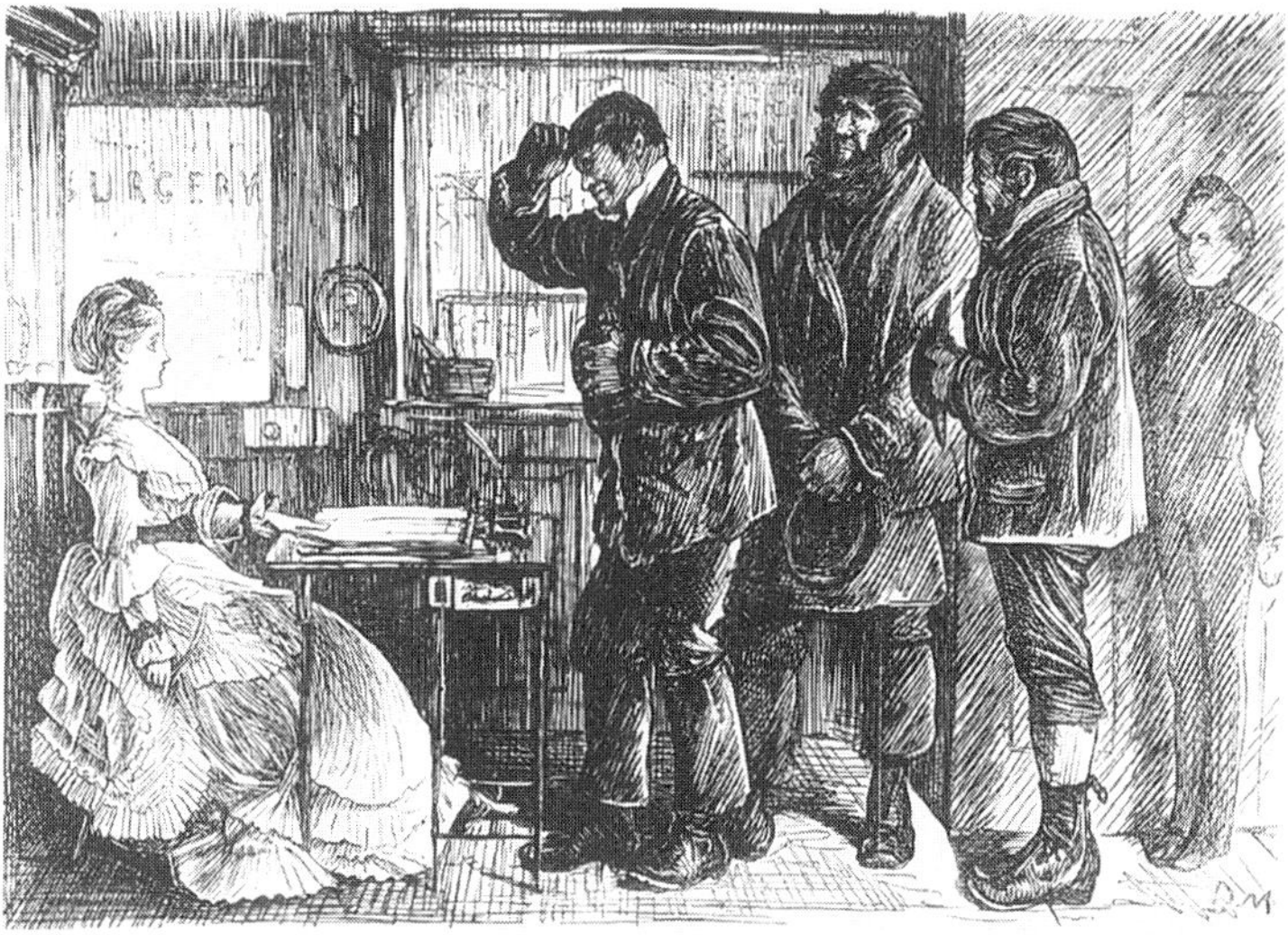

134　ジョージ・デュモーリエ「われらの可愛いお医者さん」 木版画 『パンチ』 1870 年 8 月 13 日号

次のような会話がつけられている．医師アラベラ「おや，皆さん，どうなさいました」／ビル「それが，お嬢さん，あっしらご覧のとおり失業してまして，どんな仕事でもいいから律儀に働いて稼ぎたいんでやす．そこで，あなたが日の出の勢いの若い開業医だという噂を聞いたもんですから，ひょとしたらあっしらを看護婦として推薦してもらえるんじゃないかと思いやして」

たが、あとになって却下された。

奮闘するジェクス＝ブレイクは、そうこうするうちにスイスの首都ベルンで医学博士号を取得し、やがてアイルランドの医師会をつうじて医師免許を与えられた。そして一八七四年にロンドン女子医学校を開設した。その三年後に女子医学生はロンドン自由病院（のちの王立自由病院）をつうじて臨床経験の機会を得ることになった。最終的に審査機関が女性に医師資格を認める権限を与えられたのは一八七六年の国会制定法によってであった。しかしながら、それに対する抵抗は依然として強いままであった。ロンドンの聖マリア病院付属医学校は、第一次世界大戦の危機のあいだについに女生徒の入学を認めたが、のちにはふたたびそれを禁止した。この学校はラグビーチームを自慢にしていたからであった。

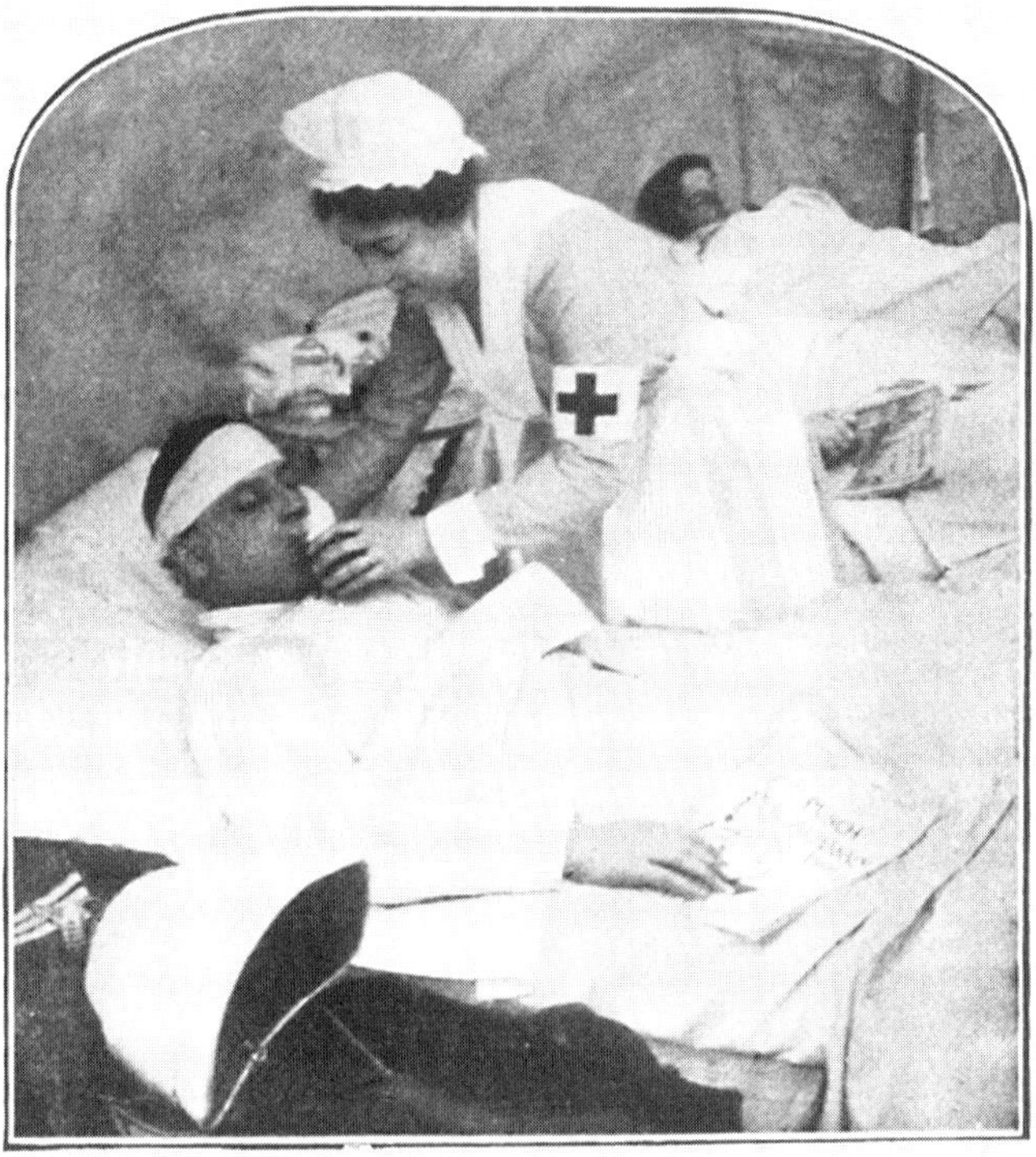

135　「トゥーゲイラ河畔の野戦病院で」　網版写真　第二次ボーア戦争の1900年ごろのもの

『パンチ』は医療に従事する新しい女性たちが登場する多数の時事諷刺漫画を読者に提供した（挿絵134）。それらの漫画が通例は女性による医療に対して女嫌いの、あるいは敵意を剝き出しにした、態度をとっていたというのは言い過ぎであろう。しかしながら、こうした時事諷刺漫画の趣旨が、この例にあるように、医療への性的要素の侵略を、そして女性による医療そのものを、奇異なことであり本質的に愉快なことであるとしていたことは疑いない。それとは対照的に、ナイチンゲール後の新しい看護婦は容易に理想化されえた。こちらは、医者であれ『パンチ』の一般読者であれ専門職についている男性にとって、脅威ではなかったのだ。もはや看護婦はロウランドスンやクルークシャンクが描いたような恐ろしい人物ではなかったのである（挿絵135）。

ヴィクトリア朝の人びとは、献身的な看護婦あるいは一般開業医のなかに、ようやく安心できる相手としての医療人を見つけたか、あるいは見つけたと思ったのである。人間をあざける死に神は、事実上、放逐されるに至っていた。

あとがき

本書では、第一章から第十章まで、近代初期イングランドにおける身体についての考え方と医療の実践のありようを、明確な観点から精査してきた。明確な観点とは、言語によるものや視覚に訴えるものの別なく、さまざまな媒体のなかでそれらが公然と表現されてきた、その表現を見るということである。そしてわたしは身体のありようがどのように認知されていたかに（健康であることと病気になることに、病人と医者ないし看護婦とを結びつける共生関係に、そして、もっと広範には、治療の術がさまざまな職業人の姿に擬人化されていく様子に）論考の焦点をあててきた。また健康と病気が、広く社会や政治に、どのような比喩的および象徴的な意味をもっていたかを見てきた。

ここで用いた研究方法が啓発的であり効果的であることには多くの理由がある。近代初期の文化的因習は身体の美ないし醜について、高貴ないし卑賤について、聖ないし俗について、清浄ないし汚濁について、健康ないし病気について、大変に規範的であった。第二章および第三章で論じたように、産業化以前の〔人と人が顔を向き合わせていた〕差し向かいの時代には、神人同形論によっても家父長制によっても「父」として（そして印象深いことには作者ないし画家として）描かれていた「神」によって創造された人間は、依然として全般的に万物の尺度であった。だが、一般にゆきわたった宗教的＝道徳的な価値観はまた身体を見くびりもした。そして身体をこれ見よがしに表出することを（それは特定の社会的および審美的な状況のなかでは必要とされ、是認され、承認されることではあるが）潜在的な中傷であり不名誉であり危険であるともしたのである。

社会生活には、体制内の制度として、公的に定められた儀式的な作法や行動があった。それらは劇作術的にも（悲劇であれ喜劇であれ、諷刺劇であれ笑劇であれ）生活という劇のなかの場面である、と見なされていたことは明白である。どのような人にも、偉大なる「世界という劇場」[1]のなかで、揺りかごから墓場まで人間の各年代を演じていくための役割や小道具や衣装が定められていた。

話を医療に限定して言うなら、医療という小宇宙そのものが演技と修辞と儀式のなかで体現される仮装演劇ないし旅回りのサーカスであった。病気は他人に知られなければならなかった。他人の耳に聞こえ目に見えるものにならなければならなかった。患者は、後世の社会学者が「病人の役柄[2]」と呼ぶことになる役割を受け入れた。また治療行為は、治療術がプラシーボ効果を利用して行なう、舞台演出的療法の（信頼できるとされた）型どおりの演技やレパートリーと切り離せないものであることが認められていた。

しかしながら、批判的精神の時代のプロテスタントの国であったイギリスでは芝居がかった演技は――とりわけピューリタン的、改革主義的、実用主義的な気質の持ち主たちによって――愚かなる欺瞞であり手品であり迷信的呪文である、派手なだけの安ピカでありうわべを飾っただけの見かけだおしである偶像崇拝的心酔である、として広く非難された。そして同様に、話を治療法そのものに狭めて言うなら、批判する人びとは医業の儀式ばった仰々しさの仮面を剥ぎ正体を暴くことを好み、それは口先だけの空虚な見せかけにすぎない――もっと言うなら医療というのは一切合切が、真相が分かってみれば、よく言って大ぼら吹きの似非医療（実際はそれ以下）である――と主張した。医療に従事する人びとや医者の立場に同情的な人びとは、これに対して、治療が効き目をあらわすかどうかは実際のところ、そして本来的に、ことばや表情によって生みだされる、また厳粛な物言いや動作によって伝えられる暗示力によって生みだされる、信頼感にかかっているのであると反論したことであろう。もし医療が効果をもつのであれば、それが多少とも信頼の問題であり不信の停止であるにすぎなくても、害のあろうはずがないではないか、と。

さらに本書の論考の一部としてきたのは、医療が特に芝居がかったものとして知覚されていたことである。それは、癒しの技術のなかでさまざまな進歩があっただけでなく、癒しの技術そのものに不可欠な進歩があったためである。劇場は癒しの持続的な類似物であり比喩であるとして常に人気を保っていたが、(3)その劇場を補うものとして新聞、雑誌、小説、肖像画、諷刺版画、その他の媒体の進歩はあらゆる形態の癒しのイメージを生みだした。患者の正体と医者の正体をともどもに作り、壊し、作り直したのであった。王政復興以後の時代には文化の産物が爆発的にもたらされた。そして、その結果増殖した言語的な表現形式や視覚的な表現形式は、大衆の想像力のなかに、病人や治療者や癒し関連の演技についての物語やイメージを作りだし、増強したのである。商業文化から派生したその他のものは、たとえば温泉地や海岸保養地などは、医療が公衆の目に晒される場を増加させた。医神アエスクラピウスの息子たる医者とアポロの息子たる文人とが重なることがままあった。諷刺作家が外科用のメスをふるったり、文学が社会の診断や政治の治療を押し売りしたりすることがあった。「わたしは、初めて開業したときには、占星術師であることだけを自認したのだが、いまや他人からは、あなたには医療の奥義も備わっていると言われる」とスペクテイター氏は語る。

精神の疾患に端を発するあらゆる病気を治すことを引き受けたわたしは、この公的活動の舞台に初めて立って以来、最善を尽くすように努めてきたのであり、自宅で多くの治療を完了してきた。大道薬売りが普通にやっている方法を、人びとの面前で手術をしてみせるというようなありきたりなことを、

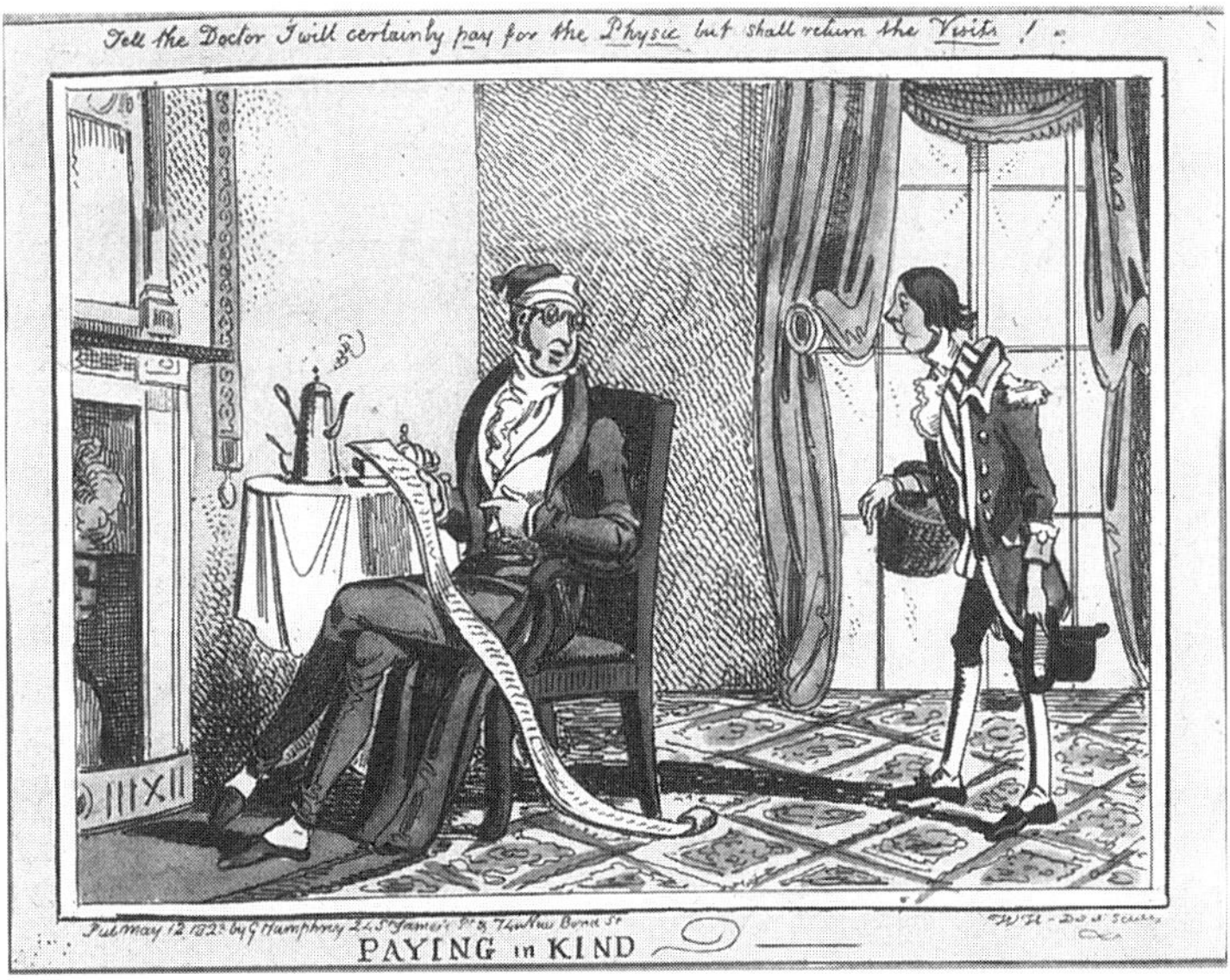
Tell the Doctor I will certainly pay for the Physic but shall return the Visits !
PAYING in KIND

136　ウィリアム・ヒース「往診料の支払い方法」(1823年)エッチング　水彩
説明文には「薬代は必ず支払いますが往診〔訪問〕料のほうは当方から訪問することでお返しすることにします，と医者に伝えなさい」とある．これと同じジョークがほぼ1世紀あとの次の諷刺漫画に(ただし召使いが妻に変わって)あらわれる．

注意深く避けてきた(4)。

このような文化的遊戯がおびただしくあることは、そしてある種のジョークや修辞的語句が延々と長命を保っていることは(挿絵136、137)、健康と病気の問題が、生と死の問題が、まったく近似したものであったことを示している。しかしながら苦痛、滑稽な患者、嫌悪を催させる医者、うんざりさせる治療などの往々にしてブラックコメディーになりがちな表現の(意識的なものであれ意識下のものであれ)心理的な訴えの本質について、わたしは憶測しないことにしてきた。恐怖やユーモアには多くの面で無数の機能があり食い違いがある。わたしの見るところ重要でないこともないと思えるのは、病気になり死ぬこともありうるという苦悩と危険に直面するとき、お決まりの話

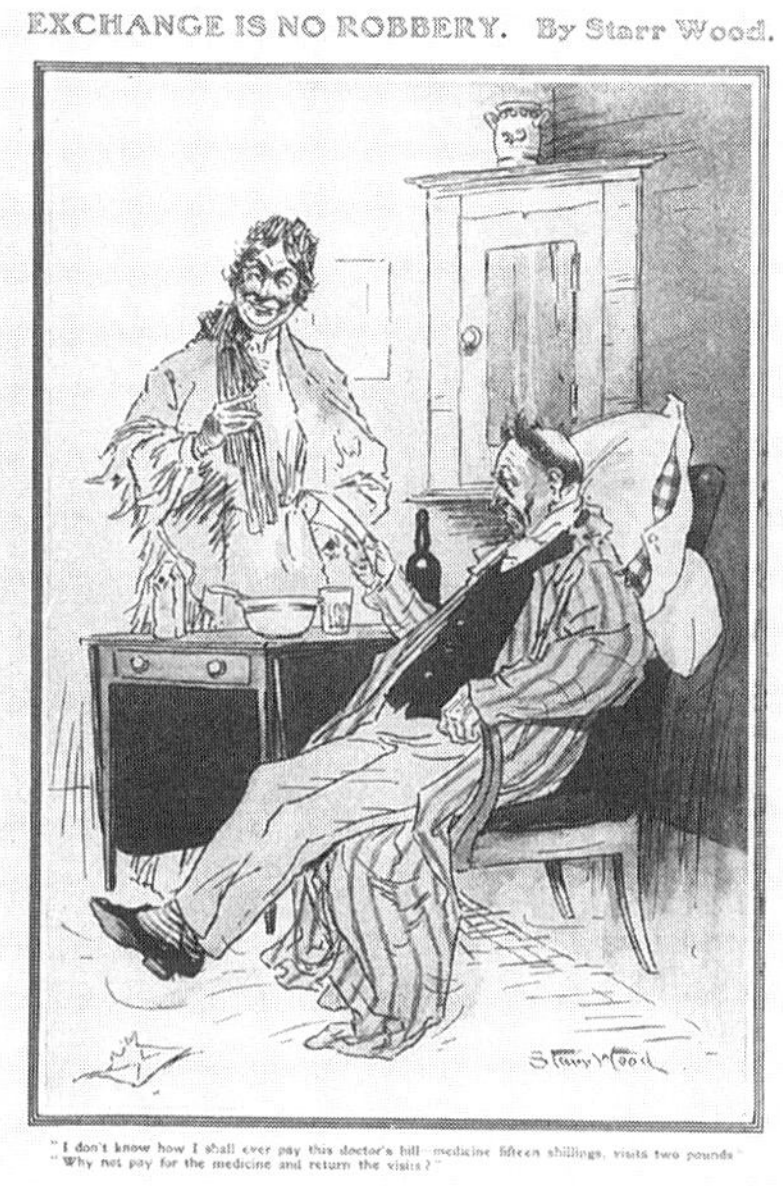

137 「交換は強奪にあらず」 スター・ウッドに倣った写真製版印刷による複製 『タトラー』1911 年 3 月 22 日号
対話のなかには次の論評がある．「この医者からの請求書の支払いはどうしたものだろう——薬代 15 シリング，往診料 2 ポンドとあるのだが」／「薬代はお支払いして往診料のほうは返礼の訪問をすることにしたらよろしいのではありませんこと？」

や冗談や図像や儀式などが呈する月並みな親密さはそれ自体が安らぎの源泉であったということが、いかにもありそうなことであるということだ。警告は警備、というわけである。ここに提示されている視覚イメージについての推測を提供するにあたってわたしは、少なくとも現代のジュレプあるいはアポゼムよろしく、間違った解釈を独断的に述べたり初めからずっと鼻先にあったものを見逃したりしてこなかったことを望むばかりである。

これまで本書では論及してこなかったが最後にひと言示唆しておきたいことがある。それは、近代初期に強い影響力があった「医療の劇場」のなかのある側面が最近は影を潜めてきていることである。医療が現代のマスメディアのなかで大変に重要なものになっていることは言うまでもない。この半世紀のあいだには『ドクター・キルデア』や『救急病棟一〇号室』、ミルズやブーンの際限のない中編小説、リチャード・ゴードンの『医学生』の愛情のこもったユーモア（ボブ・ソーヤーの型に嵌まった乱暴な医学生たちが最後には必ず善良な人間になる）、『ドクター・フィンレイの症例集』、そして『カジュアルティー』、『ER』、『シカゴ・ホウプ』などが生まれた。(5) そして、つい最近では、医療にまつわる醜聞が頻発した結果、とりわけ一般開業医ハロルド・シップマンによる大量殺人が発覚した結果、医者はふたたび危険の主たる源泉であると思われはじめている。しかし医療や外科手術を受ける人間の身体はもはや諷刺の根幹ではなく、医者はもはや政治諷刺漫画のなかで政治家の代理としての高位を占めることはない。高度な技術を要する病院医療が優勢になったことが――「手術室」という慣用句が使われつづけているにもかかわらず――このことと大いに関係している。こう言ったからといって、医療そのものが脱儀式化され脱道徳化されて「科学」になったと言いたいわけではない。ただ現代の医療が、本書が核心的主題としてきたような、患者と（上下の歯でメスをくわえた）治療者とが身体を中心にして向かい合う場面に向いてはいないということである。

訳者あとがき

本書はRoy Porter, *Bodies Politic: Disease, Death and Doctors in Britain, 1650-1900*（London: Reaktion Books Ltd., 2001）の全訳である。原書はピーター・バーク、サンダー・L・ギルマン、ルートミラー・ジョーダノウヴァ共編の「絵で読む歴史」シリーズのなかの一巻になる。一三七の挿絵（そのうち三九が色刷り）があり、その解説がある。それらの挿絵は、本書九ページに「十八世紀の画家は構図のなかに暗号や暗示を埋め込むのが好きであった」とあるように、多くが（諷刺を込めた）判じ絵めいている。普通に眺めているだけでは気づかない意味を、著者ロイ・ポーター氏は（細部にまで目配りしながら）読み解いていく。そして絵の背景にある時代の様相を明らかにしていく。歴史家の面目躍如といったところであろう。

そして、いつもながらポーター氏の博学多識ぶりに驚かされつづける。たとえば私たちはジェロウム・K・ジェロウム『ボートのなかの三人男』（*Three Men in a Boat*）の冒頭で主人公が、医学書を読むそばから、そこに解説されているひとつひとつの症状が自分に当てはまるという暗示にかかり、遂には万病に罹っていると思い込む、というユーモア溢れるエピソードを楽しく読んだことがあるが、それはバーナード・マンデヴィルがすでに一七三〇年に『心気症とヒステリー症についての考察』で、また同時期の『スペクテイター』が、先鞭をつけていたことであると知ることになるのだ（本書二三一―三ページ）。それは明治時代の目を転じれば、日本にも同じように活力に富む諷刺漫画があったことに思い当たる。それは明治時代の自由民権期であった。『団団珍聞』、『滑稽新聞』、フランス人画家ビゴーの『トバエ』などが旺盛な諷刺精神を発揮した（清水勲『漫画が語る明治』参照）。それが骨抜きになったのは明治一六年四月の新聞紙条例改正のためであったという。イギリスの諷刺漫画にも転機はあった。辛辣な毒が抜かれて上品な時事漫画に変わっていく背景には、ヴィクトリア朝の社会風潮がある。そうしたことも本書から分かってくる。

ポーター氏が所属していたウェルカム医学史研究所の図書館には膨大な「図像コレクション」がある。本書で使われなかった資料を基にすれば、これから同類の著作がいくらでも書かれる可能性がある。しかしポーター氏は二〇〇二年三月初旬に急逝してしまった。まことに惜しまれることであるが、冥福を祈るしかない。

私事にわたることで恐縮であるが、本書は訳者にとって四冊目のロイ・ポーター作品の翻訳になる。既刊の三作では「訳者あとがき」でポーター氏の経歴とインタヴューの模様（『狂気の社会史　狂人たちの物語』）、一九九四年時点でのポーター氏の近況（『イングランド18世紀の社会』）、退職から急逝に至る過程と葬儀の模様および主要業績（『人体を戦場にして　医療小史』）について記しておいた。これらを参照していただければ幸いである。尚、『人体を戦場にして　医療小史』の「訳者あとがき」では本書のタイトルを（未読であったため）『統治体――一六五〇―一九〇〇年のイギリスにおける病気と死と医者』としておいたが、このたびの翻訳にあたり『身体と政治』に改めたことをお断りしておく。

ポーター氏は急逝する数年前から著書に「ナツに捧げる」という献呈の辞をつけるようになった。「ナツ」という人はオックスフォード大学で博士号を取得した女性で、ポーター氏はこの人のことを「パートナー」と呼んでいた。漢字で書けば「（服部）奈津」になる。私はナツさん本人に手紙を書いてこの漢字表記を教えてもらったことがある。そのとき本人は覚束ないため母親に連絡して確認していた。どうやら生まれたときから英語圏で育って英語で生活していたらしい。

二〇〇四年の四月から九月まで私は（勤務先の日本大学から三度目の在外研究の機会を得て）ロンドン大学ユニヴァーシティーカレッジ・ウェルカムトラスト医学史センターでリサーチ・アソシエイトとして研究生活を送っていた。その六月二二日夕刻、ユニヴァーシティーカレッジの正門からガワーストリートを挟んで向かいに位置する医学部の建物（クルーシフォーム・ビルディング）の地下講義室で第一回「ロイ・ポーター記念講演会」が開催された。講師に招かれたのはアメリカのプリンストン大学教授リンダ・コリー氏で、海から見た十八世紀のイギリスについて講演した。講演が終わってからガワーストリートを渡ってレセプション会場に移動する人びとのなかに服部奈津さんらしき女性の姿を見かけた。その人の周りには人垣ができていた。その人垣は（次から次へと入れ替わりながらも）いつまでもなくならなかった。小雨が降りだした宵闇のなかで、私は話しかけるのを断念して帰路についてしまった。思い返すたびに残念なことをしたと後悔している。

本書は（前記の既刊の三作と同様に）法政大学出版局の依頼に応じて翻訳したものである。この機会を与えて下さった前編集長の平川俊彦氏、および編集部の本書担当の藤田信行氏に、そして表記の統一や翻訳の不備について詳細な指摘をしてくださった西尾孝氏に、篤く御礼申し上げる。オックスフォード大学教授に転任したニール・マクリン氏には今回もラテン語やイタリア語の引用文についてご教示いただいた。末尾ながら記して御礼申し上げる次第である。

二〇〇八年二月

目羅　公和

著者

ロイ・ポーター（Roy Porter）
1946年生まれのイギリスの歴史家．ケンブリッジ大学クライストカレッジ卒業後，同大学の研究員・講師を経て，79年からロンドンのウェルカム医学史研究所（現在はロンドン大学ユニヴァーシティーカレッジ・ウェルカムトラスト医学史センター）勤務．91年からリーダー．93年から教授．94年大英学士院会員．2001年退職．同研究所名誉教授．2002年3月死去．社会史，医学史などの分野で膨大な研究業績を残した．またテレビやラジオなどメディアでも多彩な活動を展開し，知識の普及に努めた．邦訳書に『狂気の社会史』『イングランド18世紀の社会』『人体を戦場にして　医療小史』（以上，法政大学出版局），『健康売ります』（みすず書房）がある．

訳者

目羅公和（めら　きみかず）
1947年生まれ．東京教育大学卒業後，同大学大学院文学研究科博士課程中退．英文学専攻．現在日本大学商学部教授．共著に『戦後イギリス文学』『現代イギリス文学と同性愛』『階級社会の変貌』（以上，金星堂），『現代の批評理論』第3巻（研究社）など．訳書にロイ・ポーター『狂気の社会史』『イングランド18世紀の社会』『人体を戦場にして　医療小史』（以上，法政大学出版局），『ノストラダムス百科全書』（共訳）『ノストラダムス予言全書』（共訳）『錬金術大全』『古代ローマの食卓』（以上，東洋書林），編著に『ちょっと考えるアメリカン・ジョーク集』（英潮社）などがある．

《叢書・ウニベルシタス　887》
身体と政治
イギリスにおける病気・死・医者，1650-1900

2008年 5 月15日　　初版第 1 刷発行

ロイ・ポーター
目羅公和 訳
発行所　財団法人 法政大学出版局
〒102-0073 東京都千代田区九段北3-2-7
電話03(5214)5540／振替00160-6-95814
製版，印刷：平文社／誠製本

Printed in Japan

ISBN978-4-588-00887-0

索引〔1〕（人名・地名・書名など）

数字のうち下線のあるものは挿絵の番号を示している．

〔ア行〕

アイアトン，ヘンリー　Ireton, Henry　62
『愛の最後の逃げ口上』（1696年）　116
『アシーニアン・ガゼット』（1691年）　90
アデアー，ジェイムズ・マキットリック　Adair, James Makittirick　201, 233
アディスン，ジョウゼフ　Addison, Joseph　24, 120, 210, 211
アディントン，ヘンリー（シドムス卿）　Addington Henry　17, 365-7
アデルフィ　Adelphi　295
アーバスノット，ジョン　Arbuthnot, John　25, 212
アバーネシー，J.　Abernethy, J.　314
アーヒェンホルツ，J. W. フォン　Archenholz, J. W. von　311
アリストテレス　Aristotle
　生命の根源としての心臓　340
アール，ジョン　Earle, John　185
アールディーニ，ジョヴァンニ　Aldini, Giovanni　320
アン皇太子妃　Ann of Wales, Princess　187
アンジェロウ，ヘンリー　Angelo, Henry
　『ヘンリー・アンジェロウ回顧録』（1904年）　297-8
アンスティー，クリストファー　Anstey, Christopher
　『新バース案内』（1766年）　245-7
アンダースン，エリザベス・ギャレット　Anderson, Elizabeth Garrett　262

『ER』　410
イーヴリン，ジョン　Evelyn, John
　『ジョン・イーヴリンの日記』（1682年）　51-2
イーヴリン，メアリー　Evelyn, Mary
　「ムンドゥス・ムリエブリス，あるいは貴婦人の化粧室のドアを開ける」（1690年）
　110-1
『医学生』　410
「田舎の医者への動物磁気に関する手紙」（1786年）　327

『ヴァニティー・フェア』（雑誌，1868年）　34, 390
ヴァン・ブッチェル，マーティン　Van Butchell, Martin　102, 103, 287-9
ヴァンバスル，ティモシー（雅号）　Vanbustle, Timothy
　→「ウッドワード，ジョン」参照

ウィトルウィウス　Vitruvius
『建築十書』(紀元 27 年頃)　93-5
ウィリアム 3 世　William III　189
ウィリス，フランシス　Willis, Francis　308
ウィルクス，ジョン　Wilkes, John　346
ウィルスン，ジョン　Wilson, John　310
ウィン，エリザベス　Wynne, Elizabeth　162
ヴィカリー，トマス　Vicary, Thomas
『若い開業医のための外科医の指導書』(1651 年)　341
ヴィクトリア女王　Victoria, Queen
聴診器嫌い　129
ウェイマス　Weymouth　243
ウェズリー，ジョン　Wesley, John
『古来の薬』(1749 年)　28
ヴェサリウス，アンドレアス　Vesalius, Andreas
『人体の組み立てについて』(1543 年)　65
ウォータートン，チャールズ　Waterton, Charles　162
ウォード，ジョシュア・「スポット〔顔痣〕」(似非医者)　Ward, Joshua 'Spot'
9, 292-4, 301
ウォールウィン，ウィリアム　Walwyn, William
『家庭用薬』(1669 年)　28
ウォルポール，ホレス　Walpole, Horace　347
ヴォルタ，アレッサンドロ　Volta, Alessandro
『動物電気についての書簡集』　320
ウォレン，リチャード　Warren, Richard　213, 308, 314
ウッドフォード，ジェイムズ　Woodforde, James
『田園牧師の日記　1758-1802 年』　284
ウッドワード，ジョージ　Woodward, George　34, 262
ウッドワード，ジョン　Woodward, John　69, 188-91, 196, 212, 300
『医術と病気の現状』(1718 年)　189
『今ここロンドンで医者を開業する方法』(1722 年)(擬)　188
『二人同盟，あるいはバイフィールド医師の真実』(擬)　191
『ミード医師に捧げる奇妙かつ奇異なる夢の報告』(1719 年)　191

エイケン，ジョン　Aiken, John
『大ブリテン島における医業の伝記風回想録』(1780 年)　387
エイケンサイド，マーク　Akenside, Mark　26, 212
エイブラハム，ジェイムズ・ジョンストン　Abraham, James Johnston
『レトソム――その生涯，時代，友人，子孫，または医術で出世する方法』(1933 年)
202-3

エッジワース，マライア　Edgeworth, Maria
　『倦怠――上流生活の物語』（1812 年）　12, 13
『エマ』（1815 年）　234
エリオット，ジョージ　Eliot, George
　『ミドルマーチ』（1871-2 年）　229-30, 385-6
エリス，ジョン　Ellis, John
　『驚愕』（1739 年）　326-7
エルムズ，ウィリアム　Elmes, William
　「ジャック――グログブロッソム熱にたおれる」　95, 310-1
「エレファントマン〔象男〕」 → 「メリック，ジョウゼフ」参照

オースティン，ジェイン　Austen, Jane
　『エマ』（1815 年）　234
　『サンディトン』（1817 年）　234-7
　患者の騙されやすさについて　225
オソリー卿　Ossory, Lord　→ 「バトラー，トマス（オソリー伯爵）」参照
オーバート夫人　Aubert, Mrs
　『ハーレクイン＝ハイダスペスあるいはグレシャムの徒』〔擬〕　191
親指トム　75
『オリヴァー・ツイスト』（1837-8 年）　251

〔カ行〕

『かかりつけの医者』　28
『カジュアルティー』　*Casualty*　410
カースティリオーネ，バルデッサーレ　Castiglione, Baldessare
　『廷臣論』（1528 年）　100
カースルレイ卿　Castlereagh, Lord
　→ 「スチュアート，ロバート（ロンドンデリー侯爵）」参照
カダガン，ウィリアム　Cadogan, William
　『痛風論』（1771 年）　118
カーライル，トマス　Carlyle, Thomas
　『衣装哲学』（1833-4 年）　240
　慢性的不健康　237-40
カーリーニ，アゴスティーニ　Carlini, Agostini　293
カロライン王妃　Caroline, Queen　349
ガース，サミュエル　Garth, Samuel　26, 68, 188, 196, 212
　『診療所』（1699 年）　154, 192-6, 261
ガリー医師，ジェイムズ・マンビー　Gully, Dr James Manby　79, 243
ガリレオ　Galileo　97
ガルヴァーニ，ルイージ　Galvani, Luigi

『筋肉の動きにおける電気の効果について』(1792 年) 319
ガレノス／ガレノス式医術 Galen/Galenism 20, 64, 226
『眼科医』(1705 年) 299-300

キーツ，ジョン Keats, John 117
キーン，チャールズ Keene, Charles 397-8
キング，サー・エドモンド King, Sir Edmund 279
キャヴェンディッシュ，ジョージアーナ（デヴォンシャー公爵夫人） Cavendish, Georgiana 295
キャンブル，ロバート Campbell, Robert
『ロンドンの商人』(1747 年) 200-1, 206, 262
『救急病棟 10 号室』 409
『教区戸籍簿』(1807 年) 332
ギズボーン，トマス Gisborne, Thomas 217
『大ブリテン島における上流階級および中流階級の人間の義務の研究』(1794 年) 214-5, 337
ギボン，エドワード Gibbon, Edward 177, 212, 370
ギボンズ，ウィリアム Gibbons, William 189, 193, 195
ギャリック，デイヴィッド Garrick, David 212, 306
「医術と道化芝居のために」(擬) 26
『デイヴィッド・ギャリック書簡集』(1963 年) 221-2
ギャレット，エリザベス Garrett, Elizabeth 401
ギルレイ，ジェイムズ Gillray, James <u>8</u>, <u>28</u>, 34, <u>43</u>, <u>47</u>, <u>97</u>, <u>109</u>, <u>110</u>, 163, 347
「科学的研究！」(1802 年) <u>96</u>, 317
「下剤の服用あるいはスウェーデン国王銃殺の報」(1792 年) <u>113</u>, 351-2
『最後の手段――またはヴァン・ビューシェルのガーター』(1791 年)(擬) 288
「ささやかな食事，パリ風」(1792 年) <u>117</u>, 357
「死に神と医者に挟まれたブリタニア」(1804 年) 17, <u>36</u>
「ジョン・ブルの多血症を治療しているサングラードウ医師」(1803 年) <u>101</u>, 365

クーパー，アンソニー・アシュリー（第 3 代シャフツベリー伯爵） Cooper, Anthony Ashley
『人間，風習，意見，時代の特徴』(1711 年) 210
クーパー，ブランズビー Cooper, Bransby 324
クラカミ，キャロライン（「シチリアの妖精／小人」） Crachami, Caroline 75
クラブ，ジョージ Crabbe, George 26, 332
『城市――詩』(1810 年) 289-90
クルーク，ヘルキア Crooke, Helkiah
『縮図としての人間の生態』(1614 年) 106
クルークシャンク，ジョージ Cruikshank, George 19, 34, <u>56</u>, 160-1, 365-7

「青い悪魔たち――‼」（1835年） 13, 33, 160
「いかさま医，または反目展示箱」（1812年） 363-4
「医者」（1819年） 367
「急進的改革者，すなわち首だけの男」（1819年） 114, 352-3
「国民的熱狂あるいはジョン・ブルとその医者たち」（1813年） 119, 361
クルークシャンク兄弟 Cruikshank and Cruikshank
「間抜けな男たち」 366
クレアモント，クレア Clairmont, Claire 320
クロムウェル，オリヴァー Cromwell, Oliver 62, 95
グウィン，ネル（キティー・フィッシャー） Gwyn, Nell（Kitty Fisher） 104
グリスター，グレゴリー Glyster, Gregory（雅号）
→「タプリン，ウィリアム」参照
グールド，ロバート Gould, Robert
「見放された愛」（1683年） 153
グレイアム，ジェイムズ Graham, James 108-9
『人類の発生についての講話』（1780年） 108
グレイトレイクス，ヴァレンタイン Greatrakes, Valentine 285
グレヴィル，チャールズ Greville, the Hon. Charles 104
グレゴリー，ジョン Gregory, John
『医師の義務と資格についての講話』（1772年） 336

ケイ，リチャード Kay, Richard 51
ゲイ，ジョン Gay, John 301
『結婚してから三時間』（1717年） 191
『乞食のオペラ』（1728年） 63

コウルリッジ，サミュエル・テイラー Coleridge, Samuel Taylor 56-7
コヴェントリー，フランシス Coventry, Francis
『ポンピー坊や』（1752年） 204
コックス，ジョウゼフ・メイスン Cox, Joseph Mason 169-71
コリアー・ジョン Collier, John
『人間の感情を剽軽に諷刺して滑稽に描いた120の人物画』（1773年） 59, 173-5
コルナーロ，ルイージ Cornaro, Luigi
『節度ある生活序説』（1550年） 119-20, 124
コングリーヴ，ウィリアム Congreve, William
『世の習い』（1700年） 200
ゴウルドスミス，オリヴァー Goldsmith, Oliver 26, 212
ゴドウィン，ウィリアム Godwin, William
『政治的正義に関する研究』（1793年） 124-5
ゴドウィン，メアリー Godwin, Mary →「シェリー，メアリー」参照

ゴドボウルド，ナサニエル　Godbold, Nathaniel　299
ゴフマン，アーヴィング　Goffman, Erving　53
ゴヤ（フランシスコ・ホセ・デ・ゴヤ・イ・ルシエンテス）　Goya（Francisco Jose de Goya y Lucientes）
　『カプリチョン〔気まぐれ〕』　84

〔サ行〕

サウジー，ロバート　Southey, Robert　317
サウスコット，ジョアナ　Southcott, Joanna　41, 85, 281
サンドビー，ポール　Sandby, Paul　57, 164
『ザ・ガーディアン』　134

シェイクスピア，ウィリアム　Shakespeare, William
　『ヴェローナの二紳士』（1592-3年）　99
　『ハムレット』（1602年頃）　50-1
　『ロミオとジュリエット』（1592年）　183-4
ジェイムズ，ロバート　James, Robert　234
ジェイムズ1世　James I　341
ジェイムズ2世　James II　187
ジェクス＝ブレイク，ソファイア　Jex-Blake, Sophia　262, 401-2
シェリー，パーシー・ビッシュ　Shelley, Percy Bysshe　320
シェリー，メアリー　Shelley, Mary
　『フランケンシュタイン，または現代のプロメテウス』（1818年）　315, 320-2
シェリダン，リチャード・ブリンズリー　Sheridan, Richard Brinsley
　『陰口学校』（1777年）　116
『ジェントルマンズ・マガジン』（1731年）　29, 222, 224, 292
ジェンナー，エドワード　Jenner, Edward　97, 119, 259, 300
『シカゴ・ホウプ』　410
ジーキル，サー・ジョウゼフ　Jekyll, Sir Joseph　293
シップマン，ハロルド　Shipman, Harold　410
シドナム，トマス　Sydenham, Thomas
　経験論　211
シーモア，ロバート　Seymour, Robert
　「トーリー党死体安置所の内部．法案の解剖」（1832年）　116, 356
シャフツベリー（第3代）伯爵　Shaftesbury, third Earl of
　→「クーパー，アンソニー・アシュリー（第3代シャフツベリー伯爵）」参照
ショー，ピーター　Shaw, Peter　234
「植民地の縮小」　352
『ジョウゼフ・アンドルーズの冒険』（1742年）　309
『助産夫の仮面を剝ぐ』（1738年）　334-5

ジョージ2世　George II　348
ジョージ3世　George III　100, 344
　――の狂気　308, 369
ジョージアーナ（デヴォンシャー公爵夫人）　Georgiana
　→「キャヴェンディッシュ，ジョージアーナ（デヴォンシャー公爵夫人）」参照
ジョセリン，ラルフ　Josselin, Ralph　48
ジョン・オブ・ソールズベリー　John of Salisbury
　（編・訳）『ポリクラティクス』（1909年）　340
ジョンスン，サミュエル　Johnson, Samuel　162, 207, 209, 212, 337
　『課税であって暴政ではない』（1775年）　349
　健康，幸福の基礎　117
ジョンスン，ベン　Jonson, Ben　30, 301
「ジョン・ブルに新しい政体を与える急進的似非医者」　362
『新バース案内』（1766年）　245-7

スィックネス，フィリップ　Thicknesse, Philip
　『男性助産術の分析』（1764年）　333
スウィフト，ジョナサン　Swift, Jonathan　82, 301, 352
　『ガリヴァー旅行記』（1726年）　57, 163
　人間不信／女性不信　57-8
　『貧民児童利用策私案』（1729年）　57, 358
スウェインスン，アイザック　Swainson, Isaac　299, 300
スタブズ，フィリップ　Stubbes, Philip
　『悪弊の解剖』（1585年）　46
スターン，ロレンス　Sterne, Lawrence
　『トリストラム・シャンディーの生活と意見』（1759-67年）　1, 19, 32, 49, 52, 79, 117, 175, 197, 330
スチュアート，ロバート（ロンドンデリー侯爵，通称カースルレイ卿）
　Stewart, Robert, Marquis of Londonderry（styled Lord Castlereagh）　370
スティーヴンズ，ジョアナ　Stephens, Joanna　262
スティール，サー・リチャード　Steele, Sir Richard　29, 134, 151, 244
スヒメルペニンク，メアリー・アン　Schimmelpenninck, Mary Anne
　エラズムス・ダーウィンについて　119
　体について　99
　禁欲主義　171-2
『スペクテイター』（1711年）　24, 29, 120, 212, 232
スミス，アダム　Smith, Adam　212, 342-3
　『諸国民の富の本質と原因の探究』（1776年）　342
スメリー，ウィリアム　Smellie, William　333-4, 336
スモレット，トバイアス　Smollet, Tobias

『ハンフリー・クリンカーの探検旅行』(1771 年) 216, 241
『ファゾム伯ファーディナンドの冒険』(1753 年) 201
『ペレグリン・ピクルの冒険』(1751 年) 247
『ロデリック・ランダムの冒険』(1748 年) 257-8
スロウン，サー・ハンス Sloane, Sir Hans 191, 280

「政治家たちの便所議会」(1775 年) 349
セオボウルド，ジョン Theobold, John
『自分の病気は自分で治す』(1746 年) 28
セキュリス，ジョン Securis, John
『医業で日々行われている悪逆非道の探知と不平』(1566 年) 183
セクア（似非医者） Sequah 291
『全国医師名鑑』(1873-5 年) 387
『全国の著名医師の写真集――その著作の分析的短評つき』(1867-8 年) 387

ソシュール，セザール・ド Saussure, Cesare de 28
ソンタグ，スーザン Sontag, Susan 156
ゾファニー，ジョウハーン Zoffany, Johann
「王立美術院で講義するウィリアム・ハンター医師」 95
「王立美術院の実物画教習所」 95

〔タ行〕

タウンゼンド，ジョージ（初代タウンゼンド侯爵） Townshend, George 346
『タトラー』(1709 年) 29, 137
ターナー，ダニエル Turner, Daniel 71, 72, 76, 307
『母親の想像が胎児に及ぼす影響力』(1730 年) 72
『医者になった門番』(1731 年) 72
ターナー，トマス Turner, Thomas 222
『イースト・ホウスライのトマス・ターナーの日記』(1984 年) 123-4
タプリン，ウィリアム Taplin, William
『医者に服用させる薬』(1759 年)（擬） 301
ダイトン，ロバート Dighton, Robert 34
「田舎の抜歯医」(1785 年) 285
「町の抜歯医」(1785 年) 286
ダーウィン，エラズムス Darwin, Erasmus 26, 315
『エラズムス・ダーウィンの手紙』 202
『自然の殿堂』(1803 年) 155-6
死の脱神秘化 177
収入 254
性的快楽の重要性 107-8

節度について　122
電気医療の試み　319
肥満　119
理神論　35
ダーウィン，チャールズ　Darwin, Charles　243
ダグラス，ジョン　Douglas, John
『七五歳の不義密通，リカルド・ハニーウォーター……との不義発覚』 196
ダグラス，メアリー　Douglas, Mary　34
ダーリー，マシュー&メアリー　Darly, Matthew and Mary　34, 82, 83
ダン，ジョン　Donne, John
『思いがけぬ折に際しての祈り』(1623年)　46-7
ダントン，ジョン　Dunton, John　90

チェイニー，ジョージ　Cheyne, George　75, 212, 222-4
『健康と長命に関する試論』(1724年)　120-1
——の生涯　80-2
チェズルデン，ウィリアム　Cheselden, William　224, 259, 294
チェルトナム　Cheltenham　242
『チェルムズフォード・クロニクル』 156
チャールズ1世　Charles I　341
チャールズ2世　Charles II　199
——の死　21
チャールトン，ウォルター　Charleton, Walter
『人間の本質の探究——解剖学六講義』(1680年)　97

テイラー，ジョン（「シュヴァリエ〔勲爵士〕」）　Taylor, John　294, 301
テニエル，サー・ジョン　Tenniel, Sir John　398
デイヴィー，ハンフリー　Davy, Humphry
亜酸化窒素を使っての実験　316-8
ディグビー，サー・ケネルム　Digby, Sir Kenelm　72
ディケンズ，チャールズ　Dickens, Charles　251
デフォー，ダニエル　Defoe, Daniel　29
デュモーリエ，ジョージ　Du Maurier, George　125, 129, 132, 134, 394-5, 398
デント，ウィリアム　Dent, William
『民主政体論者閣下の解剖』(1793年)　118, 360
デント師，トマス　Dent, Revd Thomas　279

トフト，メアリー　Toft, Mary　70-2, 85, 318
超自然力　83
トムスン，ウィリアム　Thompson, William

『病——詩』(1745-6 年) 155
トライプ医師，アンドルー（雅号） Tripe, Dr Andrew
→「ミード，リチャード」参照
トリーヴズ，サー・フレデリック Treves, Sir Frederick 75, 127
トロター，トマス Trotter, Thomas
『神経質概説』(1807 年) 117
トロロプ，アンソニー Trollope, Anthony 384
ドイル，アーサー・コナン Doyle, Arthur Conan 382
『ドクター・キルデア』 409
『ドクター・フィンレイの症例集』 410
ドライデン，ジョン Dryden, John 196
ドラクロス，J. De la Crosse, J.
『独創家のための覚書』(1693 年) 279

〔ナ行〕

ナイヘル，エリザベス Nihell, Elizabeth
『助産術についての一考察』(1760 年) 332
「名だたる院での大騒ぎ」 367

ニコルズ，フランク Nicholls, Frank
『王立ロンドン医師会の風紀係に宛てた胎児の陳情書』(1751 年) 333
ニュートン，リチャード Newton, Richard 54, 151

ネルスン子爵，ホレイシオウ Nelson, Horatio 104

〔ハ行〕

ハーヴィー，ウィリアム Harvey, William 65, 97, 194
『心臓の運動について』(1628 年) 341
『生物における心臓と血液の運動に関する解剖学的反論』(1653 年) 342
ハースデ，サラ・コルネリウス・ド Heusde, Sarah Cornelius de 110
ハチンスン，セアラ Hutchinson, Sara 213
ハチンスン，ベンジャミン Hutchinson, Benjamin
『医者の伝記』(1799 年) 387
ハート，エマ Hart, Emma →「ハミルトン，レイディー・エマ」参照
ハーバート，エリザベス（ペンブルック伯爵夫人） Herbert, Elizabeth 120
ハーバート，ジョージ Herbert, George 87
「神殿」 87, 89
ハミルトン，サー・ウィリアム Hamilton, Sir William 104
ハミルトン，レイディー・エマ Hamilton, Emma, Lady 26, 104-5, 108
ハリス，ジョン Harris, John

『致命的三人連合行政府への手紙』（1719 年） 189-90
『反ジャコバン・レヴュー』 316
ハンター，ウィリアム Hunter, William 24, 39, 177, 208, 259
ヴァン・ブッチェル夫人に防腐措置を施す 102
解剖 21, 66
収入 207-8
『妊娠した人間の子宮に関する論考』（1774 年） 16, 66
ハンター，ジョン Hunter, John 73-5, 259-60, 287, 300
『血液と炎症と銃創について』（1794 年） 260
『性病について』（1786 年） 260
『動物の有機的組織のある部位に関する所見』（1786 年） 260
『人間の歯の発達史』（1771 年） 260
ハンティンドン伯爵夫人，セリーナ Huntingdon, Selina 222
ハンドリー，ジェイムズ Handley, James 256-7
『ハンフリー・クリンカー』 → 「スモレット『ハンフリー・クリンカーの探検旅行』」参照
バイフィールド医師（雅号） Byfield, Dr → 「フラインド，ジョン」参照
バイロン卿，（ジョージ・ゴードン） Byron, Lord (George Gordon) 162, 320
バカン，ウィリアム Buchan, William
『家庭の医学』（1769 年） 13, 28, 221
バーク，エドモンド Burke, Edmund 212, 369
バークとヘアー Burke and Hare → 「死体盗掘／死体泥棒」（索引〔2〕）参照
バクスター，リチャード Baxter, Richard 48
バクストン Buxton 240
バース Bath 78, 240, 242, 244-9
バダムズ医師 Badams, Dr 238
バトラー，サミュエル Butler, Samuel 301
バトラー，トマス（オソリー伯爵） Butler, Thomas 330
バートン，ロバート Burton, Robert
演劇について 25
『憂鬱の解剖』（1621 年） 34, 83, 289-90, 341
バードウェル，トマス Bardwell, Thomas 293
バーナード，ミセス（歯科医） Bernard, Mrs 286
バーナル，ジョン・デズモンド Bernal, John Desmond 86
バーニー，チャールズ Burney, Charles 212
バーニー，ファニー（フラーンセス） Burney, Fanny (Frances) 212-3
「国王夫妻の前で咳，嚔，動きをするための心得」 100
「不満分子」について 226, 228
バニヤン，ジョン Bunyan, John
『溢るる恩寵』（1666 年） 82

『天路歴程』（1678-84 年） 82
バーネット，トマス　Burnet, Thomas　197
『常識に訴える』（1719 年） 191
バフチン，ミハイル　Bakhtin, Mikhail
『ラブレーとその世界』（1968 年） 52, 84, 99, 346
バーブレイ夫人　D'Arblay, Madame　→「バーニー，ファニー（フラーンセス）」参照
バーリーヴィ，ジョルジオ　Baglivi, Giorgio　25
『実地医学論』（1699 年） 96
バーン，チャールズ　Byrne, Charles　73-4
バンクス，サー・ジョウゼフ　Banks, Sir Joseph　75, 212
『ジョウゼフ・バンクスの奮闘日記』（1962 年） 112-4
バンクロフト，ジョン　Bancroft, John　189
バーンズ，ロバート　Burnes, Robert　171
パーキンズ，エリシャ　Perkins, Elisha　164-6
パーシヴァル，トマス　Percival, Thomas
『医学倫理』（1803 年） 336, 337-8
パジェット，ジェイムズ　Paget, James　260
パッチ，トマス　Patch, Thomas　294-5
パティスン，グランヴィル・シャープ　Pattison, Granville Sharpe　308
パリー，C.　Parry, C.　314
パルトニー，ウィリアム　Pulteney, William　284
パレ，アンブロワーズ　Pare, Ambroise　72
『パンチ，またはロンドンのシャリヴァリ』（1841 年） 34, 128, 129, 131, 132, 133, 134, 391-400
女医について　403

ヒーバー，メアリー　Heber, Mary　204
ヒポクラテス　Hippocrates　20, 62, 183, 186, 211
『ヒュゲイアン・ジャーナル』 *Hygeian Journal*　377
ヒューム，デイヴィッド　Hume, David　100, 177, 210
ヒル，「サー」・ジョン　Hill, 'Sir' John　26, 233
ビュザーリョ，エイブラハム　Buzaglo, Abraham
『痛風に関する一考察』（1778 年） 164
ビュート，ジョン・スチュアート（第 3 代伯爵） Bute, John Stuart　364
ピット，ウィリアム（小） Pitt, William (the Younger)　17, 368
ピープス，サミュエル　Pepys, Samuel　220, 256

ファーニス，ハリー　Furniss, Harry　398-9
ファリントン，ジョウゼフ　Farington, Joseph　304
『ジョウゼフ・ファリントンの日記』（1978-9 年） 306-7

フィッシャー，キティー　Fisher, Kitty　→「グウィン，ネル」参照
フィッツハーバート夫人，マライア・アン　Fitzherbert, Mrs Maria Anne　153
フィッツロイ，アン（グラフトン公爵夫人）　Fitzroy, Anne　330
フィーラーレイテイ，アントニオ　Filarete, Antonio　94
フィリポン，シャルル　Philipon, Charles　346
　『ラ・カリカチュール』　391
フィールディング，ヘンリー　Fielding, Henry　84, 262, 293, 301
　『アミーリア』（1751年）　201
　『医者まがい』（1732年，改作）　201
　『ジョウゼフ・アンドルーズ』（1742年）　201, 309
　『トム・ジョウンズ』（1748年）　11, 201
フェザーストンホー，サー・ハリー　Fetherstonehaugh, Sir Harry　104
フォザーギル，ジョン　Fothergill, John　213
フォースター，トマス　Forster, Thomas　320
フォックス，チャールズ・ジェイムズ　Fox, Charles James　17, 367-8
フォレス，サミュエル　Fores, Samuel
　『男性助産術の分析……』　335
「ふたりのＢ＊＊＊＊の行状」　355
フック，ロバート　Hooke, Robert
　『ロバート・フックの日記』（1672-80年）　219-20
フット，サミュエル　Foote, Samuel　18
　『二本の杖をつく悪魔』（1768年）　14-7, 305
フッド，トマス　Hood, Thomas
　「メアリーの亡霊――哀愁のバラッド」　325-6
フューゼリー，ヘンリー　Fuseli, Henry
　『悪夢』（1782年）　360
フライ，ハーバート　Fry, Herbert
　『国立肖像写真館』（1858年）　387
フラインド，ジョン　Freind, John　189, 191
フランクリン，ベンジャミン　Franklin, Benjamin　125, 176, 295, 352
フレンチ夫人（寄生虫病医）　French, Mrs　279
ブライトン　Brighton　243
ブラウン，サー・トマス　Browne, Sir Thomas　80
ブラックモア，サー・リチャード　Blackmore, Sir Richard　25, 193, 212
　『知者に立ち向かうサテュロス』（1700年）　196
　『天地創造』（1712年）　97
ブラドショー，ジョン　Bradshaw, John　62
ブリザード，サー・ウィリアム　Blizard, Sir William　126, 388
ブリストル　Bristol　248
ブリューゲル，ピーター（小）　Brueghel, Pieter (the Younger)　84

ブル，ジョン　Bull, John　358-64
ブルワー，ジョン　Bulwer, John
　『人間の変態』（1653 年）　17, 67, 114-5
ブレアー，パトリック　Blair, Patrick
　「落水による狂人治療に関する所見」（1725 年）　166
ブロンデル，ジェイムズ・オーガスタス　Blondel, James Augustus　71-2
　『母親の想像が胎児に及ぼす影響力の検討』（1729 年）　71
プライアー，マシュー　Prior, Matthew
　『アルマ』（1718 年）　314
プライマス，モンロウ　Primus, Monro　295
プラトン　Plato
　『パイドロス』　87
プリムロウズ，ジェイムズ　Primrose, James　183

ヘイガース，ジョン　Haygarth, John
　『身体の変調の原因および治療薬としての想像力について』（1800 年）　25
ヘイスティングズ，セアラ　Hastings, Sarah　279
ヘバーデン，ウィリアム　Heberden, William　207
ベイコン，フランシス　Bacon, Francis　50
ベドウズ，トマス　Beddoes, Thomas　74, 217-8
　医者への不信感　315-6
　温泉保養地のペテン　248
　患者の知ったかぶり　217-9, 228-30
　『健康の手引き』（1806 年）　248
　食餌について　122-3
　『ヒュギエイア〔健康の女神〕』（1802 年）　31, 117
ベーメ，ヤーコプ　Boehme, Jacob　81
ベル，チャールズ　Bell, Charles　11, 55-6
ベレスフォード，ジェイムズ　Beresford, James
　『人生の悲惨』（1806-7 年）　13
ベーン，アフラ　Behn, Aphra
　『ペイシャント・ファンシー卿』（1678 年）　234
ベンサム，ジェレミー　Bentham, Jeremy
　刑罰／刑法改正　63
　『自像，あるいは死んだ人を生きている人のために役立てるさらなる方法』（1831 年）　103
　ロンドン大学ユニヴァーシティーカレッジへの死体の贈与　25, 103
「便所のなかの間抜けなスコットランド人」　349
「ペシャンコにつぶれる製粉所のなかのジョニー」（1796 年）　360
ペティグルー，トマス・ジョウゼフ　Pettigrew, Thomas Joseph　388

『医師肖像画廊——医学の進歩に貢献したもっとも著名な内科医，外科医その他の伝記』（1834-40 年）　388
ペラム，ヘンリー　Pelham, Henry　355
ペンブルック，レイディー　Pembroke, Lady
→「ハーバート，エリザベス（ペンブルック伯爵夫人）」参照
ペンロウズ師，ジョン　Penrose, Revd John　245, 247

ホイットブレッド，サミュエル　Whitbread, Samuel　370
ホウバート夫人（女優）　Hobart, Mrs　288
ホウルクロフト，トマス　Holcroft, Thomas　290
ホウン，ウィリアム　Hone, William
『ジャックが建てた国政の院』（1819 年）　367
ホガース，ウィリアム　Hogarth, William　24, 32, 57, 67, 84, 121, 248, 346
『ガリヴァー旅行記』　346
「クニークラーリイ」（1726 年）　18, 70　→「トフト，メアリー」も参照
『残酷の四段階』（1751 年）　15, 64-6, 322, 353
『娼婦の変遷』　2, 9
「葬儀屋の面々」（1736 年）　104, 301
『当世風結婚』（1745 年）　4, 10-2
「ベテスダの池」　31, 131
ホッブズ，トマス　Hobbes, Thomas　175
『リヴァイアサン』（1651 年）　23-4
ホランド，レイディー　Holland, Lady　162, 163
ホランド師，ウィリアム　Holland, Revd William　304, 312
ホルバイン，ハンス　Holbein, Hans
『死の舞踏』のなかの「最後の審判」　178
ボイル，ロバート　Boyle, Robert　72
『実験的自然科学の有用性』（1663-71 年）　97
ボウクレア，トパム　Beauclerk, Topham　331
ボウルトン，ロバート　Bolton, Robert　46
ボズウェル，ジェイムズ　Boswell, James
『サミュエル・ジョンスン伝』（1791 年）　337
ボビン，ティム（雅号）　Bobbin, Tim　→「コリアー，ジョン」参照
ボリンブルック子爵夫人，ダイアナ　Bolingbroke, Diana　331
ポウプ，アレグザンダー　Pope, Alexander　301
『髪の毛盗み』（1712 年）　160
『道徳論』（1731-5 年）　306
ポウリドーリ，ジョン　Polidori, John　320
ポット，パーシヴァル　Pott, Perceval　256

〔マ行〕

マイアーバーク，セオドー　Myerbach, Theodor　299
マーヴェル，アンドルー　Marvell, Andrew
　「魂と身体の対話」　77-9
マグルトン，ロドウィック　Muggleton, Lodowick　21
マケンジー，ヘンリー　Mackenzie, Henry
　『感情の男』（1771年）　31, 234
マーゲイト　Margate　80, 243
マコーリー，キャサリン　Macaulay, Catherine　295
マザー，コットン　Mather, Cotton
　『キリスト教哲学者』　89
「マッド」サリー　'Mad' Sally　→「マップ，セアラ」参照
マップ，セアラ（「マッド」サリー）　Mapp, Sarah（'Mad' Sally）　280, 301
マーティノウ，ハリエット　Martineau, Harriet　251
　『ディアブルック』（1838年）　384
マンジー，メッセンジャー　Monsey, Messenger　52, 102, 172, 197, 207
　抜歯　172
マンデヴィル，バーナード　Mandeville, Bernard　25-6, 211, 306
　『心気症とヒステリー症についての考察』（1730年）　231, 306
　『蜂の寓話』（1714年）　115, 314

ミケランジェロ　Michelangelo　94-5
ミソービン，ジーン（似非医者）　Misaubin, Jean　10-2
ミード，リチャード　Mead, Richard　72, 191, 196, 208-9, 212, 214, 308, 314
　『スカラムーシュとハーレクインの真剣なる相談』（擬）　191
ミドルトン，トマス　Middleton, Thomas
　『慇懃なる口論』（1617年）　309
「見放された愛」（1683年）　153
ミルトン，ジョン　Milton, John　44
　『楽園喪失』（1667年）　44

ムーディー，ジョン　Moody, John　221

メイ，フィル　May, Phil　133, 399-400
メイヒュー，ヘンリー　Mayhew, Henry
　『ロンドンのフィガロ』　391
『メディカル・サーキュラー』（1852年）　388
『メディキーナ・フラゲラータあるいは医術の譴責』（1721年）　301
メリック，ジョウゼフ（「象男」）　Merrick, Joseph（'Elephant Man'）　75

モモフィルス・カルシュージエンシス（雅号）Momophilus Carthusiensis
→「ミード，リチャード」参照
モリエール（ジャン・バプティスト・ポークラン） Moliere（Jean Baptiste Poquelin） 30
『気で病む男』（1673年） 77, 234
モリスン，ジェイムズ Morison, James 372-8
モルガーニ，ジョヴァンニ Morgagni, Giovanni 128
モンタギュー，エリザベス Montagu, Elizabeth 38
モンテーニュ（ミシェル・エケム・ド） Montaigne（Michel Eyquem de） 161

〔ヤ行〕

『ユニバーサル・マガジン』 222

〔ラ行〕

ライオン，エマ Lyon, Emma →「ハミルトン，レイディー・エマ」参照
ラエネク，ルネ Laennec, Rene 128-9
「落水による狂人治療に関する所見」（1725年） 166
ラッセル，リチャード Russell, Richard 243
ラドクリフ，ジョン Radcliffe, John
アン王妃への無礼 187
横柄な態度 67, 217
傲慢 188-9
自己宣伝 200, 300
収入 209, 314
女性不信 196
反主知主義 211
――の杖 214
ラブレー Rabelais 84
ラム，チャールズ Lamb, Charles 249-51
『ランセット』（1823年） 373, 388
医療改革の機関紙 372

リーチ，ジョン Leech, John 393-4, 398
リチャードスン，サミュエル Richardson, Samuel 82, 223
リード，ウィリアム Read, William 299
リード，サー・ジェイムズ Reid, Sir James 129
リナカー，トマス Linacre, Thomas 63, 186

ルイ・フィリップ Louis Philippe 346
ルサージュ，アラン＝ルネ Le Sage, Alain-Rene
『ジル・ブラス』（1715年） 360

『ル・シャリヴァリ』 *Le Charivari* 346

『レヴュー』(1704 年) 29
レトソム, ジョン・コウクリー Lettsom, John Coakley 53, 71, 206
レノルズ, サー・ジョシュア Reynolds, Sir Jshua 104, 212
　「講話」 95

ロウ, エリザベス・シンガー Rowe, Elizabeth Singer
　『死における友情』(1728 年) 89
ロウランドスン, トマス Rowlandson, Thomas 35, 36, 37, 38, 39, 51, 61, 76, 84, 85, 86, 87, 90, 91, 92, 93, 94, 98, 120, 204, 226, 297, 300, 347, 404
　「医学的検査, あるいは奇跡はやまない」(1814 年) 41, 85
　「医療殺人, あるいは医者の倍量投薬による一石二鳥」(1810 年) 108, 328
　「おこりと熱病」(1788 年) 44, 159
　「解剖室」(1775-80 年) 67
　「死に神と薬剤師あるいは似非医者」 61, 179
　『死の舞踏』シリーズ (1816 年) 5, 49, 102, 178-81, 245, 282
　「精神異常者のための病院」(1789 年) 368
　「政府の屠殺屋たち」(1789 年) (擬) 115, 354
　「善人, 死に神, そして医者」(1816 年) 180-1
　「肺結核に求愛する浮腫」(1810 年) 42, 153
　『バースの楽しみ』(1798 年) 86, 245
　「ポンプルーム〔鉱泉水飲用室〕のドア」 245
ロウリー, ウィリアム Rowley, William 312
ロック, ジョン Lock, John 25, 210
　『教育に関して思うこと』(1693 年) 121
ロック, リチャード (似非医者) Rock, Richard 9, 18
ロミリー, サミュエル Romily, Samuel 370
ロムニー, ジョージ Romney, George 104
ロレンス, トマス Lawrence, Thomas 162
『ロンドンのシャリヴァリ』 → 「『パンチ』」参照
ロンブローソ, チェーザレ Lombroso, Cesare 56

〔ワ行〕

ワイズマン, リチャード Wiseman, Richard 256
ワクリー, トマス Wakley, Thomas 122, 372-3, 378, 388
ワット, ジェイムズ Watt, James 35

索引〔2〕(事項)

数字のうち下線のあるものは挿絵の番号を示している.

原　注

はしがき

1. Barbara Maria Stafford, *Body Criticism. Imaging the Unseen in Enlightenment Art and Medicine* (Cambridge, MA, 1991), p. 2.

2. レナード・シュレイン（Leonard Shlain）の論争的著作 *The Alphabet versus the Goddess. Male Words and Female Images* (London, 1999) のなかで力説されている主張.

3. ここではこれ以上は論じていないが，ここでひとつ厄介な問題は，イメージについて広く疑念が生じているのと並んで，ことばについても，それが修辞的な表現にすぎないと気づかれたときには，疑念が生じてきていることである．ことばのほうがイメージより「優れている」のであれば，同じように「現実」のほうが「言語による表現」より優れていることになる．Peter Dear, '*Totius in Verba* : Rhetoric and Authority in the Early Royal Society', *Isis*, LXXVI (1985), pp. 145-61 を参照.

4. 全般的論考としてもっとも優れているのは，市場取引の上端に焦点をあてているきらいはあるが，Timothy Clayton, *The English Print, 1688-1802* (New Haven and London, 1997) である．肖像画については David Piper, *The English Face*, ed. Malcolm Rogers (London, 1992); Marcia Pointon, *Hanging the Head: Portraiture and Social Formation in Eighteenth-Century England* (New Haven, 1993) などを参照.

5. オランダの初期の家族団欒図には恋患いする若い女性の診察ないし診断をテーマにしたものが何十とある．イングランドにはこれに相当する伝統的様式がない．Laurinda S. Dixon, *Perilous Chastity: Women and Illness in Pre-Enlightenment Art and Medicine* (Ithaca, 1995).

6. イメージとテキストの相互作用は特に Ronald Paulson, *Book and Painting: Shakespeare, Milton and the Bible: Literary Texts and the Emergence of English Painting* (Knoxville, 1982) によって，また Robert Patten, ed., *George Cruikshank: A Revaluation* (Princeton, 1992), pp. 38f によって明らかにされている.

7. 引用するに足る箇所が知的活動の産物たる作品のなかに遍在していることは言うまでもない．一風変わった例としてはトバイアス・スモレット（Tobias Smollett）の小説 *The Life and Adventures of Sir Launcelot Greaves* (1760-2) がある．愛し合うふたりの結婚を妨げるため，ふたりを瘋狂院のなかに閉じ込めておくという物語である．この小説にはウィリアム・バティー医

師（Dr William Battie）の *Treatise on Madness*（1758）から剽窃した箇所が何ページもあるのだが，スモレットは出典を明らかにしなかった．

8．もっとも，そうした可能性があることについては Peter Burke, *Eyewitnessing* (London, 2001）を参照．

9．ジョージ王朝時代の版画は現実の寸描であるという仮定はいまは廃れているが，それについては Roy Porter, 'Capital Art: Hogarth's London', in F. Ogée, ed., *The Dumb Show. Image and Society in the Works of William Hogarth*（Oxford, Studies on Voltaire and the Eighteenth Century, 1997), pp. 47-64 のなかで論じられている．医療関係の写真を額面どおりに受け入れてはならないという警告については Daniel M. Fox and Christopher Lawrence, *Photographing Medicine: Images and Power in Britain and America Since 1840*（Westport and London, 1988）を参照．

10．Roy Porter and Dorothy Porter, *In Sickness and in Health: The British Experience 1650-1850*（London, 1988); Dorothy Porter and Roy Porter, *Patient's Progress: Doctors and Doctoring in Eighteenth-Century England*（Cambridge, 1989); Roy Porter, *Health for Sale: Quackery in England 1650-1850*（Manchester, 1989); 同，*Mind Forg'd Manacles: Madness and Psychiatry in England from Restoration to Regency*（London, 1987）．以上に加えて，同，*Doctor of Society: Thomas Beddoes and the Sick Trade in Late Enlightenment England* (London, 1991）を挙げてもよいだろう．これは，あの医療世界をひとりの急進的な医者の目をとおして見ている．

11．Roy Porter, *Quacks: Fakers and Charlatans in English Medicine* (Stroud, 2000).

第一章　序——全貌の輪郭

1．これまでのところわたしにとってもっとも満足できる論考は Peter Wagner, *Reading Iconotexts: From Swift to the French Revolution*（London, 1995）である．

2．この人物については第七章を参照．

3．Francis Doherty, *A Study in Eighteenth-Century Advertising Methods: The Anodyne Necklace*（Lewiston, 1992); Fiona Haslam, *From Hogarth to Rowlandson. Medicine in Art in Eighteenth-Century Britain*（Liverpool, 1996), p. 73.

4．C. J. S. Thompson, *The Quacks of Old London*（London, 1928), p. 312. ロック（Rock）はまたホガース（Hogarth）の *The Four Times of the Day* のうちの *Morning* のなかで広告板に登場している．

5．この内容は Haslam, *From Hogarth to Rowlandson*, pp. 106f のなかで大

変に詳しく論じられている．ミソービン（Misaubin）についてのわたしたちの知識は Barry Hoffbrand, 'John Misaubin MD and Licentiate of the College of Physicians: Hogarth's "Quack"', *Journal of the Royal Society of Medicine*（近刊予定）によって大いに増大されてきた．

6. Harold Avery, 'Misaubin and Veron, Butts of the Caricaturists', *International Congress of the History of Medicine*（*21 Siena, 1968*）（Rome, 1970）vol. 2, pp. 1018-22; Jean Savare, 'Le docteur Misaubin, de Watteau, ou un charlatan français à Londres au XVIIIe siècle', *Revue d'histoire de la pharmacie*（Paris）, XVIII（1967）, pp. 597-607; Haslam, *From Hogarth to Rowlandson*, pp. 94f. フィールディング（Fielding）は自作の劇 *The Mock Doctor*（1732年初演）のなかでミソービン（Misaubin）を諷刺しておきながら，この劇を彼に捧げたりもした．

7. 画家はメッセージを伝えようとしているという考え方そのものが間違っているという議論については Peter Wagner, 'How to（Mis）read Hogarth; Or, Ekphrasis Galore', *1650-1850: Aesthetics, and Inquiries into the Early Modern Era*, II（1996）, pp. 203-40を参照．

8. Roy Porter, ed., *The Popularization of Medicine, 1650-1850*（London, 1992）の随所に言及がある．

9. Roy Porter, '"Expressing Yourself Ill": The Language of Sickness in Georgian England', in P. Burke and R. Porter, eds, *Language, Self and Society: The Social History of Language*（Cambridge, 1991）, pp. 276-99; 同, 'Reading: A Health Warning', in Robin Myers and Michael Harris, eds, *Medicine, Mortality and the Booktrade*（Winchester, 1998）, pp. 131-52などを参照．おそらくこの口やかましい意地悪婆は「家庭薬」を配っているのであろう．

10. Samuel Foote, *The Dramatic Works*（London, 1797）, vol. II. この劇の最初の出版は1778年であった．

11. L. G. Stevenson, 'The Siege of Warwick Lane, Together with a Brief History of the Society of Collegiate Physicians 1767-98', *Journal of the History of Medicine*, VII（1952）, pp. 105-21; Sir George Clark, *A History of the Royal College of Physicians of London*, 3 vols（Oxford, 1964-72）, II, pp. 562-3.

12. Samuel Foote, *The Devil upon Two Sticks*, in *The Dramatic Works*（London, 1797）, vol. II, pp. 324-6, act II.

13. これよりもっと早い時期（1762年）の，これとは異なる，*The State Quack* と題されたものがあったことは確実である．スコットランド出身の首相ビュート（Bute）卿とその愛人と思われていた（ジョージ3世の母親である）皇太后に対する何十という攻撃のひとつで，皇太后は墜落する綱渡り師の

姿で描かれた．ビュートは *The Senate, a Farce* のなかで大道薬売りとして登場した．

14. ギルレイ（Gillray）の *Britannia Between Death and the Doctors* は W. H. Helfand, 'Medicine and Pharmacy in British Political Prints—the Example of Lord Sidmouth', *Medical History*, XXIX (1985), pp. 375–85 のなかにも再現されている．第九章を参照．

15. Helfand, 'Medicine and Pharmacy in British Political Prints', pp. 375–85; Mortimer Frank, 'Caricature in Medicine', *Bulletin of the Society of Medical History of Chicago*, I (1911–16), pp. 46–57. アディントン（Addington）については第九章を参照．

16. 第九章を参照．

17. L. Clarkson, *Death, Disease and Famine in Pre-Industrial England* (Dublin, 1975); E. A. Wrigley and R. S. Schofield, *The Population History of England 1541–1871: A Reconstruction* (London, 1981); L. Stevenson, '"New Diseases" in the Seventeenth Century', *Bulletin of the History of Medicine*, XXXIX (1965), pp. 1–21.

18. Anne Hardy, *The Epidemic Streets: Infectious Disease and the Rise of Preventive Medicine, 1856–1900* (Oxford and New York, 1993); Anthony S. Wohl, *Endangered Lives: Public Health in Victorian Britain* (Cambridge, MA, 1983); Roy Porter and G. S. Rousseau, *Gout: The Patrician Malady* (New Haven and London, 1998).

19. F. B. Smith, *The Retreat of Tuberculosis 1850–1950* (London and New York, 1988).

20. Michael MacDonald and Terrence R. Murphy, *Sleepless Souls: Suicide in Early Modern England* (Oxford, 1990).

21. D. Little and G. Kahrl, eds, *The Letters of David Garrick*, 3 vols (London, 1963), II, p. 557; Laurence Sterne, *The Life and Opinions of Tristram Shandy*, ed. Graham Petrie (Harmondsworth, 1967), p. 461.

22. Andrew Wear, *Knowledge and Practice in English Medicine 1550–1680* (Cambridge, 2000); Keith Thomas, *Religion and the Decline of Magic. Studies in Popular Beliefs in Sixteenth- and Seventeenth-Century England* (London, 1971).

23. Charles Webster, ed., *Health, Medicine and Mortality in the Sixteenth Century* (Cambridge, 1979); Margaret Pelling, 'Medical Practice in Early Modern England: Trade or Profession?', in W. Prest, ed., *The Professions in Early Modern England* (London, 1987), pp. 90–128.

24. この見方の解明としてもっとも優れたものは Natsu Hattori, 'Performing Cures: Practice and Interplay in Theatre and Medicine of the English

Renaissance', DPhil thesis, University of Oxford, 1995 のなかに見いだされる.

25. J.-C. Agnew, *Worlds Apart: The Market and the Theater in Anglo-American Thought, 1550–1750* (Cambridge, 1986); Peter Borsay, 'All the Town's a Stage', in P. Clark, ed., *The Transformation of English Provincial Towns,* (*1660–1800*) (London, 1985), pp. 228–58; R. Sennett, *The Fall of Public Man* (1976) (London, 1986); D. Barnett, *The Art of Gesture: The Practice and Principles of 18th Century Acting* (Heidelberg, 1987); Peter Burke, *The Historical Anthropology of Early Modern Italy: Essays on Perception and Communication* (Cambridge, 1987); Roy C. Strong, *Splendour at Court: Renaissance Spectacle and Illusion* (London, 1973). M. Byrd, *London Transformed: Images of the City in the Eighteenth Century* (New Haven and London, 1978), p. 63 には「演劇は, 18 世紀のロ ンドンを描いたほとんどすべての記述のなかで, 目立ったあらわれ方をしている——重要な役を演じていると言ってもよいだろう」とある.「遂行的」読みの必要性については Fay Bound, 'Emotion in Early Modern England 1660–1760: Performativity and Practice at the Church Courts of York', DPhil thesis, University of York, 2000 を参照.

26. Thomas Hobbes, *Leviathan: or, the Matter, Forme and Power of a Commonwealth Ecclesiasticall and Civil*, ed. C. B. Macpherson (Harmondsworth, 1968), p. 6; Edward Hundert, 'Performing the Passions in Commercial Society: Bernard Mandeville and the Theatricality of Eighteenth-Century Thought', in Kevin Sharpe and Steven N. Zwicker, eds, *Refiguring Revolutions* (Berkeley, 1998), pp. 142–72 にある論考を参照.

27. J. Addison and R. Steele, *The Spectator*, ed. Donald Bond, 5 vols (Oxford, 1965), II, p. 352, Saturday 10 November 1711; 人生という舞台および観客であることのペルソナに関してアディスン (Addison) が抱いていたイメージについては Ronald Paulson, *The Beautiful, Novel, and Strange. Aesthetics and Heterodoxy* (Baltimore and London, 1996), pp. 55f を参照.

28. 'Autobiographical Notes' in Derek Jarrett, *The Ingenious Hogarth* (London, 1976), pp. 106–7 から引用.

29. E. P. Thompson, *The Making of the English Working Class* (London, 1963); 同, *Customs in Common* (London, 1991); 同, 'Patrician Society, Plebeian Culture', *Journal of Social History*, VII (1973–4), pp. 382–405; Tim Harris, *London Crowds in the Reign of Charles II: Propaganda and Politics from the Restoration until the Exclusion Crisis* (Cambridge, 1990); John Brewer, *The Common People and Politics, 1750–1790* (Cambridge, 1986).

30. I. Veith, *Hysteria: The History of a Disease* (Chicago and London, 1965), p. 151.「患者に信頼される医者は治癒力が高い」というガレノス

(Galen) の警句はしばしば引用された. David Harley, 'Rhetoric and the Social Construction of Sickness and Healing', *Social History of Medicine*, XII (1999), pp. 407-36.

31. John Haygarth, *Of the Imagination as a Cause and as a Cure of Disorders of the Body* (Bath, 1800).

32. Hattori, 'Performing Cures', p. 1.

33. 興味深い事例としてアレグザンダー・レサッシアー (Alexander Lesassier) という人物がいる. エディンバラで教育・訓練を受けた医者で, 自分の生涯を (大部分) 感傷小説の常套句で記録した (そして, そのように生きたと思われる). また部分的に自伝を 'Edward Neville, or the Memoirs of an Orphan' のような小説 (未刊) のなかに書き留めた. Lisa Rosner, *The Most Beautiful Man in Existence: The Scandalous Life of Alexander Lesassier* (Philadelphia, 1999) を参照.

34. これらの韻文はデイヴィッド・ギャリック (David Garrick) の作とされている. G. S. Rousseau, ed., *Letters and Papers of Sir John Hill* (New York, 1982) を参照.

35. Strong, *Splendour at Court.*

36. この観点は Roger King, 'Curing Toothache on the Stage?: The Importance of Reading Pictures in Context', *History of Science*, XXXIII (1995), pp. 396-416 のなかで力説されている. Colin Jones, 'The Great Chain of Buying: Medical Advertisements, the Bourgeois Public Sphere, and the Origins of the French Revolution', *American Historical Review*, CI (1996), pp. 13-40 も参照.

37. 薬にもなれば毒にもなる「ファルマコン (pharmakon)」という考えについては Jacques Derrida, *Of Grammatology* (Baltimore, 1974) を参照. 諷刺漫画のなかでは (似非) 医者はしばしば (似非) 説教師 (たとえばメソジスト派信徒) と並置された.

38. Sander L. Gilman, *Health and Illness: Images of Difference* (London, 1995). Irving Goffman, *Stigma: Notes on the Management of Spoiled Identity* (Harmondsworth, 1968); M. M. Bakhtin, *Rabelais and his World*, trans. H. Iswolsky (Cambridge, MA, 1968) なども参照.

39. M. Bloch, *The Royal Touch: Sacred Monarchy and Scrofula in England and France* (London, 1973).

40. James Raven, Naomi Tadmore and Helen Small, eds, *The Practice and Representation of Reading in Britain 1500-1900* (Cambridge, 1996), pp. 4f.; John Feather, 'The Power of Print: Word and Image in Eighteenth-Century England', in Jeremy Black, ed., *Culture and Society in Britain 1660-1800* (Manchester, 1997), pp. 51-68.

41. Porter, ed., *The Popularization of Medicine.*

42. Samuel Johnson, 'Preface' to the *Gentleman's Magazine*, 1740. Geoffrey Alan Cranfield, *The Development of the Provincial Newspaper 1700–1760* (Oxford, 1962), p. 93 に引用されている.

43. C. de Saussure, *A Foreign View of England in 1725–29* (London, 1995), p. 102.

44. Fielding H. Garrison, 'Medicine in *The Tatler, Spectator and Guardian*', *Bulletin of the History of Medicine*, II (1934), pp. 477–503; Roy Porter, 'Laymen, Doctors and Medical Knowledge in the Eighteenth Century: The Evidence of the *Gentleman's Magazine*', in Roy Porter, ed., *Patients and Practitioners: Lay Perceptions of Medicine in Pre-Industrial Society* (Cambridge, 1985), pp. 283–314; 同, *Enlightenment: Britain and the Creation of the Modern World* (Harmondsworth, 2000), chap. IV.

45. Ann L. Reitz, 'Sawbones to Savior to Cynic: The Doctor's Relation to Society in English Fiction of the Eighteenth, Nineteenth, and Twentieth Centuries', PhD thesis, University of Cincinnati, 1985; Hattori, 'Performing Cures'.

46. Dror Wahrman, 'National Society, Communal Culture: An Argument about the Recent Historiography of Eighteenth Century Britain', *Social History*, XVII (1992), pp. 43–72; Richard D. Altick, *The English Common Reader* (Columbus, 1957).

47. Ian Watt, *The Rise of the Novel: Studies in Defoe, Richardson and Fielding* (London, 1957); John J. Richetti, *Popular Fiction before Richardson: Narrative Patterns, 1700–1789* (Oxford, 1969; repr. 1992); Michael McKeon, *The Origins of the English Novel, 1600–1740* (Baltimore, 1987); R. F. Brissenden, *Virtue in Distress: Studies in the Novel of Sentiment from Richardson to Sade* (London, 1974) などを参照. 自己同一性の意識については Alan Richardson, *Literature, Education, and Romanticism: Reading as Social Practice, 1780–1832* (Cambridge, 1994) を参照.

48. Thomas Laqueur, 'Bodies, Details, and Humanitarian Narrative', in Lynn Hunt, ed., *The New Cultural History* (Berkeley, 1989), pp. 176–204 が別の文脈で用いている用語を借用した.

49. Janet Todd, *Sensibility: An Introduction* (London, 1986), p. 90 を参照.

50. Thomas Beddoes, *Hygëia: or Essays Moral and Medical, on the Causes Affecting the Personal State of our Middling and Affluent Classes*, 3 vols (Bristol, 1802), vol. I, essay III, p. 77.

51. Beddoes, *Hygëia*, I, III, p. 78. 自慰については J. Stengers and A. Van Neck, *Histoire d'une grande peur: Le masturbation* (Brussels, 1984) を参照.

52. Timothy Clayton, *The English Print, 1688-1802* (New Haven and London, 1997).

53. この語の語源はイタリア語の *caricare* で,「荷を積みすぎる」という意味である. R. Ashbee, *Caricature* (London, 1928); Frank, 'Caricature in Medicine', pp. 46-57; E. H. Gombrich and E. Kris, *Caricature* (London, 1939); Edward Lucie-Smith, *The Art of Caricature* (London, 1981).

54. Clayton, *The English Print*, p. 232.

55. Kate Arnold-Forster and Nigel Tallis, comps, *The Bruising Apothecary: Images of Pharmacy and Medicine in Caricature* (London, 1989), pp. 4-6; John Geipel, *The Cartoon. A Short History of Graphic Comedy and Satire* (London, 1972); Bevis Hillier, *Cartoons and Caricatures* (London, 1970).

56. Mary Douglas, 'The Construction of the Physician: A Cultural Approach to Medical Fashions', in Susan Budd and Ursula Sharma, eds, *The Healing Bond. The Patient-Practitioner Relationship and Therapeutic Responsibility* (London and New York, 1994), pp. 23-41, p. 25.

57. Roy Porter, *Mind Forg'd Manacles: Madness and Psychiatry in England from Restoration to Regency* (London, 1987; paperback edition, Harmondsworth, 1990).

58. Desmond King-Hele, ed., *The Letters of Erasmus Darwin* (Cambridge, 1981), p. 104. 他所でダーウィン (Darwin) は「人類に病気をもたらす悪魔のような神々」について書いた. p. 84.

59. Norbert Elias, *The Civilizing Process*, vol. 1, *The History of Manners* (New York, 1978); vol. 2, *Power and Civility* (New York, 1982); vol. 3, *The Court Society* (New York, 1983).

60. T. G. H. Drake, 'The Medical Caricatures of Thomas Rowlandson', *Bulletin of the History of Medicine*, XII (1942), pp. 323-35; William C. Butterfield, 'The Medical Caricatures of Thomas Rowlandson', *Journal of the American Medical Association*, CCXXIV (1973), pp. 113-7; Ronald Paulson, 'Thomas Rowlandson: His Medical Satire', *Hospital Update* (Oct. 1974), pp. 619-28 などを参照. 医療にかかわる諷刺漫画について, さらに全般的には Jean Avalon, 'Malades, médecins et charlatans dans la caricature anglaise au temps d' Hogarth et de Rowlandson', *Aesculape*, XL (1957), pp. 2-62; W.-H. Hein, *Die Pharmazie in der Karikatur* (Frankfurt-am-Main, 1964); E. Holländer, *Die Karikatur und Satire in der Medizin* (Stuttgart, 1921); W. H. Helfand, *Drugs and Pharmacy in Prints* (Madison, WI, 1967); 同, 'Medicine and Pharmacy in French Political Prints', *Pharmacy in History*, XVII (1975), pp. 119-31 などを参照.

61. たとえば Wagner, *Reading Iconotexts* を参照. ワグナー（Wagner）はポールスン（Paulson）が提唱する「作家の意図を考慮した」読み方に異議を唱えている. Wagner, 'How to (Mis)read Hogarth', pp. 203-40.

62. Ronald Paulson, *Representations of Revolution 1789-1820* (New Haven, 1983). これは滑稽, 怪奇, 諷刺などの技巧のもっとも有力な分析である.

63. Mark S. R. Jenner, 'Body, Image, Text in Early Modern Europe', *Social History of Medicine*, XII (1999), pp. 143-54; Roy Porter, 'History of the Body', in Peter Burke, ed., *New Perspectives on Historical Writing* (Cambridge, 1991), pp. 206-32. 第 2 版（Cambridge, 2001), pp. 233-60 には 'History of the Body Reconsidered' という新しい論文が載っている. 先駆的研究は Bryan S. Turner, *The Body and Society: Explorations in Social Theory* (Oxford, 1984) であった. 同氏の 'Recent Developments in the Theory of the Body', in Mike Featherstone, Mike Hepworth and Bryan S. Turner, eds, *The Body. Social Process and Cultural Theory* (London, 1991), pp. 1-35 および 'The Body in Western Society: Social Theory and its Perspectives', in Sarah Coakley, ed., *Religion and the Body* (Cambridge, 1997), pp. 15-41 も参照.

64. この転換については P. Stallybrass and A. White, *The Politics and Poetics of Transgression* (Ithaca, 1986) のなかでみごとに探究されている.

65. E. J. Climenson, ed., *Elizabeth Montagu, the Queen of the Blue Stockings: Her Correspondence from 1720-1766*, 2 vols (London, 1906), I, 36.

66. N. D. Jewson, 'Medical Knowledge and the Patronage System in Eighteenth Century England', *Sociology*, VIII (1974), pp. 369-85.

67. Donald G. MacRae, 'The Body and Social Metaphor', in J. Benthall and T. Polhemus, eds, *The Body as a Medium of Expression: An Anthology* (New York, 1975), pp. 59-73.

68. Daniel M. Fox and Christopher Lawrence, *Photographing Medicine: Images and Power in Britain and America Since 1840* (Westport and London, 1988).

第二章

テスクで奇怪な体

1. Laurenc ne, *The Life and Opinions of Tristram Shandy*, ed. Graham Petrie dsworth, 1967), vol. VII, p. 472.

2. George Lak Mark Johnson, *Metaphors We Live By* (Chicago, 1980). 身体の歴史 概論としては Michel Feher, *Fragments for a History of the Hum* vols (New York, 1989); David Hillman and

Carla Mazzio, eds, *The Body in Parts: Discourses and Anatomies in Early Modern Europe* (London, 1997); Bryan S. Turner, *The Body and Society: Explorations in Social Theory* (Oxford, 1984); Deborah Lupton, *Medicine as Culture: Illness, Disease and the Body in Western Societies* (London, 1994) などを参照.

3. J. B. Bamborough, *The Little World of Man* (London, 1952); Leonard Barkan, *Nature's Work of Art: The Human Body as Image of the World* (New Haven, 1975); Michel Foucault, *The Order of Things: An Archaeology of the Human Sciences* (London, 1970).

4. Carolyn Walker Bynum, *Fragmentation and Redemption Essays on Gender and the Human Body in Medieval Religion* (New York, 1991); Miri Rubin, *Corpus Christi. The Eucharist in Late Medieval Culture* (Cambridge, 1991).

5. 恥については Gail Kern Paster, *The Body Embarrassed: Drama and the Disciplines of Shame in Early Modern England* (Ithaca, 1993) を参照.

6. Edward Gibbon, *Memoirs of My Life*, ed. G. A. Bonnard (London, 1966), p. 29.

7. Mary Midgley, 'The Soul's Successors: Philosophy and the "Body"', in Sarah Coakley, ed., *Religion and the Body* (Cambridge, 1997), pp. 53-68.

8. Coakley, ed., *Religion and the Body* ; Andrew Louth, 'The Body in Western Catholic Christianity', in Coakley, ed., *Religion and the Body*, pp. 111-30; Piero Camporesi, *The Incorruptible Flesh: Bodily Mutation and Mortification in Religion and Folklore* (Cambridge, 1988); 同, *The Fear of Hell: Images of Damnation and Salvation in Early Modern Europe*, trans. Lucinda Byatt (Cambridge, 1991); 同, *The Anatomy of the Senses: Natural Symbols in Medieval and Early Modern Italy*, trans. Allan Cameron (Cambridge, 1994); Frank Bottomley, *Attitudes to the Body in Western Christendom* (London, 1979); Peter Brown, *The Body and Society: Men Women and Sexual Renunciation in Early Christianity* (New York, 19

9. Morris Berman, *Coming to our Senses. Body and Spirit i* *Hidden History of the West* (New York, 1990).

10. John Milton, *Paradise Lost* (London, 1667), book X 612-21.

11. David Harley, 'The Good Physician and th Doctor: The Exemplary Life of John Tylston of Chester (16 *The Seventeenth Century*, IX (1994), pp. 93-117.

12. Carol Houlihan Flynn, *The Body i* d *Defoe* (Cambridge, 1990), pp. 21-2.

13. Philip Stubbes, *Anatomie of A* 1585), ff. 99-99v. 善良な

清教徒であったスタブズ（Stubbes）はあらゆる見世物や芝居に批判的であった．Jean-Christophe Agnew, *Worlds Apart: The Market and the Theater in Anglo-American Thought, 1550–1750* (Cambridge, 1986), p. 127.

14. John Donne, *Devotions upon Emergent Occasions*, ed. Anthony Raspa (Montreal, 1975), p. 7. これについての論考が Jonathan Sawday, *The Body Emblazoned: Dissection and the Human Body in Renaissance Culture* (London, 1995), p. 33 にある．Francis Barker, *The Tremulous Private Body* (London, 1984).

15. Donne, *Devotions upon Emergent Occasions*, p. 52; John Carey, *John Donne: Life Mind and Art* (London, 1981); David Tripp, 'The Image of the Body in the Formative Phases of the Protestant Reformation', in Coakley, ed., *Religion and the Body*, pp. 131–52.

16. 出典は *An Anatomie of the World* (London, 1611). ダンの詩行は V. I. Harris, *All Coherence Gone* (London, 1966) のなかに織り込まれている．

17. L. M. Beier, 'In Sickness and in Health: A Seventeenth Century Family Experience', in R. Porter, ed., *Patients and Practitioners* (Cambridge, 1985), pp, 101–28, p. 119; Andrew Wear, 'Puritan Perceptions of Illness in Seventeenth-Century England', in R. Porter, ed., *Patients and Practitioners*, pp. 55–99.

18. Sterne, *Tristram Shandy*, pp. 184f.

19. William Shakespeare, 'The Passionate Pilgrim', VIII, in Stanley Wells and Gary Taylor, eds, *The Complete Oxford Shakespeare* (Oxford, 1987), I, 46.

20. O. L. Dick, ed., *Aubrey's Brief Lives* (Harmondsworth, 1972), p. 10 に引用されている．

21. ハムレットは「国王はどうやって乞食の腸のなかを巡行していくのだろう」と熟考した．William Shakespeare, *Hamlet*, Act 4 Scene 3.

22. W. Brockbank and F. Kenworthy, eds, *The Diary of Richard Kay (1716–51) of Baldingstone, near Bury* (Manchester, 1968), p. 20.

23. Sander L. Gilman, *Sexuality: An Illustrated History* (New York, 1989); Margaret Jane Healy, 'Fictions of Disease: Representations of Bodily Disorder in Early Modern Writings', PhD thesis, University College London, 1995.

24. E. S. De Beer, ed., *The Diary of John Evelyn*, 6 vols (Oxford, 1955), 9 August 1682. Barbara Maria Stafford, *Body Criticism. Imaging the Unseen in Enlightenment Art and Medicine* (Massachusetts, 1991), p. 341 を参照．

25. Sterne, *Tristram Shandy*, p. 557.

26. M. M. Bakhtin, *Rabelais and his World*, trans. H. Iswolsky (Cambridge, MA, 1968); この解釈については P. Stallybrass and A. White, *The Politics and Poetics of Transgression* (Ithaca, 1986) を参照．各地における身体の文化人

類学は Mary Douglas, *Natural Symbols: Explorations in Cosmology* (Harmondsworth, 1973) でも探究されている.

27. Bryan S. Turner, 'The Body in Western Society: Social Theory and its Perspectives', in Coakley, ed., *Religion and the Body*, pp. 15-41. ターナー (Turner) は「医療はこの危険な身体を制御するための技術のひとつである」と記している.

28. Irving Goffman, *Stigma: Notes on the Management of Spoiled Identity* (Harmondsworth, 1970), p. 9.

29. Martin Bernal, *Black Athena: The Afroasiatic Roots of Classical Civilization*, vol. I, *The Fabrication of Ancient Greece, 1785-1985* (London, 1987); vol. II, *Greece: Aryan or Mediterranean? The Archaeological and Documentary Evidence* (London, 1991); Sander Gilman, *On Blackness without Blacks: Essays on the Image of the Black in Germany* (Boston, MA, 1982).

30. たとえば James Sharpe, *Instruments of Darkness. Witchcraft in England 1550-1750* (London, 1996); Keith Thomas, *Religion and the Decline of Magic: Studies in Popular Beliefs in Sixteenth and Seventeenth-Century England* (London, 1971) などを参照.

31. Jane Kromm, 'Studies in the Iconography of Madness, 1600-1900', PhD thesis, Emory University, 1984; 同, 'The Feminization of Madness in Visual Representation', *Feminist Studies*, XX (1994), pp. 507-35; Sander L. Gilman, *Seeing the Insane: A Cultural History of Madness and Art in the Western World* (New York, 1982); John M. MacGregor, *The Discovery of the Art of the Insane* (Princeton, 1989).

32. David Piper, 'Take the Face of a Physician', in Gordon Wolstenholme, ed., *Portraits: The Royal College of Physicians of London, Catalogue II* (Amsterdam, 1977), 25-49, p. 25.

33. Natsu Hattori, 'Performing Cures: Practice and Interplay in Theatre and Medicine of the English Renaissance', DPhil thesis, University of Oxford, 1995, p. 137.

34. E. L. Griggs, ed., *Collected Letters of Samuel Taylor Coleridge*, 6 vols (Oxford, 1956-68), I, pp. 154, 256.

35. Claude Rawson, *Satire and Sentiment 1660-1830* (Cambridge, 1994).

36. Ronald Paulson, *Representations of Revolution 1789-1820* (New Haven, 1983).

37. スウィフト (Swift) については Flynn, *The Body in Swift and Defoe* を, ホガース (Hogarth) と文学については Ronald Paulson, *Popular and Polite Art in the Age of Hogarth and Fielding* (Notre Dame and London, 1979); Peter Wagner, *Reading Iconotexts: From Swift to the French Revolution*

(London, 1995) などを参照.

38. Ronald Paulson, 'Putting out the Fire in her Imperial Majesty's Apartment: Opposition Politics, Anticlericalism and Aesthetics', *ELH*, LXIII (1996), pp. 79-107; David Nokes, *Jonathan Swift: A Hypocrite Reversed: A Critical Biography* (Oxford, 1985), p. 111; Joseph McMinn, *Jonathan's Travels: Swift and Ireland* (Belfast, 1994).

39. Jonathan Swift, *Gulliver's Travels* (1726) (London, 1954), pp. 284-5. リリパット〔小人国〕で小さめの鳥20羽ないし30羽をナイフの先にのせることができたガリヴァーは自分を捕縛した者たちを飽くことなくからかい，あるときには片刃の小型ナイフを手にして，群がる小人たちのうちでもとりわけ生意気な者どもを今にも生きたまま食べてしまいそうなふりをした．そんなガリヴァーがブロブディンナグ〔大人国〕では大きな子どもに危うく生きたまま食べられそうになり，「最後の治療薬」すなわち「巨大なる乳房」によってその子どもの気持ちが静まったため，ようやく助かるという目に遭った．

40. 女性の肉体は男性の肉体より劣ると解されていたことの説明については Thomas W. Laqueur, *Making Sex* (Cambridge, MA, 1990); Katharine Park and Robert A. Nye, 'Destiny is Anatomy' [essay review of Laqueur, *Making Sex*], *New Republic*, XVIII (1991), pp. 53-7; Mary Russo, *The Female Grotesque: Risk, Excess and Modernity* (New York and London, 1994) などを参照.

41. 'A Beautiful Young Nymph Going to Bed—Written for the Honour of the Fair Sex': Jonathan Swift, *The Complete Poems*, ed. Pat Rogers (London, 1983), pp. 434-55; Stallybrass and White, *The Politics and Poetics of Transgression*, p. 9. 性病の徴候については Linda E. Merians, ed., *The Secret Malady. Venereal Disease in Eighteenth-Century Britain and France* (Lexington, 1996) を参照.

42. J. A. Sharpe, *Crime and the Law in English Satirical Prints* *600-1832* (Cambridge, 1986); Lionello Puppi, *Torment in Art. Pain, V·ence and Martyrdom* (New York, 1991); Richard J. Evans, *Rituals of Re· ·tion. Capital Punishment in Germany, 1600-1987* (Harmondsworth, 199· ·ieter Spierenburg, *The Spectacle of Suffering: Executions and the Evolu· of Repression: From a Preindustrial Metropolis to the European Experi·* (Cambridge, 1984).

43. E·

44. M· ·ompson, *Customs in Common* (London, 1991).

(Harmon· ·ault, *Discipline and Punish: The Birth of the Prison* *Penitentiar·* ·h, 1979); M. Ignatieff, *A Just Measure of Pain: The* ·*ndustrial Revolution, 1750-1850* (London, 1978).

45. Andr· ·, *Books of the Body: Anatomical Ritual and Renaissance*

Learning, trans. John Tedeschi and Anne C. Tedeschi (Chicago, 2000); Jan C. C. Rupp, 'Matters of Life and Death: The Social and Cultural Conditions of the Rise of Anatomical Theatres, With Special Reference to Seventeenth Century Holland', *History of Science*, XXVIII (1990), pp. 263-87.

46. Hattori, 'Performing Cures', p. 45; Jonathan Sawday, *The Body Emblazoned: Dissection and the Human Body in Renaissance Culture* (London, 1995); Ruth Richardson, *Death, Dissection and the Destitute: A Political History of the Human Corpse* (London, 1987).

47. Fiona Haslam, *From Hogarth to Rowlandson. Medicine in Art in Eighteenth-Century Britain* (Liverpool, 1996), p. 263; Martin Kemp and Marina Wallace, *Spectacular Bodies: The Art and Science of the Human Body. From Leonardo to Now* (Berkeley and Los Angeles, 2000).

48. Ludmilla Jordanova, *Nature Displayed. Gender, Science and Medicine 1760-1820* (London and New York, 1999), p. 185; and Chap. 7にある論考を参照.

49. John Bulwer, *Anthropometamorphosis: Man Transform'd: or the Artificial Changeling Historically presented, In the mad and cruel Gallantry, foolish Bravery, ridiculous Beauty, filthy Finenesse, and loathsome Loveliness of most Nations, fashioning and altering their Bodies from the mould intended by Nature; with Figures of those Transfigurations. To which artificial and affected Deformations are added, all the Native and Nationall Monstrosities that have appeared to disfigure the Humane Fabrick. With a Vindication of the Regular Beauty and Honesty of Nature. And an Appendix of the Pedigree of the English Gallant* (London, 1653), pp. 18-19; H. J. Norman, 'John Bulwer and his Anthropometamorphosis', in E. Ashworth Underwood, ed., *Science Medicine and History. Essays on the Evolution of Scientific Thought and Medical Practice Written in Honour of Charles Singe'* 2 vols (Oxford, 1953), II, pp. 80-99. Dudley Wilson, *Signs and Porte*s: *Monstrous Births from the Middle Ages to the Enlightenment* (Londo nd New York, 1993), p. 123も参照.

50. Bulwer, *Anthropometamorphosis*, p. 20.

51. Londa Schiebinger, 'The Anatomy of Difference: Race and in 18th-Century Science', *Eighteenth-Century Studies*, XXIII (1990), p 405.

52. Dennis Todd, *Imagining Monsters: Miscreation e Self in Eighteenth-Century England* (Chicago and London, 199 7f.; Laurent Joubert, *Popular Errors*, trans. and ed. Gregory David (Tuscaloosa and London, 1989); Wilson, *Signs and Portents*.

53. ホガース（Hogarth）のトフト（Toft）論に 的な解釈につい

ては Paulson, 'Putting out the Fire in her Imperial Majesty's Apartment' を参照. 奇形人間については De Beer, ed., *The Diary of John Evelyn*, pp. 197–98; K. Park and L. J. Daston, 'Unnatural Conceptions: The Study of Monsters', *Past and Present*, XCII (1981), pp. 20–54; Richard D. Altick, *The Shows of London: A Panoramic History of Exhibitions, 1600–1862* (Cambridge, MA, 1978); L. Fiedler, *Freaks* (Harmondsworth, 1978) などを参照.

54. Haslam, *From Hogarth to Rowlandson*, pp. 29f. メアリー・トフト (Mary Toft) が, ホガース (Hogarth) の *A Medley: Credulity, Superstition and Fanaticism* に繰り返し登場したことに注目.

55. Aileen Douglas, *Uneasy Sensations. Smollett and the Body* (Chicago and London, 1995), pp. 16–17; G. S. Rousseau, *Enlightenment Borders. Pre- and Post-Modern Discourses, Medical, Scientific* (Manchester and New York, 1991), pp. 182–3; Todd, *Imagining Monsters*, pp. 47f. トフト (Toft) にまつわる醜聞は生殖における男と女それぞれの役割に関する問題全体をふたたび明るみに出した.

56. *Philosophical Transactions*, no. 286 (July-August 1703), vol. 23, p. 1418; Simon Schaffer, 'Natural Philosophy and Public Spectacle in the Eighteenth Century', *History of Science*, XXI (1983), pp. 1–43.

57. Roy Porter, 'John Hunter: A Showman in Society', *The Transactions of the Hunterian Society* (1993–4), pp. 19–24.

58. Porter, 'John Hunter: A Showman in Society'.

59. Gaby Wood, *The Smallest of all Persons Mentioned in the Records of Littleness* (London, 1998).

60. 「ローマの信徒への手紙」7:18, 23–4.

61. Rudolph Bell, *Holy Anorexia* (Chicago, 1985); Walker Bynum, *Fragmentation and Redemption: Essays on Gender and the Human Body in Medieval Religion*; 同, *The Resurrection of the Body in Western Christianity, 200–1336* (New York, 1995).

62. Andrew Marvell, 'A Dialogue Between the Soul and Body', in Elizabeth Story Donne, ed., *Andrew Marvell, the Complete Poems* (Harmondsworth, 1972), p. 103, lines 1–4; 19–20; Sawday, *The Body Emblazoned*, p. 21; [illegible]e Osmond, *Mutual Accusation: Seventeenth-Century Body and Soul Dialo*[illegible] *Their Literary and Theological Context* (Toronto, 1990).

63. Marvell, 'A Dialogue Between the Soul and Body', in Donne, ed., *Andrew Marvell, the Complete Poems*, p. 104, lines 31–6; 41–2.

64. 同書, p. 104, lines [illegible]20.

65. Robert A. Erickson, *Mother Midnight: Birth, Sex, and Fate in Eighteenth-Century Fiction* (*Defoe, Richardson, and Sterne*) (New York, 1986), p. 202; L. Landa, 'The Shandean Homunculus: The Background of Sterne's "Little Gentleman"', in C. Camden, ed., *Restoration and Eighteenth-Century Literature: Essays in Honour of Alan Dugald McKillop* (Chicago, 1963), pp. 49–68; Roy Porter, '"The Whole Secret of Health": Mind, Body and Medicine in *Tristram Shandy*', in John Christie and Sally Shuttleworth, eds, *Nature Transfigured* (Manchester, 1989), pp. 61–84; 同, 'Against the Spleen', in Valerie Grosvenor Myer, ed., *Laurence Sterne: Riddles and Mysteries* (London and New York, 1984), pp. 84–99.

66. Myer, 'Tristram and the Animal Spirits', in Myer, ed., *Laurence Sterne*, pp. 99–112.

67. Aileen Douglas, *Uneasy Sensations. Smollett and the Body* (Chicago, 1995).

68. そして「わたしが治療してきた病弱な者たち」を補足しておく. George Cheyne, *The English Malady* (1733) ed. Roy Porter (London, 1990); 同, *An Essay on Health and Long Life*, 8th edn (London, 1734 [1724]), p. xvi などを参照.

69. Cheyne, *The English Malady*, pp. xvi–xvii.

70. Anita Guerrini, *Obesity and Depression in the Enlightenment: The Life and Times of George Cheyne* (Norman, OK, 2000), p. 135.

71. Cheyne, *The English Malady*, p. 351.

72. Guerrini, *Obesity and Depression in the Enlightenment*, p. 136.

73. Cheyne, *The English Malady*, p. 361.

74. *The Letters of Doctor George Cheyne to Samuel Richardson* (*1733–1743*), ed. and intro. Charles F. Mullett (Missouri 1943), p. 81.

75. Jonathan Swift, *A Tale of a Tub. Written for the Universal Improvement of Mankind... To Which is added, An Account of . Battle between the Ancient and Modern Books in St. James' Libr (A Discourse Concerning the Mechanical Operation of the Spirit. In* (...*ter to a Friend*) (1704) ed. K. Williams (London, 1975), p. 176.

76. Simon Schaffer, 'Regeneration: The Body c ...ural Philosophers in Restoration England', in Christopher Lawren... Steven Shapin, eds, *Science Incarnate—Historical Embodiments* c...*al Knowledge* (Chicago and London, 1998), pp. 83–120.

77. G. Becker, *The Mad Genius Con*... (London and Beverly Hills, 1978). 第六章にあるトマス・カーライ...as Carlyle) についての論考を参照.

78. P. Linebaugh, 'The Tyburn Riot Against the Surgeons', in E. P. Thompson *et al.*, eds, *Albion's Fatal Tree* (1975) (Harmondsworth, 1977), pp. 65–118.

79. Piero Camporesi, *The Incorruptible Flesh: Bodily Mutation and Mortification in Religion and Folklore* (Cambridge, 1988); Bynum, *Fragmentation and Redemption.*

80. Mark S. R. Jenner, 'Early Modern English Conceptions of "Cleanliness" and "Dirt" as Reflected in the Environmental Regulation of London, c.1530–c.1700', DPhil thesis, Oxford University, 1991.

81. Peter Burke, *Popular Culture in Early Modern Europe* (London, 1978).

82. Bakhtin, *Rabelais and his World*; Veronica Kelly and Dorothea E. von Mücke, eds, *Body & Text in the Eighteenth Century* (Stanford, 1994), p. 6.

83. A. W. Exell, *Joanna Southcott at Blockley and the Rock Cottage Relics* (Shipston-on-Stour, 1977); James K. Hopkins, *A Woman to Deliver Her People: Joanna Southcott and English Millenarianism in an Era of Revolution* (Austin, 1982); Tim Marshall, *Murdering to Dissect: Grave-Robbing, Frankenstein and the Anatomy Literature* (Manchster, 1995), p. 191.

第三章　健康で美しい体

1. J. D. Bernal, *The World, the Flesh, and the Devil* (London, 1929), 45. 著者バーナル（Bernal）は面白がりながらも真面目に論じている.

2. 神の姿に似せて作られた調和のとれた身体については Leonard Barkan, *Nature's Work of Art: The Human Body as Image of the World* (New Haven, 1975); H. Baker, *The Dignity of Man: Studies in the Persistence of an Idea* (Cambridge, MA, 1947); J. B. Bamborough, *The Little World of Man* (London, 1952) などを参照. Carol Houlihan Flynn, *The Body in Swift and Defoe* (Cambridge, 1990), p. 15 も参照.

3. 「コリントの信徒への手紙」I, 6:19. Martin Kemp and Marina Wallace, *Spectacular Bodies: The Art and Science of the Human Body. From Leonardo to Now* (Berkeley and Los Angeles, 2000) も参照.

4. F. E. Hutchinson, ed., *The Works of George Herbert* (Oxford, 1941), 'The Temple', p. 91.

5. Cotton Mather, *The Christian Philosopher*, ed. Winton U. Solberg (Urbana and Chicago, 1994), pp. 237–40.

6. Elizabeth Singer Rowe, *Friendship in Death, in Twenty Letters from the Dead to the Living*, 3rd edn (London, 1733 [1728]), pp. 7f. 彼女の評判に

ついては John J. Richetti, *Popular Fiction before Richardson: Narrative Patterns 1700–1739* (Oxford, 1969), pp. 239–61 を参照.

7. John Dunton, ed., *The Athenian Gazette*, pp. 1, 29; G. McEwen, *The Oracle of the Coffee House: John Dunton's Athenian Mercury* (San Marino, CA, 1972).

8. A. Marwick, *Beauty in History: Society, Politics and Personal Appearance c.1500 to the Present* (London, 1988).

9. Kenneth Clark, *The Nude: A Study of Ideal Art* (Harmondsworth, 1970); Lucy Gent and Nigel Llewellyn, eds, *Renaissance Bodies: The Human Figure in English Culture c.1540–1660* (London, 1990); K. B. Roberts and J. D. W. Tomlinson, *The Fabric of the Body* (Oxford, 1992); G. Scott, *The Architecture of Humanism* (London, 1929).

10. Christine Stevenson, *Medicine and Magnificence: British Hospital and Asylum Architecture 1660–1815* (New Haven and London, 2000); Paul Fussell, *The Rhetorical World of Augustan Humanism. Ethics and Imagery from Swift to Burke* (Oxford, 1967); Richard Sennett, *Flesh and Stone: The Body and the City in Western Civilization* (London, 1994).

11. John Barrell, *The Political Theory of Painting from Reynolds to Hazlitt: The Body of the Public* (New Haven, 1986).

12. 裸体とヌードとの区別については Clark, *The Nude* を参照.

13. A. Darlington, 'The Teaching of Anatomical Instruction at the Royal Academy of Arts and the Cultural Consequences of Art-Anatomy Practices, circa 1768–1782', PhD thesis, University of London, 1991; Fiona Haslam, *From Hogarth to Rowlandson. Medicine in Art in Eighteenth-Century Britain* (Liverpool, 1996), p. 278; Deanna Petherbridge, ed., *The Quick and the Dead: Artists and Anatomy* (London, 1997).

14. Geo. Baglivi, *Practice of Physick* (London, 1704), p. 35.

15. Jonathan Sawday, *The Body Emblazoned: Dissection and the Human Body in Renaissance Culture* (London, 1995), p. 28 に引用されている. 個々の臓器の科学的知識と解釈については David Hillman and Carla Mazzio, eds, *The Body in Parts: Fantasies of Corporeality in Early Modern Europe* (New York and London, 1997) を参照. 'Renes' というのはおおむね腎臓のことである.

16. Robert Boyle, *The Usefulness of Experimental Natural Philosophy*, in *The Works of Robert Boyle*, eds, Michael Hunter and Edward B. Davis, 14 vols (London, 1999), vol. III, p. 266, essay 5.

17. Richard Blackmore, *The Creation: A Philosophical Poem, in Seven Books* (London, 1712), book VI. Harry M. Solomon, *Sir Richard Blackmore* (Boston, 1980), pp. 128f を参照.

18. Robert A. Erickson, 'William Harvey's *De motu cordis* and "The Republick of Literature"', in Marie Mulvey Roberts and Roy Porter, eds, *Literature and Medicine During the Eighteenth Century* (London, 1993), pp. 58–83.

19. Mary Cowling, *The Artist as Anthropologist. The Representation of Type and Character in Victorian Art* (Cambridge, 1989).

20. M. M. Bakhtin, *Rabelais and his World*, trans. H. Iswolsky (Cambridge, MA, 1968); Sawday, *The Body Emblazoned*, pp. 19f.; P. Stallybrass and A. White, *The Politics and Poetics of Transgression* (Ithaca, 1986).

21. Martin Porter, 'English "Treatises on Physiognomy" c.1500–c.1780', DPhil thesis, University of Oxford, 1997; Roy Porter, 'Making Faces: Physiognomy and Fashion in Eighteenth-Century England', *Etudes Anglaises*, XXXVIII (Oct-Dec. 1985), pp. 385–96; Graeme Tytler, *Physiognomy in the European Novel: Faces and Fortunes* (Princeton, 1982); Cowling, *The Artist as Anthropologist.*

22. C. C. Hankin, ed., *Life of Mary Anne Schimmelpenninck*, 2 vols (London, 1858), II, p. 127.

23. これは Roderick Floud, Kenneth Wachter and Annabel Gregory, *Height, Health and History: Nutritional Status in the United Kingdom, 1750–1980* (Cambridge, 1990) が発見したことである.

24. Jan Bremmer and Herman Roodenburg, eds, *A Cultural History of Gesture: From Antiquity to the Present Day* (Cambridge, 1991), p. 2 に引用されている.

25. ダンスについては Lucia Dacome, 'Policing Bodies and Balancing Minds: Self and Representation in Eighteenth-Century Britain', PhD thesis, University of Cambridge, 2000, chap. 2 を参照. 鍛えられた身体の消失は「上品なデカルト主義」と呼ばれてきた. Simon Schaffer, 'Regeneration: The Body of Natural Philosophers in Restoration England', in Christopher Lawrence and Steven Shapin, eds, *Science Incarnate—Historical Embodiments of Natural Knowledge* (Chicago and London, 1998), pp. 83–120. 同様のジレンマが清浄さの追求にもつきまとった. Georges Vigarello, *Le Propre et le Sale: L'Hygiène du Corps Depuis le Moyen Age* (Paris, 1985; English trans., *Concepts of Cleanliness: Changing Attitudes in France since the Middle Ages*, Cambridge, 1988); Virginia S. Smith, 'Cleanliness: The Development of an Idea and Practice in Britain 1770–1850', PhD thesis, University of London, 1985.

26. C. F. Barrett, ed., *The Diary and Letters of Madame d'Arblay, Author of 'Evelina', 'Cecilia', etc. 1778–1840*, 7 vols (London, 1842–6), II, p. 407.

27. 同書, II, p. 407.

28. Anne Hollander, *Seeing Through Clothes* (New York, 1980); Alison Lurie, *The Language of Clothes* (New York, 1981); Ellen Moers, *The Dandy: Brummel to Beerbohm* (London and New York, 1960).

29. *Professional Anecdotes, or ANA of Medical Literature*, 3 vols (London, 1825), p. 182. 彼女の身体は最終的に外科医師会に回され, 1941 年のドイツによる空爆によって破壊された.

30. E. J. Climenson, ed., *Elizabeth Montagu, the Queen of the Blue Stockings: Her Correspondence from 1720–1766*, 2 vols (London, 1906), II, p, 204; J. A. Home, ed., *Letters and Journals of Lady Mary Coke*, 4 vols (Bath, 1970), III, p. 385.

31. Ruth Richardson and Brian Hurwitz, 'Jeremy Bentham's Self Image: An Exemplary Bequest for Dissection', *British Medical Journal*, CCVC (1987), pp. 195–8.

32. Simon Schaffer, 'States of Mind: Enlightenment and Natural Philosophy', in G. S. Rousseau, ed., *The Languages of Psyche: Mind and Body in Enlightenment Thought* (Berkeley, Los Angeles and Oxford, 1990), pp. 233–90. ベンサム (Bentham) の自像はロンドン大学ユニヴァーシティーカレッジに座して安置されている. その当時のロンドンには一般に公開された像というものはほとんどなかった.

33. Thomas W. Laqueur, *Making Sex. Gender and the Body from Aristotle to Freud* (Cambridge, MA, 1990); Londa Schiebinger, *The Mind Has No Sex? Women in the Origins of Modern Science* (Cambridge, MA, 1989).

34. Erickson, 'William Harvey's *De motu cordis* and "The Republick of Literature"', in Roberts and Porter, eds, *Literature and Medicine During the Eighteenth Century*, pp. 58–83; Helkiah Crooke, *Microcosmographia, A Description of the Body of Man, Collected and Translated out of all the Best Authors of Antiquity* (London, 1614), pp. 274–6; Schiebinger, *The Mind Has No Sex?*, p. 184.

35. James Thomson, 'Autumn', in *The Seasons* (London, 1744), pp. 157–8, lines 610–16.「版画のなかで, また版画によって」作られた家庭的な女性については Kathryn Shevelow, *Women and Print Culture: The Construction of Femininity in the Early Periodical* (London, 1989), p. 5 を参照.

36. Londa Schiebinger, *Nature's Body: Gender in the Making of Modern Science* (Boston, MA, 1993); Hollander, *Seeing Through Clothes*.

37. この問題については Roy Porter and Lesley Hall, *The Facts of Life: The History of Sexuality and Knowledge from the Seventeenth Century* (New Haven, 1994) が徹底的に論じている.

38. Desmond King-Hele, *Doctor of Revolution: The Life and Genius of Erasmus Darwin* (London, 1977), p. 240.

39. James Graham, *Lecture on the Generation of the Human Species* (London, 1780), p. 28.

40. 同書, p. 3.

41. 同書, p. 42.

42. Arthur Marwick, *Beauty in History. Society, Politics and Personal Appearance c.1500 to the Present* (London, 1988), p. 187.

43. この背景については以下を参照. W. F. Bynum, 'Treating the Wages of Sin: Venereal Disease and Specialism in Eighteenth-Century Britain', in W. F. Bynum and R. Porter, eds, *Medical Fringe and Medical Orthodoxy, 1750–1850* (London, 1987); F. Gunn, *The Artificial Face* (Newton Abbot, 1973); Vigarello, *Le Propre et le Sale: L'Hygiène du Corps Depuis le Moyen Age* ; M. Pelling, 'Appearance and Reality: Barber-Surgeons, the Body and Disease', in A. L. Beier and R. Finlay, eds, *London 1500–1700: The Making of the Metropolis* (New York, 1986), pp. 82–112.

44. Leo Kanner, *Folklore of Teeth* (New York, 1928); Roger King, 'Curing Toothache on the Stage?: The Importance of Reading Pictures in Context', *History of Science*, XXXIII (1995), pp. 396–416.

45. British Library 551 a. 171. Roy Porter, *Quacks: Fakers and Charlatans in English Medicine* (Stroud, 2000) にある論考を参照.

46. British Library C112f. 61.

47. British Library 551 a. 230; 551 a. 148.

48. Porter, *Quacks: Fakers and Charlatans*; British Library 551 a. 96; M. Pelling, 'Appearance and Reality'.

49. Marwick, *Beauty in History*, p. 82.

50. ベンティンク伯爵 (Count Bentinck) に宛てた1773年の手紙. J. C. Beaglehole, ed., *The Endeavour Journal of Joseph Banks*, 2 vols (Sydney, 1962), I, p. 275に掲載されている.

51. Marwick, *Beauty in History* にある論考を参照.

52. ベンティンク伯爵に宛てた1773年の手紙. Beaglehole, ed., *The Endeavour Journal of Joseph Banks*, II, p. 330に掲載されている.

53. 同書.

54. 同書. ここでは「贅沢」ということばが肯定的な意味合いで使われていることに注目.

55. 同書.

56. 同書.

57. 同書.

58. 同書.

59. 同書.

60. 同書.

61. 同書.

62. 同書.

63. Peter Burke, *The Fabrication of Louis XIV* (New Haven, 1992); Norbert Elias, *The Civilizing Process*, vol. 1, *The History of Manners* (New York, 1978); vol. 2, *Power and Civility* (New York, 1982); vol. 3, *The Court Society* (New York, 1983); Hollander, *Seeing Through Clothes*.

64. H. J. Norman, 'John Bulwer and his Anthropometamorphosis', in E. Ashworth Underwood, ed., *Science, Medicine and History. Essays on the Evolution of Scientific Thought and Medical Practice*, 2 vols (Oxford, 1953), II, pp. 80–99.

65. Bernard Mandeville, *The Fable of the Bees*, ed, P. Harth (Harmondsworth, 1970), p. 151.

66. Philip Carter, *Men and the Emergence of Polite Society, Britain 1660–1800* (Harlow, 2000), chap. iv, pp. 124f.

67. Robert Gittings, ed., *Letters of John Keats* (Oxford, 1970), p. 3. Roy Porter, 'The Patient' s View: Doing Medical History from Below', *Theory and Society*, XIV (1985), pp. 175–98, 192 に論考がある．キーツ（Keats）の感傷はもちろん『ヘンリー四世　第１部』第２幕第４場におけるフォルスタッフ（Falstaff）のパロディーである.

68. R. W. Chapman, ed., *The Letters of Samuel Johnson*, 3 vols (Oxford, 1952), II, p. 507 (letter 806).

69. M. P. Tilley, ed., *Dictionary of Proverbs in England* (Ann Arbor, 1950), p. 299. 'Health is better than wealth〔健康は富にまさる〕' の項も参照. さらに現実的なのは 'health without money is half an ague〔金のない健康は半ば瘧〔おこり〕のようなもの〕' である．ウォルター・シャンディー（Walter Shandy）については Roy Porter, 'Against the Spleen', in Valerie Grosvenor Myer, ed., *Laurence Sterne: Riddles and Mysteries* (London and New York, 1984), pp. 84–99, p. 86 を参照.

70. T. Trotter, *A View of the Nervous Temperament* (London, 1807), pp. xvi, xvii. また *Thomas Trotter, An Essay on Drunkenness* (London, 1988) のロイ・ポーターによる「序」も参照.

71. Thomas Beddoes, *Hygëia: or Essays Moral and Medical, on the Causes Affecting the Personal State of our Middling and Affluent Classes*, 3 vols (Bristol, 1802), vol. I, essay III, p. 84.

72. ドライデン（Dryden）. 出典は 'To my honour' d Kinsman, John

Driden of Chesterton' (1700) in John Sargeaunt, ed., *The Poems of John Dryden* (London, 1959), p. 173, lines 88-93.

73. 同書, lines 73-4.

74. William Cadogan, *A Dissertation on the Gout* (London, 1771), p. 18.

75. Edwin W. Marrs, ed., *Letters of Charles and Mary Anne Lamb*, 3 vols (Ithaca, 1975-8), II, p. 155; J. Drummond and A. Wilbraham, *The Englishman's Food: A History of Five Centuries of English Diet* (1936) (London, 1957); D. J. Oddy, *The Making of the Modern British Diet* (London, 1976).

76. G. Miller, *Letters of Edward Jenner* (Baltimore, 1983), p. 5.

77. Michael Duffy, *The Englishman and the Foreigner* (Cambridge, 1986). 威勢のいい若者たちが，バイロン（Byron）のようにビスケットにバターやジャムを塗らないで食べたりソーダ水を飲んだりして，均整のとれた細身の体でありたいと望むようになったのは，摂政時代（1811-20）以降のことであった. L. A. Marchand, ed., *Byron's Letters and Journals*, 12 vols (London, 1973-82).

78. Hankin, ed., *Life of Mary Anne Schimmelpenninck*, I, p. 241.

79. Hillel Schwartz, *Never Satisfied: A Cultural History of Diets, Fantasies and Fat* (New York and London, 1986).

80. Gerald J. Gruman, *A History of Ideas about the Prolongation of Life: The Evolution of Prolongevity Hypotheses to 1800* (Transactions of the American Philosophical Society n.s. 56, pt 9, Philadelphia, 1966); Marie Mulvey Roberts, '"A Physic Against Death": Eternal Life and the Enlightenment—Gender and Gerontology', in Roberts and Porter, eds, *Literature and Medicine During the Eighteenth Century*, pp. 151-67. 食餌療養については Lucia Dacome, 'Policing Bodies and Balancing Minds: Self and Representation in Eighteenth-Century Britain', PhD thesis, University of Cambridge, 2000 を参照.

81. J. Addison and R. Steele, *The Spectator*, ed. Donald Bond, 5 vols (Oxford, 1965), vol. II, no. 195, pp. 263-7, 13 October 1711; Flynn, *The Body in Swift and Defoe*, pp. 50, 47.

82. 彼女の手紙は健康についての追伸「入浴を忘れないように」で締め括られていた. Lord Herbert, ed., *Pembroke Papers (1790-1794): Letters and Diaries of Henry, Tenth Earl of Pembroke and His Cirlce* (London, 1950), II, p. 84; George Cheyne, *An Essay on Health and Long Life* (1724) (8th edn, London, 1734), p. 2; Anita Guerrini, *Obesity and Depression in the Enlightenment: The Life and Times of George Cheyne* (Norman, OK, 2000), pp. 124-5; Carol Houlihan Flynn, 'Running out of Matter: The Body Exercised in Eighteenth Century Fiction', in G. S. Rousseau, ed., *The*

Language of Psyche: Mind and Body in the Enlightenment (Los Angeles, 1990), pp. 147-85.

83. George Cheyne, *The English Malady*, (1733) ed. Roy Porter (London, 1990).

84. Cheyne, *An Essay on Health and Long Life.*

85. James L. Axtell, *The Educational Writings of John Locke: A Critical Edition with Introduction and Notes* (Cambridge, 1968), p. 61.

86. Axtell, *The Educational Writings of John Locke*, p. 134.

87. 同書, p. 140.

88. Desmond King-Hele, ed., *The Letters of Erasmus Darwin* (Cambridge, 1981), p. 3.

89. Thomas Beddoes, *Essay on the Causes, Early Signs, and Prevention of Pulmonary Consumption for the Use of Parents and Preceptors* (Bristol, 1799), p. 114.「神経性食欲欠如症」のさらに広範な感受性については Schwartz, *Never Satisfied*; J. J. Brumberg, *Fasting Girls: The Emergence of Anorexia Nervosa as a Modern Disease* (Cambridge, MA, 1988); R. M. Bell, *Holy Anorexia* (Chicago, 1985) などを参照.

90. David Vaisey, ed., *The Diary of Thomas Turner of East Hoathley* (Oxford, 1984), p. 26.

91. William Godwin, *Enquiry Concerning Political Justice*, (1793) ed. Isaac Kramnick (Harmondsworth, 1985), p. 777.

92. Godwin, *Enquiry Concerning Political Justice*, p. 776.

93. 同書, p. 730.

94. 同書, p. 722.

95. 20世紀末における同様のジレンマについては Dorothy Porter, 'The Healthy Body', in Roger Cooter and John Pickstone, eds, *Medicine in the Twentieth Century* (Abingdon, 2000), pp. 201-16 を参照.

第四章　病気の推断

1. このあとの論考については N. D. Jewson, 'The Disappearance of the Sick Man from Medical Cosmology, 1770-1870', *Sociology*, X (1976), pp. 225-44; Mary E. Fissell, 'The Disappearance of the Patient's Narrative and the Invention of Hospital Medicine', in Roger French and Andrew Wear, eds, *British Medicine in an Age of Reform* (London and New York, 1992), pp. 92-109; Roy Porter, 'The Rise of Physical Examination', in W. F. Bynum and Roy Porter, eds, *Medicine and the Five Senses* (Cambridge, 1992), pp. 179-97; Stanley Joel Reiser, *Medicine and the Reign of Technology* (1978)

(Cambridge, 1981) などを参照.

2. H. Brody, *Stories of Sickness* (New Haven, 1987).

3. Bynum and Porter, eds, *Medicine and the Five Senses*, pp. 179-97. 診察が手紙によって行なわれることが頻繁にあったということは, 旧来の医療においては患者の説明と身体検査が相対的に重要であったことを示唆している.

4. Jewson, 'The Disappearance of the Sick Man from Medical Cosmology', pp. 225-44; C. Lawrence, 'Incommunicable Knowledge: Science, Technology and the Clinical Art in Britain, 1850-1914', *Journal of Contemporary History*, XX (1985), pp. 503-20.

5. Michaela Reid, *Ask Sir James* (London, 1987), p. 201.

6. Bettyann Holtzmann Kevles, *Naked to the Bone. Medical Imaging in the Twentieth Century* (New Brunswick, NJ, 1996); Barbara Maria Stafford, *Body Criticism: Imagining the Unseen in Enlightenment Art and Medicine* (Cambridge, MA, 1991).

7. 「申命記」28; Elaine Scarry, *The Body in Pain: The Making and Unmaking of the World* (Oxford, 1985).

8. Irving Goffman, *Stigma: Notes on the Management of Spoiled Identity* (Harmondsworth, 1968); 同, *The Presentation of Self in Everyday Life* (Harmondsworth, 1969).

9. Sander L. Gilman, Helen King, Roy Porter, G. S. Rousseau and Elaine Showalter, *Hysteria Beyond Freud* (Berkeley, 1993).

10. Fiona Haslam, *From Hogarth to Rowlandson. Medicine in Art in Eighteenth-Century Britain* (Liverpool, 1996), pp. 132f. ホガース (Hogarth) はその仕事をみずから無償で引き受けた. 彼はまた「よきサマリア人」を提供することもした.

11. Christine Stevenson, *Medicine and Magnificence: British Hospital and Asylum Architecture 1660-1815* (New Haven and London, 2000) のなかで特に十分に主張されている.

12. Miles Ogborn, *Spaces of Modernity: London's Geographies, 1680-1780* (New York, 1998).

13. Richard D. Altick, *The Shows of London: A Panoramic History of Exhibitions, 1600-1862* (Cambridge, MA, 1978).

14. Jonathan Andrews, Asa Briggs, Roy Porter, Penny Tucker and Keir Waddington, *The History of Bethlem* (London, 1997), p. 183.

15. Andrews *et al.*, *The History of Bethlem*.

16. そうではあるが, 第二章を参照.

17. [著者不明], 'Ingenuity of the Gout Stools', *The Times*, 14 July 1962; J. C. Dagnall, 'A Gout Stool', *British Journal of Chiropody*, XXXVI (1971), p. 76.

この引用については A. Buzaglo, *A Treatise on the Gout* (London, 1778), p. 4; Roy Porter and G. S. Rousseau, *Gout: The Patrician Malady* (New Haven and London, 1998) などを参照.

18. 梅毒については Margaret Jane Healy, 'Fictions of Disease: Representations of Bodily Disorder in Early Modern Writings', PhD thesis, University College London, 1995; Sander Gilman, *Sexuality: An Illustrated History* (New York, 1989) などを参照.

19. Leon Guilhamet, 'Pox and Malice. Some Representations of Venereal Disease in Restoration and Eighteenth-Century Satire', in Linda E. Merians, ed., *The Secret Malady. Venereal Disease in Eighteenth-Century Britain and France* (Lexington, 1996), pp. 196–212; Gilman, *Sexuality: An Illustrated History*.

20. Merians, ed., *The Secret Malady*, p. 2.

21. Samuel Garth, *The Dispensary* (London, 1699), canto II, pp. 83–4; canto III, pp. 82–3.

22. W. Thompson, *Sickness. A Poem* (London, 1745–6), book I, lines 4–5; pp. 362–5.

23. Erasmus Darwin, *The Temple of Nature; Or, The Origin of Society: A Poem with Philosophical Notes* (London, 1803), pp. 10–11.

24. Susan Sontag, *Illness as Metaphor* (New York, 1978).

25. 'An Exact List of Maladies Suffered by the Townsfolk of Chelmsford!', *Chelmsford Chronicle*, January 1765.

26. Wolfgang Born, 'The Nature and History of Medical Caricature', *Ciba Symposia*, VI (1944–5), pp. 1910–24, p. 1920.

27. この版画は Juanita Burnby, *Caricatures and Comments* (Staines, 1989), p. 16 に再現されている.

28. James Spottiswoode Taylor, *Montaigne in Medicine: Being the Essayist's Comments on Contemporary Physic and Physicians; His Thoughts on Many Material Matters Relating to Life and Death; An Account of His Bodily Ailments and Peculiarities and of His Travels in Search of Health* (London, 1922), p. 109.

29. B. Fitzgerald, ed., *Correspondence of Emily, Duchess of Leinster*, 3 vols (Dublin, 1949–57) I, p. 492.

30. John Wiltshire, *Samuel Johnson in the Medical World. The Doctor and the Patient* (Cambridge, 1991), p. 66. こうした瀉血は実際に呼吸を楽にして睡眠を誘う.

31. B. Aldington, *The Strange Life of Charles Waterton 1782–1865* (London, 1948). ウィリアム・クーパー (William Cowper) は, 自己満足に類

するもののつもりで，夕食の席についているとき食事を中断しないまま虫歯を引き抜いた模様を詳しく述べた．J. King and C. A. Ryskamp, eds, *The Letters and Prose Writings of William Cowper*, 4 vols（Oxford, 1979–84），III, p. 73.

32. A. Fremantle, ed., *The Wynne Diaries*, 3 vols（London, 1935–40），I, p. 143.

33. L. A. Marchand, ed., *Byron's Letters and Journals*, 12 vols（London, 1973–82），XI, p. 161.

34. Jonathan Swift, *Gulliver's Travels*（1726）（London, 1954），pp. 270–71; Carol Houlihan Flynn, *The Body in Swift and Defoe*（Cambridge, 1990）; S. La Casce, 'Swift on Medical Extremism', *Journal of the History of Ideas*, XXXI（1970），pp. 599–606.

35. Haslam, *From Hogarth to Rowlandson*, p. 191.

36. Richard Hunter and Ida Macalpine, *Three Hundred Years of Psychiatry: 1535–1860*（London, 1963），p. 328.

37. Joseph Mason Cox, *Practical Observations on Insanity: In Which Some Suggestions Are Offered Towards an Improved Mode of Treating Diseases of the Mind... to Which are Subjoined, Remarks on Medical Jurisprudence as Connected with Diseased Intellect*, 2nd edn（London, 1806），pp. 137f.; Roy Porter, 'Shaping Psychiatric Knowledge: The Role of the Asylum', in Roy Porter, ed., *Medicine in the Enlightenment*（Amsterdam, 1995），pp. 256–73.

38. Cox, *Practical Observations on Insanity*, p. 47. こうした光景を呈する治療には，それを理論的に擁護する長い伝統があり，そのなかにはルネサンス時代のデュローレンス（Du Laurens）やバートン（Burton）といった人物も含まれている．コックス（Cox）のことで興味深いのは，彼が実際にそれらを実行したと述べていることである．

39. 同書，p. 55.

40. 同書，p. 66.

41. 同書，p. 47.

42. 同書，p. 48.

43. 同書，p. 87.

44. 同書，p. 88.

45. H. B. Anderson, 'Robert Burnes, His Medical Friends, Attendants, and Biographer', *Annals of Medical History*, X（1928），pp. 48–58, p. 55.

46. C. C. Hankin, ed., *Life of Mary Anne Schimmelpenninck*, 2 vols（London, 1858），I, pp. 6–7.

47. J. C. Jeaffreson, *A Book About Doctors*（London, n.d.），p. 201.

48. Roger King, 'Curing Toothache on the Stage?: The Importance of Reading Pictures in Context', *History of Science*, XXXIII（1995），pp. 396–416;

Colin Jones, 'Pulling Teeth in Eighteenth Century Paris', *Past and Present*, CLXVI (2000), pp. 99–145; Curt Proskauer, 'The Dentist in Caricature', *Ciba Symposia*, VI (1944), pp. 1933–48; T. G. H. Drake, 'English Caricatures of Medical Interest', *Ciba Symposia*, VI (1944–5), pp. 1925–32, 1947–8.

49. Proskauer, 'The Dentist in Caricature', pp. 1933–47 を参照.

50. Laurence Sterne, *The Life and Opinions of Tristram Shandy*, ed. Graham Petrie (Harmondsworth, 1967), p. 459.

51. Roy Porter, 'Laymen, Doctors and Medical Knowledge in the Eighteenth Century: The Evidence of the *Gentleman's Magazine*', in Roy Porter, ed., *Patients and Practitioners: Lay Perceptions of Medicine in Pre-Industrial Society* (Cambridge, 1985), pp. 283–314; Ralph A. Houlbrooke, *Death, Religion and the Family in England, 1480–1750* (Oxford, 1998).

52. 'When I think of dying, it is always without pain or fear': D. King-Hele, *The Letters of Erasmus Darwin* (Cambridge, 1981), p. 279: letter 95E, to Richard Lovell Edgeworth, 15 March 1795; Philippe Ariès, *Western Attitudes Towards Death: From the Middle Ages to the Present* (Baltimore, 1974); 同, *The Hour of Our Death*, trans. H. Weaver (London, 1981); 同, *Images of Man and Death*, trans. Janet Lloyd (Cambridge, 1985); Nigel Llewellyn, *The Art of Death: Visual Culture in the English Death Ritual c.1500–c.1800* (London, 1991).

53. Robert Coope, comp., *The Quiet Art. A Doctor's Anthology* (Edinburgh, 1952), p. 176.

54. R. R. Wark, *Rowlandson's Drawings for the English Dance of Death* (San Marino, CA, 1966), pp. 3–27; Aldred Scott Warthin, 'The Physician of the Dance of Death', *Annals of Medical History*, ns II (1930), pp. 351–71, 453–69, 697–710; ns III (1931), pp. 75–109, 134–65. これらの版画は 1814 年 4 月から 1816 年 3 月まで，ウィリアム・クーム（William Combe）による韻文をつけて，月刊で発行された.

55. T. G. H. Drake, 'The Medical Caricatures of Thomas Rowlandson', *Bulletin of the History of Medicine*, XII (1942), pp. 323–35, p. 330.

56. Haslam, *From Hogarth to Rowlandson*, p. 292.

第五章　開業医の典型

1. G. Lloyd, ed., *Hippocratic Writings* (Harmondsworth, 1978), p. 67; Robert Baker, 'The History of Medical Ethics', in W. F. Bynum and Roy Porter, eds, *Companion Encyclopedia of the History of Medicine* (London, 1993), pp. 848–83.

2. Andrew Wear, *Knowledge and Practice in English Medicine 1550-1680* (Cambridge, 2000); 同, 'Epistemology and Learned Medicine in Early Modern England', in Don Bates, ed., *Knowledge and the Scholarly Medical Traditions* (Cambridge, 1995), pp. 151-74; 同, 'Medical Ethics in Early Modern England', in Andrew Wear, Johanna Geyer-Kordesch and Roger French, eds, *Doctors and Ethics: The Earlier Setting of Professional Ethics* (Amsterdam, 1993), pp. 98-130; Margaret Pelling, 'Medical Practice in Early Modern England: Trade or Profession?', in W. Prest, ed., *The Professions in Early Modern England* (London, 1987), pp. 90-128; Harold J. Cook, 'Good Advice and Little Medicine: The Professional Authority of Early Modern English Physicians', *Journal of British Studies*, XXXIII (1994), pp. 1-31.

3. John Securis, *A Detection and Querimonie of the Daily Enormities and Abuses Committed in Physick* (London, 1566), AIII-AIIIV. Natsu Hattori, 'Performing Cures: Practice and Interplay in Theatre and Medicine in the English Renaissance', DPhil thesis, University of Oxford, 1995, p. 40 に引用されている.

4. Christopher Lawrence, 'Medical Minds, Surgical Bodies: Corporeality and the Doctors', in Christopher Lawrence and Steven Shapin, eds, *Science Incarnate—Historical Embodiments of Natural Knowledge* (Chicago and London, 1998), pp. 156-201, p. 156. 学識の表現については Ludmilla Jordanova, *Defining Features: Scientific and Medical Portraits 1660-2000* (London, 2000) を参照.

5. Ben Jonson, *Volpone*, ed. R. Parker (Manchester, 1983), Act 2, Scene 2, p. 152; Roy Porter, *Health for Sale: Quackery in England 1650-1850* (Manchester, 1989), p. 2.

6. 1518 年に国王から設立認許状を下賜された団体が 1551 年に王立ロンドン医師会になった. この組合は, 1540 年の法律で, 薬屋で売られている薬の純度を確保する権限を与えられた.

7. 医療諷刺の背景については Herbert Silvette, *The Doctor on Stage. Medicine and Medical Men in Seventeenth Century England*, ed. F. Butler (Knoxville, 1967); Hattori, 'Performing Cures'; Wolfgang Born, 'The Nature and History of Medical Caricature', *Ciba Symposia*, VI (1944-5), pp. 1910-24 などを参照. 喜劇型の医者はイタリアのコメディア・デラルテの舞台に活躍の場を見いだした. 快活な常套的人物が登場するこの即興喜劇は人気を博し, 17 世紀から 18 世紀初頭にかけて栄えた. M. A. Katrizky, 'Was *Commedia dell'arte* Performed by Mountebanks?: *Album amicorum* Illustrations and Thomas Platter's Descriptions of 1598', *Theatre Research International*,

XXIII (1998), pp. 104-25 を参照.

8. Graham Everitt, *Doctors and Doctors: Some Curious Chapters in Medical History and Quackery* (London, 1888), pp. 24f. 学識をてらう医者は長いあいだコメディア・デラルテの登場人物になっていて，モリエール（Molière）の劇にでてくるお喋りな医者や，ジル・ブラス（Gil Blas）や（自身が開業医であった）トバイアス・スモレット（Tobias Smollett）のピカレスク小説にでてくる無知な医者のモデルにもなった．こうした無知な医者たちは，なんでも知っているふりをするのだが，妻や執事に騙されるのである．リチャード・ウィルスン（Richard Wilson）の *The Cheats*（1662 年）には藪医者のあらゆる欺瞞的たくらみを取り入れる「医者」が登場する．またジョン・レイシー（John Lacy）の *The Dumb Lady*（1672 年）は誰でもが，それらしい服を着てそれらしいことばを発しさえすれば，学識ある医者として通用するであろうという考えを例証している．Hattori, 'Performing Cures', p. 174.

9. Marcia Pointon, *Hanging the Head: Portraiture and Social Formation in Eighteenth-Century England* (New Haven, 1993); Kathleen Adler and Marcia Pointon, eds, *The Body Imaged: The Human Form and Visual Culture Since the Renaissance* (Cambridge, 1993); Renate Burgess, *Portraits of Doctors and Scientists in the Wellcome Institute for the History of Medicine* (London, 1973) などを参照.

10. David Harley, 'The Good Physician and the Godly Doctor: The Exemplary Life of John Tylston of Chester (1663-99)', *The Seventeenth Century*, LX (1994), pp. 93-117; David Piper, 'Take the Face of a Physician', in Gordon Wolstenholme, ed., *Portraits: The Royal College of Physicians of London, Catalogue II* (Amsterdam, 1977), pp. 25-49.

11. Piper, 'Take the Face of a Physician', pp. 25-49, p. 28; Christopher Lawrence, 'Medical Minds, Surgical Bodies', pp. 156-201, p. 161.

12. C. R. Hone, *The Life of Dr. John Radcliffe 1652-1714: Benefactor of the University of Oxford* (London, 1950), p. 51.

13. R. Cook, *Sir Samuel Garth* (Boston, 1980), p. 42; Christopher Booth, 'Sir Samuel Garth FRS: The Dispensary Poet', *Notes and Records of the Royal Society of London*, XL (1985-86), pp. 125-45. メッセンジャー・マンジー（Messenger Monsey）は病床の場面を次のように想像した.

> あさましくも哀れなる罪人を救うために，
> 七人の賢明なる医者がつい先般集まった．
> 手ばやく片づけようぜトム，さもないと
> 晩飯に間に合わない，とジャックが言う．
> 大黄をと怒鳴る医者あれば，ヤラッパを，
> はたまたドーヴァーを，と喚く医者あり．

こいつに何を与えよう――いっそのこと
見放してしまおう――とは全員の大合唱.

上記の出典は J. C. Jeaffreson, *A Book About Doctors* (London, n.d.), p. 199 である.「ドーヴァー」というのはドーヴァー医師の粉末剤のことで, 下痢を起こす特効薬であった. K. Dewhurst, *The Quicksilver Doctor. The Life and Times of Thomas Dover* (Bristol, 1957), p. 141.

14. Anita Guerrini, *Obesity and Depression in the Enlightenment: The Life and Times of George Cheyne* (Norman, OK, 2000), p. 56 に引用されている. ゲリーニ (Guerrini) によれば, これはジョン・ウッドワード (John Woodward) の著作である.

15. Hone, *Life of Dr. John Radcliffe*, p. 58; William Macmichael, *The Gold-Headed Cane*, ed. with Explanatory and Illustrative Notes and an Essay on William Macmichael, MD, His Life, His Works, and his Editors by Herbert Spencer Robinson (New York, 1932), p. 151.

16. Jeaffreson, *A Book About Doctors*, p. 16.

17. J. Levine, *Dr Woodward's Shield* (Berkeley, 1977), chap. 1 の随所に.

18. John Gay, *Three Hours After Marriage* (London, 1717). Calhoun Winton, *John Gay and the London Theatre* (Lexington, 1993); David Nokes, *John Gay. A Profession of Friendship* (Oxford, 1995) などを参照. ウッドワード (Woodward) は劇場の舞台に登場した最初の実在の医者というわけではなかった. シェイクスピア (Shakespeare) の『ウィンザーの陽気な女房たち』にはチューダー朝の医師カイウス (Caius) が登場している. Hattori, 'Performing Cures', p. 141.

19. Anita Guerrini, '"A Club of Little Villains": Rhetoric, Professional Identity and Medical Pamphlet Wars', in Marie Mulvey Roberts and Roy Porter, eds, *Literature and Medicine During the Eighteenth Century* (London, 1995), pp. 226–44.

20. Roy Porter, 'William Hunter: A Surgeon and a Gentleman', in W. F. Bynum and Roy Porter, eds, *William Hunter and the Eighteenth Century Medical World* (Cambridge, 1985), pp. 7–34, p. 26.

21. Levine, *Dr Woodward's Shield*, p. 16. これ以降で決闘した医師については F. L. M. Pattison, *Granville Sharpe Pattison: Anatomist and Antagonist* (Edinburgh, 1987) を参照.

22. 1542 年の法律「似非医者憲章」により薬剤師は, 調合する薬の代金だけを請求するかぎりにおいて, 患者に治療法について助言する権限を与えられたのであると薬剤師たちは主張した.

23. 星占いによる診断は, 伝統的医療の一部であったが, 17 世紀末までに信用されなくなっていた.

24. Samuel Garth, *The Dispensary* (London, 1699), canto III, p. 31.
25. 同書, canto V, p. 54.
26. 同書, canto VI, p. 81.
27. 同書, canto I, p. 10.
28. 同書, canto VI, p. 75.
29. R. Cook, *Sir Samuel Garth* (Boston, 1980), p. 77.
30. J. Addison and R. Steele, *The Spectator*, ed. Donald Bond, 5 vols (Oxford, 1965), no. 21, 24 March 1711, vol. I, p. 90.
31. Garth, *The Dispensary*, canto IV, p. 42.
32. Cook, *Sir Samuel Garth*, p. 78.
33. 同書, p. 16; Harry M. Solomon, *Sir Richard Blackmore* (Boston, 1980).
34. Roy Porter, 'John Woodward: A Droll Sort of Philosopher', *Geological Magazine*, CXVI (1979), pp. 395–417; David Nokes, *John Gay. A Profession of Friendship* (Oxford, 1995), p. 245.
35. *Professional Anecdotes, or ANA of Medical Literature*, 3 vols (London, 1825), I, p. 245. ウィリアム・ステュークリー (William Stukeley) はミード (Mead) のことを「耄碌爺の恋愛沙汰」と記した. またエドマンド・パイル (Edmund Pyle) 師は, 王立学士院の院長マーティン・フォルクス (Martin Folkes) は「前代未聞の女にだらしのない, 愚かで不潔で不埒な男である——ミード医師など及びもつかない」と述べて, ミードを同時に糾弾もすれば弁護もした. Roy Porter, 'A Touch of Danger: The Man-Midwife as Sexual Predator', in G. S. Rousseau and R. Porter, eds, *Sexual Underworlds of the Enlightenment* (Manchester, 1988), pp. 206–32, p. 210.
36. Laurence Sterne, *The Life and Opinions of Tristram Shandy*, ed. Graham Petrie (Harmondsworth, 1967), p. 43.
37. Hone, *Life of Dr. John Radcliffe*, p. 57.
38. *Professional Anecdotes, or ANA of Medical Literature*, I, p. 229.
39. いわゆる医者の無宗教については Philip K. Wilson, *Surgery, Skin and Syphilis: Daniel Turner's London (1667–1741)* (Amsterdam and Atlanta, GA, 1999), p. 100 を参照. 1707 年発行の *The Weekly Comedy* は「医者というのは……一般に無神論者であると考えられている」と断言した. しかしながら無神論者ということばは, 悪口のことばとして, かなりいい加減に扱われていた.
40. Harold Cook, *The Decline of the Old Medical Regime in Stuart London* (Ithaca, 1986).
41. 薬剤師は, 1704 年のロウズ裁判での評決があって以降, 薬の調合に加えて, 患者に対し助言者として振る舞う法的権利を獲得した. Harold J. Cook, 'The Rose Case Reconsidered: Physicians, Apothecaries and the Law

in Augustan England', *Journal of the History of Medicine*, XLV (1900), pp. 527–55.

42. Roy Porter, 'William Hunter: A Surgeon and a Gentleman', pp. 7–34; N. D. Jewson, 'Medical Knowledge and the Patronage System in Eighteenth Century England', *Sociology*, VIII (1974), pp. 369–85.

43. 医者という職業人の楽観主義については Penelope Corfield, *Power and the Professions in Britain 1700–1850* (London, 1995); G. Holmes, *Augustan England: Professions, State and Society, 1680–1730* (London, 1982) などを参照. 世俗化については Roy Porter, *Enlightenment: Britain and the Creation of the Modern World* (Harmondsworth, 2000), chap. IX を参照.

44. たとえばサー・ジョン・コウルバッチ (Sir John Colbatch) の経歴を参照. Harold J. Cook, 'Sir John Colbatch and Augustan Medicine: Experimentalism, Character and Entrepreneurialism', *Annals of Science*, XLVII (1990), pp. 475–505. コウルバッチは正規の医者であったが, 特効薬を市場にだし, 自分でも精力的に売り捌いた.

45. Ann L. Reitz, 'Sawbones to Savior to Cynic: The Doctor's Relation to Society in English Fiction of the Eighteenth, Nineteenth, and Twentieth Centuries', PhD thesis, University of Cincinnati, 1985, p. 53. Leo Braudy, *The Frenzy of Renown* (Oxford, 1987) も参照.

46. Eric S. Rump, ed., *The Comedies of William Congreve* (Harmondsworth, 1985), p. 333.

47. Peter Stallybrass and Allon White, *The Politics and Poetics of Transgression* (Ithaca, 1986), pp. 100f.; Warren Chernaik, *Sexual Freedom in Restoration Literature* (Cambridge, 1995).

48. R. Campbell, *The London Tradesman: Being a Compendious View of All the Trades, Professions, Arts, Both Liberal and Mechanic, now Practised in the Cities of London and Westminster* (London, 1747), p. 41; Phillis Cunnington and Catherine Lucas, *Occupational Costume in England* (London, 1967); James Laver, *A Concise History of Costume* (London, 1969).「欲得ずくの大学」で著者が思い描いたであろうと思われるのはセント・アンドルーズとアバディーンであった.

49. Lawrence, 'Medical Minds, Surgical Bodies', pp. 156–201, p. 170. 鬘については David Piper, *The English Face* (London, 1992), p. 102 を参照.

50. Lawrence, 'Medical Minds, Surgical Bodies', pp. 156–201, p. 170.

51. Porter, 'William Hunter: A Surgeon and a Gentleman', pp. 7–34, p. 29.

52. Reitz, 'Sawbones to Savior to Cynic', p. 246. 視覚的資料の比較については Peter Wagner, 'The Satire on Doctors in Hogarth's Graphic Works', in Roberts and Porter, eds, *Literature and Medicine During the Eighteenth*

Century, pp. 200–25 を参照.

53. Reitz, 'Sawbones to Savior to Cynic', p. 259.

54. 同書, p. 260.

55.「有名な藪医者」とはジョシュア・ウォード（Joshua Ward）のこと. 同書, p. 260.

56. Dorothy Porter and Roy Porter, *Patient's Progress: Doctors and Doctoring in Eighteenth-Century England* (Cambridge, 1989), p. 119.

57. Porter and Porter, *Patient's Progress*, p. 125.

58. Addison and Steele, *The Spectator*, ed. Bond, no. 21 (24 March 1711), p. 90.

59. K. Garlick and A. Macintyre, eds, *The Diary of Joseph Farington*, 16 vols (New Haven, 1978–9), II, p. 477.

60. F. Bamford, ed., *Dear Miss Heber* (London, 1936), p. 168.

61.「身なりを整える」というのはチェスターフィールド卿（Lord Chesterfield）によれば「実に愚かなこと」であった.「さりながら男が, その地位と暮らしぶりに即した立派な身なりを整えないというのは, 実に愚かなことである」. A letter to his son, 19 November 1745: Lord Chesterfield, *Letters to His Son*, 2 vols (London, 1774), letter LXXIV, vol. I, p. 183; Quentin Bell, *On Human Finery* (London, 1992), p. 18.

62. Lawrence, 'Medical Minds, Surgical Bodies', pp. 156–201; 同, 'Democratic, Divine and Heroic: The History and Historiography of Surgery', in Christopher Lawrence, ed., *Medical Theory, Surgical Practice: Studies in the History of Surgery* (London, 1992), pp. 1–47.

63. Roy Porter, 'The Rise of Physical Examination', in W. F. Bynum and Roy Porter, eds, *Medicine and the Five Senses* (Cambridge, 1992), pp. 179–97.

64. Rob Iliffe, 'Isaac Newton: Lucatello Professor of Mathematics', in C. Lawrence and S. Shapin, eds, *Science Incarnate—Historical Embodiments of Natural Knowledge* (Chicago and London, 1998), pp. 121–55; Steven Shapin, 'The Philosopher and the Chicken: On the Dietetics of Disembodied Knowledge', in Lawrence and Shapin, eds, *Science Incarnate*, pp. 21–50.

65. Campbell, *The London Tradesman*, p. 42; Lawrence, 'Medical Minds, Surgical Bodies', in Lawrence and Shapin, eds, *Science Incarnate*, pp. 156–201, p. 169.

66. T. J. Pettigrew, *Memoirs of the Life and Writings of the Late John Coakley Lettsom*, 3 vols (London, 1817), I, p. 21.

67. 同書, II, p. 53.

68. William Cole. Ernest Heberden, *William Heberden: Physician of the Age of Reason* (London, 1989), p. 61 に引用されている.

69. John Wiltshire, *Samuel Johnson in the Medical World. The Doctor and the Patient* (Cambridge, 1991), p. 92; Heberden, *William Heberden.*

70. Steven Shapin, '"The Mind Is Its Own Place": Science and Solitude in Seventeenth-Century England', *Science in Context*, IV (1991), pp. 191-218; Harold J. Cook 'The New Philosophy and Medicine in Seventeenth-Century England', in David C. Lindberg and Robert S. Westman, eds, *Reappraisals of the Scientific Revolution* (Cambridge, 1990), pp. 397-436. このルネサンス期の学者は憂鬱質を身につけるつもりでいた．それが禁欲と天才のしるしだったからである．バートン (Burton) は，その著 *Anatomy of Melancholy* で，一節をこの現象に割き，それに「学問愛，あるいは勉強のしすぎ．学者の窮乏について．および詩神が憂鬱質である理由についての余談つき」という題をつけた．学問研究は人間を憂鬱質にしたのである．

71. 身なりと物腰は大変に重要なことであると見なされていた．アダム・スミス (Adam Smith) はこの若い貴族について「彼の風采，態度，立ち居振る舞いのすべてが，卑しい身分に生まれついた者にはとても到達できない，上品で優雅な優越感を漂わせている」と書いた．Jan Bremmer and Herman Roodenburg, eds, *A Cultural History of Gesture: From Antiquity to the Present Day* (Cambridge, 1991), p. 7 に引用されている．Penelope Byrde, *The Male Image: Men's Fashion in Britain 1300-1970* (London, 1979) も参照．

72. Porter, 'William Hunter: A Surgeon and a Gentleman', pp. 7-34 を参照．

73. Richard H. Mead, *In the Sunshine of Life: a Biography of Dr. Richard Mead 1673-1754* (Philadelphia, 1974); A. Zuckerman, 'Dr Richard Mead (1673-1754): a Biographical Study', PhD thesis, University of Illinois, 1965; Ludmilla Jordanova, *Defining Features*, p. 27; Macmichael, *The Gold-Headed Cane*, p. 148. ミード (Mead) は 10,000 巻を超える蔵書を有していた．ロンドンで開業し多額の収入を得た彼は古典の学問に情熱を傾け，徐々に書籍，手稿，彫像，硬貨，宝石，絵画を集めていって膨大なコレクションにした．グレートオーモンドストリートに構えた自宅で定期的にレセプションを催し，しかるべき紹介状を持参する客を迎えては展示品を見せて回った．ジェントルマンのイメージについては Anna Bryson, 'The Rhetoric of Status; Gesture, Demeanour and the Image of the Gentleman in Sixteenth- and Seventeenth-Century England', in Lucy Gent and Nigel Llewellyn, eds, *Renaissance Bodies: The Human Figure in English Culture c.1540-1660* (London, 1990), pp. 136-53; Fenella Childs, 'Prescriptions for Manners in Eighteenth Century Courtesy Literature', DPhil thesis, University of Oxford, 1984 などを参照．

74. C. H. Brock, 'The Happiness of Riches', in Bynum and Porter, eds, *William Hunter*, pp. 35-56.

75. Pettigrew, *Memoirs of the Life and Writings of the Late John Coakley Lettsom*, I, p. 118; Roy Porter, 'John Coakley Lettsom and "The Highest and Most Divine Profession, that can Engage Human Intellect"', *Transactions of the Medical Society of London* (1996), pp. 22–34.

76. Anthony Ashley Cooper, 3rd Earl of Shaftesbury, *Characteristicks of Men, Manners, Opinions, Times*, 2 vols, ed. Philip Ayres (Oxford, 1999), 'Miscellany', III, chap. 1; 'Tis the persecuting Spirit has rais'd the *bantering* one': 'Sensus Communis', section 4, vol. I, p. 43.

77. Anthony, 3rd Earl of Shaftesbury, 'Miscellany', III, in *Characteristicks of Men, Manners, Opinions, Times*, II, chap. 1, p. 206; L. E. Klein, *Shaftesbury and the Culture of Politeness: Moral Discourse and Cultural Politics in Early Eighteenth-Century England* (Cambridge, 1994), p. 34.

78. Addison and Steele, *The Spectator*, I, no. 10, p. 54.

79. 'Of Essay Writing', in *David Hume, Selected Essays*, ed. and intro. Stephen Copley and Andrew Edgar (Oxford, 1993), p. 2.

80. Macmichael, *The Gold-Headed Cane*, p. 107.

81. Levine, *Dr Woodward's Shield*, p. 10.

82. Macmichael, *The Gold-Headed Cane*, p. 24; Levine, *Dr Woodward's Shield*, p. 10; Hone, *Life of Dr. John Radcliffe*.

83. George Cheyne, *The English Malady*, (1733) ed. Roy Porter (London, 1990), p. 326; Bernard Mandeville, *The Fable of the Bees*, ed. P. Harth (Harmondsworth, 1970), p. 35.

84. Cheyne, *The English Malady*, p. 326; Guerrini, *Obesity and Depression*, pp. 5, 59.

85. Maureen McNeil, *Under the Banner of Science: Erasmus Darwin and His Age* (Manchester, 1987). 若い医者としてうまくやっていく方法は文人として輝きを放つことである，とマンデヴィル（Mandeville）は言った．「学問があるところを示し（優れたものでも長いものでもよいから，とにかく）詩を書き，ラテン語で格調高い演説をものし，あるいはラテン語からの翻訳をして自分の名前を冠することである．こうしたことがどれひとつとしてできないというのであれば，結婚して名家に婿入りするしかない」(Guerrini, *Obesity and Depression*, p. 56 に引用されている)．この当時の医者は文人と親交を結んでいた．ジョン・アーバスノット医師（Dr John Arbuthnot）はスクリブリーラス・サークルの一員であった．ポウプ（Pope）は次のように書いた．

わたしは四肢を，両目を，失わないために，
ミードやチェズルデンが勧めることをする．

ポウプのこの二行連句については G. S. Rousseau and Marjorie Hope Nicolson, *This Long Disease My Life: Alexander Pope and the Sciences*

(Princeton, 1968), p. 9 に論考がある.

86. Porter, *Enlightenment: Britain and the Creation of the Modern World*, chs IV and VII.

87. R. Hingston Fox, *Dr John Fothergill and His Friends: Chapters in Eighteenth Century Life* (London, 1919), p. 32.

88. Macmichael, *The Gold-Headed Cane*, p. 107.

89. K. Coburn, ed., *The Letters of Sara Hutchinson from 1800–1835* (London, 1954), p. 272.

90. Macmichael, *The Gold-Headed Cane;* Fiona Haslam, *From Hogarth to Rowlandson. Medicine in Art in Eighteenth-Century Britain* (Liverpool, 1996), p. 20.

91. Thomas Gisborne, *An Enquiry into the Duties of Men in the Higher and Middle Classes of Society in Great Britain, Resulting from their Respective Stations, Professions and Employments*, 2 vols (London, 1794), II, p. 132.

第六章　患者のプロフィール

1. Tobias Smollett, *The Expedition of Humphry Clinker* (1771), ed. A. Ross (Harmondsworth, 1967), Matthew Bramble to Doctor Lewis, p. 187.

2. ここから推論されるのは，この当時は下層階級の患者が優秀な医者に診てもらうことが（なかったとは言わないまでも）きわめて制限されていた，ということである．N. D. Jewson, 'Medical Knowledge and the Patronage System in Eighteenth Century England', *Sociology*, VIII (1974), pp. 369–85; 同, 'The Disappearance of the Sick Man from Medical Cosmology, 1770–1870', *Sociology*, X (1976), pp. 225–44; Mary E. Fissell, 'The Disappearance of the Patient's Narrative and the Invention of Hospital Medicine', in Roger French and Andrew Wear, eds, *British Medicine in an Age of Reform* (London and New York, 1992), pp. 92–109; Roy Porter, 'The Patient's View: Doing Medical History from Below', *Theory and Society*, XIV (1985), pp. 175–98 などを参照.

3. Samuel Taylor Coleridge, *Table Talk,* in *The Collected Works of Samuel Taylor Coleridge* (London, 1990), vol. XIV, ed. Carl Woodring, p. 106.

4. Thomas Beddoes, *A Letter to the Right Honourable Sir Joseph Banks... on the Causes and Removal of the Prevailing Discontents, Imperfections and Abuses, in Medicine* (London, 1808), p. 115.

5. G. Thomas Couser, *Recovering Bodies. Illness, Disability, and Life Writing* (Wisconsin, 1997); Dorothy Porter and Roy Porter, *Patient's*

Progress: Doctors and Doctoring in Eighteenth-Century England (Cambridge, 1989); Roy Porter and Dorothy Porter, *In Sickness and in Health: The British Experience 1650–1850* (London, 1988); Lucinda McCray Beier, *Sufferers and Healers: The Experience of Illness in Seventeenth-Century England* (London, 1987); Joan Lane, '"The Doctor Scolds Me": The Diaries and Correspondence of Patients in Eighteenth Century England', in Roy Porter, ed., *Patients and Practitioners: Lay Perceptions of Medicine in Pre-Industrial Society* (Cambridge, 1985), pp. 204–48 などを参照.

6. H. W. Robinson and W. Adams, eds, *The Diary of Robert Hooke (1672–1680)* (London, 1935), pp. 17–18.

7. R. Latham and W. Matthews, eds, *The Diary of Samuel Pepys*, 11 vols (London, 1970–83), vol. IV, p. 39, 9 February 1663; Beier, *Sufferers and Healers*.

8. Mary E. Fissell, 'Readers, Texts and Contexts: Vernacular Medical Works in Early Modern England', in Roy Porter, ed., *The Popularization of Medicine* (London and New York, 1992), pp. 72–96; C. J. Lawrence, 'William Buchan: Medicine Laid Open', *Medical History*, XIX (1975), pp. 20–35.

9. B. Haley, *The Healthy Body and Victorian Culture* (Cambridge, MA, 1978).

10. John Brewer and Roy Porter, eds, *Consumption and the World of Goods in the 17th and 18th Centuries* (London and New York, 1993); Roy Porter, 'The Patient in England, c.1660–c.1800', in Andrew Wear, ed., *Medicine in Society* (Cambridge, 1992), pp. 91–118.

11. J. Timbs, *Doctors and Patients; or Anecdotes of the Medical World and Curiosities of Medicine* (London, 1876), p. 360; M. P. Tilley, ed., *Dictionary of Proverbs in England* (Ann Arbor, 1950).

12. D. Little and G. Kahrl, eds, *The Letters of David Garrick*, 3 vols (London, 1963), II, p. 743.

13. David Vaisey, ed., *The Diary of Thomas Turner of East Hoathley* (Oxford, 1984), p. 105.

14. Charles E. Mullett, ed. and intro., *The Letters of Dr. George Cheyne to the Countess of Huntingdon* (San Marino, CA, 1940); 同, ed., *The Letters of Doctor George Cheyne to Samuel Richardson (1733–1743)* (Missouri, 1943); Anita Guerrini, *Obesity and Depression in the Enlightenment: The Life and Times of George Cheyne* (Norman, OK, 2000).

15. Mullett, ed. and intro., *The Letters of Dr. George Cheyne to the Countess of Huntingdon*, pp. 59–60; Carol Houlihan Flynn, 'Running out of Matter: The Body Exercised in Eighteenth Century Fiction', in G. S.

Rousseau, ed., *The Language of Psyche: Mind and Body in the Enlightenment* (Los Angeles, 1990), pp. 147–85.

16. Mullett, ed. and intro., *The Letters of Dr. George Cheyne to the Countess of Huntingdon*, p. 59. チェイニー（Cheyne）がその馬を買うことについて述べていることに注目．それが金儲けを目的とする思惑買いであったことは明らかである．

17. Guerrini, *Obesity and Depression* にある論考を参照．

18. *Gentleman's Magazine*, II (1732), p. 769; William Macmichael, *The Gold-Headed Cane*, ed. with Explanatory and Illustrative Notes and an Essay on William Macmichael, MD, His Life, His Works, and his Editors by Herbert Spencer Robinson (New York, 1932), p. 183.

19. R. W. Chapman, ed., *Jane Austen's Letters to Her Sister Cassandra & Others* (London, 1952), p. 426.

20. T. G. H. Drake, 'The Medical Caricatures of Thomas Rowlandson', *Bulletin of the History of Medicine*, XII (1942), pp. 323–35, p. 324.

21. C. F. Barrett, ed., *The Diary and Letters of Madame d'Arblay, Author of 'Evelina', 'Cecilia', etc. 1778–1840*, 7 vols (London, 1842–6), I, p. 292.

22. Thomas Beddoes, *Hygëia: or Essays Moral and Medical, on the Causes Affecting the Personal State of our Middling and Affluent Classes*, 3 vols (Bristol, 1802), vol. I essay II, p. 23; I essay II, p. 25.

23. George Eliot, *Middlemarch* (Harmondsworth, 1965), pp. 116–7.

24. Roy Porter, 'The Patient in England, c.1660–c.1800', pp. 91–118. 心気症になるのはたいていは男性であると見られていた．これに類するもので女性が罹るのはヒステリーの発作であった．近代初期の女性ヒステリー患者の文化については，特にオランダの絵画に関して，Laurinda S. Dixon, *Perilous Chastity: Women and Illness in Pre-Enlightenment Art and Medicine* (Ithaca, 1995）のなかで研究されている．Sander L. Gilman, Helen King, Roy Porter, G. S. Rousseau and Elaine Showalter, *Hysteria Beyond Freud* (Berkeley, 1993); Mark Micale, *Approaching Hysteria. Disease and its Interpretations* (Princeton, 1995）なども参照．

25. B. Mandeville, *A Treatise of the Hypochondriack and Hysterick Diseases*, 2nd edn (London, 1730) (reprinted Hildesheim: George Olms Verlag, 1981), 49. Roy Porter, 'Reading: A Health Warning', in Robin Myers and Michael Harris, eds, *Medicine, Mortality and the Booktrade* (Winchester, 1998), pp. 131–52 も参照．

26. Joseph Addison and Richard Steele, *The Spectator*, ed. Donald Bond, 5 vols (Oxford, 1965), I, pp. 105–6.

27. J. M. Adair, *Essays on Fashionable Diseases* (London, 1790), p. 95;

Steven Shapin, 'The Philosopher and the Chicken: On the Dietetics of Disembodied Knowledge', in Christopher Lawrence and Steven Shapin, eds, *Science Incarnate—Historical Embodiments of Natural Knowledge* (Chicago and London, 1998), pp. 21-50.

28. Adair, *Essays on Fashionable Diseases*, p. 95.

29. J. Hill, *Hypochondriasis* (London, 1756), p. 24.

30. A. M. Ingram, *Boswell's Creative Gloom* (London, 1982), p. 104 に引用されている.

31. R. Hunter and I. Macalpine, *Three Hundred Years of Psychiatry 1535-1860* (London, 1963), p. 312 に引用されている.

32. Mullett, ed. and intro., *The Letters of Dr. George Cheyne to the Countess of Huntingdon.*

33 Aphra Behn, *Sir Patient Fancy* (London, 1678), Act 3 Scene 1, in J. Todd, ed., *The Works of Aphra Behn*, vol. VI: *The Plays* (London, 1996), p. 31.

34. Behn, *Sir Patient Fancy*, Act 2 Scene 2, p. 30. Natsu Hattori, 'Performing Cures: Practice and Interplay in Theatre and Medicine of the English Renaissance', DPhil thesis, University of Oxford, 1995, p. 84 を参照.

35. John Wiltshire, *Jane Austen and the Body: 'The Picture of Health'* (Cambridge, 1992), p. 200.

36. Jane Austen, *Sanditon*, ed. M. Drabble (Harmondsworth, 1974), p. 174.

37. Austen, *Sanditon*, p. 175. 胆汁性不機嫌の流行については Roy Porter, 'Biliousness' in W. F. Bynum, ed., *Gastroenterology in Britain* (London: Occasional Publications 3, 1997), pp. 7-28 を参照. 神経過敏症については同, '"Expressing Yourself Ill": The Language of Sickness in Georgian England', in P. Burke and R. Porter, eds, *Language, Self and Society: The Social History of Language* (Cambridge, 1991), pp. 276-99 を参照.

38. Austen, *Sanditon*, p. 175. 自己薬物治療については Porter and Porter, *Patient's Progress*, chaps 1-4 を参照.

39. Austen, *Sanditon*, pp. 202-3.

40. これ以降の参考文書については Roy Porter, 'Biliousness' pp. 7-28 を参照.

41. George M. Gould, *Biographic Clinics: The Origin of the Ill-health of De Quincey, Carlyle, Darwin, Huxley and Browning* (London, 1903), p. 44.

42. 同書, p. 54. カーライル (Carlyle) が「ニコチン」を用いはじめたのはかなり早い時期であった.

43. 同書, p. 54.

44. 同書, p. 64.

45. 同書，p. 49.

46. 同書，p. 54.

47. Edwin W. Marrs, Jr, ed., *The Letters of Thomas Carlyle to his Brother, Alexander, with Related Family Letters* (Cambridge, MA, 1968), p. 591.

48. Anne Hunsaker Hawkins, *Reconstructing Illness: Studies in Pathography* (West Lafayette, 1993). Oliver Sacks, *A Leg to Stand On* (London, 1984) は啓発的である．病気をこのように神話化することを新古典主義隆盛期のイングランドが拒絶したことについてはG. S. Rousseau and Marjorie Hope Nicolson, *This Long Disease My Life: Alexander Pope and the Sciences* (Princeton, 1968) を参照.

49. Tobias Smollett, *Humphry Clinker*, pp. 65-66; Fiona Haslam, *From Hogarth to Rowlandson. Medicine in Art in Eighteenth-Century Britain* (Liverpool, 1996), pp. 174f.

50. Janet Browne, 'I Could Have Retched All Night: Charles Darwin and His Body, in Early Victorian England', in Christopher Lawrence and Steven Shapin, eds, *Science Incarnate—Historical Embodiments of Natural Knowledge* (Chicago and London, 1998), pp. 240-87; 同, 'Spas and Sensibilities: Darwin at Malvern', in Roy Porter, ed., *The Medical History of Waters and Spas* (London: Medical History, Supplement 10, 1990), pp. 102-13.

51. A. Barbeau, *Life and Letters at Bath in the Eighteenth Century*, ed. A. Dobson (London, 1904), p. 92; Barbara Brandon Schnorrenberg, 'Medical Men of Bath', *Studies in Eighteenth Century Culture*, XIII (1984), pp. 189-203; Aileen Douglas, *Uneasy Sensations. Smollett and the Body* (Chicago, 1995).

52. Fielding H. Garrison, 'Medicine in *The Tatler, Spectator and Guardian*', *Bulletin of the History of Medicine*, II (1934), pp. 477-503.

53. Schnorrenberg, 'Medical Men of Bath', pp. 189-203; Brigitte Mitchell and John Penrose, eds, *Letters from Bath, 1766-67* (Gloucester, 1983), p. 35.

54. Mitchell and Penrose, eds, *Letters from Bath, 1766-67*, p. 35.

55. Christopher Anstey, *The New Bath Guide: or Memoirs of the B-n-r-d Family, in a Series of Poetical Epistles* (1801), ed. Peter Wagner (Hildesheim, Zurich and New York, 1989); Smollett, *Humphry Clinker* ; G. S. Rousseau, *Tobias Smollett: Essays of Two Decades* (Edinburgh, 1982); Barbeau, *Life and Letters at Bath in the Eighteenth Century*; Phyliss Hembry, *The English Spa 1560-1815: A Social History* (London, 1990).

56. Anstey, *The New Bath Guide*, letter II, p. 14.

57. Haslam, *From Hogarth to Rowlandson*, p. 181; Schnorrenberg, 'Medical Men of Bath', p. 196.

58. Tobias Smollett, *Peregrine Pickle* (1751) (Oxford, 1983); Schnorrenberg, 'Medical Men of Bath', p. 195.

59. Thomas Beddoes, *Manual of Health: or, the Invalid Conducted Safely Through the Seasons* (London, 1806), p. 330.

60. Beddoes, *A Letter to the Right Honourable Sir Joseph Banks*, p. 102.

61. Beddoes, *Manual of Health*, p. 331.

62. Beddoes, *A Letter to the Right Honourable Sir Joseph Banks*, p. 104; Mary E. Fissell, *Patients, Power, and the Poor in Eighteenth-Century Bristol* (Cambridge, 1991).

63. Beddoes, *Manual of Health*, p. 332.

64. 同書，p. 333.

65. 同書，p. 335.

66. 同書，p. 337.

67. R. S. Downie, ed., *The Healing Arts. An Oxford Illustrated Anthology* (Oxford, 1994), p. 155 に引用されている.

68. Miriam Bailin, *The Sickroom in Victorian Fiction: The Art of Being Ill* (Cambridge, 1994), p. 6 に引用されている.

69. H. Martineau, *Life in the Sick-Room: Essays by an Invalid* (2nd edn, London, 1854).

70. Bailin, *The Sickroom*.

第七章　アウトサイダーと侵略者

1. スコットランド人についてはIvan Waddington, *The Medical Profession in the Industrial Revolution* (Dublin, 1984); C. J. Lawrence, 'Medicine as Culture: Edinburgh and the Scottish Enlightenment', PhD thesis, University of London, 1984; Lisa Rosner, *Medical Education in the Age of Improvement: Edinburgh Students and Apprentices, 1760–1826* (Edinburgh, 1990) などを参照.

2. I. S. L. Loudon, *Medical Care and the General Practitioner 1750–1850* (Oxford, 1986); Anne Digby, *Making a Medical Living: Doctors and Patients in the English Market for Medicine, 1720–1911* (Cambridge, 1994). ヨーロッパ大陸についてはMary Lindemann, *Health and Healing in Seventeenth- and Eighteenth-Century Germany* (Baltimore, 1996); Matthew Ramsey, *Professional and Popular Medicine in France, 1770–1830. The Social World of Medical Practice* (Cambridge, 1988); Lawrence Brockliss and Colin Jones, *The Medical World of Early Modern France* (Oxford, 1997) などを参照.

3. Sir Z. Cope, *The History of the Royal College of Surgeons of England*

(London, 1959). 外科学の歴史の見直しについてはChristopher Lawrence, 'Democratic, Divine and Heroic: The History and Historiography of Surgery', in Christopher Lawrence, ed., *Medical Theory, Surgical Practice: Studies in the History of Surgery* (London, 1992), pp. 1-47を参照.

4. Lord Herbert, ed., *Pembroke Papers (1790-1794): Letters and Diaries of Henry, Tenth Earl of Pembroke and His Circle* (London, 1950), II, p. 318.

5. Christopher Lawrence, 'Medical Minds, Surgical Bodies: Corporeality and the Doctors', in Christopher Lawrence and Steven Shapin, eds, *Science Incarnate—Historical Embodiments of Natural Knowledge* (Chicago and London, 1998), pp. 156-201.

6. Tobias Smollett, *Roderick Random* (1748) (Oxford, 1979), p. 86; Joan Druett, *Rough Medicine: Surgeons at Sea in the Age of Sail* (New York, 2000), pp. 80f.; Aileen Douglas, *Uneasy Sensations. Smollett and the Body* (Chicago, 1995).

7. Smollett, *Roderick Random*, p. 139.

8. 同書, p. 149.

9. 同書, p. 158.

10. このあとの記事についてはJ. Oppenheimer, *New Aspects of John and of William Hunter* (London, 1946); Roy Porter, 'John Hunter: A Showman in Society', *The Transactions of the Hunterian Society* (1993-4), pp. 19-24; 同, 'William Hunter: A Surgeon and a Gentleman', in W. F. Bynum and Roy Porter, eds, *William Hunter and the Eighteenth Century Medical World* (Cambridge, 1985), pp. 7-34; L. S. Jacyna, 'Images of John Hunter in the Nineteenth Century', *History of Science*, XXI (1983), pp. 85-108などを参照.

11. S. Paget, *John Hunter* (London, 1897), p. 126.

12. Jacyna, 'Images of John Hunter in the Nineteenth Century', pp. 85-108.

13. Lawrence and Shapin, eds, *Science Incarnate*, p. 193. もっと広範にはLawrence, 'Democratic, Divine and Heroic', pp. 1-47を参照.

14. Sir Samuel Garth, *The Dispensary* (London, 1699), canto II, p. 19; Juanita G. L. Burnby, *A Study of the English Apothecary from 1660 to 1760* (London: *Medical History*, Supplement No. 3, 1983); W. H. Helfand, 'The Apothecary Caricatured', *Journal of the American Pharmaceutical Association*, ns II (1962), pp. 52-3.

15. Sir George Clark, *A History of the Royal College of Physicians of London*, 3 vols (Oxford, 1964-72); Harold Cook, *The Decline of the Old Medical Regime in Stuart London* (Ithaca, 1986).

16. R. Campbell, *The London Tradesman: Being a Compendious View of*

All the Trades, Professions, Arts, Both Liberal and Mechanic, now Practiced in the Cities of London and Westminster (London, 1747), p. 64; I. S. L. Loudon, *Medical Care and the General Practitioner* ; Penelope Corfield, *Power and the Professions in Britain 1700-1850* (London, 1995); G. Holmes, *Augustan England:Professions, State and Society, 1680-1730* (London, 1982); Anne Digby, *Making a Medical Living: Doctors and Patients in the English Market for Medicine, 1720-1911* (Cambridge, 1994).

17. 評価については Johanna Geyer-Kordesch, 'Women and Medicine', in W. F. Bynum and Roy Porter, eds, *Companion Encyclopedia of the Histoty of Medicine* (London, 1993), pp. 884-910 を参照. 一例については Richard Aspin, 'Who Was Elizabeth Okeover?', *Medical History*, XLIV (2000), pp. 531-40 を参照.

18. D. Gibson, ed., *A Parson in the Vale of White Horse* (Gloucester, 1982), p. 132.「サングラードウ」というのは架空の，瀉血で悪名高い医者であった.

19. *Professional Anecdotes, or ANA of Medical Literature*, 3 vols (London, 1825), p. 126.

20. James Beresford, *The Miseries of Human Life*, new edn (London, 1806), pp. 252-3; and Chap. 1 を参照.

21. Ludmilla Jordanova, *Nature Displayed. Gender, Science and Medicine 1760-1820* (Longman, 1999), p. 23.

22. Aldred Scott Warthin, 'The Physician of the Dance of Death', *Annals of Medical History*, ns II (1930), pp. 351-71, 453-69, 697-710; ns III (1931), pp. 75-109, 134-65.

23. Fiona Haslam, *From Hogarth to Rowlandson. Medicine in Art in Eighteenth-Century Britain* (Liverpool, 1996), p. 16.

24. J. Oppenheimer, *New Aspects of John and of William Hunter* (London, 1946), p. 115 に引用されている.

25. John Beresford, ed., *The Diary of a Country Parson: The Rev. James Woodforde, 1758-1802*, 5 vols (Oxford, 1978-81), I, pp. 184-5.

26. N. Steneck, 'Greatrakes the Stroker: The Interpretations of Historians', *Isis*, LXXIII (1982), pp. 160-77 を参照.

27. David Gentilcore, *Healers and Healing in Early Modern Italy* (Manchester, 1998).

28. Haslam, *From Hogarth to Rowlandson*, p. 249.

29. Christine Hillam, ed., *The Roots of Dentistry* (London, 1990); 同, *Brass Plate and Brazen Impudence: Dental Practice in the Provinces 1755-1855* (Liverpool, 1991); Roger King, 'Curing Toothache on the Stage?: The Importance of Reading Pictures in Context', *History of Science*, XXXIII

(1995), pp. 396-416.

30. D. Sprott, ed., *1784* (London, 1984), pp. 48-9.

31. Haslam, *From Hogarth to Rowlandson. Medicine in Art in Eighteenth-Century Britain*, p. 247; J. A. Donaldson, 'A Rowlandson Caricature. ["Transplanting of Teeth"]', *British Dental Journal*, CIV (1958), p. 6.

32. Haslam, *From Hogarth to Rowlandson*, p. 246.

33. Robert Burton, *The Anatomy of Melancholy* (1621), ed. D. Floyd and P. Jordan-Smith (New York, 1948), p. 390.

34. George Crabbe, *The Borough: A Poem* (London, 1810), pp. 95-6.

35. Roy Porter, 'The Language of Quackery in England', in P. Burke and Roy Porter eds, *The Social History of Language* (Cambridge, 1987), pp. 73-103; 同, *Quacks: Fakers and Charlatans in English Medicine* (Stroud, 2000).

36. C. J. S. Thompson, *The Quacks of Old London* (New York, 1993), p. 74.

37. William Schupback, 'Sequah: An English American Medicine Man in 1890', *Medical History*, XXIX (1985), pp. 272-317.

38. J. Crellin, 'Dr James's Fever Powder', *Transactions of the British Society for the History of Pharmacy*, I (1974), pp. 136-43.

39. Thompson, *The Quacks of Old London*, p. 125 に引用されている.

40. M. H. Nicolson, 'Ward's Pill and Drop and Men of Letters', *Journal of the History of Ideas*, 29 (1968), pp. 173-96; Haslam, *From Hogarth to Rowlandson*, p. 61.

41. Nicolson, 'Ward's Pill and Drop and Men of Letters', p. 196. ホレス・ウォルポウル (Horace Walpole) はジェイムズ (James) の粉薬を「咳, 痛風, 天然痘, 万病に」効くと勧めた. ヘンリー・フィールディング (Henry Fielding) はウォード (Ward) の薬について「ウォード氏の治療薬は私が依怙贔屓の賛辞を送る必要などまったくないほど信用できるものである」と書いた.

42. Haslam, *From Hogarth to Rowlandson*, p. 62f にこの絵が再現されている. 有名な模倣者バードウェル (Bardwell) は聖バーソロミュー病院にあるホガース (Hogarth) の *The Pool of Bethesda* に登場する人物のうちの数人を利用した.

43. John Taylor, *History of the Travels and Adventures* (London, 1761), p. 22. テイラー (Taylor) の経歴の詳細については Porter, *Quacks: Fakers and Charlatans in English Medicine*, chap. IV, esp. pp. 67ff を参照.

44. グレイアム (Graham) に関するこれ以降の記事については R. Porter, 'The Politics of James Graham', *British Journal for Eighteenth Century*

Studies, V (1982), pp. 201-6; 同, 'Sex and The Singular Man: the Seminal Ideas of James Graham', *Studies on Voltaire & the Eighteenth Century*, CCXXVIII (1984), pp. 3-24 などを参照. ウェルカム図書館 (The Wellcome Library for the History and Public Understanding of Medicine) にグレイアムの新聞広告の充実したコレクションがある (MS73143). そのうちの数点が F. Grose, *A Guide to Health, Beauty, Riches and Honour* (London, 1796) に再現されている.

45. James Graham, *A Sketch, or Short Description of Dr Graham's Medical Apparatus* (London, 1780), p. 53.

46. Haslam, *From Hogarth to Rowlandson*, p. 201.

47. Henry Angelo, *The Reminiscences of Henry Angelo* (London, 1904), II, pp. 61-2.

48. Roy Porter, '"I Think Ye Both Quacks": The Controversy between Dr Theodor Myersbach and Dr John Coakley Lettsom', in W. F. Bynum and Roy Porter, eds, *Medical Fringe and Medical Orthodoxy, 1750-1850* (London, 1986), pp. 56-78.

49. Thompson, *The Quacks of Old London*, p. 345.

50. 同書, p. 344.

51. W. F. Bynum and Roy Porter, eds, *Medical Fringe and Medical Orthodoxy, 1750-1850*, 'Introduction', pp. 1-4.

52. Paget, *John Hunter*, p. 165 を参照.

53. James R. Missett, '"Mercury and His Advocates Defeated, or Vegetable Intrenchment". An Engraving by Thomas Rowlandson, 1789. New Haven, Yale Medical Library. Clements C. Fry Collection', *Journal of the History of Medicine*, XXII (1967), p. 413.

54. Norman B. Gwyn, 'An Interpretation of the Hogarth Print "The Arms of the Company of Undertakers"', *Bulletin of the History of Medicine*, VIII (1940), pp. 115-277 を参照.

55. *Gentleman's Magazine*, 1731. R. Hambridge, 'Empiricomany, or an Infatuation in Favour of Empiricism, or Quackery', in S. Soupel and R. A. Hambridge, eds, *Literature and Science, and Medicine* (Los Angeles, 1982), pp. 47-102, p. 76 に引用されている.

第八章　職業上の諸問題

1. J. Ayres, ed., *Paupers and Pig Killers: The Diary of William Holland, a Somerset Parson 1799-1818* (Gloucester, 1984), p. 24.

2. K. Garlick and A. Macintyre, eds, *The Diary of Joseph Farington*, 16

vols (New Haven, 1978-9), III, p. 819.

3. C. Severn, ed., *Diary of the Rev. John Ward* (London, 1839), p. 119.

4. E. L. Griggs, ed., *Collected Letters of Samuel Taylor Coleridge*, 6 vols (Oxford, 1956-68), I, pp. 154, 256.

5. Penelope Corfield, *Power and the Professions in Britain 1700-1850* (London, 1995); G. Holmes, *Augustan England: Professions, State and Society, 1680-1730* (London, 1982).

6. Harold Cook, *The Decline of the Old Medical Regime in Stuart London* (Ithaca, 1986).

7. L. G. Stevenson, 'The Siege of Warwick Lane, Together with a Brief History of the Society of Collegiate Physicians 1767-98', *Journal of the History of Medicine*, VII (1952), pp. 105-21.

8. D. Little and G. Kahrl, eds, *The Letters of David Garrick*, 3 vols (London, 1963), II, p. 451.

9. B. Mandeville, *A Treatise of the Hypochondriack and Hysterick Diseases* (2nd edn, London, 1730; reprinted, Hildesheim: George Olms Verlag, 1981), pp. 31f. 一例については Anita Guerrini, '"A Club of Little Villains": Rhetoric, Professional Identity and Medical Pamphlet Wars', in Marie Mulvey Roberts and Roy Porter, eds, *Literature and Medicine During the Eighteenth Century* (London and New York, 1993), pp. 226-44 を参照.

10. Alexander Pope, *Moral Essays*, Epistle III, line 1, in J. Butt, ed., *The Poems of Alexander Pope* (London, 1965), p. 570.

11. Garlick and Macintyre, eds, *The Diary of Joseph Farington*, IX, p. 3221.

12. Philip K. Wilson, *Surgery, Skin and Syphilis: Daniel Turner's London (1667-1741)* (Amsterdam, 1999), pp. 93-4.

13. 同書, p. 93.

14. W. R. LeFanu, ed., *Betsy Sheridan's Journal* (London, 1960), p. 138; Richard Hunter and Ida Macalpine, *George III and the Mad Business* (London, 1969).

15. F. L. M. Pattison, *Granville Sharpe Pattison: Anatomist and Antagonist* (Edinburgh, 1987). アンドルー・マーシャル医師 (Dr Andrew Marshal) の決闘については *Professional Anecdotes, or ANA of Medical Literature*, 3 vols (London, 1825), I, p. 43 を参照.

16. Thomas Middleton, *Fair Quarrell*, Act 4. Herbert Silvette, *The Doctor on Stage. Medicine and Medical Men in Seventeenth Century England*, ed. F. Butler (Knoxville, 1967), p. 269 に引用されている. Peter Burke and Roy Porter, eds, *Languages and Jargons: Contributions to a Social History of Language* (Cambridge, 1995).

17. Henry Fielding, *The History of the Adventures of Joseph Andrews* (1742), in *Joseph Andrews Preceded by Shamela* (London, 1973), book I, p. 40.

18. Thomas Dekker, *Wonder of a Kingdome*, Act 4. John Wilson, *Belphagor*, Act 4 は Silvette, *The Doctor on Stage*, p. 269 に引用されている. Thomas Spaulding Willard, 'John Wilson's Satire of Hermetic Medicine', in Roberts and Porter, eds, *Literature and Medicine During the Eighteenth Century*, pp. 136–50 も参照.

19. Dorothy Porter and Roy Porter, *Patient's Progress: Doctors and Doctoring in Eighteenth-Century England* (Cambridge, 1989), p. 128.

20. Porter and Porter, *Patient's Progress*, p. 129 に引用されている. この慣行については第五章に論考がある.

21. Ayres, ed., *Paupers and Pig Killers*, p. 260; Anne Digby, *Making a Medical Living: Doctors and Patients in the English Market for Medicine, 1720–1911* (Cambridge, 1989).

22. Bernard Mandeville, *The Fable of the Bees*, ed. P. Harth (Harmondsworth, 1970), p. 65.

23. Matthew Prior, *Alma*, canto III, line 97. Porter and Porter, *Patient's Progress*, p. 57 に引用されている.「bill」という語には「処方箋」と「請求書」という二重の意味がある.

24. Andrew James Symington, 'Of Physicians and their Fees', in William Andrews, FRHS, ed., *The Doctor in History, Literature, Folk-Lore, etc.* (Hull and London, 1896), pp. 252–83.

25. Tim Marshall, *Murdering to Dissect: Grave-Robbing, Frankenstein and the Anatomy Literature* (Manchester, 1995), p. 2 に引用されている. フランケンシュタイン博士は医療を実践する医師ではなかった.

26. Thomas Beddoes, *Letter to Erasmus Darwin, M. D., On a New Method of Treating Pulmonary Consumption and Some Other Diseases Hitherto Found Incurable* (Bristol, 1793) p. 4; Roy Porter, *Health for Sale: Quackery in England 1650–1850* (Manchester, 1989), pp. 187f.

27. Beddoes, *Letter to Erasmus Darwin, M. D.*, p. 4.

28. Thomas Beddoes, *Manual of Health: or, the Invalid Conducted Safely Through the Seasons* (London, 1806), p. 416.

29. Seamus Deane, *The French Revolution and Enlightenment in England 1789–1832* (Cambridge, MA, 1988); Norton Garfinkle, 'Science and Religion in England, 1790–1800: The Critical Response to the Work of Erasmus Darwin', *Journal of the History of Ideas*, XVI (1955), pp. 376–88.

30. David Knight, *Humphry Davy: Science & Power* (Oxford. 1992). p. 30.

31. 同書, p. 30.

32. A. J. Wright, 'Humphrey [sic] Davy's Small Circle of Bristol Friends', *Bulletin of Anesthesia History*, XV (July 1997), pp. 16-20, p. 18.

33. Simon Schaffer, 'States of Mind: Enlightenment and Natural Philosophy', in G. S. Rousseau, ed., *The Languages of Psyche: Mind and Body in Enlightenment Thought* (Berkeley, CA and Oxford, 1990), pp. 233-90, p. 246.

34. A. Lothian-Short, 'Pharmaceutical Caricatures', in *Die Vortrage d. Hauptversammlung in Dubrovnik 1959, Stuttgart, Veröffentlichungen d. Intern. Gesellschaft f. Geschichte d. Pharmazie*, 1960, pp. 89-96; R. Burgess, 'Humphry Davy or Friedrich Accum: A Question of Identification', *Medical History*, XVI (1972), pp. 290-93 などに論考がある.

35. Fiona Haslam, *From Hogarth to Rowlandson. Medicine in Art in Eighteenth-Century Britain* (Liverpool, 1996), p. 241.

36. D. Baxby, 'Gillray's "Cowpock" Caricature', *Society for the Social History of Medicine Bulletin*, XXI (1977), p. 60; A. W. Russell, 'Ye Cow-Pock, Gillray and Social Medicine—a Note on Gillray's Caricature of Jenner and the "New Inoculation"', *Society for the Social History of Medicine Bulletin*, XX (1977), pp. 17-22; G. Miller, *The Adoption of Inoculation for Smallpox in England and France* (London, 1957) などを参照. パーキンズ (Perkins) については第四章を参照.

37. Porter and Porter, *Patient's Progress*, p. 171.

38. Luke Davidson, 'Raising up Humanity: The Introduction of Resuscitation into Late Eighteenth Century Britain (a cultural history)', DPhil thesis, University of York, 2001.

39. Marshall, *Murdering to Dissect*, p. 6. ジェレミー・ベンサム (Jeremy Bentham) の検死は1832年6月にグレインジャー (Grainger) の解剖教室でトマス・サウスウッド・スミス医師 (Dr Thomas Southwood Smith) によって執行されたのだが, そこにも反響があったと言える. このとき, この哲学者の死体の顔が激しい雷雨によって劇的に照らしだされ, 「稲妻の光が当たって, まるで生きているかのようになった」という. Ruth Richardson and Brian Hurwitz, 'Jeremy Bentham's Self Image: An Exemplary Bequest for Dissection', *British Medical Journal*, CCVC (1987), pp. 195-8.

40. Mary Shelley, *Frankenstein* (1818) (Oxford, 1993); Stephen Bann, ed., *Frankenstein, Creation and Monstrosity* (London, 1994); Jon Turney, *Frankenstein's Footsteps: Science, Genetics and Popular Culture* (New Haven and London, 1998).

41. P. Linebaugh, 'The Tyburn Riot Against the Surgeons', in E. P. Thompson *et al.*, eds, *Albion's Fatal Tree* (1975) (Harmondsworth, 1977), pp.

65–118.

42. Roy Porter, 'Laymen, Doctors and Medical Knowledge in the Eighteenth Century: The Evidence of the Gentleman's Magazine', in Roy Porter, ed., *Patients and Practitioners: Lay Perceptions of Medicine in Pre-Industrial Society* (Cambridge, 1985), pp. 283–314, p. 306.

43. Robert Southey, *The Poetical Works of Robert Southey* (London, 1845), p. 457; Ruth Richardson, *Death, Dissection and the Destitute: A Political History of the Human Corpse* (London, 1987); 同, '"Trading Assassins" and the Licensing of Anatomy', in Roger French and Andrew Wear, eds, *British Medicine in an Age of Reform* (London, 1991), pp. 74–91; Marshall, *Murdering to Dissect*.

44. Haslam, *From Hogarth to Rowlandson*, p. 281.

45. Walter Jerrold, ed., *The Complete Poetical Works of Thomas Hood* (London, 1906), p. 77. ベル（Bell）とカーブ（Carpue）は主導的な解剖学校の所有者であった. サー・アストリー・クーパー（Sir Astley Cooper）はロンドンでもっとも著名な外科医であった.

46. Richardson, *Death, Dissection and the Destitute*.

47. [E. J.], *The Surprize or the Gentleman turn'd Apothecary* (London, 1739).

48. [著者不詳], *A Letter to a Physician in the Country on Animal Magnetism* (London, 1786), p. 31. 「crisis〔危機〕」というのは病気の発作において転換点を意味する医術用語であった.

49. Roy Porter, 'A Touch of Danger: The Man-Midwife as Sexual Predator', in G. S. Rousseau and R. Porter (eds), *Sexual Underworlds of the Enlightenment* (Manchester, 1988), pp. 206–32; C. H. Brock, *William Hunter, 1718–1783* (Glasgow, 1983).

50. 当時の「姦淫裁判」の資料については Porter, 'A Touch of Danger: The Man-Midwife as Sexual Predator', pp. 206–32 を参照.

51. J. Donnison, *Midwives and Medical Men: A History of Interprofessional Rivalries and Women's Rights* (London, 1977); Adrian Wilson, *The Making of Man-Midwifery: Childbirth in England 1660–1770* (London, 1995).

52. E. Nihell, *A Treatise on the Art of Midwifery* (London, 1760).

53. Haslam, *From Hogarth to Rowlandson*, p. 222; Robert A. Erickson, *Mother Midnight: Birth, Sex, and Fate in Eighteenth-Century Fiction (Defoe, Richardson, and Sterne)* (New York, 1986); Ludmilla Jordanova, *Nature Displayed. Gender, Science and Medicine 1760–1820* (London and New York, 1999), pp. 23–5.

54. George Crabbe, *The Village and Other Poems* (Edinburgh, 1838), p. 22.

55. Frank Nicholls, *The Petition of the Unborn Babes to the Censors of the Royal College of Physicians of London* (London, 1751), p. 6.

56. Philip Thicknesse, *Man Midwifery Analyzed* (London, 1764).

57. 同書, p. 28 に引用されている.

58. 同書, p. 17.

59. 同書, pp. 15, 10. 「touch〔触診〕」というのが性交を意味する俗語であったことは言うまでもない.

60. ［著者不詳］, *The Man Midwife Unmasqu'd* (London, 1738), canto III, p. 3.

61. 同書, p. 5.

62. Haslam, *From Hogarth to Rowlandson*, p. 222; Jordanova, *Nature Displayed*, p. 23; Jason S. Zielonka, '"A Man-Midwife". Etching, Hand Coloured, by S. W. Fores, London, 1793. New Haven, Yale Medical Library, Clements C. Fry Collection', *Journal of the History of Medicine*, XXX (1975), p. 259; Porter, 'A Touch of Danger: The Man-Midwife as Sexual Predator', pp. 206-32.

63. Porter, 'A Touch of Danger: The Man-Midwife as Sexual Predator', pp. 206-32.

64. Karen Louise Harvey, 'Representations of Bodies and Sexual Difference in Eighteenth-Century English Erotica', PhD thesis, University of London, 1999.

65. Thomas Percival, *Medical Ethics; or, A Code of Institutes and Precepts Adapted to the Professional Conduct of Physicians and Surgeons* (Manchester, 1803); Robert Baker, 'Deciphering Percival's Code', in Robert Baker, Dorothy Porter and Roy Porter, eds, *The Codification of Medical Morality*, vol. I (Dordrecht/Boston/London, 1993), pp. 179-212; 同, 'The History of Medical Ethics', in W. F. Bynum and Roy Porter, eds, *Companion Encyclopedia of the History of Medicine* (London, 1993), pp. 848-83; Lisbeth Haakonssen, *Medicine and Morals in the Enlightenment: John Gregory, Thomas Percival and Benjamin Rush* (Amsterdam, 1997); Mary E. Fissell, 'Innocent and Honorable Bribes: Medical Manners in Eighteenth-Century Britain', in Robert Baker, Dorothy Porter and Roy Porter, eds, *The Codification of Medical Morality*, vol. I, pp. 19-46.

66. George Birkbeck-Hill, *Boswell's Life of Johnson* (Oxford, 1934), vol. IV, p. 306: 13 June 1784.

67. Roy Porter, 'Thomas Gisborne: Physicians, Christians, and Gentlemen', in Andrew Wear, Johanna Geyer Kordesch and Roger French, eds, *Doctors and Ethics: The Historical Setting of Professional Ethics* (Amsterdam, 1993), pp. 253-74.

68. Percival, *Medical Ethics*, pp. 91, 71.

第九章　政治体を診断する政治家

1. Mark Jenner, 'Scatology, Coprophagia, and Political Cannibalism: The Rump and the Body Politic in Restoration England', *Past and Present* (近刊予定); H. M. Atherton, 'The British Defend their Constitution in Political Cartoons and Literature', *Studies in Eighteenth Century Culture*, II (1982), pp. 3-31; Roy Porter and G. S. Rousseau, *Gout: The Patrician Malady* (New Haven and London, 1998); Roy Porter, 'Gout: Framing and Fantasizing Disease', *Bulletin of the History of Medicine*, LXVIII (1994), pp. 1-28.

2. John of Salisbury, *Policraticus*, ed. Cary J. Nederman (Cambridge, 1990), p. 67; Jacques Le Goff, 'Head or Heart? The Political use of Body Metaphors in the Middle Ages', in M. Feher, ed., *Fragments for a History of the Human Body*, 3 vols (New York, 1989), III, pp. 12-27. Ernst H. Kantorowicz, *The King's Two Bodies: A Study in Medieval Political Theology* (Princeton, NJ, 1957) も参照.

3. Thomas Vicary, *The Surgions Directorie for Young Practitioners* (London, 1651), p. 21; Leonard Barkan, *Nature's Work of Art: The Human Body as Image of the World* (New Haven, 1975); E. M. Tillyard, *The Elizabethan World Picture* (London, 1943).

4. Robert Burton, *The Anatomy of Melancholy*, ed. Floyd Dell and Paul Jordan Smith (New York, 1927), p. 134.

5. William Harvey, *An Anatomical Disputation Concerning the Movement of the Heart and Blood in Living Creatures*, translated and with notes by Gweneth Whitteridge (Oxford, 1976), p. 3. Robert A. Erickson, 'William Harvey's *De motu cordis* and "The Republick of Literature"', in Marie Mulvey Roberts and Roy Porter, eds, *Literature and Medicine During the Eighteenth Century* (London, 1993), pp. 58-83; Philippa Berry, *Of Chastity and Power: Elizabethan Literature and the Unmarried Queen* (London, 1989); Paul Hammond, 'The King's Two Bodies: Representations of Charles II', in Jeremy Black and Jeremy Gregory, eds, *Culture, Politics and Society in Britain, 1660-1800* (Manchester, 1991), pp. 13-48; J. N. Figgis, *The Divine Right of Kings* (New York, 1965) などを参照.

6. Roy Porter, *Enlightenment: Britain and the Creation of the Modern World* (Harmondsworth, 2000), chap. 8.

7. Adam Smith, *An Inquiry into the Nature and Causes of the Wealth of Nations*, ed. R. H. Campbell, A. S. Skinner and W. B. Todd, 2 vols (Oxford,

1976), vol. II, pp. 673-4. 自由市場という考え方における生理的譬喩と社会的譬喩との適合については Anne Marcovich, 'Concerning the Continuity between the Image of Society and the Image of the Human Body: An Examination of the Work of the English Physician J. C. Lettsom 1746-1815', in P. Wright and A. Treacher, eds, *The Problem of Medical Knowledge* (Edinburgh, 1982), pp. 69-87 を参照.

8. Smith, *An Inquiry into the Nature and Causes of the Wealth of Nations*, vol. II, pp. 673-4; Sara E. Melser and Kathryn Norberg, *From the Royal to the Republican Body Incorporating the Political in Seventeenth- and Eighteenth-Century France* (Berkeley, 1997); Dorinda Outram, *The Body and the French Revolution. Sex, Class and Political Culture* (New Haven, 1989).

9. E. H. Gombrich, 'The Cartoonist's Armory', in *Meditations on a Hobby Horse* (London, 1963), pp. 127-42.

10. Martin Kemp and Marina Wallace, *Spectacular Bodies: The Art and Science of the Human Body. From Leonardo to Now* (Berkeley and Los Angeles, 2000) が十分に論証している.

11. George Lakoff and Mark Johnson, *Metaphors We Live By* (Chicago, 1980).

12. Gombrich, 'The Cartoonist's Armory', pp. 127-42.

13. John Brewer, *The Common People and Politics, 1750-1790s* (Cambridge, 1986); H. M. Atherton, *Political Prints in the Age of Hogarth. A Study of the Ideographic Representation of Politics* (Oxford, 1974); Michael Duffy, *The Englishman and the Foreigner* (Cambridge, 1986); M. Dorothy George, *English Political Caricature 1793-1832: A Study of Opinion and Propaganda*, 2 vols (Oxford, 1967); 同, *Hogarth to Cruikshank: Social Change in Graphic Satire* (London, 1967); M. Dorothy George and F. G. Stephens, *Catalogue of Political and Personal Satires... in the British Museum to 1832*, 12 vols (London, 1870-1954).

14. 笑いと攻撃性との関連は 20 世紀に探究されてきた. 目ぼしいところでは, 容認できない欲望をユーモアが昇華させるというフロイト (Freud) の考え方がある. 転覆の原因については P. Stallybrass and A. White, *The Politics and Poetics of Transgression* (Ithaca, 1986) を参照.

15. Ronald Paulson, *Hogarth*, vol. 1, *The 'Modern Moral Subject'*, vol. 2, *High Art and Low, 1732-1750*, vol. 3, *Art and Politics, 1750-1764* (Cambridge, 1993).

16. ナポレオン戦争は至る所で諷刺画に相当に深刻な色合いを帯びさせた. ゴヤ (Goya) の『戦争の惨禍』は往々にして (風俗や習慣に対して, そして スペインのカトリックの偏狭な信念に対して, 彼が非難攻撃を加えた) 諷刺的

な『格言』や『気まぐれ』から発展したものであった.

17. Brewer, *The Common People and Politics, 1750-1790s*. 19世紀以前は, こうした流儀の政治諷刺漫画は本質的にイギリス風のものであった. W. H. Helfand, 'Medicine and Pharmacy in French Political Prints', *Pharmacy in History*, XVII (1975), pp. 119-31; 同, *Medicine and Pharmacy in American Political Prints* (*1765-1870*) (Madison, WI, 1978); W. H. Helfand and S. Rocchietta, *Medicina e farmacia nelle caricature politiche Italiane 1848-1914* (Rome, 1982) などを参照.

18. George Rudé, *The Crowd in History* (New York, 1964); E. P. Thompson, *Customs in Common* (London, 1991).

19. Peter D. G. Thomas, *The American Revolution* (Cambridge, 1986), pl. 46; Paul Langford, *Walpole and the Robinocracy* (Cambridge, 1986), pl. 67, pl. 99 その他, 随所に.

20. Vincent Carretta, *George III and the Satirists From Hogarth to Byron* (Athens, GA, and London, 1990), p. 297.

21. Benjamin Franklin, *Poor Richard's Almanack* (1744). Dorothy Porter and Roy Porter, *Patient's Progress: Doctors and Doctoring in Eighteenth-Century England* (Cambridge, 1989), p. 54 に引用されている.

22. Richard van Dülmen, *Theatre of Horror. Crime and Punishment in Early Modern Germany* (Cambridge, 1990).

23. Thomas, *The American Revolution*, pl. 19; J. G. L. Burnby, *Caricatures and Comments* (Staines, 1989).

24. Fiona Haslam, *From Hogarth to Rowlandson. Medicine in Art in Eighteenth-Century Britain* (Liverpool, 1996), p. 288.

25. Ruth Richardson, *Death, Dissection and the Destitute: A Political History of the Human Corpse* (London, 1987).

26. H. T. Dickinson, *Caricatures and the Constitution* (Cambridge, 1986), pl. 145.

27. Draper Hill, *Mr Gillray the Caricaturist* (London, 1965); Ronald Paulson, *Representations of Revolution 1789-1820* (New Haven, 1983).

28. Brewer, *The Common People and Politics, 1750-1790s*, p. 15.

29. W. H. Helfand, 'John Bull and his Doctors', *Veröffentlichungen der Internationalen Gesellschaft für Geschichte der Pharmazie*, XXVIII (1966), pp. 131-42 が卓越している.

30. Carretta, *George III and the Satirists From Hogarth to Byron*, p. 125; *English Caricature 1620 to the Present: Caricaturists and Satirists, Their Art, Their Purpose and Influence* (London, 1984), p. 95.

31. Duffy, *The Englishman and the Foreigner*, pl. 132; Atherton, 'The

British Defend their Constitution in Political Cartoons and Literature', pp. 3-31.

32. George Cruikshank, 'Radical Quacks Giving a New Constitution to John Bull', in Dickinson, *Caricatures and the Constitution*, pl. 118.

33. クルークシャンク（Cruikshank）の 'The Mountebanks, or Opposition Show Box' は Helfand, 'John Bull and his Doctors', p. 139 に再現されている.

34. 'The State Quack' は Brewer, *The Common People and Politics, 1750-1790s*, pl. 101 に再現されている.

35. Burnby, *Caricatures and Comments*, p. 7 に引用され説明されている.

36. Gillray, *Doctor Sangrado Curing John Bull of Repletion*. W. H. Helfand, 'Medicine and Pharmacy in British Political Prints—the Example of Lord Sidmouth', *Medical History*, XXIX (1985), pp. 375-85 に再現されている.

37. W. H. Helfand, 'Medicine and Pharmacy in British Political Prints—the Example of Lord Sidmouth', pp. 375-85.

38. Edgell Rickword, *Radical Squibs & Loyal Ripostes Satirical Pamphlets of the Regency Period, 1819-1821 Illustrated by George Cruikshank and Others* (Bath, 1972), pp. 103-4.

39. William Hone, *The Political House that Jack Built* (London, 1819).

40. John Derry, *Charles James Fox* (London, 1972) を参照. 自分をプロレタリアとしたことで広く諷刺の的になったチャールズ・ジェイムズ・フォックス（Charles James Fox）は「セアーズ（Sayers）の戯画のほうが国会での審議よりも彼に痛手を与えた」と断言した.

41. この版画のモデルについては第四章を参照.

42. Dickinson, *Caricatures and the Constitution*, pl. 52; William Schupbach, 'John Monro MD and Charles James Fox: Etching by Thomas Rowlandson', *Medical History*, XXVII (1983), pp. 80-83.

43. Sander L. Gilman, *Seeing the Insane* (New York, 1982). Haslam, *From Hogarth to Rowlandson*, p. 153 を参照.

第十章　ヴィクトリア朝での展開

1. 全般的には Roger French and Andrew Wear, eds, *British Medicine in an Age of Reform* (London, 1992); Christopher Lawrence, *Medicine in the Making of Modern Britain, 1700-1920* (London and New York, 1994); W. F. Bynum, *Science and the Practice of Medicine in the Nineteenth Century* (New York, 1994) などを, とりわけ Adrian Desmond, *The Politics of Evolution: Morphology, Medicine and Reform in Radical London* (Chicago, 1989) を参照.

2. *Lancet* (1835-6), II, p. 57.

3. このあとのモリスンに関する論考についてはW. H. Helfand, 'James Morison and his Pills. A Study of the Nineteenth Century Pharmaceutical Industry', *Transactions of the British Society for the History of Pharmacy*, I (1974), pp. 101-35およびRoy Porter, *Health for Sale: Quackery in England 1650-1850* (Manchester, 1989), chap. VIIIを参照.

4. *Lancet* (1836-7), II, p. 130.

5. 同書, p. 130.

6. W. H. Helfand, 'James Morison and his Pills', pp. 101-35.

7. この件およびこれ以降の記事についてはIvan Waddington, *The Medical Profession in the Industrial Revolution* (Dublin, 1984); I. S. L. Loudon, *Medical Care and the General Practitioner 1750-1850* (Oxford, 1986); Peter Bartrip, *Themselves Writ Large. The British Medical Association 1832-1966* (London, 1996) などを参照.

8. Anne Digby, *The Evolution of British General Practice 1850-1948* (Oxford, 1999); 同, *Making a Medical Living: Doctors and Patients in the English Market for Medicine, 1720-1911* (Cambridge, 1994).

9. W. E. Houghton, *The Victorian Frame of Mind 1830-1870* (New Haven, 1957).

10. E. S. Turner, *Call the Doctor* (London, 1958), p. 202.

11. M. Faith McLellan, 'Images of Physicians in Literature: From Quacks to Heroes', *Lancet*, vol. 348 (17 August) 1996, pp. 458-60.

12. Harriet Martineau, *Deerbrook* (1838) (London, 1892), p. 26. Ann L. Reitz, 'Sawbones to Savior to Cynic: The Doctor's Relation to Society in English Fiction of the Eighteenth, Nineteenth, and Twentieth Centuries', PhD thesis, University of Cincinnati, 1985にある論考を参照.

13. George Eliot, *Middlemarch* (1871-2) (Harmondsworth, 1965); W. J. Harvey, 'The Intellectual Background of the Novel: Casaubon and Lydgate', in Barbara Hardy, *Middlemarch: Critical Approaches to the Novel* (New York, 1967), pp. 25-38.

14. W. J. Harvey, 'The Intellectual Background of the Novel: Casaubon and Lydgate', in Hardy, *Middlemarch*, pp. 25-38, p. 35.

15. Eliot, *Middlemarch*, p. 204.

16. 同書, p. 206.

17. 同書, p. 835.

18. Penelope Corfield, *Power and the Professions in Britain 1700-1850* (London, 1995). p. 140.

19. このあとの論考は Gertrude Mae Prescott, 'Fame and Photography, Portrait Publications in Great Britain, 1856-1900', PhD dissertation,

University of Texas at Austin, 1985に依拠している. Daniel M. Fox and Christopher Lawrence, *Photographing Medicine: Images and Power in Britain and America Since 1840* (Westport and London, 1988) も参照.

20. David Piper, 'Take the Face of a Physician', in Gordon Wolstenholme, ed., *Portraits: The Royal College of Physicians of London, Catalogue II* (Amsterdam, 1977), pp. 25-49.

21. この当時の倫理にまつわる論争についてはP. W. J. Bartrip, *Mirror of Medicine: A History of the BMJ* (Oxford, 1990) を参照.

22. Sir St Clair Thomson, 'Some Medical Celebrities of the Victorian Age as Depicted in the Cartoons of Vanity Fair', *The Medical Press and Circular*, CCI (1939), pp. 84-96.

23. E. H. Gombrich and E. Kris, *Caricature* (London, 1939), p. 20.

24. R. G. G. Price, *A History of Punch* (London, 1957), p. 20.

25. Richard D. Altick, 'Punch's First Ten Years: The Ingredients of Success', *Journal of Newspaper and Periodical History*, VII (1991), pp. 5-16.

26. Harold Herd, *The March of Journalism. The Story of the British Press from 1622 to the Present Day* (London, 1952), p. 209. Susan and Asa Briggs, eds, *Cap and Bell, Punch's Chronicle of English History in the Making, 1841-61* (London, 1972) の第2章 'The Scope of Reform', pp. 75-94 を参照.

27. M. H. Spielmann, *The History of 'Punch'* (London, 1895), p. 409.

28. Richard D. Altick, *Punch: The Lively Youth of a British Institution, 1841-1851* (Columbus, 1997), pp. 129, 250.

29. 'John Leech', *Dictionary of National Biography*, vol. XI (1909), p. 830; Graham Everitt, *English Caricaturists and Graphic Humourists of the Nineteenth Century* (London, 1893); W. Feaver and A. Gould, *Masters of Caricature: From Hogarth to Scarfe and Levine* (London, 1981); June Rose, *The Drawings of John Leech* (London, 1950); Henry R. Viets, 'John Leech and the London Medical Student of 1842', *New England Journal of Medicine*, CCLXXX (1969), pp. 79-84.

30. Susan and Asa Briggs, eds, *Cap and Bell, Punch's Chronicle of English History in the Making, 1841-61*, XXVI.

31. Rose, *Drawings of John Leech*, 10.

32. Derek Pepys Whiteley, *George Du Maurier. His Life and Work* (London, 1948), p. 22; C. C. Hoyer Millar, *George Du Maurier and Others* (London, 1937).

33. Piper, 'Take the Face of a Physician', in Wolstenholme, ed., *Portraits: The Royal College of Physicians of London, Catalogue II*, 25-49, p. 44.

34. Wolfgang Born, 'The Nature and History of Medical Caricature', *Ciba*

Symposia, VI (1944-5), pp. 1910-24.

35. 'Charles Keene', *Dictionary of National Biography*, vol. X (1908), p. 1190.

36. Gordon N. Ray, *Thackeray. The Uses of Adversity. 1811-1846* (London, 1955); 同, *Thackeray. The Age of Wisdom. 1847-1863* (London, 1958); Andrew Sanders, 'Thackeray and Punch, 1842-1847', *Journal of Newspaper and Periodical History*, VII (1991), pp. 17-24.

37. Curt Proskauer, 'The Dentist in Caricature', *Ciba Symposia*, VI (1944), pp. 1933-48.「歯医者を諷刺した戯画の作者たちが主として，倦むことなく，取り上げた主題は不幸にして不運なる患者の恐怖と苦痛であった」.

38. Spielmann, *The History of 'Punch'*, p. 549.

39. 同書, p. 550.

40. John Geipel, *The Cartoon. A Short History of Graphic Comedy and Satire* (London, 1972), p. 86.

41. Spielmann, *The History of 'Punch'*, p. 553.

42. 同書, p. 568.

43. Shane Leslie, *Edward Tennyson Reed 1860-1933* (London, 1957), p. 56.

44. Spielmann, *The History of 'Punch'*, p. 367.

45. James Thorpe, *English Illustration: The Nineties* (London, 1935), pp. 251-2.

46. これ以降の歴史については Derek Pepys Whiteley, 'Bernard Partridge and Punch', *Image: A Periodical of the Visual Arts*, Autumn (1952), pp. 48-59 を参照.

あとがき

1. Jens Lachmund and Gunnar Stollberg, 'The Doctor, His Audience, and the Meaning of Illness. The Drama of Medical Practice in the Late 18th and Early 19th Centuries', in Jens Lachmund and Gunnar Stollberg, eds, *The Social Construction of Illness: Illness and Medical Knowldege in Past and Present* (Stuttgart, 1992), pp. 53-66.

2. Talcott Parsons, 'The Sick Role and the Role of the Physician Reconsidered', *Milbank Memorial Fund, Health and Society*, LIII (1975), pp. 257-78.

3. Natsu Hattori, 'Performing Cures: Practice and Interplay in Theatre and Medicine in the English Renaissance', DPhil thesis, University of Oxford, 1995.

4. Fielding H. Garrison, 'Medicine in *The Tatler, Spectator and Guardian*', *Bulletin of the Institute of the History of Medicine*, II (1934), pp. 477–503, p. 488 に引用されている. John F. Sena, 'Smollett's Matthew Bramble and the Tradition of the Physician-Satirist', *Papers on Language & Literature*, XI (1975), pp. 380–96 も参照.

5 Anna Karpf, *Doctoring the Media: The Reporting of Health and Medicine* (London, 1988); Peter E. Dans, *Doctors in the Movies. Boil the Water and Just Say Aah* (Bloomington, 2000).

精選文献目録

イメージとその解釈について

Burke, Peter, *Eyewitnessing* (London, 2001)

Gilman, Sander L., *Seeing the Insane* (New York, 1982)

——, *Health and Illness: Images of Difference* (London, 1995)

Haslam, Fiona, *From Hogarth to Rowlandson. Medicine in Art in Eighteenth-Century Britain* (Liverpool, 1996)

Jordanova, Ludmilla, *Defining Features: Scientific and Medical Portraits 1660–2000* (London, 2000)

Kemp, Martin, and Marina Wallace, *Spectacular Bodies: The Art and Science of the Human Body. From Leonardo to Now* (Berkeley and Los Angeles, 2000)

Lawrence, Christopher and Steven Shapin, eds, *Science Incarnate–Historical Embodiments of Natural Knowledge* (Chicago and London, 1998)

Paulson, Ronald, *Book and Painting; Shakespeare, Milton, and the Bible; Literary Texts and the Emergence of English Painting* (Knoxville, 1982)

——, *Representations of Revolution 1789–1820* (New Haven, 1983)

——, *The Beautiful, Novel, and Strange. Aesthetics and Heterodoxy* (Baltimore and London, 1996)

Pointon, Marcia, *Hanging the Head: Portraiture and Social Formation in Eighteenth-Century England* (New Haven, 1993)

Wagner, Peter, *Reading Iconotexts: From Swift to the French Revolution* (London, 1995)

近代初期イングランドの歴史的背景（病気，医療，版画文化）について

Agnew, J.-C., *Worlds Apart: The Market and the Theater in Anglo-*

American Thought, 1550-1750 (Cambridge, 1986)
Altick, Richard D., *The Shows of London: A Panoramic History of Exhibitions, 1600-1862* (Cambridge, MA, 1978)
Bakhtin, M. M., *Rabelais and his World*, trans. H. Iswolsky (Cambridge, MA, 1968)
Clarkson, L., *Death, Disease and Famine in Pre-Industrial England* (Dublin, 1975)
Gittings, C., *Death, Burial and the Individual in Early Modern England* (London, 1984)
Hattori, Natsu, 'Performing Cures: Practice and Interplay in Theatre and Medicine in the English Renaissance', DPhil thesis, University of Oxford, 1995
Houlbrooke, Ralph A., *Death, Religion and the Family in England, 1480-1750* (Oxford, 1998)
Jordanova, Ludmilla, *Nature Displayed. Gender, Science and Medicine 1760-1820* (London and New York, 1999)
Lawrence, Christopher, *Medicine in the Making of Modern Britain, 1700-1920* (London and New York, 1994)
Paster, Gail Kern, *The Body Embarrassed: Drama and the Disciplines of Shame in Early Modern England* (Ithaca, 1993)

身体（下劣な身体と美しい身体）の歴史について

Bottomley, Frank, *Attitudes to the Body in Western Christendom* (London, 1979)
Bremmer, Jan, and Herman Roodenburg, eds, *A Cultural History of Gestures From Antiquity to the Present Day* (Cambridge, 1991)
Clark, Kenneth, *The Nude: A Study of Ideal Art* (Harmondsworth, 1970)
Feher, M., ed., *Fragments for a History of the Human Body*, vol. 3 (New York, 1989)
Flynn, Carol Houlihan, *The Body in Swift and Defoe* (Cambridge, 1990)

Porter, Roy, 'History of the Body Reconsidered', in Peter Burke, ed., *New Perspectives on Historical Writing*, 2nd edn (Cambridge, 2001), pp. 233–60

Stafford, Barbara Maria, *Body Criticism: Imagining the Unseen in Enlightenment Art and Medicine* (Cambridge, MA, 1991)

Turner, Bryan S., *The Body and Society: Explorations in Social Theory* (Oxford, 1984)

医者について，そして医業の歴史について

Arnold-Forster, Kate and Nigel Tallis, comps, *The Bruising Apothecary: Images of Pharmacy and Medicine in Caricature* (London, 1989)

Burnby, Juanita G. L., *A Study of the English Apothecary from 1660 to 1760* (*Medical History, Supplement No 3*, London, 1983)

Corfield, Penelope, *Power and the Professions in Britain 1700–1850* (London, 1995)

Hillam, Christine, *Brass Plate and Brazen Impudence: Dental Practice in the Provinces 1755–1855* (Liverpool, 1991)

Lawrence, Christopher, *Medicine in the Making of Modern Britain, 1700–1920* (London and New York, 1994)

Loudon, I. S. L., *Medical Care and the General Practitioner 1750–1850* (Oxford, 1986)

Wear, Andrew, *Knowledge and Practice in English Medicine 1550–1680* (Cambridge, 2000)

患者について，そして患者と医者との関係について

Bailin, Miriam, *The Sickroom in Victorian Fiction: The Art of Being Ill* (Cambridge, 1994)

Beier, Lucinda McCray, *Sufferers and Healers: The Experience of Illness in Seventeenth-Century England* (London, 1987)

Brody, H., *Stories of Sickness* (New Haven, 1987)

Duden, Barbara, *Geschichte unter der Haut* (Stuttgart, 1987), trans. as *The Woman Beneath the Skin. A Doctor's Patients in Eighteenth-Century Germany*, by Thomas Dunlap (Cambridge, MA, 1991)

Fissell, Mary E., *Patients, Power, and the Poor in Eighteenth-Century Bristol* (Cambridge, 1991)

Gilman, Sander L., *Health and Illness: Images of Difference* (London, 1995)

Hembry, Phyliss, *The English Spa 1560–1815: A Social History* (London, 1990)

Lane, Joan, '"The Doctor Scolds Me": The Diaries and Correspondence of Patients in Eighteenth Century England', in Roy Porter, ed., *Patients and Practitioners: Lay Perceptions of Medicine in Pre-Industrial Society* (Cambridge, 1985), pp. 204–48

Porter, Dorothy, and Roy Porter, *Patient's Progress: Doctors and Doctoring in Eighteenth-Century England* (Cambridge, 1989)

Porter, Roy, and Dorothy Porter, *In Sickness and in Health: The British Experience 1650–1850* (London, 1988)

似非医者とその亜流について

Bynum, W. F., and Roy Porter, eds, *Medical Fringe and Medical Orthodoxy, 1750–1850* (London, 1987)

Porter, Roy, *Health for Sale: Quackery in England 1650–1850* (Manchester, 1989)

Thompson, C. J. S., *The Quacks of Old London* (London, 1928)

政治諷刺漫画における医療のイメージについて

Atherton, H. M., *Political Prints in the Age of Hogarth. A Study of the Ideographic Representation of Politics* (Oxford, 1974)

Brewer, John, *The Common People and Politics, 1750–1790s* (Cambridge, 1986)

Burnby, Juanita, *Caricatures and Comments* (Staines, 1989)

Carretta, Vincent, *George III and the Satirists From Hogarth to Byron* (Athens, GA, and London, 1990)
Duffy, Michael, ed., *The English Satirical Print, 1600–1832*, 7 vols (Cambridge, 1986)
Feaver, W., and A. Gould, *Masters of Caricature: From Hogarth to Scarfe and Levine* (London, 1981)
George, M. D., *British Museum Catalogue of Political and Personal Satires*, 11 vols (London, 1870–1954)
——, *From Hogarth to Cruikshank: Social Change in Graphic Satire* (London, 1967)

ヴィクトリア朝での展開について

Altick, Richard D., *The English Common Reader* (Columbus, 1957)
——, *Punch: The Lively Youth of a British Institution, 1841–1851* (Columbus, 1997)
Digby, Anne, *Making a Medical Living: Doctors and Patients in the English Market for Medicine, 1720–1911* (Cambridge, 1994)
——, *The Evolution of British General Practice 1850–1948* (Oxford, 1999)
Donnison, J., *Midwives and Medical Men: A History of Interprofessional Rivalries and Women's Rights* (London, 1977)
Fox, Daniel M., and Christopher Lawrence, *Photographing Medicine: Images and Power in Britain and America Since 1840* (New York, Westport, CT and London, 1988)
Haley, B., *The Healthy Body and Victorian Culture* (Cambridge, MA, 1978)
Waddington, Ivan, *The Medical Profession in the Industrial Revolution* (Dublin, 1984)

写真撮影についての謝辞

著者および出版者は挿絵の提供あるいはその再現許可をいただいた以下の出典元に謝意を表したい．ヴィクトリア・アート・ギャラリー，バース＆ノースイースト・サマセット・カウンシル／ブリッジマン・アート・ライブラリー（86），ロンドン大英図書館（版権8，45，53，109-10，112，114，116-18），ロンドン王立医師会の寛大な許可により（73），イングランド王立外科医師会（38），ロンドン大学ユニヴァーシティカレッジ写真・挿絵・視聴覚センター（44）．その他の写真はすべてロンドン・ウェルカム図書館の好意による．